AF372922

TRAITÉ

DES

MALADIES DES YEUX

PARIS. — TYPOGRAPHIE A. HENNUYER, RUE D'ARCET, 7.

TRAITÉ

DES

MALADIES DES YEUX

PAR

LE DOCTEUR CH. ABADIE

ANCIEN INTERNE DES HOPITAUX DE PARIS

PROFESSEUR LIBRE DE CLINIQUE OPHTHALMOLOGIQUE

TOME SECOND

OPHTHALMOSCOPIE; — MALADIES DU NERF OPTIQUE; DE LA RÉTINE

DE LA CHOROIDE; DU CORPS VITRÉ

ANOMALIES DE LA RÉFRACTION; — HYPERMÉTROPIE, MYOPIE, PRESBYTIE, ASTIGMATISME

MALADIES DES MUSCLES DE L'ŒIL, STRABISME, ETC.

PARIS

LIBRAIRIE OCTAVE DOIN

PLACE DE L'ÉCOLE-DE-MÉDECINE, RUE ANTOINE-DUBOIS, 2

1877

TRAITÉ

DES

MALADIES DES YEUX

OPHTHALMOSCOPIE

DE LA LUEUR OCULAIRE. — DÉCOUVERTE DE L'OPHTHALMOSCOPE. — DES DIFFÉRENTS PROCÉDÉS D'EXAMEN DU FOND DE L'ŒIL. — DES DIFFÉRENTS OPHTHALMOSCOPES. — RÈGLES A SUIVRE POUR L'EXAMEN OPHTHALMOSCOPIQUE.

DE LA LUEUR OCULAIRE.

Anciennement, on faisait peu usage de la lumière artificielle dans le diagnostic des maladies des yeux. Cramer, Sanson avaient bien conseillé d'explorer le cristallin par l'examen des trois images que produit la flamme d'une lampe placée devant l'œil; mais c'était là l'unique application pratique de ce mode d'investigation, lorsque, en 1851, Helmholtz eut la gloire d'inventer un instrument qui permettait d'éclairer le fond de l'œil et d'apprécier nettement, à travers les milieux transparents, l'état des membranes profondes. Cette grande découverte opéra une véritable révolution dans l'ophthalmologie, et Follin a pu dire avec raison que l'auscultation n'a pas débarrassé de plus d'erreurs l'histoire des affections thoraciques que la découverte de l'ophthalmoscope n'en a fait disparaître de l'oculistique.

Cette admirable invention ne surgit pas tout à coup, elle avait été préparée, pour ainsi dire, longtemps à l'avance. Depuis des années, l'attention des physiologistes avait été attirée sur le reflet particulier, le miroitement que présente l'œil d'un certain nombre d'animaux. Méry et de la Hire, qui, dans le siècle dernier, s'occupèrent de cette question, admettaient que ce miroitement était dû à une fonction propre de la rétine. Prévost, de Genève, réfuta cette hypothèse mal fondée; il avait remarqué que le chatoiement du fond de l'œil disparaît dans l'obscurité complète, et en avait conclu qu'il était produit par la lumière venant du dehors. Depuis, les physiologistes et les naturalistes n'ont fait que confirmer la justesse de ses vues. Le reflet métallique que présente l'œil de certains animaux est dû à la présence d'une couche de tissu fibreux ondoyant dans une partie de la choroïde où il n'existe pas de pigment. Ce *tapetum* occupe le côté externe du nerf optique, il agit comme un réflecteur concave sur les rayons lumineux et les renvoie hors de l'œil.

L'œil humain n'offre pas de reflet semblable ; dans certaines conditions pathologiques, cependant, on le voit aussi miroiter. Les anciens observateurs avaient remarqué que, dans le cancer de la rétine, l'œil présente un aspect particulier connu depuis eux sous le nom d'*œil de chat amaurotique*. Chez une jenne fille atteinte d'*iridérémie*, Behr avait constaté également qu'en se plaçant dans une direction déterminée, on pouvait apercevoir une lueur rougeâtre renvoyée par le fond de l'œil.

Brücke[1] imagina une ingénieuse expérience permettant d'apercevoir ce reflet lumineux sur un œil physiologique quelconque. Il disposait la flamme d'une bougie à une petite distance du sujet à examiner, et engageait celui-ci à fixer un objet situé dans la direction de cette source lumineuse ; tout étant ainsi disposé, il regardait l'ouverture pupillaire de l'œil observé au-dessus d'un écran placé derrière la flamme et à la même hauteur ; dans ces conditions, la pupille brille, en effet, d'un éclat rougeâtre. Malheureusement, cette expérience était plutôt curieuse que réellement pratique, car le moindre déplacement dans les rapports de l'œil observé, de la lumière ou de l'écran, suffit pour faire disparaître le reflet ainsi obtenu.

Dans le mémoire où Brücke indique ce procédé, on trouve également une intéressante remarque de von Erlach : ce médecin avait vu plus d'une fois miroiter le fond de l'œil de personnes placées devant lui lorsque celles-ci regardaient l'image d'une flamme réfléchie par les verres de ses lunettes. Comme nous le verrons plus loin, il se trouvait alors, en effet, dans les conditions voulues pour éclairer le fond de l'œil examiné, une bonne interprétation de ce fait aurait dû amener la découverte de l'ophthalmoscope.

(1) *Muller's Archiv fur Anatomie,* 1847, p. 225.

DÉCOUVERTE DE L'OPHTHALMOSCOPE.

En 1851, Helmholtz aborda à son tour l'étude de l'éclairage de l'œil ; mais au lieu de procéder empiriquement, il posa la question sous forme d'un problème d'optique physiologique à résoudre, et c'est en en cherchant la solution qu'il s'immortalisa par la découverte de l'ophthalmoscope.

Personne avant lui n'avait songé à expliquer pourquoi la pupille reste noire quand on place au-devant d'elle un corps lumineux ; on s'était bien occupé des rayons qui pénètrent dans l'œil, mais on avait complétement négligé d'étudier la marche de ceux qui en sortent.

Supposons (fig. 1) qu'un point lumineux A, tel que la flamme d'une bougie, par exemple, projette un cône de rayons lumineux

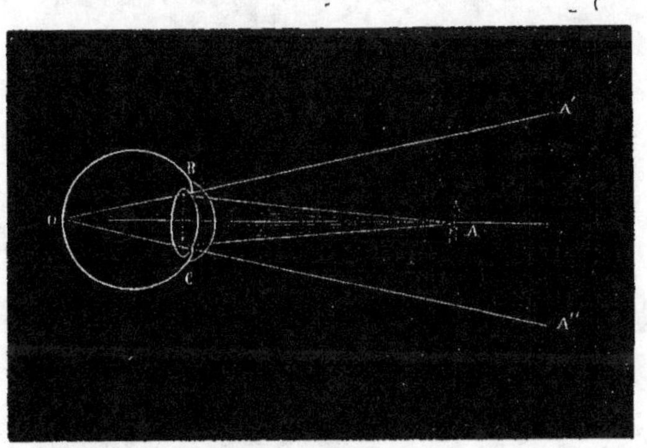

Fig. 1. Marche des rayons lumineux à leur sortie de l'œil.

qui se réunissent en foyer sur la rétine au point *a*. Arrivés là, une partie de ces rayons sont absorbés par le pigment de la choroïde, mais comme cette membrane n'est pas entièrement noire, une partie des rayons lumineux seront réfléchis en *a* et renvoyés hors de l'œil.

Or, comme ces rayons suivent, pour sortir de l'œil, le même chemin que pour y entrer, l'image de ce point ira se former en A sur l'axe optique *a* A. Donc, tant que l'œil de l'observateur sera placé soit en A′ soit en A″, c'est-à-dire en dehors de l'axe *a* A, il ne verra pas le point *a*, et la pupille paraîtra noire. D'un autre côté, l'œil de l'observateur, pour se placer dans la direction *b a* A, ne peut être qu'en avant ou en arrière de A. S'il est en avant, il intercepte les rayons lumineux ; s'il est en arrière, la lumière elle-même fait obstacle à la perception de l'image rétinienne.

Pour arriver à apercevoir le fond de l'œil, il fallait donc que, par un artifice quelconque, la pupille de l'observateur devînt elle-même une source lumineuse ; c'est ce que comprit Helmholtz et c'est ce qu'il réalisa dans la mémorable expérience suivante, où se trouve contenue la découverte de l'ophthalmoscope tout entière.

Supposons (fig. 2) que F soit un centre lumineux et N une mince plaque de verre transparent inclinée obliquement et interposée entre l'œil de l'observateur et celui de l'observé. Les rayons lumineux émanés de F, en tombant sur la lame de verre, se divisent en deux parties : les uns la traversent directement, les autres sont réfléchis vers l'œil observé et viennent, après leur réfraction, former foyer sur la rétine en *e*. .

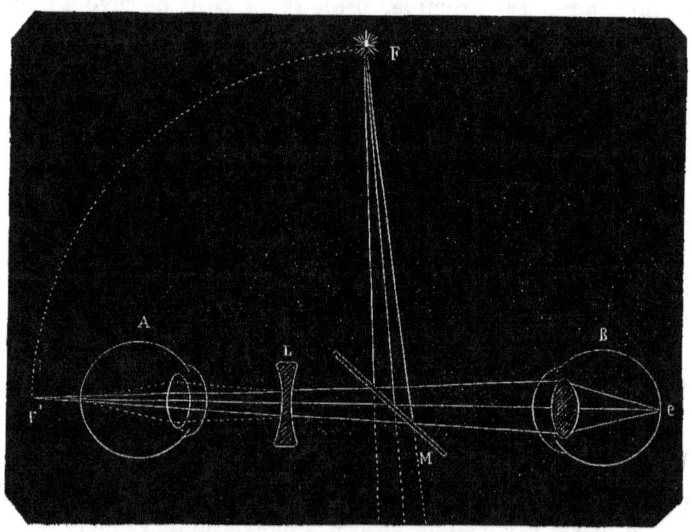

Fig. 2. Première expérience d'Helmholtz pour éclairer le fond de l'œil.

Ce foyer devient à son tour un centre lumineux d'où partent des rayons qui sortent de l'œil en suivant en sens inverse le même trajet que pour y entrer.

Arrivés sur la plaque de verre, ceux-ci se divisent également en deux faisceaux, dont l'un est réfléchi par la lame vers la source lumineuse, J, tandis que l'autre, traversant la plaque, vient former son foyer en *F'*, situé au-delà de M, à une distance égale à celle de F, Ces faisceaux convergents pénètrent dans l'œil de l'observateur A; grâce à l'interposition sur leur trajet d'un verre concave, on peut modifier leur direction de façon à les rendre parallèles ou même divergents, selon la force du verre, et à les amener ainsi à se réunir sur la rétine. Dès lors, le point *e* est perçu distinctement par l'observateur. Après avoir établi, par le raisonnement et l'expérience, qu'il était possible d'éclairer et d'examiner le fond de l'œil, Helmholtz fit construire un instrument qui reçut d'abord le nom d'*augenspiegel* (miroir de l'œil), et plus tard celui d'*ophthalmoscope*.

Dans l'expérience précédente, on n'éclaire qu'une petite portion de la rétine, celle où se forme l'image de la source lumineuse employée. On conçoit combien, dans ces conditions, l'exploration du fond de l'œil présente de difficultés, aussi ce moyen de diagnostic aurait été d'un faible secours si l'on n'était arrivé à éclairer rapidement et avec une quantité de lumière suffisante une étendue assez considérable de la rétine. C'est encore à Helmholtz que revient le mérite d'avoir triomphé de cette difficulté. C'est lui qui imagina, en effet, de projeter sur la surface de la rétine un cercle de diffusion dont la grandeur variable, avec le mode d'examen, permit d'éclairer un champ rétinien plus ou moins étendu.

Pour atteindre ce but, il conseilla de placer au-devant de l'œil observé une lentille biconvexe, maintenue à une distance un peu supérieure à sa longeur focale. Les rayons éclairants, après avoir traversé cette lentille, se réunissent dans le voisinage de son foyer principal; puis, continuant leur marche, pénètrent dans l'œil avec une très-forte divergence; devenus ensuite parallèles après leur réfraction à travers le cristallin, ils vont éclairer une grande étendue du fond de l'œil.

Cette surface ainsi éclairée envoie, à son tour, de la lumière dans toutes les directions, et les rayons lumineux émanés d'un point quelconque de ce grand cercle de diffusion rétinien iront se réunir au foyer en un point déterminé correspondant à la distance de la vision distincte de l'œil observé; or, ce qui a lieu pour un point a également lieu pour les autres, et il en résulte qu'il se forme en avant de l'œil une image réelle renversée et agrandie de la portion éclairée de la rétine.

Pour voir nettement l'image aérienne ainsi obtenue, l'observateur doit se placer sur le trajet des rayons lumineux à une distance de cette image égale à celle de sa vision distincte; mais, dans ces conditions, l'image qu'on a sous les yeux étant très-agrandie est un peu vague, Helmholtz a eu l'idée de la rapprocher de l'œil observé au moyen d'une lentille qui la rapetisse, la rend plus nette et plus facile à examiner.

DES DIFFÉRENTS PROCÉDÉS D'EXAMEN DU FOND DE L'ŒIL.

Procédé par l'image renversée. — Dans ce procédé, on modifie l'image primitive à l'aide d'une lentille biconvexe.

En jetant un coup d'œil sur la figure 3, on se rend très-bien compte de l'influence exercée par cette lentille. Soit ab, une portion de la rétine de l'œil observé éclairée par un cercle de diffusion, les rayons lumineux qui en émanent se réuniraient en foyer hors de l'œil en $a'b'$; mais si l'on place à une petite distance au-devant de l'œil une lentille D, celle-ci aura pour effet de faire converger les rayons plus près de l'œil et de produire une image, $a''b''$, plus petite et plus nette que la première. Celle-ci sera vue distinctement par l'observateur, à travers le trou du miroir C.

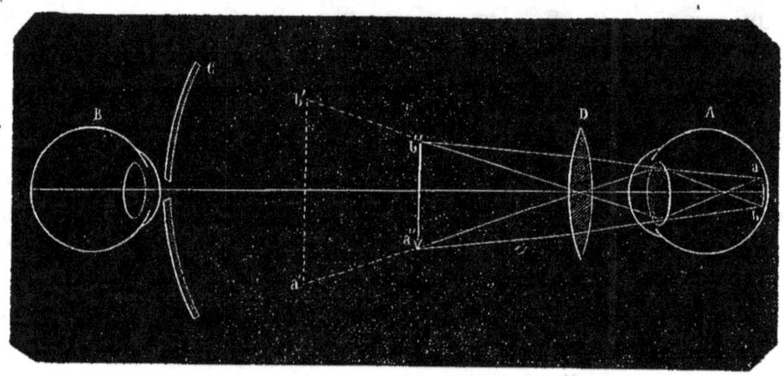

Fig. 3. Examen du fond de l'œil à l'image renversée.

Procédé par l'image droite. — Dans ce procédé, on modifie, à l'aide d'un verre biconcave, la marche des rayons lumineux sortant de l'œil; la lentille interposée et le cristallin forment un système tout à fait comparable à celui de la lunette de Galilée. Soit ab une portion de la rétine éclairée par un cercle de diffusion; il se forme, comme on sait, en $a'b'$, une image réelle, renversée et agrandie de cette surface. Si l'on place entre l'œil observé et cette image une lentille biconcave cc, dont le foyer principal se trouve en dedans de $a'b'$, les rayons lumineux, de convergents qu'ils étaient vers $a'b'$, deviennent divergents, et au lieu de l'image $a'b'$, nous obtenons l'image $a''b''$ virtuelle redressée et agrandie. De même que dans la lunette de Galilée, il faut, pour que l'image se forme nettement : 1° que le foyer de la lentille biconcave se trouve en dedans de l'image $a'b'$; 2° que la position de la lentille biconcave soit telle que l'image virtuelle $a''b''$ se forme à la distance de la vision distincte de l'observateur.

On peut encore examiner le fond de l'œil à l'image droite en se servant du cristallin comme d'une loupe; mais il faut, pour cela,

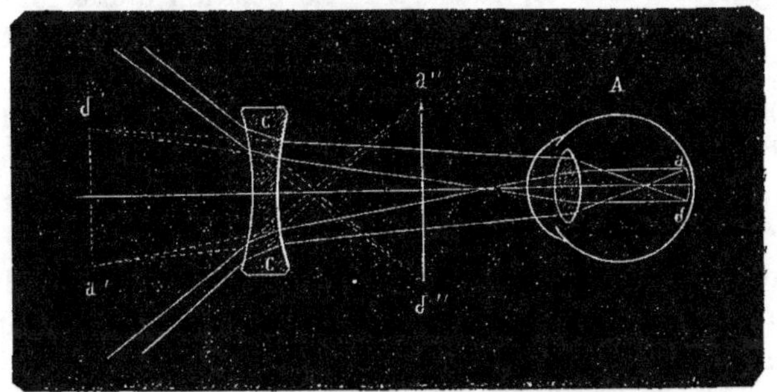

Fig. 4. Examen du fond de l'œil à l'image droite.

que l'œil possède une structure spéciale, qu'il soit hypermétrope, c'est-à-dire que la rétine soit située entre le cristallin et son foyer principal. Nous verrons, à propos des anomalies de la réfraction, qu'inversement, quand on peut apercevoir le fond de l'œil à l'image droite sans verre concave, et en se servant du cristallin comme d'une loupe, on peut en conclure que l'œil est hypermétrope.

DES DIFFÉRENTS OPHTHALMOSCOPES.

Depuis la découverte d'Helmholtz, on a imaginé un nombre considérable d'ophthalmoscopes. Chaque ophthalmologiste a voulu pour ainsi dire avoir le sien; nous ne citerons ici que les plus usités.

Ophthalmoscope d'Helmholtz. — Cet instrument n'est plus employé aujourd'hui dans la pratique; nous en donnerons néanmoins la description, car il nous semble sinon utile, du moins intéressant de connaître le premier instrument à l'aide duquel on a pu explorer le fond de l'œil.

Il se compose d'un petit cube métallique noirci à l'intérieur; l'une des extrémités, coupée obliquement, supporte trois plaques de verre rectangulaires à surfaces parallèles et inclinées à 58 degrés; l'autre extrémité est munie d'un diaphragme et peut recevoir des verres concaves. Cet appareil est monté sur un manche que l'on tient à la main.

Pour s'en servir, on dirige les plaques de verre du côté de la flamme d'une lampe placée près du malade et au niveau de son œil; une partie des rayons réfléchis par les plaques de verre pénètrent dans l'œil observé; ils sont une deuxième fois réfléchis par les membranes profondes et, suivant le même trajet rétrograde, viennent traverser les lames de verre pour arriver à l'œil de l'observateur. Celui-ci, grâce à l'interposition d'une lentille biconvexe, aperçoit distinctement la portion de surface rétinienne éclairée par l'image lumineuse de la flamme.

L'*ophthalmoscope de Jæger* présente une grande analogie avec celui d'Helmholtz, avec cette différence que du côté dirigé vers l'œil observé se trouvent disposées deux coulisses qui permettent d'adapter à l'instrument différents réflecteurs. Ce sont, soit un anneau muni de trois plaques de verre, comme le réflecteur d'Helmholtz, soit un anneau muni d'un miroir concave. Enfin, on peut également adapter à l'appareil un petit tube contenant deux lentilles convexes disposées comme dans la loupe de Brücke; l'instrument ainsi modifié peut alors servir pour l'éclairage oblique.

L'ophthalmoscope de Jæger est encore utilisé dans la pratique lorsqu'on veut explorer le fond de l'œil avec un faible éclairage; c'est ainsi que dans les atrophies du nerf optique, la décoloration caractéristique et l'aspect tendineux de la papille se distinguent plus nettement et plus facilement quand on se sert des plaques de verre que lorsqu'on fait usage de miroirs concaves plus éclairants.

Ophthalmoscope de Coccius. — Coccius a eu le mérite d'employer le premier un miroir plan percé d'un trou à son centre. Ce miroir métallique ou en verre étamé, de forme circulaire, a un diamètre d'environ 4 centimètres; il s'articule avec une lentille convexe qui jouit d'une assez grande mobilité, de telle sorte qu'on peut faire varier sa distance entre la flamme et le miroir, et au besoin même la mettre complétement de côté. Le tout est monté sur un petit manche que l'on tient à la main.

Ruete s'est servi le premier de réflecteurs concaves. Son miroir a un foyer de 7 pouces; il est en acier poli ou en verre étamé; il a environ 2 ou 3 centimètres de rayon et est percé au centre d'un trou de 2 à 3 millimètres de diamètre. Il est adapté à un petit manche, de façon à pouvoir être facilement tenu à la main. C'est l'ophthalmoscope le plus employé actuellement, avec celui de Coccius.

Stellwag de Carion a fait disposer derrière le miroir un petit

disque circulaire mobile, dans lequel sont enchâssés des verres concaves ou convexes destinés à corriger les anomalies de réfraction
de l'observateur. Par une rotation du disque, ces verres peuvent
être amenés successivement en face du trou du miroir.

Les ophthalmoscopes de Coccius
et de Ruete, très-faciles à manier,
sont ceux qu'on emploie communé-
ment. On en a imaginé d'autres un
peu plus compliqués dont on peut se
servir, soit pour pratiquer un examen plus minutieux et plus prolongé,
lorsqu'on veut, par exemple, prendre
le dessin du fond de l'œil, soit dans
les cours, pour faire des démonstra-
tions aux élèves. On les désigne sous
le nom d'*ophthalmoscopes fixes*.

Ils ont l'avantage de donner une
image très-éclatante et de faire voir
nettement le fond de l'œil aux plus
inexpérimentés. Par contre, ils ont
l'inconvénient de fatiguer les malades en faisant porter l'examen plus

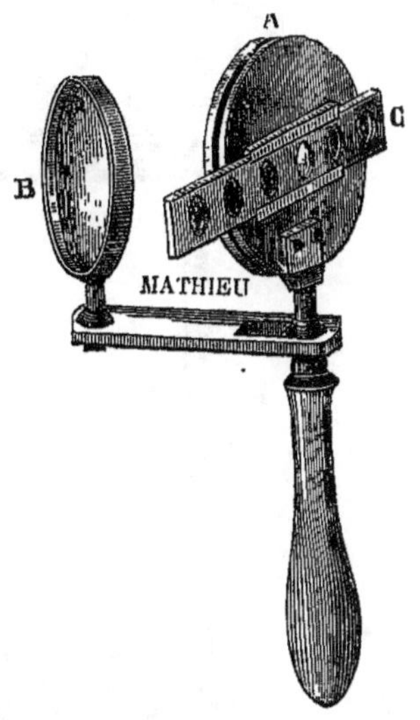

Fig. 5. Ophthalmoscope de Coccius.

longtemps sur la même partie du fond de l'œil, et d'exiger une
grande immobilité du patient; de plus, ils ne permettent que
difficilement l'exploration successive de toute l'étendue de la
rétine.

Ophthalmoscope fixe de Liebreich. — Liebreich a placé le verre
convexe et le miroir aux extrémités de deux tubes métalliques
noircis à l'intérieur et pouvant rentrer l'un dans l'autre. A son
extrémité libre, tournée du côté de l'observateur, le tube externe
est coupé obliquement, de façon à livrer passage aux rayons lumineux; il est muni d'un miroir concave de 7 pouces de foyer, mobile
autour d'un de ses axes. Le tube interne porte à son extrémité,
dirigée vers l'œil observé, une lentille convexe de 2 pouces et demi
de foyer.

Ces tubes engaînants sont adaptés sur un support qui peut
se fixer sur une table au moyen d'une vis de pression. Ce support est lui-même formé d'une tige mobile qui peut, au moyen
d'une crémaillère, s'élever ou s'abaisser à volonté.

A l'autre extrémité de l'instrument se trouve un autre support
destiné à fixer la tête du malade.

Enfin, sur le tube de l'ophthalmoscope se trouve une petite tige articulée en plusieurs pièces, terminée par un bouton qui sert à faire diriger le regard dans la direction voulue.

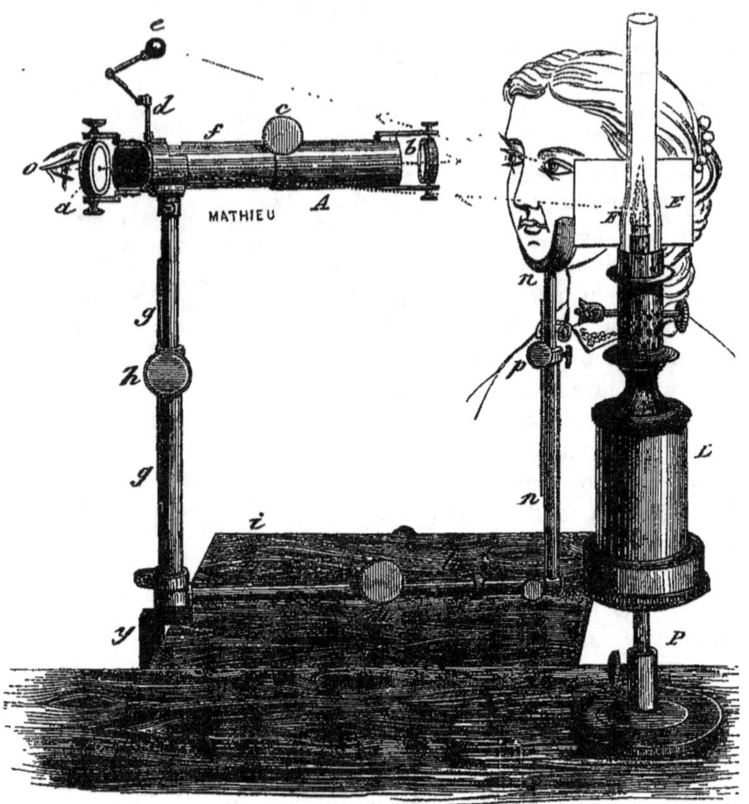

Fig. 6. Ophthalmoscope fixe de Liebreich.

Ophthalmoscope de Galezowski. — Cet instrument se compose de deux tubes rentrants, comme celui de Liebreich. L'extrémité libre du tube, pourvu de la lentille, est garni d'un bourrelet élastique, ce qui permet de l'adapter exactement sur le pourtour de l'orbite et de former ainsi une petite chambre noire autour de l'œil. Cet instrument a l'avantage de rendre possible l'exploration du fond de l'œil en plein jour, ce qui est très-avantageux dans les services hospitaliers, où les malades, placés dans une salle commune, ne peuvent pas se lever.

Ophthalmoscope binoculaire de Giraud-Teulon. — En regardant l'image rétinienne avec un seul œil, on ne peut acquérir la notion du relief ou de la profondeur qu'au prix d'exercices répétés et d'une sorte d'éducation de la vision monoculaire. Avec les deux yeux, au contraire, on apprécie aisément les trois dimensions des éléments du fond de l'œil et l'on peut reconnaître les saillies ou les excavations qui siégent à la surface du nerf optique ou de la rétine. Voici l'ingénieuse combinaison qui a permis à Giraud-Teulon de faire voir l'image ophthalmoscopique avec les deux yeux à la fois.

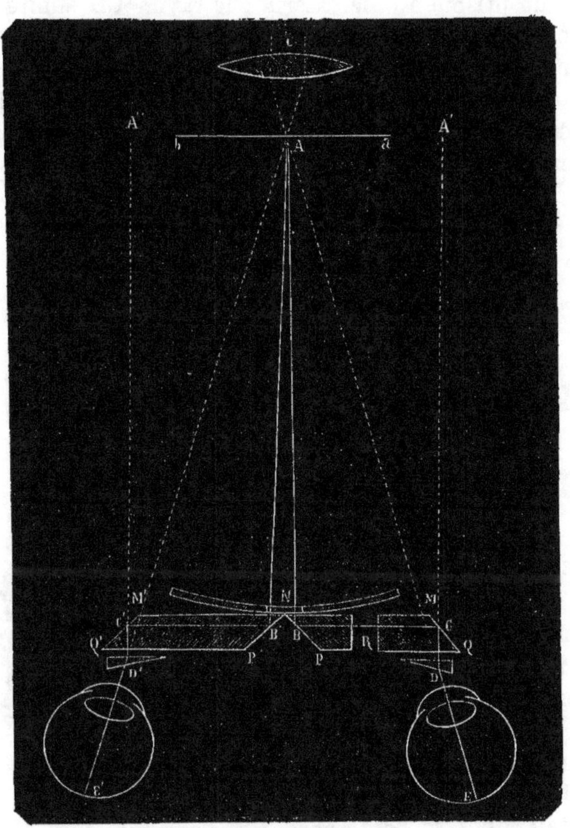

Fig. 7. Disposition intérieure de l'ophthalmoscope binoculaire
de Giraud-Teulon.

Soient deux rhomboèdres de verre MNPQ, M'N'P'Q' réunis par un de leurs angles en N derrière le miroir de l'ophthalmoscope. Considérons un point A, qui fait partie de l'image du fond de l'œil, *ab*, formée par la lentille biconvexe *c*.

Ce point luminéux A envoie sur la surface NP du rhomboèdre droit un rayon lumineux AB. Arrivé sur la surface NP, ce rayon

lumineux subit la réflexion totale et arrive sur la surface MQ. Là,
en raison de l'inclinaison de cette surface, il subit de nouveau une
seconde réflexion totale et sort du rhomboèdre dans la direction CD. Par conséquent, l'œil de l'observateur, placé en D, verra
le point A en A'; de même, avec l'œil gauche, il verrait le point A en
A″. Il s'agit maintenant de fusionner ces deux images en une seule;
pour cela, il suffit de placer sur le trajet de chacun des rayons CD
et C'D' un prisme à base externe; le rayon CD subira, en traversant ce prisme, une déviation qui le rapprochera du sommet du
prisme, et il prendra la direction DE; et l'œil placé en E verra le
point A suivant le prolongement de la ligne DE, c'est-à-dire en A.
La même chose ayant lieu du côté opposé, l'observateur rapporte
les deux images A' et A″ au point A d'intersection des lignes ED,
E'D', c'est-à-dire au point A.

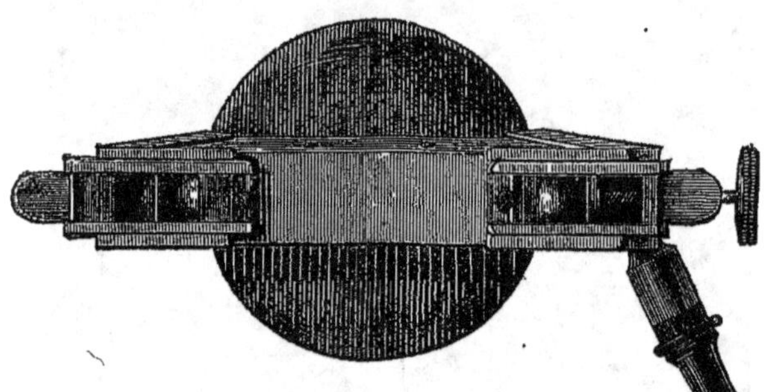

Fig. 8. Ophthalmoscope binoculaire de Giraud-Teulon.

Pour l'examen avec l'ophthalmoscope binoculaire, la lampe doit être placée à environ 10 centimètres au-dessus de la tête du malade et en *face de
l'observateur*, car les mouvements du miroir se font
seulement autour de l'axe horizontal.
Une des difficultés d'application de cet instrument
consistait dans la différence d'écartement des yeux,
suivant les individus. Le procédé employé pour remédier à cet inconvénient est des plus simples; il consiste à faire varier d'une façon
correspondante la distance qui sépare les deux rhomboèdres. Le
rhomboèdre MNPQ est divisé en deux moitiés qui peuvent s'écarter
au moyen d'une vis. Dans ce mouvement, le prisme D suit la
moitié externe du rhomboèdre. On éloigne ainsi les deux prismes
l'un de l'autre, jusqu'à ce que leur écartement soit exactement
égal à celui des deux yeux.

Ophthalmoscope pour deux observateurs de Laurence. — Cet instrument n'est autre chose qu'un ophthalmoscope ordinaire, auquel on ajoute une lame de verre à faces planes et parallèles, inclinée à 45 degrés, et placée sur le trajet des rayons renvoyés par l'œil observé.

Les faisceaux lumineux, en arrivant à la surface de cette plaque de verre, se divisent : les uns continuent leur trajet direct et la traversent, les autres sont réfléchis et arrivent à l'œil d'un observateur placé latéralement. Il est évident que ces deux images étant formées l'une et l'autre par une quantité moindre de rayons lumineux que l'image unique de l'ophthalmoscope ordinaire, ont nécessairement moins d'éclat.

De Wecker, Sichel, ont imaginé des instruments analogues dans lesquels la plaque de verre est remplacée par un cube de verre coupé en deux, suivant une diagonale ; la théorie et le maniement sont les mêmes que dans l'ophthalmoscope de Laurence.

Tous ces instruments, dont il serait facile de varier les dispositions, réalisent d'ingénieuses combinaisons d'optique, mais n'ont pas une grande utilité pratique.

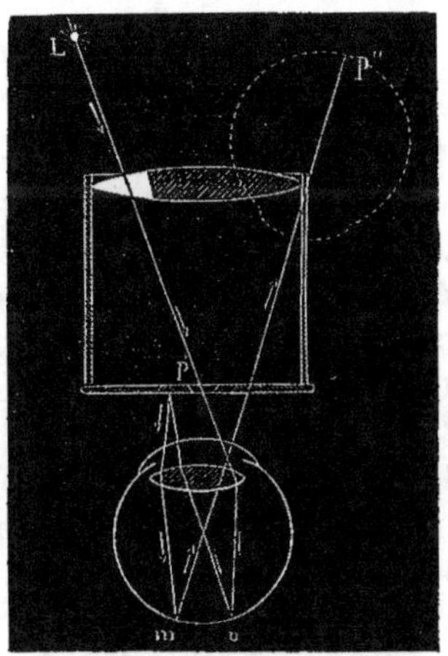

Fig. 9. Auto-ophthalmoscope de Coccius.

Auto-ophthalmoscope. — Coccius a imaginé un appareil ingénieux qui permet à l'observateur de voir sa propre rétine. Il se compose d'un petit tube de lorgnette ordinaire de 5 pouces de longueur environ, muni à l'une de ses extrémités d'une lentille biconvexe de 4 pouces de longueur focale. Celle-ci est noircie sur la partie de sa surface qui paraît ombrée dans la figure. A l'autre extrémité du tube se trouve un miroir plan percé à son centre d'une petite ouverture de 2 à 3 millimètres de diamètre.

Supposons maintenant que l'œil de l'observateur se trouve placé au-devant du miroir ; soit A, la source lumineuse, l'un des rayons émanés de A pénètre dans l'œil et, après sa réfraction à travers le cristallin, vient frapper la rétine en p ; mais le point p éclairé devenant un foyer lumineux, réfléchit des rayons dont l'un vient frapper le miroir au voisinage du trou en p' par exemple. Celui-ci, réfléchi encore une fois, traverse de nouveau les milieux de l'œil et vient impressionner la rétine en m ; il se fait donc en ce point une image du point p, que l'observateur verra dans la direction mp'', passant par le centre optique. En déplaçant graduellement son œil, il pourra apercevoir ainsi successivement les différents points de sa rétine.

RÈGLES A SUIVRE POUR L'EXAMEN OPHTHALMOSCOPIQUE.

I

L'éclairage qui convient le mieux pour l'examen ophthalmoscopique pratiqué dans les conditions ordinaires est celui qui est fourni par une bonne lampe à modérateur à huile, d'un fort calibre. Cette lumière est préférable à celles du gaz, du pétrole ou du soleil ; celles-ci, étant peu riches en rayons jaunes, donnent au fond de l'œil une coloration terne, gris-rougeâtre. Pourtant, dans certains cas particuliers, pour différencier, par exemple, la coloration du gliome de celle de la rétinite exsudative (Knapp) ; pour apprécier le changement de teinte du fond de l'œil observé dans la leucocythémie, il est avantageux de recourir à la lumière solaire (O. Becker).

Afin de ne pas fatiguer le malade, Follin et Janssen ont proposé de placer devant le foyer lumineux une plaque de verre bleu-cobalt destinée à intercepter les rayons jaunes et rouges, qui sont le moins bien supportés par la rétine.

Cette précaution n'a aucun avantage dans la pratique habituelle, mais elle pourrait être utilisée dans certains cas d'hyperesthésie rétinienne.

Il faut, autant que possible, s'habituer dès le début à examiner le fond de l'œil sans dilater la pupille par l'atropine. Cette substance ayant, comme on sait, le fâcheux inconvénient de paralyser pendant plusieurs jours l'accommodation, l'usage en est fort pénible pour les malades qui possèdent une bonne acuïté visuelle.

Dans certains cas, cependant, il est indispensable de recourir à ce moyen. Quand on veut examiner spécialement la région de la macula, on est obligé d'employer l'atropine ; cette partie de la rétine étant très-sensible, la lumière qu'on y projette provoque en effet des contractions réflexes du sphincter de l'iris, et un rétrécissement considérable à la pupille. L'emploi de cette substance est encore nécessaire quand on veut explorer les régions équatoriales de l'œil ; elle permet d'examiner la plus grande partie de la surface rétinienne ; mais, pour si grande que soit la dilatation pupillaire, il est toujours impossible d'explorer le corps ciliaire à l'ophthalmoscope.

Enfin, les états pathologiques qui altèrent la transparence des milieux réfringents de l'œil exigent également la dilatation de la pupille. Dans ce cas, une partie des rayons éclairants étant interceptée au passage par les opacités, il est de toute nécessité d'augmenter d'autant leur orifice d'entrée.

L'observateur doit se tenir à 30 centimètres environ du malade, en face de lui et à la même hauteur ; la source lumineuse est placée à côté et à gauche de la tête du sujet observé ; elle en est séparée par un écran, de façon que celle-ci soit dans l'ombre. La ligne du regard des deux observateurs et la flamme de la lampe doivent être dans un même plan horizontal.

. L'extrémité intra-oculaire du nerf optique ou papille, qui est la partie du fond de l'œil la plus intéressante à étudier, n'occupe pas le pôle postérieur, elle est située un peu en dedans ; de telle sorte que, quand on est placé en face du malade, on doit, pour amener la papille devant soi, l'engager à regarder en dedans vers l'oreille gauche de l'observateur, si l'on examine l'œil gauche et réciproquement.

L'observateur, tenant le miroir de l'ophthalmoscope par son manche, le place alors au-devant de son œil en l'inclinant légèrement vers la source lumineuse, de façon à projeter la lumière réfléchie vers la pupille du sujet observé. Celle-ci apparaît bientôt sous la forme d'un disque rougeâtre, preuve certaine qu'à ce moment le fond de l'œil est éclairé. Alors, appuyant la main gauche sur la région orbitaire, il place une lentille biconvexe de 2 pouces et demi de foyer devant l'œil observé, d'abord à une distance très-faible, et de façon que son centre se trouve sur l'axe même du réflecteur, puis il l'éloigne progressivement de l'œil. C'est dans ce mouvement que consiste la difficulté de l'examen ; car on parvient facilement à éclairer le fond de l'œil avec le miroir, mais dès que l'on interpose la lentille la préoccupation de la bien maintenir empêche de songer au réflecteur qui se déplace et l'œil n'est plus éclairé ; ce n'est que par une longue habitude et des exercices fréquemment répétés qu'on arrive à maintenir à la fois la lentille et le miroir dans une position convenable.

Lorsque le fond de l'œil est éclairé, on est quelquefois gêné par des reflets brillants formés par la lumière réfléchie à la surface de la cornée et du cristallin. On s'en débarrasse en imprimant de légères inclinaisons au miroir ou à la lentille ; du reste, on finit, à la longue, par s'y habituer et par en faire abstraction.

De même, pour éviter les images lumineuses du miroir réfléchies par les surfaces antérieure et postérieure de la lentille, jouant le rôle de réflecteurs convexes et concaves, on incline très-légèrement celle-ci autour de son axe vertical ; les reflets se trouvent dès lors projetés hors du champ d'observation.

Il est rare qu'on parvienne du premier coup à voir la papille, et, quoi qu'on en dise, il faut de longs exercices et beaucoup de patience pour arriver à apercevoir nettement et avec facilité le fond de l'œil. Souvent, au lieu de trouver d'emblée la papille, on ne distingue qu'un vaisseau ; on le suit alors en se déplaçant très-légèrement vers le sens où il augmente de volume, et l'on arrive ainsi nécessairement sur la papille d'où il émerge.

II

Comme il est nécessaire, pour apprendre le maniement de l'oph-thalmoscope, de s'exercer longtemps et qu'on n'a pas toujours sous la main une personne disposée à se prêter à cet examen, Maurice Perrin a imaginé de construire un œil artificiel avec lequel il est facile de s'habituer à ce mode d'exploration.

Cet appareil se compose d'une sphère creuse en cuivre ayant le volume du globe oculaire. Elle est supportée par un pied qui peut s'élever ou s'abaisser à volonté. A l'extrémité supérieure de ce support se trouve une articulation qui permet à la sphère des mouvements de rotation et d'inclinaison dans tous les sens.

L'œil artificiel se compose de trois parties : la première, noircie à l'intérieur, représente la région équatoriale ; la seconde, correspondant à l'appareil réfrigent de l'œil, cornée et cristallin, ne comprend, pour plus de simplicité, qu'une seule lentille convexe ayant

une puissance réfringente égale à celle de la totalité du système
dioptrique de l'œil normal; deux petits diaphragmes, l'un de 7,
l'autre de 3 millimètres de diamètre, simulant l'iris à ses divers
degrés de dilatation, s'adaptent, à l'aide d'un pas de vis, en avant
de la lentille.

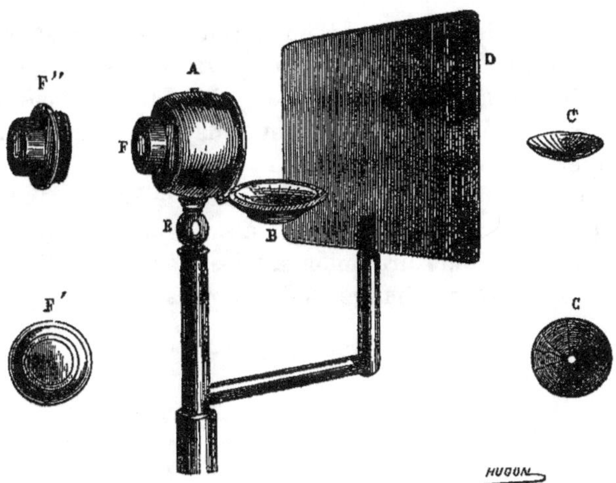

Fig. 10. OEil artificiel de Maurice Perrin.

Enfin la troisième pièce, articulée avec la première, est destinée
à recevoir dans sa concavité de petites cupules en cuivre sur lesquelles sont peintes les images ophthalmoscopiques du fond de
l'œil normal ou pathologique.

Derrière l'appareil se trouve un écran D, sur lequel se projette
la flamme de la lampe réfléchie par le miroir; dès que celle-ci
cesse de pénétrer dans la cavité oculaire, on se rend compte ainsi
de la déviation et l'on peut rectifier aisément l'éclairage par une
inclinaison du miroir.

Quand la lentille adaptée à l'appareil a la puissance dioptrique
de l'œil emmétrope et que l'image placée dans la cupule est celle
de l'œil physiologique, on a à sa disposition un globe oculaire artificiel sur lequel on peut s'exercer au maniement de l'ophthalmoscope absolument comme sur un œil vivant.

Pour permettre aux commençants de s'exercer à reconnaître
l'état de la réfraction au moyen de l'ophthalmoscope, exercice
que l'on ne saurait trop conseiller, Maurice Perrin a eu l'heureuse idée de munir son appareil de trois lentilles de valeur réfringente différente, représentant les principaux états dioptriques
de l'œil humain.

Celle qui correspond à l'œil emmétrope a son foyer sur la rétine quand la virole de cuivre qui la supporte est vissée à fond. En dévissant cette virole autant que possible, c'est-à-dire jusqu'à la dernière rayure de la vis, on allonge d'autant la longueur de l'axe antéro-postérieur de l'œil et l'on produit ainsi une myopie artificielle.

La lentille qui correspond à l'hypermétropie a son foyer au-delà de la rétine ; celle qui rend l'œil astigmate est composée d'une lentille sphérique et d'une lentille cylindrique associées. Toutes deux sont montées sur une virole et s'adaptent à l'appareil comme la première.

Quand on commence à s'exercer avec cet œil artificiel, on enlève d'abord tout diaphragme, de façon à avoir une très-large pupille, puis, peu à peu, à mesure qu'on fait des progrès, on diminue l'ouverture pupillaire en changeant de diaphragme.

EXAMEN FONCTIONNEL DE L'ŒIL

DE L'ACUITÉ VISUELLE ET DES MOYENS DE LA MESURER.

I

Le principe sur lequel est fondée la mesure de l'acuïté visuelle
est analogue à celui qui a servi de guide pour apprécier le degré
de la sensibilité cutanée. Celle-ci est déterminée au moyen d'un
compas ; on touche légèrement la peau avec les extrémités des deux
branches plus ou moins écartées ; si l'écartement est assez considérable, le patient éprouve la sensation de deux piqûres séparées,
mais si l'on diminue graduellement l'écartement des deux pointes,
il arrive un moment où les deux sensations se confondent en une
seule. Plus l'écartement des pointes est grand au moment où le
sujet n'éprouve plus que la sensation d'un seul attouchement,
moins la sensibilité est délicate.

Pour mesurer la sensibilité rétinienne, on peut placer à une
certaine distance au-devant de l'œil deux points lumineux, qu'on
rapproche l'un de l'autre jusqu'à ce qu'ils cessent d'être vus séparément. L'écartement minimum permettant de les voir isolément sert de base à la détermination de l'acuïté visuelle. Il est évident, en effet, que si pour rendre possible la distinction des deux
points l'espace qui les sépare doit être deux fois plus grand pour
un œil que pour un autre, la sensibilité rétinienne du premier sera
deux fois moindre que celle du second.

Considérons la figure 11. Soit AB la distance minimum qui doit
séparer les points A et B pour qu'ils soient vus isolément par un œil
normal ; ces deux points ont leur image rétinienne en a et b. Il
est clair que si pour mesurer l'acuïté visuelle on avait pris des
points lumineux situés à une plus grande distance de l'œil, il aurait
fallu, pour qu'ils fussent encore perçus distinctement, que leur
écartement fût aussi plus considérable et égal à A'B'. Si donc on

voulait apprécier le degré de l'acuïté visuelle par cet écartement minimum des deux points lumineux, il faudrait tenir compte en même temps de leur distance à l'œil observé. Aussi, pour simplifier la question et éviter toute confusion, est-il préférable de prendre pour mesure *l'angle* visuel AoB, sous lequel sont vus les

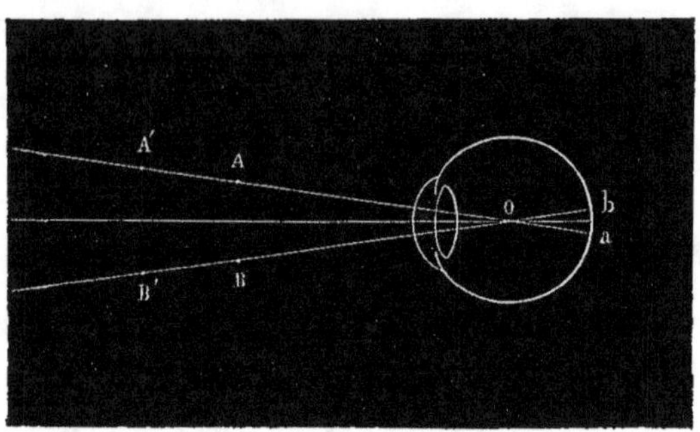

Fig. 11.

deux points lumineux, angle qui reste toujours le même, et qui est indépendant de leur situation par rapport au sujet en expérience. Dans l'œil normal, l'angle qui marque la limite moyenne de l'acuïté visuelle est d'une minute.

Il est évident que la surface rétinienne *ab*, qui correspond à un angle d'une minute, doit être plus large qu'un élément rétinien, sinon les deux points lumineux, impressionnant un seul élément ou deux éléments contigus, ne provoqueraient qu'une sensation confuse. Pour que les deux perceptions soient isolées et nettes, il faut évidemment que les deux éléments sensoriels excités par les rayons lumineux soient séparés l'un de l'autre par un élément intermédiaire. Or, c'est ce qui a lieu en réalité : en calculant la grandeur de l'arc rétinien qui correspond à un angle d'une minute, on trouve $0^{mm},0043$, tandis que la largeur des cônes dans la région de la macula ne dépasse guère $0^{mm},003$.

II

Pour mesurer l'acuïté visuelle, on a imaginé plusieurs échelles typographiques, toutes fondées sur le même principe. La plus usitée est celle de Snellen. Voici comment elle a été construite.

Un œil possédant une acuïté visuelle normale distingue nettement les lettres dont la grandeur correspond à un angle visuel de *cinq minutes*, lorsque les détails de configuration de ces lettres.

traits, jambages ayant environ le *cinquième de leur dimension totale*, correspondent par conséquent à *un angle d'une minute*.

Plusieurs séries de lettres dessinées conformément à ce principe sont disposées par rangées successives sur le tableau de Snellen. Au-dessus de chacune de ces rangées se trouve un numéro d'ordre indiquant la distance en pieds parisiens à laquelle ces lettres forment sur la rétine une image dont la grandeur est de cinq minutes. Ce tableau est placé à 20 pieds, distance à laquelle les rayons lumineux, émanés de l'objet fixé, peuvent être considérés comme presque parallèles, condition nécessaire pour que la vision s'effectue sans effort d'accommodation. A cette distance, les lettres du numéro XX du tableau de Snellen formant sur la rétine une image de cinq minutes, doivent donc être perçues distinctement, et si elles le sont en réalité, le sujet possède une acuïté normale. Mais supposons que celui-ci ne puisse distinguer que le numéro XXXX, dont les lettres, de grandeur double du numéro XX, devraient être aperçues dans les conditions normales non pas à 20 pieds seulement, mais à 40 pieds, son acuïté visuelle sera évidemment moitié moindre, c'est-à-dire $= à \frac{1}{2}$.

D'une façon plus générale, l'acuïté visuelle, désignée par la lettre S, sera exprimée par une fraction dont le numérateur est la distance à laquelle se trouve le sujet, et le dénominateur le nombre qui correspond à la grandeur des caractères déchiffrés. Si le numéro XX est lu à 20 pieds, l'acuïté visuelle $S = \frac{20}{20} = 1$.

Si à cette même distance le numéro XXX est le plus petit caractère déchiffré, $S = \frac{20}{30} = \frac{2}{3}$.

Enfin, si c'est seulement la plus grosse lettre, celle qui correspond au numéro CC, $S = \frac{20}{200} = \frac{1}{10}$.

Quelquefois, l'acuïté visuelle peut être supérieure à la moyenne prise pour unité, et si par exemple le numéro XV *du livre* de Snellen, qui doit être vu à 15 pieds seulement, était distingué nettement à 20 pieds, l'acuïté visuelle serait $S = \frac{20}{15}$.

Si le numéro CC n'est pas vu à 20 pieds et qu'on soit obligé de le rapprocher à 10 pieds, par exemple, l'acuïté visuelle $S = \frac{10}{200} = \frac{1}{20^{me}}$.

Les doigts tenus écartés correspondent au numéro CC de Snellen. Si donc le malade ne peut les distinguer qu'à la distance de 5 pieds, il possède une acuïté $\frac{5}{200^{mes}}$.

Un œil normal aperçoit les mouvements de la main sur un fond sombre à M pieds environ. Dans le cas où il ne peut plus les distinguer qu'à la distance de 2 pieds, son acuïté est donc réduite à $\dfrac{2}{1\,000^{mes}}$.

En outre du tableau dont nous venons d'indiquer la composi tion, Snellen a fait imprimer un livre dont les caractères de dimension de plus en plus petite doivent pouvoir être déchiffrés à des distances de plus en plus rapprochées. Le numéro 1 1/2 qui termine la série doit être lu par un œil normal à la distance de 1 pied et demi, car la grandeur des lettres est toujours telle qu'à cette distance elles correspondent à un angle visuel de 5 minutes. Réciproquement, si le sujet peut déchiffrer ces caractères à la dis tance indiquée, cela prouve qu'il possède une acuïté normale. Ce livre est fort utile pour déterminer l'acuïté visuelle chez les myopes, où l'épreuve à distance devient impossible, à moins de corriger d'abord leur anomalie au moyen de verres concaves appropriés.

Snellen vient de publier un nouveau livre et un nouveau tableau où les distances auxquelles les caractères doivent être lus, au lieu d'être exprimées en pieds, sont exprimées en mètres et centimètres. Il est évident que cela ne change rien à la mesure de l'acuïté visuelle, qui reste toujours donnée par une fraction dont le numérateur représente la distance à laquelle le caractère est lu, et le dénominateur le numéro d'ordre de ce caractère.

De nombreuses observations, relevées chez des individus dont les yeux étaient normaux, ont permis de formuler les propositions suivantes :

1° L'acuïté visuelle ne se modifie pas jusqu'à vingt-sept ans environ, mais à partir de cet âge elle commence à diminuer très-lentement et finit par se réduire de moitié chez les vieillards ;

2° Il n'est pas rare de trouver jusqu'à quarante-deux ans une acuïté visuelle supérieure à l'unité adoptée par Snellen ;

3° L'acuïté visuelle dépend en partie de l'éclairage ; il est donc préférable pour des examens comparatifs de faire usage d'une source lumineuse artificielle, toujours la même, que de la lumière du jour ;

4° La diminution de l'acuïté visuelle chez les personnes âgées provient à la fois du trouble des milieux réfringents et des altérations séniles de l'appareil sensoriel.

DÉTERMINATION DU CHAMP VISUEL.

Il est important de savoir déterminer d'une façon approximative l'étendue du champ visuel ; car, dans un certain nombre de maladies, comme l'hémiopie, par exemple, les modifications qu'il subit constituent l'un des principaux symptômes.

Plusieurs instruments ont été imaginés pour faire cette mensuration.

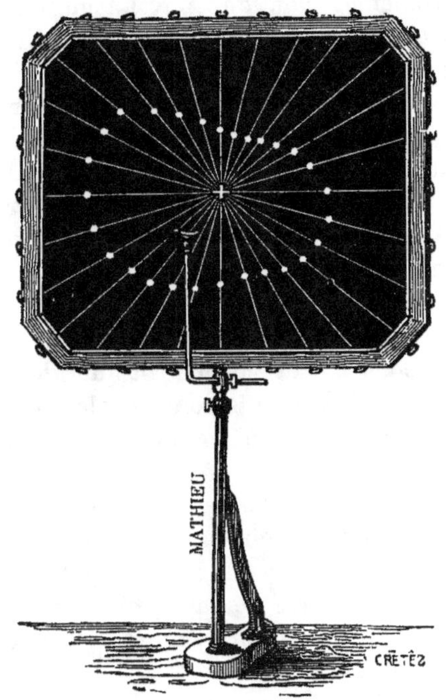

Fig. 12. Campimètre de de Wecker.

Le *campimètre* de de Wecker se compose d'un tableau noir d'un mètre carré environ, monté sur un pied très-lourd, de façon à donner de la fixité à l'appareil. Au centre du tableau, qui doit se trouver à hauteur de l'œil du malade quand celui-ci est assis, se trouve une petite croix blanche qui sert de point de fixation. A partir de ce point central rayonnent, du centre à la périphérie, une série de tiges minces, rigides, supportant de petites boules blanches d'ivoire. Grâce à un mécanisme spécial placé derrière le tableau, ces boules peuvent être mises en mouvement et conduites du centre vers la périphérie, et réciproquement. Le sujet à examiner étant placé en face du tableau, l'œil immobile et dirigé vers le point de fixation, on fait glisser successivement le long des diverses tiges les boules blanches dont elles sont munies, et on arrête le mouvement dès qu'elles commencent à disparaître. La ligne imaginaire qui réunit l'ensemble des points ainsi obtenus marque les limites du champ visuel.

Cet appareil est suffisant pour la pratique, mais il manque de précision quand il s'agit de faire des recherches délicates, ou de résoudre des problèmes d'optique physiologique. Il est évident, en effet, que de cette façon l'exploration des parties périphériques de la rétine a lieu à une distance beaucoup plus grande que celle des parties centrales. Si, par exemple, le malade est situé à 2 pieds du campimètre, la projection de la macula, perpendiculaire au tableau, le rencontre à peu près à cette distance, tandis que les projections des parties périphériques de la rétine se faisant obliquement, le rencontrent en des points de plus en plus éloignés du centre. Il en résulte que l'exploration de la sensibilité rétinienne des régions correspondantes a lieu dans des conditions plus défectueuses que pour les parties centrales.

C'est pour remédier à cet inconvénient qu'Aubert et Forster ont imaginé de projeter les différents points de la surface rétinienne, non plus sur un plan, mais bien sur une surface sphérique concentrique au globe oculaire.

Le *périmètre* de Forster se compose d'un demi-cercle de 6 centimètres de largeur environ, mobile autour d'un axe horizontal. Sur ce demi-cercle se trouve placé un curseur mobile dans lequel on peut disposer de petits carrés de papier blanc ou diversement colorés, de façon à pouvoir explorer, si on le désire, la sensibilité aux différentes couleurs.

Le malade ayant le menton appuyé sur un support placé audevant de l'appareil, et qu'on peut élever ou abaisser à volonté, dirige son regard vers une petite croix blanche qui occupe le centre du demi-cercle et qui sert de point de fixation. On fait alors glisser le curseur le long du demi-cercle gradué, et on l'arrête dès qu'il cesse d'être aperçu. Le numéro correspondant de la graduation indique l'étendue du champ visuel dans ce méridien.

Veut-on répéter la même opération dans un autre méridien, on imprime un mouvement de rotation au demi-cercle autour de son axe horizontal; celui-ci est muni d'une aiguille qui indique sur un disque circulaire l'angle de rotation, et, par conséquent, la position du méridien dans lequel se fait la recherche.

Pour représenter le champ visuel ainsi obtenu, on se sert de figures schématiques dont les rayons, corespondant aux différentes
positions du méridien, sont divisés eux-mêmes par une série de
cercles concentriques dont chacun corespond à 5 degrés du demi-
cercle.

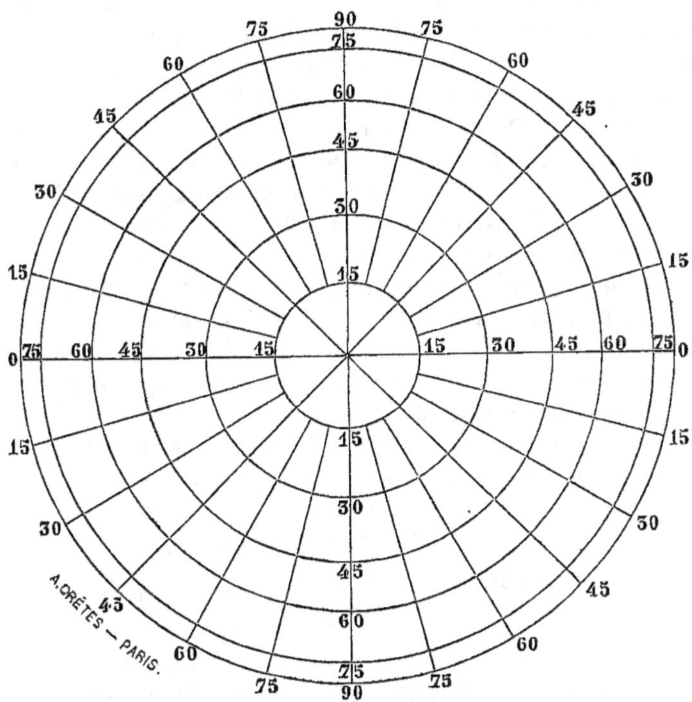

Fig. 13. Schéma servant aux représentations graphiques du champ visuel

Dans la pratique courante, on peut se dispenser de faire usage
d'appareils, et se contenter du procédé suivant, qui donne une approximation suffisante :

Le malade est placé à une petite distance d'un tableau noir bien
éclairé. L'œil à examiner (l'autre étant fermé) est dirigé vers une
petite croix blanche tracée au centre du tableau. Un morceau
de craie tenu à la main, ou mieux, monté sur une tige de bois, est
d'abord rapproché du point de mire, puis éloigné lentement dans
le sens horizontal jusqu'à ce que le malade cesse de l'apercevoir.
A ce moment, on marque un trait sur le tableau. On procède de
même dans le sens vertical et dans des directions intermédiaires,

et en réunissant par une ligne courbe ces différents points on obtient une délimitation approximative du champ visuel.

L'exploration du champ visuel faite, comme nous l'avons indiqué plus haut, permet non-seulement d'en déterminer les limites, mais d'en reconnaître également les lacunes (scotomes).

Il faut savoir que, normalement, il existe une lacune physiologique. Découverte par Mariette, qui lui a donné le nom de *Punctum cœcum*, elle correspond à l'entrée du nerf optique dans l'œil; à cet endroit, en effet, la rétine étant traversée par les fibres nerveuses, les éléments sensitifs, cônes et bâtonnets font défaut; et par suite la sensibilité y manque complétement.

Il est aisé de découvrir ce scotome en regardant une feuille de papier blanc sur laquelle sont dessinés deux points noirs placés sur une ligne horizontale, à 8 ou 10 centimètres environ l'un de l'autre. Un des deux yeux étant fermé, on fixe avec l'autre l'un des deux points, pendant qu'on éloigne lentement le papier, qui était d'abord tenu très-près de l'œil; quand on arrive à la distance de 30 centimètres environ, le second point, placé latéralement, cesse d'être aperçu; il apparaît de nouveau quand on éloigne encore davantage la feuille de papier.

D'après les recherches récentes de Landolt, les limites du champ visuel de l'œil emmétrope sont les suivantes :

En haut.	55°	} angle total vertical 120°.
En bas.	65°	
En dehors. . . .	85°	} angle total horizontal 135°.
En dedans. . . .	50°	

Plusieurs causes peuvent influer sur son étendue :

1° La grandeur de la pupille; plus celle-ci est large, plus le champ de la vision est étendu;

2° La situation des parties antérieures de la rétine; cette membrane s'avance un peu plus en dehors qu'en dedans, d'où résulte une étendue plus grande du champ visuel en dedans qu'en dehors.

3° Chez les myopes, où l'axe antéro-postérieur est très-développé, les parties terminales de la rétine sont plus éloignées du plan pupillaire que chez les hypermétropes, par suite le champ visuel est moins étendu que chez ces derniers.

4° Enfin les parties environnantes du globe oculaire, telles que les paupières, le nez, le rebord orbitaire, apportent un obstacle d'autant plus considérable à l'extension du champ de la vision qu'il est plus profondément enfoncé dans l'orbite.

Il peut être utile, dans certaines circonstances, de déterminer l'étendue du champ visuel pour certaines couleurs. Cette recherche se fait de la même façon que l'examen ordinaire, seulement on remplace le carré de papier blanc dans le périmètre de Forster, ou la craie, si l'on se sert d'un simple tableau, par des papiers diversement colorés. Ceux-ci sont vus avec netteté par un œil normal tant qu'ils occupent les régions avoisinantes du point de fixation, mais ils diminuent d'éclat à mesure qu'on les transporte vers la périphérie, et il arrive un moment où ils perdent leur nuance spéciale pour prendre une teinte grisâtre.

On avait jadis conclu de cette expérience que les éléments sensoriels présidant à la perception des couleurs manquaient dans la périphérie de la rétine, ou tout au moins s'y trouvaient en moins grande abondance que dans les parties centrales. Mais Landolt a récemment montré que toutes les couleurs sont perçues distinctement, même dans les parties les plus périphériques de la rétine, à la condition qu'elles soient *saturées*, et qu'elles aient une *intensité* suffisante.

Quoi qu'il en soit, dans les conditions ordinaires, on trouve que le champ de perception pour la couleur bleue est le plus étendu, puis vient celui de la couleur rouge, et enfin celui de la couleur verte. Dans les altérations pathologiques du nerf optique, accompagnées de perversion de couleurs, c'est précisément dans ce même ordre que s'effectue le rétrécissement du champ des couleurs ; les limites de perception du vert se resserrent d'abord, puis celles du rouge, et enfin celles du bleu, etc. Ces symptômes peuvent avoir une grande valeur quand ils surviennent à une époque où le champ visuel ordinaire ne présente encore aucune altération, et ne doit se rétrécir souvent que beaucoup plus tard.

Chez les sujets où, pour une cause quelconque : trouble des milieux transparents, glaucomes, altérations des membranes profondes, etc., la perception lumineuse qualitative a disparu, les procédés qui viennent d'être décrits ne sont plus applicables ; et pourtant il est encore quelquefois très-utile, pour le diagnostic, d'être renseigné sur l'étendue du champ visuel. Dans ces conditions, voici comment il faut procéder. Le malade étant placé dans une chambre obscure, on l'engage à placer sa main en face de l'œil qui doit être examiné, et à regarder constamment dans cette direction ; pendant qu'il fixe ainsi, on transporte une bougie allumée dans toute l'étendue du champ visuel. Si la flamme cesse d'être perçue dans certaines directions, cela prouve qu'il existe des lacunes, et que la rétine a perdu sa sensibilité dans la région correspondant à la direction des rayons lumineux.

MALADIES DU NERF OPTIQUE

ORIGINES ENCÉPHALIQUES DES NERFS OPTIQUES. — SYSTÈME VASCULAIRE DU NERF OPTIQUE. — ASPECT DU NERF OPTIQUE NORMAL A L'OPHTHALMOSCOPE. — VALEUR SÉMÉIOLOGIQUE DE L'ASPECT DU FOND DE L'ŒIL DANS LES AFFECTIONS CÉRÉBRALES ET LES MALADIES GÉNÉRALES. — HYPÉRÉMIE. — NÉVRITE DES TUMEURS CÉRÉBRALES. — NÉVRITE DESCENDANTE. — NÉVRITE SYPHILITIQUE. — ATROPHIES DU NERF OPTIQUE. — HÉMORRHAGIE DU NERF OPTIQUE. — TUMEURS. — ANOMALIES CONGÉNITALES.

ORIGINES ENCÉPHALIQUES DES NERFS OPTIQUES (1).

On sait que les nerfs encéphaliques rencontrent, avant de pénétrer dans le cerveau lui-même, un ou plusieurs noyaux de substance grise, désignés sous le nom de noyaux d'origine, d'où partent des expansions qui mettent ces nerfs en rapport avec l'écorce grise des hémisphères cérébraux.

Les nerfs optiques suivent la même loi que les autres nerfs crâniens, mais les dispositions sont ici très-compliquées et mal connues encore dans certains détails.

Pour plus de clarté dans l'exposition il est nécessaire d'indiquer d'abord quelques dispositions relatives à la constitution d'une partie de la couronne rayonnante de Reil.

Dans le schéma représenté fig. 14, et qui est emprunté à Huguenin, l'ablation des parties supérieures des hémisphères, y compris le corps calleux, a mis à nu les cavités ventriculaires. On y remarque l'étage inférieur ou corne postérieure du ventricule (*f*), qui joue ici, dans la topographie, un rôle important.

Le noyau caudé, dont les contours se trouvent représentés par une ligne pointillée, a été enlevé ainsi que son appareil rayonnant, c'est-à-dire le plan des fibres cortico-striées, de façon à mettre à nu le plan des faisceaux rayonnants cortico-optiques. Il est possible de distinguer alors dans ces derniers faisceaux trois groupes de fibres :

1° Les unes antérieures (*hh*, fig. 14), dites racine antérieure de la couche optique, se dirigent vers les régions frontales ; 2° d'autres

(1) Ce chapitre est emprunté aux leçons du professeur Charcot, publiées dans *le Progrès médical*, nᵒˢ 17 à 40. 1875.

sont moyennes ou latérales (*ii*, expansions latérales) ; 3° d'autres
enfin, postérieures, découvertes par Gratiolet, ont été désignées
par lui sous le nom d'expansions cérébrales des nerfs optiques (*kk*).

Ces derniers faisceaux ne sont séparés de la cavité de la corne
postérieure que par l'épendyme et le tapis (*tapetum*), expansion
particulière du *splenium* du corps calleux,

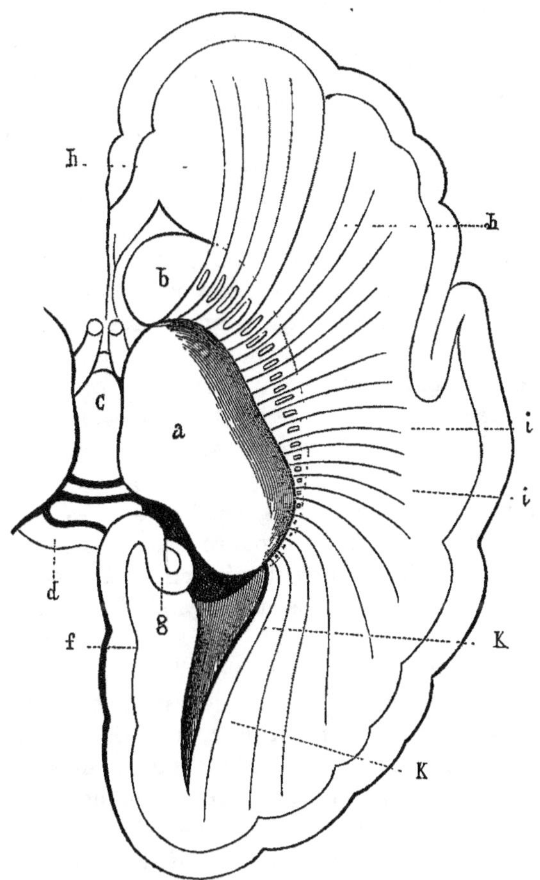

Fig. 14. Radiations de la couche optique (schéma emprunté à Huguenin). *a*, couche optique
b, corps strié ; *c*, voûte à trois piliers ; *d*, tubercules quadrijumeaux ; *f*, corne postérieure du
ventricule cérébral *g*, corne d'Ammon ; *h, h,* racine antérieure du thalamus : *i. i*, radiations
latérales ; *k, k*, radiations optiques de Gratiolet.

C'est dans cette région même, mais sur un plan plus profond,
que se répandent les expansions cérébrales du faisceau de *fibres
centripètes dont la lésion détermine l'hémianesthésie sensitive* de cause
cérébrale. Cette relation de voisinage, de contiguïté entre ces

faisceaux et les expansions optiques, serait bien propre à expliquer anatomiquement la coexistence fréquente de l'hémianesthésie et de l'amblyopie croisée, s'il était bien établi que les faisceaux qui portent le nom d'expansions optiques sont réellement un prolongement plus ou moins direct des nerf optiques.

Si, après avoir détaché de l'encéphale l'isthme tout entier, y laissant attenantes les couches optiques, on examine la préparation ainsi obtenue par sa face postérieure, on remarque : 1° en avant, de chaque côté les couches optiques que sépare le troisième ventricule ; 2° en arrière, les tubercules quadrijumeaux tant antérieurs que postérieurs ; 3° en dehors, les bras conjonctifs antérieurs en relation par leur extrémité interne avec les tubercules quadrijumeaux antérieurs, et les bras conjonctifs postérieurs en relation avec les tubercules postérieurs.

On voit encore dans la même région, lorsqu'on soulève l'extrémité postérieure des couches optiques ou *pulvinar :* en dedans le corps genouillé interne, en dehors une masse grise un peu plus volumineuse, qui est le corps genouillé externe.

En arrière et au-dessus de ces parties se voient la ganse de Reil, les *processus cerebelli ad testes*, les pédoncules cérébraux, les corps restiformes, les pédoncules cérébelleux moyens.

Les corps genouillés internes et externes sont les deux premiers noyaux de substance grise avec lesquels les nerfs optiques entrent en rapport par l'intermédiaire des *tractus optiques ou bandelettes optiques ;* celles-ci sont divisées en deux tractus qu'on peut considérer comme des racines dont l'une est interne et l'autre externe.

L'externe est, à la fois, la plus volumineuse et la plus importante. Elle fournit elle-même plusieurs faisceaux qui se mettent en rapport avec divers noyaux gris. On peut distinguer : 1° un faisceau qui s'arrête dans les corps genouillés externes. Ces derniers consistent en des amas assez volumineux de substance grise, renfermant des cellules ganglionnaires étoilées ou fusiformes ; 2° un second faisceau, situé en dedans du précédent, pénètre dans l'étage inférieur du *thalamus* environ 12 millimètres en avant de l'extrémité du *pulvinar ;* 3° un troisième faisceau qui, d'après Gratiolet, serait la plus apparente et la mieux connue des racines du nerf optique, contourne le corps genouillé externe et pénètre dans celui des tubercules quadrijumeaux antérieurs qui occupe le côté correspondant.

Il résulte de ce qui précède que la *racine externe* des nerfs optiques prend son origine dans trois noyaux de substance grise, à savoir : 1° la couche optique ; 2° le corps genouillé externe ; 3° les tubercules quadrijumeaux antérieurs (nates). Ce sont là certainement les principales sources des nerfs optiques chez l'homme ; ce sont vaisemblablement les seules chez un grand nombre d'animaux. C'est ce que semblent établir, tout au moins, les intéressantes expériences de Gudden, consistant dans l'extirpation des globes oculaires, pratiquée chez de très-jeunes lapins. Lorsque, au bout de quelques mois, les animaux ainsi opérés sont sacrifiés, on reconnaît que l'atrophie consécutive porte, en ce qui concerne les parties centrales, sur les tubercules quadrijumeaux antérieurs, les couches optiques et enfin les corps genouillés externes ; au contraire, les tubercules quatrijumeaux postérieurs et les corps genouillés internes ne prennent aucune part à l'atrophie.

Moins importante que l'externe, la *racine interne* des nerfs optiques ne doit pas être cependant négligée, surtout lorsqu'il s'agit de l'homme. On sait qu'elle entre manifestement en connexion avec le *corps genouillé interne*. Ce dernier ne contient que des cellules nerveuses rudimentaires (Henle) et ne peut être, par conséquent, considéré comme un centre au même titre que le corps genouillé externe.

Soit après avoir traversé le corps genouillé, soit par un trajet direct, les faisceaux nerveux de la racine interne vont, en définitive, aboutir aux *tubercules quadrijumeaux antérieurs.*

Tout récemment, Huguenin (1) a soutenu que la racine interne des nerfs optiques, chez l'homme tout au moins, est anatomiquement en rapport avec les tubercules quadrijumeaux postérieurs soit directement, soit par l'intermédiaire du corps genouillé interne. D'après lui, les tubercules quadrijumeaux postérieurs ne seraient pas, chez l'homme, exclus de l'appareil des nerfs optiques, comme ils paraissent l'être chez les animaux. Cela n'est pas en contradiction avec ce qu'enseignent certains faits d'induration grise tabétique des nerfs optiques. Tout récemment encore, chez une femme ataxique, aveugle depuis une quinzaine d'années, l'induration grise des nerfs optiques pouvait être suivie au-delà du chiasma, sur les bandelettes optiques, jusqu'aux corps genouillés. Les tubercules quadrijumeaux, tant antérieurs (nates) que postérieurs (testes), avaient à peu près conservé la coloration blanche de l'état normal, mais ils avaient subi, les uns et les autres, une réduction de volume des plus manifestes (cas de la nommée Mag-

____

(1) *Archiv für Psychiatrie*, t. V, fasc. ii, p. 344.

daliat). J'ai observé plusieurs faits en tout semblables à celui qui précède.

Il faut rechercher actuellement comment ces divers amas de substance grise qui viennent d'être énumérés sont mis en relation avec l'écorce grise de l'encéphale. La connexité s'établit, par un système de fibres qui constitue la partie la plus postérieure des radiations de la couche optiques (faisceaux rayonnants cortico-optiques), et qu'on désigne quelquefois sous le nom de *radiations optiques de Gratiolet*. On peut suivre les détails anatomiques, assez complexes, relatifs à ce point, sur la figure suivante empruntée au travail de Meynert et qui concerne le singe (*cerocebus cinomolgus*).

On voit sur cette planche comment des faisceaux de fibres ou radiations, partant des corps genouillés externes G*e*, et internes G*i*, du pulvinar T*h'*, des tubercules quadrijumeaux antérieurs Q*u*, — ces derniers, par l'intermédiaire des bras conjonctifs antérieurs, B*s*, — vont, après un trajet récurrent, s'associer au faisceau O*m*, qui n'est autre que l'ensemble des fibres centripètes pédonculaires directes, qui tiennent sous leur dépendance la sensibilité commune de tout un côté opposé du corps.

A cet ensemble de faisceaux se trouvent mêlés, sans doute, des fibres provenant du tractus olfactif, par l'intermédiaire de la commissure antérieure. Ses extrémités, comme on sait, par les descriptions de Burdach et de Gratiolet, se dirigent en arrière, dans l'épaisseur des lobes occipitaux et sphénoïdaux. Les faits cliniques conduisent à supposer qu'il s'y mêle aussi des fibres nerveuses entre-croisées, en rapport avec les nerfs auditifs et gustatifs. Si cette disposition, à l'heure qu'il est, tout hypothétique, venait à être vérifiée anatomiquement, on comprendrait comment l'obnubilation croisée de l'odorat, du goût et de l'ouïe font habituellement, au même titre que l'amblyopie, partie intégrante du syndrôme *hémianesthésie cérébrale*.

La région de l'encéphale qui répond à la partie la plus postérieure du pied de la couronne rayonnante pourrait donc être considérée, d'après ce qui précède, comme un carrefour où, dans la profondeur de l'encéphale, se rencontrent, dans un espace très-circonscrit, toutes les voies sensitives et sensorielles. C'est un carrefour, et non pas un centre. Le centre cérébral proprement dit doit être cherché sur le prolongement des fibres médullaires, dans l'écorce grise des lobes occipitaux et sphénoïdaux.

D'après cet exposé anatomique, les tubercules quadrijumeaux sont le seul point où les faisceaux des nerfs optiques, après leur entre-croisement dans le chiasma, se rapprochent de nouveau les

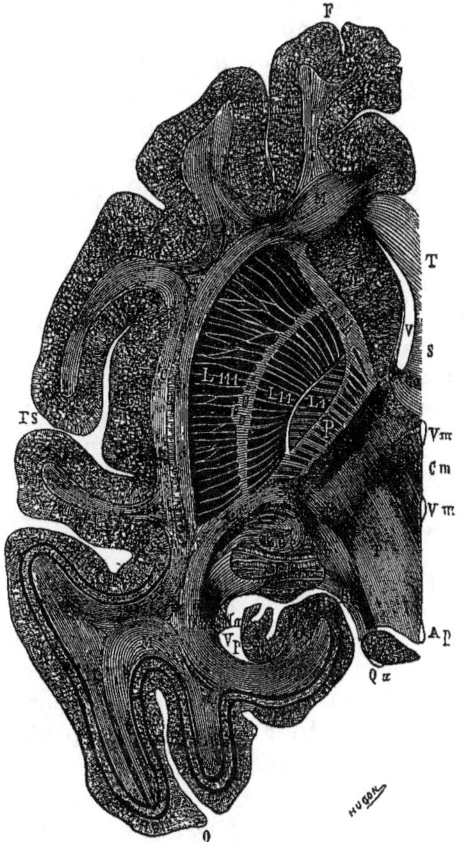

Fig. 15. Cette figure est empruntée à l'ouvrage de Meynert (*Stricker's Handbuch*, t. II, p. 721, fig. 243). Elle représente une coupe longitudinale et horizontale de la moitié gauche du cerveau du *Cercocebus cinomolgus*.

F, extrémité frontale ; O, région occipitale ; T, corps calleux ; S, septum ; Ca, commissure antérieure ; A, corne d'Ammon ; V, corne antérieure du ventricule latéral ; Vp, corne postérieure ; Vm, Vm, ventricule moyen ; Cm, commissure moyenne ; Aq, aqueduc.

L1, L11, L111, les segments du noyau lenticulaire ; Na, tête, et Ne, queue du noyau caudé.
Th, partie de la couche optique située en avant des corps genouillés.
Th', couche optique, pulvinar.
Qu, tubercules quadrijumeaux ; Gi, corps genouillé interne ; Ge, corps genouillé externe ; P, pied du pédoncule cérébral.
Om, faisceaux médullaires qui du lobe occipital vont au pulvinar, aux Bs, bras des tubercules quadrijumeaux antérieurs, aux Bi, bras des tubercules quadrijumeaux postérieurs, aux deux corps genouillés, au pied du pédoncule cérébral.

uns des autres, vers la ligne médiane. Est-ce sur ce point que se fait l'entre-croisement supplémentaire qui, d'après l'hypothèse proposée par Charcot, ramènerait les nerfs optiques à la condition des autres nerfs? C'est là une question difficile à résoudre par les seuls moyens de l'anatomie. Sans doute, il existe sur la ligne médiane, entre les tubercules quadrijumeaux, de nombreux entre-croisements de faisceaux, constatés anatomiquement ; mais on ne saurait décider si ces fibres entre-croisées sont réellement en con nexité avec les faisceaux des nerfs optiques non entre-croisés dans le chiasma. L'expérimentation et surtout l'anatomie pathologique auront vraisemblablement le premier pas dans la solution de la question en litige. Déjà les expériences de Flourens ont montré chez des mammifères et des oiseaux que l'ablation des tubercules optiques a pour effet l'amblyopie ou l'amaurose croisée. Mais il s'agissait là d'animaux dont les axes oculaires sont dirigés en dehors et chez lesquels, sans doute, l'entre-croisement dans le chiasma est complet.

Chez l'homme les lésions des tubercules quadrijumeaux ne sont pas rares, mais elles sont ordinairement bilatérales et, en conséquence, amènent la cécité bilatérale ; elles ne peuvent donc rien décider. De fait, on en est encore à se demander si la lésion des tubercules quadrijumeaux antérieurs produira, à l'exemple d'une lésion de la bandelette optique, l'hémiopie latérale, ou si, au contraire, elle produira l'amblyopie croisée, comme cela devrait être dans l'hypothèse de Charcot. En faveur de cette dernière opinion, on pourrait citer une observation rapportée par Bastian, dans laquelle une lésion unilatérale des tubercules quadrijumeaux antérieurs aurait produit l'amblyopie croisée.

Mais ce fait, à l'heure qu'il est, reste isolé ; il est relaté d'ailleurs avec trop peu de détails pour qu'on puisse le considérer comme décisif.

SYSTÈME VASCULAIRE DU NERF OPTIQUE.

Le nerf optique, à sa sortie du crâne, traverse, à peu près d'arrière en avant, le bourrelet cellulo-graisseux sur lequel repose le globe oculaire. Dans son trajet orbitaire, long de 3 centimètres environ, du tissu adipeux le sépare des muscles et des nerfs de la région. Seuls, le ganglion ophthalmique, les nerfs et les vaisseaux ciliaires sont appliqués contre lui.

Le tronc nerveux subit, en traversant la sclérotique, un *étranglement* très-manifeste ; mais, aussitôt arrivé dans la cavité oculaire, ses fibres s'épanouissent dans tous les sens pour former la couche la plus interne de la rétine.

Dans tout son parcours orbitaire, il est entouré par deux gaînes protectrices : l'une, *externe*, fibreuse, formée par un prolongement de la dure-mère, l'accompagne jusqu'au point où il pénètre dans la sclérotique et forme en s'étalant la couche la plus externe de cette membrane. La *gaîne interne*, dérivée de la pie-mère, traverse complétement la sclérotique et accompagne les fibres nerveuses jusqu'à leur épanouissement. Sa terminaison constitue l'*anneau sclérotical*, visible à l'ophthalmoscope, et les tractus qu'elle fournit à ce niveau contribuent à former la *lame criblée*. Les deux gaînes sont séparées l'une de l'autre par un espace perméable (espace lymphatique de Schwalbe) (1), qui est fermé en avant, du côté de l'extrémité oculaire du nerf, mais qui communique en arrière avec la cavité crânienne.

D'après Zinn, Wolfrang, Leber (2), le tronc du nerf optique, outre l'artère et la veine centrales de la rétine, reçoit dans son parcours, tant orbitaire qu'intra-crânien, des rameaux qui prennent naissance dans les vaisseaux du voisinage et se distribuent à la surface et dans l'épaisseur des deux gaînes, d'où ils envoient des ramuscules au tissu nerveux.

Le chiasma et les bandelettes optiques reçoivent des vaisseaux de la pie-mère et du cerveau des rameaux analogues, auxquels Galezowski a donné les noms d'*artères optiques* antérieure, médiane et postérieure. Dans l'orbite, les artères qui sont fournies aux gaînes du nerf, décrites depuis longtemps par Hyrtl sous le nom d'artères *vaginales* et interstitielles, ont été nettement séparées par lui de l'artère centrale de la rétine. Ces vaisseaux forment dans toute l'étendue de la gaîne un véritable réseau. Au niveau du trou optique, ceux qui sont d'origine orbitaire s'anastomosent avec les rameaux intra-crâniens qui viennent de la pie-mère et du cerveau.

Tant que le nerf optique n'a pas reçu l'artère centrale, sa nutrition s'opère donc uniquement au moyen de ces ramifications vasculaires ; mais, dès que l'artère centrale l'a pénétré, elle lui fournit des rameaux qui s'anastomosent avec les précédents.

L'artère centrale de la rétine, après s'être détachée de l'ophthalmique, soit directement, soit par l'intermédiaire d'un tronc commun avec la ciliaire postérieure externe, pénètre dans le nerf optique à une distance de 1 centimètre environ de sa terminaison.

Elle fournit des branches non-seulement à la rétine et à la pa-

<hr>

(1) Voyez tome Ier, p. 289.
(2) *Archiv für Ophthalm.*, t. XVIII, 2e partie, p. 25.

pille, mais encore] à l'*extrémité oculaire* du nerf optique. Ces branches s'unissent d'une part en arrière avec celles qui proviennent des vaisseaux orbitaires, et d'autre part elles s'anastomosent par l'intermédiaire de *capillaires* autour de la papille avec les artères ciliaires postérieures (cercle de Haller, de Zinn). Ces dernières peuvent être considérées comme la continuation et la terminaison des artères vaginales, qui rampent ainsi à la surface du nerf optique depuis son origine cérébrale jusqu'à son extrémité intra-oculaire.

Comme on le voit, ces recherches de Leber sont en opposition avec celles de Galezowski, qui considère les fins vaisseaux auxquels la papille doit sa coloration rosée comme dérivant *directement des vaisseaux de la pie-mère et du cerveau,* et non de l'artère centrale.

La lame criblée, la portion intra-oculaire du nerf optique et une étroite zone péripapillaire de la rétine, reçoivent leur nutrition à la fois de l'artère centrale et des artères ciliaires postérieures. Il importe de savoir que les communications entre ces vaisseaux se font par *l'intermédiaire de capillaires et non d'artérioles.* Cette disposition anatomique explique bien des points restés obscurs dans l'étude clinique de l'embolie de l'artère centrale de la rétine, et, en particulier, l'insuffisance de la circulation collatérale pour le rétablissement des fonctions de la rétine.

Pourtant, les anastomoses entre l'artère centrale de la rétine et les artères ciliaires postérieures, bien que capillaires, n'en établissent pas moins une certaine solidarité dont il faut tenir compte entre la circulation de la choroïde et celle du nerf optique. Ainsi s'expliquent l'état d'hyperémie de la papille qu'on observe parfois dans les processus congestifs de la choroïde, et aussi les altérations graves qui peuvent résulter d'une atrophie choroïdienne très-étendue. D'après Leber, il n'existe pas de cercle anastomotique veineux correspondant au cercle artériel; pourtant quelques veinules émanées de la choroïde pénètrent dans l'épaisseur du nerf. Quant au réseau de la chorio-capillaire, il s'anastomose au pourtour de l'anneau choroïdien avec les capillaires de la papille.

Les vaisseaux centraux de la rétine ne fournissent, en général, aucune branche importante dans leur trajet à travers le nerf optique. Exceptionnellement pourtant, un ou deux rameaux pénètrent isolément à la surface de la choroïde, en dehors de la papille. Il est également très-rare qu'une artériole d'un certain volume se détache du tronc de l'artère centrale avant sa pénétration dans le nerf optique. Quand cette branche collatérale existe, elle peut acquérir une importance réelle lorsque l'artère centrale de la rétine est oblitérée par une embolie.

C'est, d'ordinaire, après avoir traversé la lame criblée que l'artère centrale se divise en plusieurs branches principales; deux d'entre elles se dirigent en haut et en dehors; deux autres, symétriquement en bas et en dehors : les premières décrivent une courbe à concavité inférieure, les secondes une courbe à concavité supérieure. C'est également au niveau du *porus opticus* et de la lame criblée que les veinules se réunissent pour constituer le tronc de la veine centrale; celle-ci sort du nerf optique à 3 millimètres seulement en arrière de la sclérotique, bien en avant, par conséquent, du point de pénétration de l'artère.

Les fibres du nerf optique sont réunies en faisceaux séparés les uns des autres par des cloisons de tissu fibreux émanées de la gaîne interne. Avant de s'épanouir pour former la couche la plus interne de la rétine, elles traversent la *lame criblée*. Celle-ci n'est autre chose qu'une membrane fibro-celluleuse, constituée par des tractus conjonctifs venant les uns de la gaîne interne du nerf optique, les autres de la membrane adventice des vaisseaux centraux de la papille; ces tractus forment un véritable réseau dont les mailles livrent passage aux faisceaux de tubes nerveux. Elle se trouve à peu près sur le même plan que la chorio-capillaire et que l'anneau choroïdien; ce dernier est formé par l'insertion périoptique de la choroïde.

A leur passage à travers la lame criblée, les fibres nerveuses perdent leur *myéline* pour ne conserver que leur cylindre-axe et leur gaîne propre; en subissant cette transformation remarquable, elles deviennent complétement *translucides*. Elles s'épanouissent ensuite dans tous les sens pour former la couche la plus interne de la rétine.

Habituellement les fibres nerveuses, à leur entrée dans l'œil, s'étalent aussitôt à la surface rétinienne sans former de saillie, sans constituer de papille proprement dite ; quelquefois pourtant un certain nombre d'entre elles, tassées les unes contre les autres, surtout à la partie interne, forment relief en ce point.

Leur distribution à la surface de la rétine n'a pas lieu d'une manière uniforme; la moitié interne de la papille en renferme un bien plus grand nombre que la moitié externe. De gros faisceaux se dirigent en haut et en bas, suivant la direction des vaisseaux rétiniens, et, décrivant aussi des courbes à concavité inférieure et supérieure, vont se répandre dans les régions équatoriales de l'œil. Vers le centre du nerf optique, au point d'émergence des vaisseaux rétiniens, il existe normalement une *excavation* (*porus opticus*) dont la profondeur et l'étendue sont des plus variables. En profondeur, elle s'étend jusqu'à la lame criblée, dont il est possible d'apercevoir les mailles à l'ophthalmoscope ; en étendue, elle comprend quelquefois une portion considérable de la papille, sans jamais atteindre pourtant l'anneau sclérotical ; de sorte qu'il existe constamment une zone circulaire de fibres nerveuses sur le même plan que la rétine. C'est là, comme nous l'avons déjà vu (1), le caractère distinctif qui empêche de confondre les excavations physiologiques avec les excavations glaucomateuses. La papille offre des dimensions variables ; on peut estimer en moyenne son diamètre à 1^{mm},6.

ASPECT DU NERF OPTIQUE NORMAL A L'OPHTHALMOSCOPE.

Quand on examine le fond de l'œil à l'ophthalmoscope, l'extrémité intra-oculaire du nerf optique ou *papille* attire aussitôt l'attention. Elle se détache nettement sous forme d'un disque circulaire blanchâtre sur le fond rouge orangé qui l'environne.

Les variétés de coloration qu'elle présente sont très-nombreuses ; il importe de les bien connaître, sinon on s'expose à prendre pour pathologique une papille saine et physiologique.

Habituellement, la coloration du disque nerveux est d'un blanc rosé demi-transparent ; cet aspect diaphane est dû à la translucidité des fibres nerveuses qui recouvrent sa surface. La couleur blanche est donnée par la lame criblée ; elle est plus ou moins éclatante, selon que cette membrane est elle-même plus ou moins à découvert. Aussi, la moitié externe de la papille est-elle toujours beaucoup plus blanche que la moitié interne, la couche de fibres nerveuses étant beaucoup plus mince en dehors qu'en dedans. Quant à la teinte rosée du nerf, elle dépend de sa richesse plus ou moins grande en capillaires, et nous renseigne d'une façon précise sur son degré d'hyperémie ou d'ischémie.

Au début de la névrite et des processus inflammatoires, la coloration de la papille change, elle devient plus rouge. Dans l'atrophie, au contraire, où la disparition des capillaires entraîne la décoloration, elle pâlit et finit par devenir complétement blanche. Pourtant, il est bon d'être circonspect dans l'appréciation de ces nuances, qui résultent souvent d'un effet de contraste dont il faut

---

(1) Tome Ier, p. 482.

se rendre compte. Ainsi, chez les individus blonds, où la couche épithéliale de la choroïde est peu pigmentée, la papille, dont la coloration se rapproche de celle du fond de l'œil, paraît beaucoup plus injectée que chez les personnes brunes ; chez celles-ci, au contraire, le fond de l'œil étant beaucoup plus sombre, le disque nerveux se détache plus vigoureusement et paraît plus blanc. Enfin, rappelons qu'il existe normalement de grandes variétés d'aspect des nerfs optiques. On a cité des cas de *décoloration congénitale* qui auraient pu en imposer pour des atrophies, si l'absence complète de troubles fonctionnels et l'intégrité de la vision n'eussent empêché la méprise.

Quand l'observateur accommode de façon à voir très-nettement la surface de la papille, il y distingue habituellement trois zones.

La première, placée au centre, au point d'émergence des vaisseaux rétiniens (*porus opticus*), se présente sous forme d'une tache blanchâtre formée par la lame criblée, complétement à découvert en ce point. Elle correspond à une *excavation physiologique* qui peut être plus ou moins grande, mais ne s'étend jamais jusqu'aux limites de la papille. En accommodant de façon à pénétrer avec le regard jusqu'au fond de cet infundibulum, on aperçoit la lame criblée traversée par les faisceaux nerveux, qui apparaissent comme un pointillé grisâtre.

La deuxième zone, concentrique à celle-ci, et dont l'étendue est en raison inverse des dimensions de la première, offre une teinte plus rosée ; elle est formée par l'épanouissement de fibres nerveuses, et parcourue par de nombreux capillaires.

Enfin, plus en dehors, à la périphérie de la papille, on aperçoit un cercle blanchâtre d'une faible largeur, qui constitue la troisième zone, et qu'on nomme *l'anneau sclérotical.*

Cet anneau n'est autre chose que l'extrémité de la gaîne interne du nerf optique, dont les fibres arrivent jusqu'au niveau de la chorio-capillaire, avant de se rejeter en dehors pour aller former la couche interne de la sclérotique. Vue de face, cette gaîne fibreuse cylindrique se présente sous la forme d'un anneau dont la largeur est variable. Il est toujours plus large et plus apparent du côté externe que du côté interne, parce qu'il est moins masqué par les fibres nerveuses, plus rares en dedans qu'en dehors. Quelquefois, cet anneau n'est pas complet ; il semble interrompu en certains points. En dehors de lui, du côté externe de la papille, on trouve quelquefois un liséré noirâtre affectant la forme d'un croissant, désigné sous le nom d'*anneau choroïdien,* qui marque la limite de séparation de la choroïde et du nerf optique. D'après de

Jæger, l'anneau choroïdien serait beaucoup plus fréquent chez les enfants que chez les personnes âgées.

La papille est à peu près *circulaire;* parfois, pourtant, elle présente la forme d'un ovale très-allongé dans un sens ou dans un autre. Cet aspect peut être dû, ou bien à ce qu'elle possède réellement cette forme, ou bien à une fausse apparence produite par de l'astigmatisme. Il existe un moyen simple de savoir à laquelle de ces deux causes est due la déformation. La papille est-elle réellement ovale, son aspect reste le même, soit qu'on l'examine à l'image droite ou à l'image renversée ; si, au contraire, la forme ovale est le résultat d'un astigmatisme plus ou moins prononcé, le sens du grand diamètre de l'ovale change avec le mode d'examen. Ainsi, par exemple, si le grand diamètre de l'ellipse est vertical à l'image renversée, il devient horizontal à l'image droite, et réciproquement.

La *grandeur* apparente de la papille varie avec l'état de la réfraction de l'œil observé et la force dioptrïque du verre employé pour l'examen. Chez les hypermétropes, la papille paraît beaucoup plus grande que chez les myopes ; de même ses dimensions sont d'autant *plus considérables* que la lentille employée est *plus faible.* La dimension maximum est donnée par l'examen à l'image droite.

Les *vaisseaux* émergent un peu en dedans du centre de la papille. Le point de bifurcation de l'artère centrale est tantôt visible, tantôt caché. Quand ce vaisseau se divise avant d'avoir traversé la lame criblée, ses branches principales sortent isolément à la surface de la papille. Quand il ne fournit des rameaux qu'à sa sortie du nerf optique, le point d'émergence, vu de champ, apparaît comme une petite tache d'un rouge sombre.

L'artère centrale de la rétine se divise en plusieurs branches secondaires dont le nombre et la disposition varient presque à l'infini avec chaque individu.

Dans la grande majorité des cas, on peut distinguer quatre rameaux principaux : deux se dirigent en haut et en dehors en décrivant une courbe à concavité inférieure ; deux autres se rendent en bas en décrivant des courbes à concavité supérieure. A mesure qu'ils s'éloignent de leur point d'émergence, ces vaisseaux fournissent des artérioles secondaires de plus en plus grêles qui vont se distribuer aux régions équatoriales de la rétine.

Les veines suivent le même trajet que les artères, en devenant de plus en plus volumineuses à mesure qu'elles se rapprochent de la papille ; elles forment également quatre troncs principaux qui se réunissent plus ou moins profondément dans l'épaisseur du nerf optique pour constituer la veine centrale.

Il est facile, en examinant la papille avec un grossissement suffisant, à l'image droite, par exemple, ou bien avec une lentille convexe n° 2 1/2 ou 3 à l'image renversée, de distinguer les artères des veines.

Les artères ont une coloration rouge clair, tandis que les veines sont rouge sombre ; cette différence de teinte est due sans doute à la qualité différente du sang qui remplit ces deux ordres de vaisseaux.

Le calibre des artères est un peu moindre que celui des veines.

Enfin, tout le long du trajet des artères, on aperçoit, dans leur milieu, une *raie brillante blanchâtre* qui n'existe pas dans les veines.

Voici, d'après de Jæger, l'explication de ce phénomène. Au moment où on éclaire le fond de l'œil, les rayons lumineux contenus dans le *plan vertical antéro-postérieur* rencontrent la surface cylindrique de l'artère suivant une de ses arêtes, se réfléchissent directement en arrière et donnent à l'observateur la sensation d'une ligne fortement éclairée. Au contraire, les rayons lumineux qui tombent sur les parois latérales du vaisseau, étant réfléchis obliquement, ne parviennent pas à l'œil de l'observateur, d'où la teinte plus sombre des parois. Ce qui confirme la justesse de cette explication, c'est que si l'artère, au lieu d'être éclairée de face, est éclairée de côté, la raie brillante se déplace latéralement dans le même sens que l'observateur.

Si cette raie brillante fait défaut dans les veines, c'est parce que ces vaisseaux ont des parois moins rigides et plus aplaties que les artères ; mais, dans quelques cas exceptionnels où la tension intra-veineuse augmente suffisamment pour modifier leur calibre et les rendre cylindriques, le même phénomène peut également se produire.

VALEUR SÉMÉIOLOGIQUE DE L'ASPECT DU FOND DE L'ŒIL DANS LES AFFECTIONS CÉRÉBRALES ET LES MALADIES GÉNÉRALES.

I

La découverte de l'ophthalmoscope fit naître l'espérance de trouver dans l'examen du fond de l'œil des signes nouveaux et précis capables de nous renseigner sur l'état de l'encéphale. Le nerf optique, en effet, étant en rapport par l'intermédiaire des bandelettes optiques avec les parties centrales du cerveau, il était naturel de penser que les processus morbides développés dans cet organe retentissent de proche en proche jusqu'à la papille.

Cette idée théorique fut mise à profit par quelques médecins; plus épris de la nouveauté que de l'observation clinique rigoureuse, ils attribuèrent à chaque affection cérébrale un aspect particulier plus ou moins fantaisiste de la papille. En fait, malgré les nombreuses recherches entreprises dans ces derniers temps sur ce sujet, l'on peut affirmer que la question est encore peu avancée et que les résultats n'ont pas répondu jusqu'ici aux espérances qu'avaient fait naître les premières observations.

Pourtant un certain nombre de faits importants sont dès à présent définitivement acquis; nous allons les passer en revue rapidement.

Quelques auteurs affirment que l'hyperémie cérébrale retentit sur la papille et que l'état congestif du fond de l'œil, constaté à l'ophthalmoscope, permet de conclure à l'état congestif de l'encéphale.

Il semble rationnel, en effet, au premier abord, en raison des liens anatomo-physiologiques qui unissent le nerf optique aux centres nerveux, qu'il en soit ainsi. Mais l'observation clinique infirme ces données hypothétiques, car dans bien des cas où l'existence de lésions cérébrales ne peut être mise en doute, l'examen du fond de l'œil ne présente rien d'anormal.

On se rendra compte de cette contradiction apparente entre la théorie et les faits, si l'on songe que le système vasculaire du nerf optique est relativement indépendant de celui de l'encéphale (voir p. 36). De plus, dans le premier volume (p. 285), nous avons signalé les expériences récentes qui démontrent surabondamment que les troubles les plus considérables de la circulation de la tête n'ont presque pas d'influence sur l'état du fond de l'œil. C'est ainsi qu'après la section de la carotide, l'état des vaisseaux de la papille ne change pas immédiatement; il faut qu'une quantité considérable de sang se soit écoulée pour que la diminution de leur calibre devienne manifeste.

Cependant, si dans les maladies inflammatoires du cerveau et des méninges les symptômes congestifs de la papille font souvent défaut, ou sont tellement peu accusés qu'ils échappent à nos moyens d'investigation (le grossissement de l'image n'étant peut-être pas suffisant), il n'en est pas moins vrai que dans certains cas la papille présente quelques caractères particuliers, qu'il est bon de signaler.

Manz (1), dans ses récentes recherches sur ce sujet, a trouvé parfois un trouble léger superficiel diffus et nuageux masquant le pourtour du disque optique. Cette altération de la papille est fugace, plus intense à certains moments qu'à d'autres ; elle se montre et disparaît quelquefois dans la même journée.

Quant à la dilatation et à l'aspect sinueux des veines, ils sont à peine plus sensibles qu'à l'état normal. Le pouls veineux manque presque constamment.

A quelle cause attribuer cet aspect du fond de l'œil? Est-ce une exsudation consécutive à la fluxion artérielle? Est-ce le résultat de la stase veineuse, ou bien s'agit-il d'une accumulation de liquide entre les deux gaînes des nerfs optiques?

Sans vouloir trancher la question d'une façon absolue, Manz dit avoir souvent trouvé sur le cadavre, dans les cas de méningite et d'encéphalite, une hydropisie considérable de l'espace vaginal des nerfs optiques. Était-ce le résultat d'une hypersécrétion intra-crânienne ayant fusé entre les deux gaînes du nerf, ou bien simplement d'une rétention du liquide qui circule à l'état normal dans cette région? C'est ce qu'il est difficile d'établir d'une façon certaine.

Il est également incontestable (les preuves en ont été fournies par des autopsies) que quelquefois des processus inflammatoires développés à la base du crâne peuvent se propager le long des nerfs optiques jusqu'à la papille. L'apparition de cette *névrite optique descendante*, ajoutée aux autres symptômes, permettra d'affirmer alors le diagnostic de méningo-encéphalite.

Les *tumeurs cérébrales* s'accompagnent fréquemment, presque toujours, d'après certains auteurs, d'un gonflement inflammatoire, d'un boursouflement de la papille.

Les *hémorrhagies*, les *ramollissements* du cerveau, la *méningoencéphalite* chronique de la paralysie générale donnent le plus souvent naissance à des *atrophies* des nerfs optiques, tout à fait analogues à l'atrophie simple. Aussi, en pareil cas, l'examen de la papille n'a pas grande valeur au point de vue du diagnostic de l'affection principale.

Il en est de même pour les lésions médullaires, *myélites, tabes dorsalis, sclérose en plaques.* Le retentissement de ces maladies sur les nerfs optiques y détermine les lésions de l'atrophie; mais l'ophthalmoscope n'a pu révéler encore aucun caractère spécial qui permît de les différencier soit les unes des autres, soit de l'atrophie simple.

____

(1) *Klinische Monatsblätter fur Augenheilkunde*, 1874, p. 447.

II

Panas a présenté récemment à l'Academie de médecine (1) le résultat de ses recherches sur les troubles circulatoires dans les *lésions traumatiques* du cerveau. Ce travail est basé sur un ensemble de sept observations. Cinq d'entre elles se rapportent à des cas graves de contusion et même d'attrition de la substance cérébrale compliquant des fractures plus ou moins étendues du crâne et suivies de mort, du troisième au quatrième jour ; une sixième est relative à une fracture plus ou moins étendue du crâne, la septième, enfin, à une commotion passagère du cerveau.

Dans quatre de ces observations, le diagnostic déduit de l'examen ophthalmoscopique a été vérifié par l'autopsie ; pourtant, dans l'une des trois autres observations, on voit que, malgré la présence d'une fracture étendue de la base du crâne, d'une compression du cerveau devenue promptement mortelle, les phénomènes de stase papillaire ont fait complétement défaut. Aussi Panas formule-t-il les conclusions suivantes :

1° La stase de la papille se montre souvent à la suite de diverses lésions traumatiques de l'encéphale (commotions, contusions, blessures, fractures du crâne) ;

2° La stase en question ne s'accompagne pas toujours de troubles visuels. Aussi doit-on examiner le fond de l'œil de tous les individus blessés à la tête, qu'ils accusent ou non une diminution de leur acuïté visuelle ;

3° D'après les autopsies, cette stase semble dépendre, comme le veut Schwalbe, de l'infiltration du sang ou de sérosité dans la gaîne du nerf optique, et non de la lésion cérébrale elle-même ;

4° Cette stase ne peut être considérée comme se rattachant à telle variété de traumatisme du cerveau plutôt qu'à telle autre, pas plus qu'il n'est permis de juger d'après elle la gravité de la lésion ;

5° Tout ce qu'on peut affirmer dans l'état actuel de nos connaissances, c'est que la stase papillaire indique la présence d'un liquide épanché dans les méninges.

---

(1) *Bulletins de l'Académie de médecine,* 22 février 1876.

III

La circulation du fond de l'œil peut nous renseigner parfois sur l'état de la circulation générale. La teinte *cyanosée* de la papille s'observe dans les cas de persistance du trou de Botal, ou de communication congénitale des deux cœurs. Dans les affections du cœur droit et dans l'insuffisance mitrale il n'est pas rare de trouver un pouls veineux très-accusé dans la veine centrale de la rétine.

Quincq, Otto Becker ont signalé récemment les battements de l'*artère centrale* de la rétine dans l'*insuffisance aortique*. Comme on le verra plus loin, ce signe peut acquérir, dans certaines circonstances, une grande valeur en permettant de distinguer l'insuffisance aortique d'un anévrysme de la crosse de l'aorte.

Quelquefois l'apparition d'un *caillot embolique* venant oblitérer le tronc de l'artère centrale et produisant ainsi une cécité soudaine nous révèle des lésions valvulaires graves, ou un état pathologique du système vasculaire.

Enfin un certain nombre de maladies générales provoquent du côté de l'appareil visuel des lésions nettement déterminées. L'ophthalmoscope, en nous 'permettant de les reconnaître et de les rattacher à leur véritable origine, nous met souvent sur la voie du diagnostic de l'affection principale.

A cet égard, les faits les plus intéressants, les mieux connus, sont ceux qui se rapportent à l'*albuminurie*.

Quelle que soit la lésion à laquelle on a affaire : lésion rénale, obstacle mécanique à la circulation abdominale, altération du sang, etc., les rétinites déterminées par la présence de l'albumine dans les urines présentent toujours des caractères spéciaux qui ne laissent aucun doute sur leur origine. .

Les lésions que la *syphilis* détermine sur les membranes profondes de l'œil sont quelquefois tellement caractéristiques, que leur nature spécifique est mise d'emblée en évidence, alors même que tous les autres accidents antérieurs sembleraient faire défaut ou auraient passé inaperçus. Telle forme de névro-rétinite syphilitique est un indice presque aussi certain de syphilis que l'apparition de plaques muqueuses dans la gorge.

Dans la *leucocythémie* le fond de l'œil prend une teinte spéciale, due à l'altération du sang et à l'abondance extrême des globules blancs ; ces éléments traversent par diapédèse les parois des vaisseaux rétiniens et, s'accumulant le long de leurs. parois, y forment des traînées blanchâtres très-apparentes à l'ophthalmoscope.

Dans certains états cachectiques, *scorbut, purpura hemorrhagica,* où des extravasations sanguines se produisent dans divers points du corps, il est fréquent d'observer à l'ophthalmoscope des *hémorrhagies rétiniennes.*

L'apparition de *tubercules de la choroïde* vient souvent confirmer le diagnostic encore incertain de granulie des méninges, et dans les cas obscurs de granulie pulmonaire ce symptôme peut avoir une valeur séméiologique des plus importantes et parfois même décisive.

Personne n'ignore les travaux intéressants de Bouchard et de Charcot sur les *anévrysmes miliaires* des artérioles du cerveau, qui jouent un si grand rôle dans la pathogénie des hémorrhagies cérébrales. D'après les recherches de Liouville, des anévrysmes analogues existeraient sur les vaisseaux rétiniens et pourraient être visibles pendant la vie à l'ophthalmoscope; les observations publiées jusqu'ici, malheureusement encore incomplètes, sont néanmoins bien dignes de fixer l'attention des cliniciens.

La contracture des vaisseaux, qui jouerait le principal rôle dans la *gangrène symétrique des extrémités,* affection récemment décrite par Maurice Raynaud, serait visible également, d'après Galezowski, sur les artérioles de la rétine.

Des altérations de la papille peuvent se montrer également dans les *intoxications.* On a signalé (Hutchinson) l'hyperémie, l'inflammation du nerf optique chez les saturnins, l'anémie de la papille dans l'empoisonnement par le sulfate de quinine, etc.

Ce rapide exposé suffit pour démontrer quelle est actuellement l'importance de l'examen du fond de l'œil. Nul doute, du reste, que, par la suite, à mesure que les moyens d'investigation se perfectionneront et que des modifications d'appareils permettront d'obtenir des grossissements de plus en plus forts, les résultats fournis par cette méthode d'exploration ne soient encore plus considérables.

Grâce à des conditions anatomiques spéciales, il nous est permis aujourd'hui de voir sur le vivant la circulation du sang dans la rétine, comme on la voit au microscope dans la membrane interdigitale de la grenouille. Qui sait si on ne pourra pas un jour apprécier ainsi les altérations des éléments du sang et découvrir les secrets de la circulation capillaire?

HYPERÉMIE DU NERF OPTIQUE.

Ce trouble circulatoire de la papille peut se présenter sous deux formes distinctes :
L'hyperémie active ou artérielle.
L'hyperémie passive ou veineuse.

I

Caractères ophthalmoscopiques. — En examinant à l'ophthalmoscope une papille normale, on aperçoit très-nettement ses limites l'on distingue très-bien l'*anneau sclérotical.*

Dans l'hyperémie du nerf optique, ces détails disparaissent ; la teinte rosée normale devient plus foncée, s'étale et fait perdre à la papille la netteté de ses contours.

Dans certains cas, avec un grossissement très-considérable (image droite), il est aisé de constater que la teinte foncée est due à l'injection des capillaires, qui apparaissent sous forme de fines stries rougeâtres rayonnant du point d'émergence des vaisseaux.

Ces caractères ne permettent pas cependant d'affirmer l'existence d'une injection pathologique du tissu nerveux. Ils peuvent exister, en effet, sur un œil *physiologique ;* aussi, avant de conclure, doit-on toujours comparer les images ophthalmoscopiques des deux yeux ; si pareille disposition ne s'observe que d'un côté, l'idée d'hyperémie devient alors admissible.

Troubles fonctionnels. — Les troubles fonctionnels liés à l'hyperémie du nerf optique sont quelquefois peu accusés. Cependant on observe, le plus souvent, une sensibilité exagérée à la lumière et quelques douleurs vagues périorbitaires ; les travaux de lecture, d'écriture, deviennent fort pénibles ; dans certains cas le malade distingue mieux les objets faiblement éclairés, et la vision s'améliore dans le demi-jour ou quand il fait usage de verres colorés.

Étiologie. — L'*hyperémie active ou artérielle* se rencontre quelquefois chez les hypermétropes, où elle est la conséquence des efforts exagérés d'accommodation ; elle ne cède alors qu'à la correction de ce vice de réfraction au moyen de verres appropriés.

Fréquemment elle est associée à d'autres états pathologiques des membranes profondes. Les anastomoses vasculaires qui existent au pourtour du nerf optique entre les vaisseaux de la papille et les ramifications des artères ciliaires postérieures expliquent son apparition dans certaines formes de choroïdite, et en particulier chez les myopes d'un fort degré atteints de scléro-choroïdite postérieure.

D'autres fois l'hyperémie du nerf optique est le résultat de l'excitation trop vive de la rétine par une lumière intense. C'est à cette cause qu'il faut attribuer son apparition chez les individus fatigués par des travaux prolongés le soir à la lumière du gaz; chez ceux qui fixent longtemps une surface blanche, comme par exemple les voyageurs qui traversent de vastes étendues couvertes de neige.

Enfin l'hyperémie du nerf optique est quelquefois le premier stade d'une véritable névrite ; elle reconnaît alors le même point de départ que cette dernière affection et dépend du retentissement d'un processus intra-crânien sur l'extrémité intra-oculaire du nerf.

Cette forme particulière sera étudiée en détail à propos des inflammations du nerf optique.

Les causes multiples capables de déterminer l'hyperémie du nerf optique expliquent les indications différentes que réclame le traitement de cette affection.

S'agit-il d'une hyperémie simple essentielle résultant d'une excitation trop forte et trop longtemps prolongée de la rétine, on prescrira le repos absolu, l'usage de lunettes fumées bombées, le séjour dans un endroit peu éclairé. On pourra associer à ces précautions hygiéniques les bains de pieds sinapisés, quelques dérivatifs sur le tube intestinal, l'application de ventouses Heurteloup aux tempes.

L'examen de la réfraction fait avec soin nous révèle-t-il une anomalie de ce côté, il faudra avant tout la corriger au moyen de verres appropriés.

Enfin, il va de soi que si l'hyperémie n'est que le premier degré d'une névrite d'origine cérébrale, le traitement devra être dirigé tout d'abord contre l'affection principale.

II

L'*hyperémie passive ou veineuse* s'observe surtout à la suite de troubles circulatoires provoqués vers les extrémités supérieures par une gêne plus ou moins considérable du retour du sang vers le cœur. Les veines de la papille sont alors *dilatées*, *flexueuses ;* une coloration *rouge sombre*, parfois une exsudation séreuse, qu'explique facilement la stase sanguine, voile leurs contours.

Cette sorte d'hyperémie se rencontre dans certains *états congestifs de l'encéphale*, dans les *affections du cœur droit*. La *persistance du trou de Botal* et la communication des deux cœurs provoquent dans la papille une stase sanguine comparable à celle qu'on observe chez ces malades sur les lèvres et aux extrémités des doigts. En pareil cas le nerf optique offre à l'ophthalmoscope une teinte *vineuse* tout à fait caractéristique, d'où le nom de *cyanose de la papille* donné par Liebreich à cette altération.

L'hyperémie veineuse s'observe également quand il existe un obstacle mécanique à la circulation rétinienne, comme dans le *glaucome;* elle est portée au plus haut degré dans la forme hémorrhagique, où elle s'accompagne constamment de ruptures vasculaires et d'extravasations sanguines.

NÉVRITE OPTIQUE.

L'inflammation du nerf optique peut survenir dans plusieurs conditions différentes.

1° Elle peut être simple, idiopathique, et n'être alors pour ainsi dire que l'exagération d'un processus congestif développé et localisé dans le nerf optique.

2° Plus fréquemment elle dépend de certaines lésions de l'encéphale. Tantôt symptomatique d'une *tumeur cérébrale*, elle revêt des caractères spéciaux (*névrite par étranglement*) qui lui donnent une valeur séméiologique importante ; tantôt elle est la manifestation d'un processus inflammatoire qui, ayant pris naissance à la *base* du crâne, dans les méninges ou la substance cérébrale, s'est transmis de proche en proche le long des tractus et des nerfs optiques, jusqu'à leur extrémité intra-oculaire (*névrite descendante*).

3° La névrite optique peut également résulter d'un état morbide de l'organisme entier, comme on l'observe assez souvent dans la syphilis, et quelquefois, d'après Hutchinson, dans l'intoxication saturnine.

4° Enfin pour expliquer certains cas de cécité subite, de Græfe avait admis l'existence d'une inflammation spontanée du nerf optique localisée dans son trajet intrà-orbitaire, affection qu'il désignait sous le nom de *névrite rétro-bulbaire*, mais nous verrons plus loin qu'il est plus rationnel aujourd'hui de rattacher ces formes particulières d'amblyopie à des *hémorrhagies* du nerf optique.

NÉVRITE SIMPLE, IDIOPATHIQUE.

Il est des cas où l'ophthalmoscope révèle tous les signes d'une inflammation du nerf optique, sans qu'il soit possible d'en découvrir la cause. L'absence complète de troubles de la sensibilité, de la motilité, l'intégrité absolue des fonctions cérébrales et de la santé générale, éloignant nécessairement l'idée, soit d'une lésion de l'encéphale, soit d'un état pathologique de l'organisme, on est forcé d'admettre en pareille circonstance qu'il s'agit d'un processus inflammatoire localisé dans les nerfs optiques, et on dit alors qu'il existe une *névrite simple, idiopathique.*

Les *signes ophthalmoscopiques* de cette forme particulière de névrite tiennent le milieu entre ceux de l'hyperémie et ceux de la véritable névrite symptomatique des lésions cérébrales. Ainsi l'injection papillaire et péripapillaire est plus vive, la rougeur plus générale, les bords de la papille sont plus effacés, les veines plus dilatées, plus tortueuses, les artères plus minces que dans la simple congestion ; mais il est rare d'y observer les hémorrhagies, les exsudats et le gonflement général du tissu nerveux qui sont presque toujours si accusés dans la névrite des tumeurs et même dans la névrite descendante.

La névrite idiopathique est plus difficile à différencier de la *névrite syphilitique ;* pourtant dans cette dernière variété l'infiltration diffuse qui rend la papille plus nuageuse, voile ses contours et recouvre ses vaisseaux, est assez caractéristique pour empêcher de commettre une erreur.

Les *troubles fonctionnels* ne sont pas toujours en rapport avec les altérations révélées par l'ophthalmoscope ; il n'est pas rare de trouver la vision notablement amoindrie avec une papille à peine enflammée ; inversement certains malades distinguent encore parfaitement, alors qu'il existe chez eux tous les signes d'une névrite des plus intenses. Cette disproportion entre les troubles fonctionnels et les lésions du nerf optique, qui étonne au premier abord, s'explique néanmoins si l'on songe qu'en pareil cas le processus intéresse plutôt le tissu cellulaire interstitiel que les fibres nerveuses proprement dites. Quelquefois l'inflammation du nerf optique donne naissance à des *phénomènes lumineux subjectifs*, tels qu'éclairs, étincelles, phosphènes, etc., qui sont l'indice de la compression mécanique que subit ce tronc nerveux par suite du gonflement des tissus environnants.

Les caractères différentiels qui existent entre la névrite simple et les névrites symptomatiques ne sont pas tellement tranchés qu'on puisse toujours à la simple inspection ophthalmoscopique poser avec certitude le diagnostic étiologique. On devra donc toujours rester dans une certaine réserve, car il peut arriver qu'une inflammation du nerf optique, précédant longtemps à l'avance des troubles cérébraux graves, en impose pour une névrite simple, alors qu'il s'agissait d'une névrite symptomatique.

Les émissions sanguines à la tempe au moyen de sangsues, ou mieux, de la ventouse Heurteloup, les dérivatifs sur le tube intestinal, les bains de pieds sinapisés, enfin et surtout l'électrisation des nerfs optiques par les courants continus, tels sont les moyens qui conviennent le mieux en pareil cas. Si la névrite est réellement simple, ils suffiront le plus souvent pour amener la guérison. Si, au contraire, l'affection était méconnue ou abandonnée à elle-même, elle pourrait se terminer par l'atrophie du nerf.

NÉVRITE OPTIQUE SYMPTOMATIQUE DES TUMEURS CÉRÉBRALES.

I

En 1860 de Græfe publia dans le septième volume des *Archiv für Ophthalmologie* un article important sur les inflammations du nerf optique dans les maladies du cerveau : « J'eus l'occasion, dit-il, d'observer un malade qui présentait certains troubles cérébraux, tels que faiblesse du côté gauche, parésie du facial, retours périodiques d'attaques épileptiformes, affaiblissement de la mémoire et de l'intelligence, et qui était atteint, en outre, d'une amaurose progressive. Ma première pensée fut que j'avais affaire, sans doute, à une paralysie du nerf optique, et que l'atrophie de ces nerfs devait être la cause de la cécité. Mais, en l'examinant à l'ophthalmoscope, je fus fort étonné de trouver, contrairement à ma supposition, la papille gonflée et irrégulière, présentant une saillie abrupte sur l'un de ses côtés. Son tissu, d'habitude transparent, était trouble et d'un ton grisâtre mélangé de rouge ; une opacité diffuse envahissait la rétine tout autour de la papille, dont elle effaçait les contours dans un espace d'environ 5 millimètres. Ces lésions intra-oculaires existant simultanement sur les deux yeux expliquaient la cécité presque complète ; elles étaient probablement en rapport avec l'affection cérébrale dont le diagnostic était encore en suspens. On hésitait entre une encéphalite et une tumeur cérébrale ; mais peu à peu les symptômes d'une tumeur devinrent prédominants. Le malade succomba six mois après, et l'on trouva à l'autopsie un vaste sarcome de l'hémisphère droit. »

Après la publication de cette remarquable observation, où se trouvait signalée pour la première fois la coexistence d'une névrite optique et d'une tumeur cérébrale, l'attention fut éveillée sur ce sujet, et un nombre considérable de faits recueillis de toutes parts permirent de tracer bientôt les principaux traits cliniques de cette affection.

Signes ophthalmoscopiques. — Dans la névrite typique des tumeurs cérébrales les caractères fournis par l'examen du fond de l'œil sont très-nets et très-accentués. Ils consistent dans une congestion générale avec rougeur diffuse de la papille, qui est boursouflée et fait saillie au fond de l'œil. Les veines de la rétine, gorgées de sang, présentent des dilatations variqueuses ; par contre, les artères sont grêles et amincies ; des hémorrhagies rétiniennes nombreuses sont répandues sur la papille et les parties environnantes, parfois des exsudations blanchâtres font tache sur ce fond rouge. Le processus morbide se localise dans l'extrémité intra-oculaire du nerf et dans une portion très-limitée de la rétine avoisinante ; les parties périphériques plus éloignées restent intactes.

Les troubles fonctionnels sont très-variables. Tantôt la vision est presque complétement abolie, tantôt elle est à peine atteinte, et cela alors même que des accidents inflammatoires considérables ont éclaté du côté des nerfs optiques.

Plusieurs observateurs, en effet, ont été souvent surpris, en pratiquant systématiquement l'examen du fond de l'œil, de trouver des névrites typiques chez des malades qui n'accusaient aucune diminution de la vision. Le cas suivant, rapporté par le docteur Jakson, médecin de l'hôpital des épileptiques de Londres, est, à cet égard, fort instructif (1).

« Une jeune fille âgée de vingt ans, ayant toutes les apparences de la santé, éprouvait de temps à autre de violents maux de tête accompagnés de vomissements ; dans les intervalles de ces attaques, la santé générale était tellement satisfaisante qu'il y aurait eu témérité à porter le diagnostic de tumeur intra-crânienne. Bien que la malade ne se plaignît nullement de troubles visuels, car elle pouvait lire les plus fins caractères, je constatai à l'ophthal-

____

(1) *Ophthalmic Hospital Reports,* t. VII, 4ᵉ partie.

moscope (que j'emploie systématiquement dans tous les cas) une double névrite optique. Dès lors je fus certain qu'il s'agissait d'une maladie intra-crânienne et je diagnostiquai une tumeur. A l'autopsie, on trouva une tumeur du lobe droit du cervelet. »

Si le malade ne succombe pas dans la période d'état de la névrite typique, et que l'affection prenne une marche chronique, le fond de l'œil ne tarde pas à changer d'aspect. La rougeur diffuse de la papille disparaît peu à peu pour faire place à une teinte blanchâtre de plus en plus accusée ; les veines, tout en restant tortueuses et dilatées sur certains points, diminuent de volume et offrent une coloration moins foncée ; les hémorrhagies se résorbent et disparaissent, les artères deviennent de plus en plus grêles ; et c'est ainsi que surviennent peu à peu les caractères manifestes de l'atrophie.

Cette atrophie se présente d'ordinaire avec une physionomie particulière qui permet de reconnaître qu'elle est consécutive à une névrite ; les artères de la papille sont plus minces que dans l'atrophie simple ; les veines ont conservé un trajet sinueux irrégulier et sont dilatées sur certains points ; les bords de la papille restent diffus, une teinte de transition les sépare du fond rouge de l'œil ; dans l'atrophie simple, au contraire, le disque papillaire, très-blanc, est parfaitement distinct, sa ligne de démarcation d'avec les parties voisines se détache avec plus de netteté que dans l'œil physiologique. A cette période, l'examen du fond de l'œil peut donc encore fournir des indications précieuses ; c'est ainsi que Charcot a rapporté une observation remarquable, où la forme particulière de l'atrophie décida du diagnostic jusqu'alors en suspens entre une tumeur cérébrale et une forme anormale d'ataxie locomotrice. L'autopsie confirma le diagnostic de tumeur porté pendant la vie grâce à l'ophthalmoscope.

II

Valeur séméiologique. — La névrite optique existe-t-elle constamment dans les tumeurs cérébrales ? Peut-elle se montrer alors que rien encore ne fait songer à une affection cérébrale aussi grave ou qu'il n'y a que des troubles mal définis ? L'examen ophthalmoscopique du fond de l'œil est-il pathognomonique ? Telles sont les questions qu'il serait important de résoudre d'une façon précise et sur lesquelles l'accord est encore loin d'être complet.

Tout d'abord ce signe est-il constant, fréquent ou rare? Une discussion s'éleva récemment à ce sujet au congrès ophthalmologique d'Heidelberg, et les divers orateurs qui prirent la parole furent loin de s'entendre.

D'après Otto Becker, ce symptôme manquerait dans les cas où la veine centrale de la rétine, au lieu de se rendre directement dans le sinus caverneux, s'anastomose par l'intermédiaire des veines de l'orbite avec les veines de la face. De Wecker émit l'opinion que la névrite optique n'existait qu'avec les tumeurs cérébrales à développement rapide. Pour Nagel, l'hydropisie ventriculaire, fréquente dans les tumeurs, et la gêne circulatoire des veines de Galien qui en est le résultat, seraient la cause déterminante de l'inflammation du nerf. Sweigger, enfin, a écrit récemment dans son dernier ouvrage que la névrite optique manque souvent dans les tumeurs cérébrales, et qu'elle existe parfois dans d'autres affections de l'encéphale. Ces affirmations diverses, formulées quelquefois un peu au hasard, n'ont pas grande valeur, car elles ne s'appuient le plus souvent que sur un nombre restreint de faits personnels.

Le docteur Annuske (1), suivant une voie différente et laissant de côté les hypothèses, a recueilli et analysé avec soin un nombre considérable d'observations empruntées les unes à la clinique interne, les autres à la littérature ophthalmologique. Muni de ces documents, il a pu établir : 1° que la névrite optique est un symptôme presque constant dans les tumeurs cérébrales ; 2° que sa fréquence et son apparition précoce lui assignent une haute valeur clinique dans le diagnostic de cette affection à symptomatologie complexe et souvent obscure.

En ce qui me concerne, j'ai rencontré jusqu'ici dans les divers hôpitaux environ quatorze cas de névrite typique chez des malades atteints de tumeurs cérébrales ; sauf trois dont les tumeurs étaient de nature syphilitique et qui n'ont pas succombé, tous les autres sont morts, et l'autopsie a confirmé le diagnostic. Je dois dire pourtant que j'en ai examiné quelques autres chez lesquels on soupçonnait la même affection, et où l'examen ophthalmoscopique fut négatif ; mais je ne sache pas que le diagnostic ait été vérifié à l'amphithéâtre.

Comment concilier entre elles ces opinions si diverses sur la fréquence de ce symptôme? Il faut remarquer, en premier lieu, que les observations où l'examen ophthalmoscopique a été fait

____

(1) *Archiv für Ophthalmologie*, t. XIX, 3° partie, p. 165.

avec soin sont seules acceptables. Dans un grand nombre de cas de tumeurs, il est noté que la vision n'était pas atteinte, et par suite qu'il n'existait aucune lésion du fond de l'œil. En raisonnant ainsi, on s'expose à méconnaître l'existence de véritables névrites, qui ne provoquent parfois, ainsi qu'il a été cliniquement démontré, que des troubles fonctionnels insignifiants.

Il faut donc, dans le débat actuel, rejeter tous les cas où l'examen ophthalmoscopique a été négligé, et se réserver à l'avenir d'explorer constamment le fond de l'œil dès le début de la maladie.

Une autre cause d'erreur est venue encore jeter quelque confusion sur cette question controversée. Quelques auteurs ont signalé l'atrophie simple, et non l'inflammation des nerfs optiques, comme un symptôme des tumeurs du cerveau. Or, nous avons vu que si d'habitude l'atrophie consécutive à une névrite présente des caractères ophthalmoscopiques particuliers, qui ne laissent aucun doute sur son origine, il est, par exception, quelquefois impossible de la différencier de l'atrophie simple. Voici une observation d'Hutchinson (1) qui prouve le fait d'une façon péremptoire. Il s'agissait d'un malade atteint d'une tumeur cérébrale ; la papille, examinée à l'ophthalmoscope au début de l'affection, présentait les caractères d'une névrite franche en pleine évolution ; plus tard la rougeur et la suffusion péripapillaire disparurent, les hémorrhagies se résorbèrent, et les nerfs optiques s'atrophièrent. L'aspect de la papille devint tel qu'il était impossible à un observateur non prévenu de reconnaître qu'il ne s'agissait pas là d'une atrophie simple. Cet exemple prouve évidemment qu'un certain nombre d'atrophies consécutives à des névrites ont dû être prises pour des atrophies simples.

La névrite optique constitue donc un symptôme important dans le diagnostic des tumeurs du cerveau, mais là se borne sa valeur séméiologique, et l'aspect du fond de l'œil ne peut nous renseigner ni sur le siége, ni sur le volume, ni sur la nature de la tumeur. Le docteur Jakson (*loc. cit.*) affirme pourtant que la névrite optique, accompagnée de convulsions unilatérales, dénote que la tumeur occupe le voisinage du corps strié. Voici ses paroles :

« L'association de ces deux symptômes, névrite optique et convulsions commençant d'un seul côté, mérite d'attirer l'attention des médecins qui s'occupent des maladies nerveuses, et des ophthalmologistes. Ils doivent mettre en commun leurs connaissances

---

(1) *Ophthalmic Hospital Reports*, t. V, p. 99.

et faire des efforts réciproques pour arriver à déterminer le siége de la lésion encéphalique qui donne naissance à ces symptômes complexes. Les uns ne doivent pas se contenter de dire que le malade est amaurotique, sans mentionner les altérations intra-oculaires ; les autres ne doivent pas se tenir pour satisfaits quand ils ont déclaré que la névrite optique est associée à des convulsions épileptiformes. Il faut qu'ils précisent avec soin le siége, le mode d'apparition, la manière d'être de ces convulsions. C'est ainsi que, d'après mes observations, la névrite optique existant simultanément avec des convulsions commençant dans une main est symptomatique d'une tumeur siégeant dans la région de l'artère cérébrale moyenne, c'est-à-dire dans les circonvolutions voisines du corps strié. Il se passe ici quelque chose d'analogue à ce que l'on observe dans les cas de sensations subjectives de l'olfaction accompagnées d'une perte de connaissance momentanée. Les troubles de l'innervation résultent alors de troubles circulatoires survenus dans le département de l'artère cérébrale antérieure, qui fournit au bulbe olfactif, à plusieurs circonvolutions antérieures, · ainsi qu'à une partie du corps calleux. »

La névrite optique symptomatique existe le plus souvent des deux côtés ; quelquefois elle peut être unilatérale. Un malade fut atteint d'hémiplégie du côté droit, bientôt suivie d'une névrite optique de l'œil du même côté. L'on songea tout d'abord à une hémorrhagie cérébrale ; mais, quand le docteur Jakson (*loc. cit.*) eut découvert la névrite optique, il diagnostiqua une tumeur de l'hémisphère cérébral gauche. L'autopsie confirma ce diagnostic.

III

Pathogenie. — L'on a eu fréquemment l'occasion de rechercher à l'autopsie les lésions de cette forme particulière de névrite, et c'est avec surprise qu'on les a trouvées constamment limitées à l'extrémité intra-oculaire des nerfs optiques restés intacts dans leur trajet orbitaire et intra-crânien. Plusieurs théories ont été mises en avant pour expliquer l'apparition de cette névrite si singulièrement circonscrite à l'extrémité intra-oculaire du nerf. De Græfe raisonnait ainsi : « Lorsqu'une tumeur se développe dans la cavité du crâne, elle doit nécessairement augmenter la tension intra-crânienne et modifier, par suite, la circulation dans les sinus caverneux ; de là le trouble circulatoire retentit de proche en proche jusqu'à la veine centrale de la rétine qui, par l'intermédiaire de la veine ophthalmique, se rend dans ce sinus. A ce trouble circulatoire, à cette gêne du sang en retour succèdent l'imbibition et le gonflement de la papille. Le nerf optique traversant la sclérotique, et se trouvant bridé par ce tissu fibreux qui gêne son expansion, se boursoufle rapidement et s'enflamme. »

Comme on le voit, de Græfe attachait une grande importance au *rôle de l'anneau sclérotical*, et il avait donné à cette forme particulière de névrite le nom de névrite par *étranglement*. Mais si l'on songe que la névrite se montre parfois avec des tumeurs extrêmement petites, modifiant peu la circulation des sinus caverneux ; si l'on tient compte des recherches de Seseman, qui a démontré que fréquemment la veine centrale de la rétine, au lieu de se rendre dans le sinus caverneux, s'anastomose largement avec les veines de la face, il devient difficile d'admettre sans réserves cette théorie.

Dans ces derniers temps, Schwalbe ayant fait connaître que l'espace perméable existant entre les deux gaînes du nerf optique (espace vaginal) communique avec la cavité arachnoïdienne, cette disposition anatomique servit aussitôt de point de départ à une théorie nouvelle : ce serait le liquide sous-arachnoïdien qui, repoussé dans cet espace fermé, s'y accumulerait et occasionnerait tous les accidents par compression directe des troncs nerveux. Malheureusement l'anatomie pathologique a contredit formellement cette dernière hypothèse ; car, dans plusieurs autopsies, l'espace vaginal ne renfermait pas la moindre trace de liquide.

Il paraît difficile, dans l'état actuel de la science, de fournir l'explication rationnelle de cette curieuse lésion, et de saisir le lien anatomo-pathologique qui associe la névrite à la présence de tumeurs dans le crâne. Si j'avais à émettre une opinion sur ce sujet délicat, je dirais tout d'abord que les diverses causes d'ordre purement mécanique invoquées jusqu'ici me semblent devoir être rejetées. Dans les cas avérés, en effet, où le nerf optique est comprimé directement, comme dans les périostites intra-orbitaires, l'érysipèle phlegmoneux de l'orbite, les hémorrhagies survenues entre les deux gaînes du nerf, on ne voit rien se produire qui ressemble en quoi que ce soit à cette forme de névrite. Il n'y a ni gonflement ni boursouflement de la papille, les vaisseaux s'amincissent graduellement, le nerf se décolore et présente peu à peu les caractères de l'atrophie simple.

Au lieu d'une simple action mécanique, je crois plutôt qu'il s'agit ici d'une altération profonde de la nutrition, d'un véritable trouble trophique, qui éclate à l'extrémité intra-oculaire du nerf. Je rapprocherais volontiers ce phénomène pathologique des résultats obtenus par Claude Bernard dans une expérience récente. On sait que la section du trijumeau dans l'intérieur du crâne au-delà du ganglion de Gasser provoque des troubles nutritifs dans les régions où se répandent les branches terminales de ce nerf ; des ulcérations de la cornée, de la conjonctive, de la langue, etc., se montrent rapidement. Tous les auteurs avaient cru jusqu'ici que ces troubles nutritifs étaient consécutifs à la dégénérescence graisseuse du tronc nerveux sectionné ; Claude Bernard a prouvé qu'il n'en est rien. Examinées en effet au microscope, les fibres nerveuses de la cinquième paire, dont la nutrition n'a pas souffert, grâce à la conservation du ganglion de Gasser, ne sont nullement dégénérées et se montrent avec leur structure normale. Les troubles nutritifs qui éclatent à l'extrémité périphérique du nerf ne sont donc pas imputables à la dégénérescence graisseuse des fibres elles-mêmes, mais probablement à la section des vaso-dilatateurs ou vaso-constricteurs qui les accompagnent.

Quels sont les éléments nerveux qui, dans l'intérieur du crâne, président d'une façon analogue à la nutrition de l'extrémité intra-oculaire du nerf optique? C'est ce qu'il est impossible de préciser. Quoi qu'il en soit, on est en droit de supposer que ces éléments sont multiples et répandus un peu partout dans l'encéphale, puisque la névrite optique périphérique se montre quel que soit le siége ou l'étendue de la tumeur.

NÉVRITE DESCENDANTE.

De Græfe s'est servi de ce nom pour désigner l'inflammation du nerf optique propagée par continuité de tissu depuis la base de l'encéphale, où elle a son origine, jusqu'à l'extrémité intra-oculaire du tronc nerveux.

A l'ophthalmoscope on constate, dans cette affection, une très-légère proéminence de la papille, qui a perdu sa teinte blanchâtre légèrement rosée pour prendre un aspect grisâtre mélangé de rouge. De plus, toute la surface du nerf optique est envahie par une opacité diffuse s'étendant à la portion adjacente de la rétine sur une largeur de 5 à 6 millimètres, pour se perdre peu à peu vers les régions périphériques. Les artères sont amincies ; quelquefois on aperçoit des pulsations spontanées dans le tronc central. Les veines sont fortement dilatées et de petites ecchymoses existent le long de leur trajet, à la surface ou dans le voisinage de la papille.

Comme on le voit, ces caractères ont plusieurs points de ressemblance avec ceux qui ont été assignés à la névrite par étranglement; aussi est-il quelquefois difficile d'établir un diagnostic différentiel entre ces deux affections au moyen de l'ophthalmoscope seul. Pourtant, dans la névrite descendante, le gonflement, le boursouflement, la saillie de la papille, sont toujours *moins accusés* que dans la névrite des tumeurs. Les lésions inflammatoires y sont aussi moins apparentes, et il est plus rare d'y constater la présence d'exsudats et d'ecchymoses. Enfin, l'inflammation est pour ainsi dire *plus diffuse*, et au lieu de se limiter à la papille elle-même, elle se propage de proche en proche dans une certaine étendue de la rétine pour s'éteindre insensiblement vers les régions périphériques.

Les *troubles fonctionnels* sont des plus variables, et souvent peu en rapport avec les lésions révélées par l'ophthalmoscope; dans certains cas, en effet, la cécité peut être complète, absolue, alors que le fond de l'œil ne présente presque pas d'altération; dans d'autres cas, au contraire, la vision a très-peu souffert, et pourtant le nerf optique, examiné à l'ophthalmoscope, paraît être le siége d'une inflammation des plus vives.

La névrite descendante a été observée le plus souvent à la suite de *méningo-encéphalite* de la base, quelquefois on l'a vue se développer à la suite d'un processus inflammatoire ayant pris naissance dans le périoste ou le tissu cellulaire de la cavité orbitaire, d'où il s'était propagé à la gaîne fibreuse et au tissu propre du nerf optique. C'est probablement à une lésion de cette nature et à l'atrophie qui en est si souvent la conséquence qu'il faut rattacher la cécité observée parfois à la suite du phlegmon de l'orbite.

Dans la névrite descendante, le processus morbide intéresse *toute l'étendue* des nerfs optiques, depuis leur terminaison intra-oculaire jusqu'à leur origine intra-crânienne; le chiasma et les bandelettes sont également altérés jusqu'à leur émergence des centres nerveux.

A l'autopsie, Virchow (1) a constaté un hypertrophie considérable de la membrane adventice des vaisseaux et du névrilème; la plupart des fibres du nerf optique étaient plus épaisses qu'à l'état normal, beaucoup étaient variqueuses et munies de prolongements fusiformes; derrière la lame criblée on trouvait une prolifération de cellules et de noyaux dans le tissu interstitiel.

Une altération particulière existait aussi dans les couches ner-

(1) *Archiv für Ophthalm.*, t. XII, 2e partie, p. 117.

veuses de la rétine jusqu'au voisinage de la papille. Les grains des deux couches granuleuses avaient augmenté de volume et étaient serrés les uns contre les autres ; la couche inter-granuleuse présentait des stries perpendiculaires à la surface rétinienne, et on y trouvait un grand nombre de fibres fines et résistantes munies de prolongements fusiformes et variqueux.

La *valeur séméiologique* de la névrite descendante n'est pas aussi considérable qu'on pourrait le croire au premier abord pour le diagnostic et la localisation des maladies cérébrales.

D'une part, en effet, cette affection fait souvent défaut, alors que d'autres symptômes ne laissent aucun doute sur l'existence d'une inflammation des méninges de la base. Et d'autre part, quand elle existe, il est quelquefois difficile de la différencier de la névrite simple idiopathique et de la névrite par étranglement.

L'examen du fond de l'œil n'acquiert donc une réelle importance que lorsqu'il concorde avec d'autres symptômes cérébraux ; il peut alors servir à établir le diagnostic d'une affection inflammatoire de la base de l'encéphale.

Le *pronostic* de la névrite descendante n'est pas toujours le même, il varie avec les conditions pathologiques qui la font naître et leur reste subordonné. On a vu des cas où les malades ont guéri de leur affection cérébrale, tandis que l'inflammation du nerf optique aboutissait à une atrophie complète. Quand la maladie se termine ainsi, l'atrophie présente encore certains caractères distinctifs, tels que l'effacement des bords de la papille, l'amincissement des artères, la conservation du calibre des veines, qui permettent de la différencier de l'atrophie simple.

Le *traitement* local n'occupe ici qu'un rang tout à fait secondaire ; l'on doit se borner, si l'état du sujet le permet, à quelques déplétions sanguines à la tempe, au moyen de la ventouse Heurteloup. Tous les efforts de la thérapeutique doivent être dirigés contre l'affection cérébrale qui est le point de départ des accidents oculaires.

NÉVRITE RÉTRO-BULBAIRE.

Nous donnons ici le résumé des travaux de de Græfe (1) sur cette question. — Tout en tenant grand compte des idées de cet éminent clinicien, nous ferons remarquer que l'existence de la névrite .

(1) *Leçons de clinique ophthalmologique,* publiées par le docteur Meyer.—Paris, 1867.

rétro-bulbaire n'est encore qu'une hypothèse, hypothèse ingénieuse sans doute, mais passible de bien des objections. Les recherches les plus récentes, au lieu de confirmer la réalité de ces
faits, tendent à prouver qu'un certain nombre d'entre eux au moins
doivent être considérés comme des *hémorrhagies* du nerf optique. Aussi nous engageons le lecteur, quand il aura lu les lignes
qui suivent, à se reporter au chapitre consacré à cette dernière
affection. Voici les paroles de de Græfe :

« Il est des cas de cécité soudaine dont la pathogénie est encore
fort obscure et qui s'observent tantôt dans le cours de certaines
maladies générales, rougeole, scarlatine, etc., tantôt à la suite
d'hémorrhagies abondantes, hématémèse, mélæna, quelquefois,
enfin, sans altération notable de la santé.

« Le champ visuel s'obscurcit rapidement avec ou sans chromop-
sies et photopsies, et la vision disparaît complétement en quelques jours. Le plus souvent les lésions se présentent symétriquement sur les deux yeux, on ne connaît qu'une observation où un
œil resta pris isolément.

« La pupille est très-dilatée. A l'ophthalmoscope on trouve des
altérations incontestables, mais peu prononcées et transitoires, de
la papille : son tissu est comme voilé par une opacité diffuse et
très-légère qui se propage sur la rétine avoisinante. Le niveau de
la papille est normal ; s'il s'élève un peu, ce n'est que pour quelques jours.

« Les artères sont amincies, mais la pression du doigt sur l'œil
provoque des pulsations qui sont un signe certain de la conservation d'une circulation non interrompue.

« L'afflux sanguin est seulement diminué, diminution qui d'ailleurs ne peut être bien notable quand les vaisseaux sont perméables, et qui certes n'explique pas l'abolition complète des fonctions. Toutes les analogies militent du reste contre cette supposition.
D'abord, nous savons par Donders qu'à la suite d'une pression
exercée sur l'œil sain, les fonctions visuelles ne sont suspendues
que lorsque l'arrivée du sang dans la rétine, au lieu de se faire
d'une manière continue, se fait d'une manière interrompue (pulsations sur la rétine). De plus, l'application de ce fait à la pathologie a été limitée encore par des observations qui ont prouvé
que, dans plus d'une condition, l'afflux du sang peut devenir intermittent, sans que les fonctions soient abolies (par exemple dans
le glaucome, les tumeurs de l'orbite, la névrite). Enfin, j'ai acquis
dernièrement la conviction, en étudiant la circulation du fond de
l'œil pendant la période asphyxique du choléra, que même les

degrés prononcés d'ischémie bien constatée ne diminuent pas considérablement la force visuelle, quoique dans le cas particulier le défaut d'oxygène dans le sang augmentât les chances d'une suppression des fonctions.

« Voilà les raisons qui me font admettre que ni l'ischémie primitive par elle-même, ni les altérations légères de la papille que nous constatons dans les cas en question, ne peuvent expliquer d'une manière satisfaisante la perte absolue de la vision. D'un autre côté, l'absence complète de troubles cérébraux écartant l'idée d'une affection des centres, nous sommes obligés de localiser le foyer de la maladie dans les troncs des nerfs optiques.

« Je pourrais encore appuyer mon hypothèse sur des observations se rapportant aux lésions du tissu cellulaire intra-orbitaire. Dans des cas d'abcès rétro-bulbaires de nature érysipélateuse et métastatique, ou bien observés à la suite de blessures et d'opérations intéressant l'orbite, j'ai vu plusieurs fois survenir, dans le courant de quelques heures ou de quelques jours, la perte complète de la vision du côté malade. Dans ces cas, j'ai pu constater parfois une névrite évidente, d'autres fois des altérations très-peu prononcées de la papille.

« La marche de cette affection présente des analogies avec celle de la névrite vraie. Dans les deux affections, la perception quantitative de lumière peut se recouvrer après une cécité prolongée, parfois la guérison est complète ; d'autres fois la vision reste perdue, et il se développe rapidement une dégénérescence atrophique ; enfin il peut se faire que la guérison reste incomplète et que le nerf subisse une atrophie partielle. »

Voici deux observations rapportées par de Græfe, et considérées par lui comme des exemples de névrite rétro-bulbaire.

I

Anna P..., âgée de trois ans et demi, entra à la Clinique le 7 décembre 1852. Son père, médecin, nous raconta que l'enfant, sauf une légère bronchite et la rougeole, s'était bien portée pendant les deux premières années de sa vie. On avait toujours observé une sécrétion exagérée de la muqueuse nasale.

Dans le milieu de novembre 1862, l'enfant fut atteinte d'angine tonsillaire non diphthéritique et guérie au bout de quelques jours. L'enfant se portait bien, mais la sécrétion de la muqueuse nasale avait cessé. Le 3 décembre, vers le soir, l'enfant tout à coup ne put plus distinguer de petits objets ; le 4, elle regarde au-dessus des objets qu'elle veut fixer (perte de

la vision centrale, probablement aussi paralysie de la moitié inférieure de
la rétine); cependant elle marche encore seule. En même temps elle prétend voir, remplissant la chambre, une fumée épaisse dans laquelle s'agitent
continuellement des gouttes rouges et des boules de feu, surtout dans les
régions supérieures (espace en relation avec la moitié paralysée de la rétine); le 5, en se réveillant, la petite malade est complétement aveugle.
Le père observa ce jour, ainsi que le lendemain, une augmentation de la
dilatation pupillaire avec immobilité absolue de l'iris.

Le 8 décembre, je constate l'état suivant : la petite fille, un peu pâle,
jouit d'une bonne santé; pouls à 108 et de tension moyenne, température
du corps normale. Absence complète de toute perception quantitative de
lumière; les pupilles sont dilatées au maximum, immobiles à la lumière, et
présentent des oscillations de peu d'étendue pendant les mouvements du
globe. La papille optique est légèrement tuméfiée et grisâtre; l'opacité
se propage sur la rétine avoisinante, jusqu'à 3 millimètres à peu près du
bord de la papille; quoique légère, elle est assez prononcée pour masquer
la limite choroïdienne du nerf optique plus qu'il ne faudrait pour que
cet aspect puisse rentrer dans les variations physiologiques. Les artères
de la rétine sont amincies et présentent des pulsations déjà à une légère
pression du doigt sur l'œil. Les veines, tortueuses et élargies, montrent
cependant, à cause de la ténuité de l'opacité, des contours tranchés; on
n'aperçoit pas d'apoplexies rétiniennes.

Le 19 décembre, on constate pour la première fois le retour de la perception lumineuse quantitative, dont il n'y avait pas encore trace le 16,
c'est-à-dire onze jours après le début de la cécité. Le 31 décembre, la petite
malade peut compter et possède un champ visuel d'une étendue assez notable
(l'âge de l'enfant ne permet guère des constatations de détail). Au milieu
du mois de janvier, l'enfant reconnaissait déjà des objets assez fins, et en
même temps il restait à peine des traces des altérations visibles à l'ophthalmoscope, qui d'ailleurs avaient commencé à disparaître, même avant
le retour des fonctions de l'œil. Au mois de juillet 1866, le père m'annonça
la stabilité de la guérison.

Le traitement se composa d'abord de l'emploi du calomel (1 centigramme
trois fois par jour), de frictions locales avec une pommade mercurielle, de
l'attouchement de la muqueuse du nez avec le sulfate de cuivre et du repos
absolu dans une chambre obscure. Le traitement étant resté sans résultats
jusqu'au 16 décembre, je pratiquai sur l'œil gauche une iridectomie par
en haut, parce qu'à cette époque j'étais encore disposé à regarder un arrêt
de la circulation artérielle (soit thrombose, soit ischémie) dans la papille
comme cause fondamentale des accidents.

Pour établir un parallèle, je n'avais opéré que d'un côté. En examinant,
le 19, les yeux de l'enfant, je constatai, à ma grande joie, l'existence de la
perception lumineuse; mais je trouvai, à ma grande stupéfaction, que cette
perception venait surtout de l'œil non opéré, lequel continua à marcher
plus rapidement vers la guérison. Nul doute que l'opération ne fût pour
rien dans l'amélioration. D'ailleurs l'observation que nous avons faite, que

dans ces cas la première perception quantitative de lumière ne se montre souvent qu'après la première ou la seconde semaine, doit aussi mettre en garde contre des illusions au sujet de l'efficacité des moyens employés. Nous demeurons également dans le doute au sujet de l'utilité du traitement mercuriel, mais en tout cas on admettra plus facilement l'hypothèse d'un effet consécutif de ce médicament que celle d'un effet de l'opération sur les deux yeux, et de préférence sur l'œil non opéré.

II

Emma S..., de Magdebourg, âgée de huit ans, a eu, il y a plusieurs années, des kératites ; elle est d'une constitution délicate, mais du reste bien portante. En 1864, au mois de janvier, elle a eu une rougeole s'accompagnant de bronchite, de toux violente, mais qui du reste suivit une marche régulière. Le 10 février, pendant sa convalescence, elle joue avec d'autres enfants sans manifester la moindre faiblesse de la vue. Le 12, on s'aperçoit pour la première fois qu'elle a de la difficulté à reconnaître des objets fins ; le 13, elle lit péniblement la lettre d'une petite amie, en l'approchant beaucoup de ses yeux ; le 14, elle ne reconnaît plus que des objets très-grands ; le 15, dans la matinée, elle ne distingue que le grand jour, et le soir du même jour elle était complétement aveugle. Le médecin, docteur V..., qui donna des soins à la petite malade, constata le lendemain l'absence complète de toute perception lumineuse dans les deux yeux ; cette perception ne commença à revenir qu'au bout d'une semaine. Moi-même j'ai vu l'enfant à la fin de la seconde semaine, lorsqu'elle pouvait déjà reconnaître de grands objets, et je ne constatai plus qu'une opacité diffuse et excessivement légère de la papille et de la rétine avoisinante ; on aurait peut-être pu rester dans le doute sur la signification pathologique de ce trouble, s'il n'avait pas successivement disparu pendant la semaine suivante. Les artères ne présentaient rien d'anormal dans ce cas, les veines étaient très-larges, mais peu tortueuses ; la pupille était dilatée, mais réagissait déjà à la lumière. L'amélioration faisait des progrès rapides, et huit semaines après le début de l'affection oculaire, la guérison était complète. Le traitement, pendant lequel la perception de lumière reparut, avait consisté dans les antiphlogistiques et dérivatifs ; plus tard on ne fit presque plus que de l'expectation.

NÉVRITE SYPHILITIQUE.

Avant la découverte de l'ophthalmoscope, on désignait sous le nom d'*amaurose syphilitique* une affection de la vue de nature spécifique dont les lésions mal connues étaient placées indistinctement, et pour ainsi dire au hasard, dans la choroïde, la rétine ou le nerf optique.

Depuis une vingtaine d'années, un certain nombre de mémoires importants dus à de Græfe, Fœrster, Hutchinson, Galezowski, ont paru sur ce sujet. La choroïdite, la chorio-rétinite, la rétinite syphilitique, attirèrent d'abord l'attention, mais on fit peu mention de la névrite spécifique. Cependant cette manifestation de la syphilis est relativement assez commune; on en trouvera de nombreux exemples dans un intéressant travail de Drouin(1).

Caractères ophthalmoscopiques. — La papille présente une coloration rouge sombre; elle est diffuse et se dérobe facilement à l'examen, parfois même il n'est possible de distinguer que le point d'émergence des vaisseaux, le disque papillaire se devine alors plutôt qu'il ne se voit, tant ses contours sont effacés et se perdent insensiblement dans les parties voisines. La suffusion, le trouble nuageux qui recouvre la papille, s'étendent quelquefois plus ou moins loin sur son pourtour; il y a alors, à proprement parler, plutôt *névro-rétinite* que *névrite*.

Les artères et les veines, paraissent plus grêles qu'à l'ordinaire, probablement parce que l'infiltration qui envahit l'extrémité intra-oculaire du nerf optique les masque et les rend moins distinctes.

Symptômes fonctionnels. — Au début, les objets semblent enveloppés d'un léger brouillard qui devient par la suite de plus en plus épais et nuageux. Les malades sont tourmentés par des sensations lumineuses subjectives : ils aperçoivent des lueurs, des étincelles, des cercles lumineux, etc.; la vision baisse progressivement et, au bout de quelque temps, la perception lumineuse qualitative persiste seule. L'affection débutant très-fréquemment sur un seul œil, les malades ne s'aperçoivent quelquefois de leur infirmité que lorsque le second œil est affecté à son tour. Le trouble fonctionnel est en général beaucoup plus accusé que dans les autres formes de névrite; il est rare que les lésions ophthalmoscopiques soient considérables sans que la vision ait baissé d'une manière très-sensible.

De même que dans les autres variétés de névrite, la perception des couleurs est relativement bien conservée, elle disparaît peu à peu lorsque la vision, venant à diminuer, la distinction des objets eux-mêmes devient impossible.

Diagnostic. — Il est extrêmement rare de voir se produire dans la névrite spécifique soit des hémorrhagies, soit des exsudats. C'est là un caractère négatif fort important, car il empêche de

____

(1) *Elude sur les lésions syphilitiques des membranes profondes de l'œil*, Thèse de Paris, 1875.

la confondre avec les névrites symptomatiques de lésions cérébrales. Dans ces dernières, en effet, les troubles vasculaires dominent, les veines sont dilatées, tortueuses, on observe des hémorrhagies tantôt discrètes, tantôt abondantes, des exsudats, le boursouflement de la papille, etc. Dans la névrite syphilitique, l'infiltration diffuse nuageuse du nerf est le seul symptôme apparent, mais il est si caractéristique, qu'on peut le considérer comme pathognomonique. Il m'est arrivé plusieurs fois, à l'aspect d'une altération semblable, de prescrire, malgré l'absence complète d'accidents antérieurs et en dépit des dénégations formelles des malades, le traitement spécifique et de voir la guérison justifier le diagnostic.

On pourrait confondre la névrite syphilitique avec certaines formes de *choroïdite séreuse* où les particules, entrêmement ténues, qui flottent dans le corps vitré, altèrent l'aspect du fond de l'œil et rendent la papille nuageuse. Pour éviter cette méprise, on explorera avec soin les régions équatoriales. Les vaisseaux rétiniens sont-ils vus très-nettement, très-distinctement dans cette zone, on peut en conclure que le processus n'intéresse que les parties profondes et qu'il siége probablement dans le nerf optique et non dans le corps vitré. Pourtant il est bon de dire que, dans bien des cas de névrite spécifique, les couches du corps vitré adjacentes à la papille elles-mêmes ont subi des altérations et sont devenues troubles.

Exceptionnellement, il existe en même temps que la rétinite d'autres altérations des membranes profondes (chorio-rétinite); il est moins rare d'observer quelques synéchies postérieures, indice de l'inflammation qui avait déjà envahi les parties antérieures du tractus uvéal (iritis, irido-cyclite).

Le *pronostic* est grave, on comprend facilement que des lésions intéressant un organe aussi délicat que le nerf optique entraînent à la longue des désordres irrémédiables; aussi l'affection, livrée à elle-même, peut-elle se terminer par la cécité. Mais si un diagnostic précis a été porté dès le début; si le malade, placé dans de bonnes conditions hygiéniques, s'abstient de tout écart de régime et se soumet en outre à un traitement rationnel, la maladie sera facilement enrayée et guérira même complétement.

Traitement. — Quand on a reconnu la nature spécifique de l'inflammation du nerf optique, il importe d'agir vite et énergiquement. Ici, en effet, l'organe atteint étant d'une délicatesse extrême, il faut le garantir aussitôt que possible des atteintes du processus morbide. Tandis qu'une syphilide ulcéreuse, par exemple, ne laisse jamais sur la peau qu'une cicatrice plus ou moins difforme même si l'intervention a été tardive, les lésions du nerf optique, si l'on ne met pas obstacle à leur évolution, anéantissent les éléments nerveux, et il peut en résulter une cécité définitive.

Les préparations mercurielles sont tout d'abord indiquées, et en première ligne *les frictions mercurielles* à haute dose. Le malade fera régulièrement tous les jours, tantôt sur une jambe, tantôt sur l'autre ou bien sur les parois du thorax, des frictions avec 4, 6, jusqu'à 8 grammes d'onguent mercuriel double. Ce mode d'administration de mercure est bien préférable aux pilules de protoiodure et au sirop de Gibert ; plusieurs fois j'ai vu guérir par les frictions des malades chez lesquels les autres préparations n'avaient pas réussi.

On prescrira également l'iodure de potassium à la dose de 1 à 2 grammes ; mais l'influence de ce médicament est beaucoup moins marquée que celle du mercure. Enfin, pour qu'on puisse compter sûrement sur le succès de la médication, il est indispensable que le malade soit placé dans de bonnes conditions hygiéniques, qu'il évite les travaux exagérés, les excès de toute sorte. Une bonne nourriture, les préparations de fer, de quinquina, sont des adjuvants fort utiles du traitement.

DES ATROPHIES DU NERF OPTIQUE EN GÉNÉRAL.

Au point de vue de leur étiologie, les atrophies du nerf optique peuvent être divisées en deux grandes catégories : 1° les atrophies dites *simples, essentielles, idiopathiques ;* ce sont celles qu'on ne peut rattacher encore à aucune cause appréciable et qui semblent survenir indépendamment de tout état morbide de l'organisme ; 2° les atrophies *symptomatiques*, dont la raison d'être est déterminée et où la lésion oculaire peut être considérée comme la manifestation d'une autre maladie.

Quelle que soit l'origine de l'atrophie et la variété à laquelle on a affaire, cette affection présente toujours un ensemble de caractères communs qui méritent d'être l'objet d'une description générale.

Signes ophthalmoscopiques. — La *décoloration de la papille* est un des premiers signes ophthalmoscopiques de l'atrophie. Par suite de la disparition des capillaires la teinte légèrement rosée du disque nerveux à l'état sain s'altère et devient peu à peu blanchâtre. Quand ce changement est encore peu accusé, il faut se servir, pour mieux l'apprécier, d'un miroir faiblement éclairant (miroir d'Helmholtz ou de Jæger) et faire l'examen par le procédé de l'image droite. Il ne faut pas oublier dans cette recherche que la coloration normale de la papille offre de grandes variétés, et ne jamais négliger, si un seul œil est atteint, de le comparer à celui du côté opposé. Nous reviendrons du reste, à propos du diagnostic, sur certains cas de décoloration congénitale physiologique de la papille.

En général, la teinte blanchâtre est d'autant plus accusée que l'atrophie est plus avancée. On peut donc le plus souvent suivre avec l'ophthalmoscope la marche progressive du processus. Quelquefois la papille change d'aspect : au lieu d'être blanchâtre, elle devient grisâtre ; dans tous les cas, elle perd sa diaphanéité normale et semble terne et opaque.

Quand la disparition de la couche des fibres nerveuses, complétement atrophiée, laisse à nu la lame criblée, le disque nerveux prend un aspect *bleuâtre tendineux* caractéristique. A une certaine période et dans certaines formes, le système vasculaire se modifie ; à la disparition des capillaires succède un amincissement plus ou moins accusé des principales branches de l'artère et de la veine centrale de la rétine ; dans les cas extrêmes ces vaisseaux deviennent filiformes. Quelquefois, au contraire, une atrophie, depuis longtemps complète, coïncide avec la conservation du calibre normal des vaisseaux centraux.

Nous verrons qu'on a cherché à utiliser ces différents aspects pour le diagnostic de certaines variétés d'atrophie.

Troubles fonctionnels. — Les troubles fonctionnels consistent dans une *diminution* plus ou moins considérable de *la vision centrale* et dans le *rétrécissement* plus ou moins marqué du *champ visuel.* L'affaiblissement de la vision centrale se montre dès le début ; ce symptôme, qui attire tout d'abord l'attention des malades, est ordinairement en rapport avec l'état de la papille ; cependant, il est des cas où la vision a déjà sensiblement diminué, alors que la papille possède encore une coloration presque normale, et inversement avec un disque nerveux déjà presque blanc, la vue est quelquefois relativement bonne. Chez quelques malades la vision est d'autant plus mauvaise que l'éclairage est plus intense ; ils voient mieux dans le demi-jour qu'en plein soleil ou à une vive lumière, mais chez le plus grand nombre c'est le contraire qui a lieu.

En même temps que la vision centrale diminue, le champ visuel se rétrécit ; tantôt son étendue décroît d'une façon régulière et concentriquement à la macula, tantôt au contraire il se forme des scotomes des lacunes. Au début ce phénomène n'est quelquefois appréciable qu'avec un éclairage peu intense.

La *perversion des couleurs* ou *dyschromatopsie* a été signalée par Galezowski, Leber, Schœn comme un symptôme presque constant de l'atrophie des nerfs optiques.

C'est d'abord le vert qui cesse d'être distingué nettement, il paraît gris ou jaune. Puis, au fur et à mesure que la maladie progresse et que les lésions s'accentuent davantage, le rouge et le jaune ne sont plus reconnus et la perception du bleu persiste seule. Enfin celle-ci disparaît à son tour, et l'insensibilité pour les couleurs devient complète.

Pour que la dyschromatopsie ait une valeur séméiologique importante, il ne faut pas se contenter de dire que telle ou telle couleur n'est plus perçue, il faut déterminer l'étendue du champ visuel, où elle n'impressionne plus la rétine. C'est en tenant compte de ces limites qu'on arrive à différencier les *diverses formes* d'atrophie, et à se prononcer sur la *marche* de la maladie.

Schœn a fait à ce sujet d'intéressantes recherches dont voici les principaux résultats.

Si l'on recherche les *limites* du champ de perception des couleurs dans *l'atrophie simple* on constate que, dès le début, ces limites se rapprochent du centre et s'éloignent de la périphérie. C'est le champ de la couleur verte qui se rétrécit d'abord, puis, si la maladie progresse, le champ de la couleur rouge diminue à son tour, puis celui du jaune, puis enfin celui du bleu. Ce rétrécissement du champ de perception des couleurs est plus constant que celui du champ visuel ordinaire; il a donc une valeur séméiologique plus importante.

Lorsqu'il existe dans le champ visuel ordinaire une lacune parfaitement limitée, comme dans l'*hémiopie* et dans les formes d'atrophie *partielle* des nerfs optiques, le pronostic reste favorable tant que la perception des couleurs, abolie au niveau du scotome, reste normale, dans les portions de la rétine encore sensibles. Dans les cas exceptionnels où ces formes spéciales d'atrophie progressent, on est tout de suite averti de leur marche envahissante par les changements qui surviennent dans les limites du champ de perception des couleurs.

Dans le *glaucome*, la sensibilité aux couleurs se comporte tout autrement que dans l'atrophie. Bien que le champ visuel soit parfois très-rétréci, surtout du côté nasal, la perception des couleurs se conserve très-longtemps, tandis qu'elle est rapidement **abolie** dans l'atrophie.

Dans la période d'état des maladies inflammatoires du nerf optique, telles que les *névrites par étranglement, descendantes,* etc., les limites du champ visuel ordinaire sont à peine rétrécies, tandis que les contours des divers champs de perception des couleurs sont *irréguliers et empiétent* les uns sur les autres. Ainsi, par exemple, la ligne qui sert de démarcation au champ de perception du rouge, au lieu de rester toujours en dehors de celle du bleu, comme à l'état normal, rencontre celle-ci et la coupe en plusieurs points.

Diagnostic. — Pour pouvoir affirmer d'une façon certaine l'existence d'une atrophie des nerfs optiques, il faut trouver *réunis* les symptômes fondamentaux que nous venons d'énumérer. La décoloration blanchâtre des papilles, si elle n'est pas accompagnée d'une diminution sensible de la vision centrale et d'un rétrécissement plus ou moins marqué du champ visuel, ne suffit pas pour établir le diagnostic. On a signalé, en effet, des exemples de décoloration complète des nerfs optiques, datant de la naissance, chez des individus qui ont conservé toute leur vie une acuïté visuelle excellente.

On pourrait confondre l'atrophie des nerfs optiques avec le *glaucome chronique simple,* nous avons déjà indiqué tome I, p. 481, les caractères qui distinguent entre elles ces deux affections. Rappelons que dans le glaucome il existe une excavation caractéristique complétement différente de l'excavation infundibuliforme qu'on rencontre à la période extrême de certaines atrophies. Le rétrécissement particulier du champ visuel non plus concentrique à la macula mais très-marqué en dedans, et la conservation de la sensibilité aux couleurs sont également propres au glaucome.

Une fois le diagnostic anatomique établi, il est important de reconnaître à quelle variété se rattache l'atrophie et de remonter au point de départ étiologique; mais comme chaque forme spéciale doit être décrite à part, ce serait nous répéter que de traiter ici la question de pathogénie.

Pronostic. — L'atrophie des nerfs optiques est toujours une affection grave. L'atrophie progressive essentielle envahit presque toujours les deux yeux et se termine le plus souvent par la cécité. En explorant de temps à autre l'état du champ visuel, en notant les progrès du rétrécissement qu'il subit, on peut suivre pour ainsi dire pas à pas la marche de la maladie. Les formes les moins graves sont celles où le champ visuel, au lieu d'être rétréci d'une façon concentrique, est très-diminué dans certaines parties, mais conservé dans d'autres.

Traitement. — On est trop souvent impuissant à enrayer la marche de la maladie. Pourtant, dans ces derniers temps, la thérapeutique s'est enrichie de quelques agents dont l'influence sur la nutrition des nerfs optiques semble incontestable. Les applications de courants continus, préconisées par Remak, Benedict, Onimus, Dor, etc., ont exercé parfois une heureuse action sur les progrès de l'affection, et, dans quelques cas, la dégénérescence atrophique a pu non-seulement être arrêtée, mais une partie de la vision déjà perdue a été restituée.

On fait généralement usage de 8 à 10 couples de la pile de Gaiffe. Le courant, tout en ayant une certaine intensité, doit toujours être supportable ; il existe à cet égard des susceptibilités individuelles dont il faut tenir compte : tel malade ne peut endurer 6 éléments, tel autre en supportera le double, et il faudra aller jusqu'à 10 ou 12 pour qu'il éprouve l'effet voulu. Le pôle positif est appuyé derrière l'oreille sur l'apophyse mastoïde, le pôle négatif sur le globe oculaire au-dessous de l'arcade sourcilière. Chaque séance sur un œil doit être d'environ cinq minutes.

Quelques praticiens font passer le courant à travers le chiasma et électrisent simultanément les deux nerfs en plaçant chaque électrode sur une des tempes ; mais ce mode d'application provoque quelquefois des vertiges qui obligent à suspendre les manœuvres ; nous aimons mieux, quant à nous, électriser isolément chaque nerf. Au moment de l'établissement et de l'interruption du courant, le malade éprouve des sensations lumineuses d'autant plus vives, que la sensibilité rétinienne est moins affaiblie.

Un autre moyen préconisé par Nagel, Voinow, etc., consiste à faire des injections sous-cutanées de strychnine à la tempe. On injecte avec une petite seringue 10 gouttes de la solution suivante, soit 1 milligramme de strychnine.

Sulfate de strychnine............   00g,06
Eau distillée...................   30g,00

Ces injections sont faites tous les deux jours ; la dose peut être portée à 15 gouttes ou 1 milligramme et demi. Mais si, au bout d'un mois et demi à deux mois, on constate qu'elles sont restées sans effet, il est inutile de les continuer.

A une époque où les préparations de nitrate d'argent jouissaient d'une grande vogue dans les affections spinales, ataxie locomotrice, etc., on les a recommandées également (Mooren) contre les atrophies des nerfs optiques ; les pilules, qu'on donne à la dose d'une par jour, renferment 1 centigramme de nitrate d'argent; elles sont aujourd'hui beaucoup moins employées qu'autrefois. Enfin dans les cas obscurs où la cause de l'atrophie paraît liée à des troubles cérébraux mal définis et s'accompagne de douleurs de tête continuelles sans localisation précise, on peut essayer l'application d'un séton à la nuque; quelques praticiens en ont obtenu de bons effets. Ce moyen était très en vogue avant la découverte de l'ophthalmoscope, probablement à cause des succès qu'il donne dans des affections tout autres que l'atrophie.

ATROPHIE SIMPLE, ESSENTIELLE, DES NERFS OPTIQUES.

L'atrophie simple, essentielle, est de toutes les variétés d'atrophie la plus fréquente. On l'observe surtout de vingt-cinq à trente-cinq ans. Le plus souvent elle survient sans cause appréciable, d'où le nom d'atrophie idiopathique que lui donnent certains auteurs. Quelquefois elle est précédée ou accompagnée de violents maux de tête, de migraines, sans qu'aucune autre perturbation fonctionnelle de l'encéphale permette de la rattacher à une lésion nettement déterminée.

Le plus souvent les deux yeux sont atteints simultanément, mais l'affaiblissement de la vision est presque toujours plus accusé d'un côté que de l'autre.

Les *signes ophthalmoscopiques* consistent dans une décoloration très-prononcée de la papille qui devient complétement blanche; au fur et à mesure que l'affection fait des progrès, les vaisseaux centraux diminuent de calibre; ils deviennent parfois filiformes. En même temps, la papille paraît plus petite à l'ophthalmoscope; parfois elle s'affaisse en subissant un mouvement de retrait sur elle-même, et il se forme une excavation infundibuliforme, toujours facile à distinguer de l'excavation abrupte du glaucome chronique simple.

Les *troubles fonctionnels* s'annoncent par un rétrécissement régulier du champ visuel autour de la macula. Ce symptôme est des plus importants. Nous verrons, en effet, que le champ visuel se rétrécissant tout différemment dans les autres formes d'atrophie, la recherche de ses limites est plus utile que l'examen ophthalmoscopique pour reconnaître la variété à laquelle on a affaire. En outre, l'état du champ visuel nous renseigne sur la marche de la maladie; conserve-t-il ses limites, c'est une preuve qu'elle est dans une phase stationnaire; vient-il à se rétrécir, c'est qu'elle progresse.

Le champ de perception des couleurs diminue le premier d'étendue. Avec le périmètre on trouve d'abord que les limites du vert se rapprochent de la macula; puis vient le rouge, dont le champ se rétrécit à son tour, et enfin le bleu, qui se réduit le dernier. Les limites de ces trois couleurs, tout en se rapprochant successivement de la région centrale, restent toujours concentriques.

L'atrophie simple essentielle des nerfs optiques a, en général, une *marche progressive*, aboutissant finalement à la cécité. La durée de son évolution est variable, mais elle est toujours très-lente. Il est rare qu'il y ait moins de deux à trois ans d'intervalle entre l'apparition des premiers symptômes et la cécité complète.

Ses *causes* sont des plus obscures ; sauf quelques maux de tête, les malades ne présentent d'habitude aucun trouble cérébral et leur santé générale semble parfaite. Cependant, Charcot a fait sur ce sujet une remarque importante dont il faut tenir grand compte. Placé à la tête d'un service hospitalier où il a pu suivre pendant de longues années des malades devenus aveugles par suite d'atrophies simples des nerfs optiques, il a constaté que, tôt ou tard, la plupart de ces malades étaient atteints d'autres accidents nerveux (ataxie, affections cérébrales, etc.), auxquels ils succombaient.

L'atrophie des nerfs optiques serait donc, en quelque sorte, une première manifestation, bien anticipée parfois, d'un état pathologique du système nerveux, et, à ce titre, elle serait fatalement suivie plus tard d'autres lésions. L'intervalle considérable qui existe quelquefois entre l'apparition de ces divers effets d'une même cause, et la difficulté de suivre pendant longtemps ces malades, avaient empêché jusqu'ici de grouper ces diverses manifestations ainsi échelonnées et de les rattacher à une affection commune des centres nerveux.

Le plus souvent, en dépit de tous nos efforts, et quel que soit le traitement employé, la maladie se termine par l'atrophie complète et par la cécité. Il est pourtant un point à retenir dans la thérapeutique de cette redoutable affection, c'est l'influence incontestablement nuisible exercée par les débilitants, les purgatifs drastiques, la diète, les saignées, etc.

Sous l'influence de ces divers agents, la marche de la maladie semble se précipiter, tandis qu'elle paraît être modérée au contraire par un régime tonique et des soins hygiéniques.

Comme médication curative, on a préconisé les courants continus et les injections sous-cutanées de strychnine à la tempe, employés suivant le mode indiqué plus haut (voir p. 71); mais il faut avouer que ces moyens, d'une efficacité réelle dans les autres variétés d'atrophie, ont ici peu d'effet.

L'application d'un séton à la nuque, tentée bien souvent, a rarement donné des succès; elle peut pourtant rendre quelques services en débarrassant les malades des douleurs de tête continuelles qu'ils éprouvent parfois. Enfin, il va de soi que lorsque l'atrophie est complète et que toute trace de perception lumineuse a disparu, on doit renoncer à tout traitement.

ATROPHIE TABÉTIQUE.

L'atrophie des nerfs optiques se rencontre fréquemment dans le *tabes dorsalis;* d'après Charcot, elle en serait souvent la première manifestation, précédant longtemps à l'avance les autres symptômes caractéristiques de cette affection.

Les *signes ophthalmoscopiques* de l'atrophie tabétique sont analogues à ceux de l'atrophie simple, essentielle; ils consistent dans une décoloration de la papille, qui perd peu à peu sa nuance rosée pour prendre une teinte blanchâtre; tout en subissant ces altérations le disque optique conserve des contours très-nets, de telle sorte qu'il se détache vigoureusement sur le fond rouge de l'œil.

Quelques ophthalmologistes ont voulu assigner à l'atrophie grise tabétique des caractères spéciaux qui la distingueraient de l'atrophie essentielle; c'est ainsi que, d'après eux, la coloration de la papille dans l'ataxie serait plutôt grise que blanche, les vaisseaux centraux de la papille conserveraient leur calibre, enfin on ne remarquerait pas ce retrait, cet affaissement du tissu nerveux qui se produit à la dernière période de l'atrophie essentielle. Quoi qu'on en ait dit, ces caractères à eux seuls ne suffisent pas pour permettre d'affirmer la nature de l'atrophie, et, au point de vue du diagnostic différentiel, les signes fournis par l'*exploration du champ visuel* ont plus de valeur.

Dans l'atrophie simple progressive, le champ visuel se rétrécit concentriquement autour de la macula. Il n'en est plus de même dans l'atrophie tabétique, où le champ de la vision présente de véritables *lacunes*, des *scotomes* irréguliers en *secteurs*, correspondant, sans aucun doute, aux points où les nerfs optiques ont été envahis par la dégénérescence grise.

L'atrophie tabétique apparaissant à une époque où il n'existe encore aucun trouble ataxique est le plus souvent prise pour une atrophie simple. Voici ce que dit à ce sujet le professeur Charcot (1).

« En ce qui concerne, tout d'abord, l'existence isolée de l'amaurose tabétique durant une longue suite d'années, c'est là un fait dont la réalité peut être facilement établie à la Salpêtrière à l'aide d'observations faites sur une grande échelle. Je crois pouvoir déclarer que la grande majorité des femmes qui sont admises dans les dortoirs, comme atteintes de cécité amaurotique, offrent tôt ou tard, après leur entrée dans l'établissement, des symptômes plus ou moins manifestes d'ataxie. J'ai insisté sur ce point déjà, dans mes leçons de 1868 ; mes observations ultérieures me permettent de confirmer ce que j'avais alors avancé à cet égard. Je pourrais vous présenter, à l'appui de mes assertions, des faits nombreux ; je me contente de faire passer sous vos yeux deux exemples, d'ailleurs très-démonstratifs :

« 1° Mil...., couchée au n° 12 de la salle Saint-Alexandre, est âgée de cinquante-cinq ans. Elle est entrée à la Salpêtrière, comme aveugle, en 1855. Les troubles de la vue accompagnés de douleurs de tête ont paru en 1850. D'abord limités à l'œil gauche, ils ne tardèrent pas à envahir l'œil droit. Au bout d'un an, la cécité était complète. Or, c'est en 1860 seulement, c'est-à-dire dix ans après le début, que les douleurs fulgurantes se sont manifestées pour la première fois. Elles se sont bientôt compliquées de douleurs en ceinture ; la maladie depuis ce temps est restée à peu près stationnaire. Les symptômes d'incoordination motrice ont cependant commencé à s'accuser il y a quelques mois.

« 2° Coud..., placée dans le dortoir Saint-Charles, est également âgée de cinquante-cinq ans environ. A vingt-six ans, il y a vingt-neuf ans de cela, elle éprouva des élancements violents dans l'orbite, et fut, peu après, frappée de cécité à gauche. Peu après la cécité frappa l'œil droit. Trois ans plus tard, elle fut prise de douleurs fulgurantes dans la tête et les muscles, auxquelles s'associèrent des gastrites. Depuis lors, la maladie n'a pas subi d'aggravation.

« Ces faits, je pourrais, messieurs, les multiplier beaucoup, si je ne craignais de fatiguer votre attention.

« En somme, je suis très-disposé à croire, d'après ce que j'ai vu, que les amaurotiques chez lesquels l'atrophie progressive de la papille est la cause de la cécité, n'échappent guère à cette loi fatale.

« Il importerait donc de pouvoir reconnaître pour ce qu'elle est

____

(1) *Mouvement médical*, n° 20, 1872.

dès l'origine, cette affection du nerf optique qui, dix, quinze ans après s'être constituée, sera suivie d'ataxie ; de pouvoir, en d'autres termes, un cas d'amaurose par lésions atrophiques du nerf opti-que étant donné, déclarer si l'ataxie s'ensuivra tôt ou tard, d'une façon à peu près inévitable, ou si, au contraire, l'affection du nerf optique demeurera isolée. »

Dans certains cas, la perte de la vision coïncide avec d'autres symptômes, tels que les douleurs fulgurantes, l'incoordination des mouvements, qui ne laissent aucun doute sur son origine.

Chez quelques malades des cordons nerveux autres que ceux de la deuxième paire sont atteints en même temps que la moelle : ce sont, par ordre de fréquence, les nerfs de la *troisième* et la *sixième paire*, puis, mais très-rarement, le *pathétique*, le *facial*, l'*hypoglosse;* leurs lésions se traduisent par des paralysies et par des douleurs dans les régions qu'ils animent. C'est ainsi que très-souvent, en pareil cas, l'atrophie des nerfs optiques est précédée ou accom-pagnée de la divergence des globes oculaires résultant de la pa-ralysie des moteurs oculaires communs.

Dans l'atrophie des nerfs optiques associée à l'ataxie, il est com-mun d'observer une *contraction des pupilles*, qui est due à un état paralytique des fibres radiées de l'iris innervées par le sympa-thique. D'après Charcot l'état des vaso-moteurs de la face atteste quelquefois la lésion de ce nerf : la joue est rouge ; l'œil, injecté, présente une sorte de chémosis ; enfin, il existe une légère éléva-tion de la température.

Dans l'atrophie tabétique la papille, tout en étant décolorée, con-serve des contours très-nets ; son système vasculaire est intact. Tandis que dans l'atrophie qui succède aux névrites symptomati-ques des tumeurs cérébrales, les bords de la papille sont diffus, les artères sont amincies, les veines plus dilatées, plus tortueuses qu'à l'état normal. Ces caractères différentiels sont importants à connaître, car dans les formes anormales de l'ataxie locomotrice ils peuvent être d'un utile secours pour le diagnostic. Nous ne sau-rions mieux faire, à ce sujet, que de laisser encore la parole au professeur Charcot (1) :

« Tout récemment, nous avions dans nos salles, presque côte à côte, deux malades : l'une, Deg...., que je vous ai fait voir comme un spécimen d'ataxie fruste avec crises fulgurantes et crises gas-triques non accompagnées d'incoordination motrice ; l'autre, Ler..., qui a succombé il y a quelques jours. La première est une

____

(1) *Mouvement médical*, nᵒ 24, 1872.

ataxique, et personne ne saurait suspecter ce diagnostic, bien que
le critérium anatomique fasse défaut; la seconde était atteinte
d'une tumeur cérébrale.

« Mais, me direz-vous, quel rapport y a-t-il entre une tumeur
occupant le lobe occipital et un cas d'ataxie à la première période.
Ce sont deux maladies qu'on ne rapproche pas d'habitude l'une de
l'autre, parce qu'elles s'éloignent par des caractères très-tranchés.
Eh bien, messieurs, il importe de ne pas trop compter sur ces caractères, ils peuvent tromper. Et, de fait, la combinaison des
symptômes était telle chez nos deux malades, que la perplexité
pendant longtemps a été grande et le diagnostic absolument incertain. Il n'est pas douteux, pour moi, que certains cas de tumeurs
cérébrales, sans nul doute fort exceptionnels, doivent être rapprochés, cliniquement, de l'ataxie locomotrice.

« L'exposition des deux cas que je viens de citer sera, du reste,
plus démonstrative que ne le seraient de longs commentaires.

« La nommée Deg.... offre les symptômes suivants : céphalalgie
intense rémittente siégeant à l'occiput et au front, douleurs dans
les globes oculaires, cécité absolue des deux côtés ; douleurs à la
nuque à peu près constantes, paraissant se répandre dans toute la
longueur d'un bras, vomissements revenant par accès, composant
de véritables crises gastriques et s'accompagnant d'une exaspéra-
tion des douleurs céphaliques ; enfin, fulgurations douloureuses
dans tous les membres, revenant par accès.

« Les symptômes observés chez Ler.... exigent plus de détails :
Nous noterons une cécité complète survenue progressivement (le
début subit, dans la névrite optique, vous le voyez, n'est pas nécessaire) ; une céphalalgie intense occupant l'occiput et le front ;
elle est à peu près continue, mais s'exaspère par accès ; des douleurs vives dans les yeux, sujettes à des temps d'arrêt et à des exacerbations ; des vomissements se montrant par accès, de même que
chez Deg..., et persistant quelquefois pendant quelques jours ;
enfin, des douleurs dans les membres.

« Ces douleurs, offraient, à s'y méprendre, le cachet des douleurs
fulgurantes. Plus de vingt fois, dans l'observation, on trouve consi-
gné, d'après le récit suivi de la malade, enregistré au moment même
des accès, que ces douleurs se montrent tout à coup comme des
éclairs, qu'elles n'occupent qu'un point, soit au voisinage des join-
tures (genou, poignet), soit sur le corps des membres, et qu'elles
s'accompagnent d'une sorte de ressaut du membre où elles sévissent.
C'est lorsque ces douleurs, ainsi que la céphalalgie, s'exaspèrent,
que surviennent les accès de vomissement. A tous ces symptômes,

nous devons ajouter une douleur vertébrale se répandant autour du tronc et simulant la douleur en ceinture.

« Ces douleurs, de caractère particulier, si remarquablement ac-cusées chez notre malade, ne sont pas, d'ailleurs, un fait absolument exceptionnel en cas de tumeurs cérébrales. Ainsi, sur 233 cas, M. Ladame a mentionné 23 fois des douleurs rhumatoïdes dans diverses parties des membres. Il est sans doute très-rare qu'elles prennent le caractère fulgurant. Cependant cet auteur signale, sans y insister il est vrai, des douleurs plus ou moins vives venant par accès, et courant fréquemment d'un point à un autre.

« Quoi qu'il en soit, cette complication singulière est établie d'une manière péremptoire, ne serait-ce que par le fait même de Ler...... Et il n'y a pas lieu d'invoquer, pour s'en rendre compte, quelque complication tabétique, car les cordons postérieurs, exa-minés avec soin lors de l'autopsie, ont été reconnus parfaitement sains.

« Eh bien, messieurs, en pareille occurrence, et selon toute pro- · babilité, les cas de ce genre se reproduiront dans la pratique. Le diagnostic n'est-il pas bien embarrassant?

« Permettez-moi encore de vous faire remarquer, pour ajouter à l'intérêt de la situation, que la titubation existait dans le cas de la tumeur, et que Deg....., l'ataxique, n'en présentait pas de traces.

« Or, l'ophthalmoscope, dans cette conjoncture, est venu nous apporter un concours décisif. Je mets sous vos yeux deux dessins faits d'après nature, et que je dois à l'obligeance de M. Galezowski : l'un figure la papille de Deg..., et vous pouvez y reconnaître tous les caractères de la papille tabétique ; l'autre représente la papille de Ler.....; l'atrophie consécutive à la névrite optique se présente avec tous ses caractères distinctifs.

« Après cet examen, toute difficulté cessait sur-le-champ. Il de-venait évident que Ler..... était sous le coup d'une tumeur céré-brale, et l'autopsie l'a vérifié. Quant à Deg...., elle est ataxique; la nécropsie prononcera dans quelques jours, et je ne doute pas qu'elle ne nous donne raison. »

Le *traitement* de l'atrophie tabétique doit être évidemment le même que celui de l'affection spinale dont elle est une des mani-festations. Les pointes de feu le long de la colonne vertébrale, les douches sulfureuses, l'hydrothérapie, l'électrisation de la moelle avec les courants continus, les eaux de Néris, de la Malou donnent parfois de bons résultats. On a beaucoup vanté, à un moment, les pilules de nitrate d'argent, les préparations de zinc et de phosphore, mais la vogue de ces divers agents thérapeutiques semble aujourd'hui vouloir s'épuiser.

ATROPHIE SYPHILITIQUE.

Il n'est pas très-rare d'observer des atrophies du nerf optique à la suite de chorio-rétinites syphilitiques ayant désorganisé les membranes profondes de l'œil. Le plus souvent ces atrophies secondaires se reconnaissent à la disparition presque complète des vaisseaux de la papille. C'est à peine si quelques vestiges de l'artère et de la veine centrale de la rétine persistent à la surface terne et grisâtre du disque nerveux. Cet aspect particulier du fond de l'œil est même souvent assez caractéristique pour permettre de faire un diagnostic rétrospectif et d'affirmer la nature syphilitique de l'affection.

Les atrophies du nerf optique peuvent encore succéder à des névrites provoquées elles-mêmes par des tumeurs gommeuses intra-crâniennes. Mais la syphilis peut-elle donner naissance à des lésions dès nerfs optiques présentant les mêmes signes ophthalmoscopiques, les mêmes troubles fonctionnels que les atrophies simples essentielles? Telle est la question que nous nous proposons de discuter ici.

La plupart des ophthalmologistes admettent qu'il en est ainsi ; mais, il faut bien l'avouer, cette affirmation ne s'appuie pas sur des observations précises et réclame encore le contrôle de l'anatomie pathologique. Une atrophie simple des nerfs optiques survient-elle chez un homme jeune ayant eu la syphilis, elle est aussitôt considérée comme une manifestation de cette diathèse, alors peut-être qu'il n'y avait là qu'une question de coïncidence et qu'en toute autre circonstance la lésion nerveuse eût été considérée comme primitive. A défaut d'autopsie l'existence de l'atrophie simple syphilitique eût été établie cliniquement, si on avait constaté dans certains cas l'influence évidente du traitement spécifique ; malheureusement il existe dans la littérature ophthalmologique bien peu d'observations probantes. Pourtant Desmarres (1) a obtenu une guérison dans une atrophie commençante au moyen des préparations mercurielles.

Voici une autre observation publiée récemment (2), qui, bien que très-incomplète, paraît avoir quelque valeur:

(1) *Annales d'oculistique,* novembre et décembre 1852, p. 207.
(2) *Wiener Klinik,* 1876.

« Un homme de quarante ans, atteint de syphilis douze ans auparavant et qui depuis avait eu trois enfants bien portants, éprouva des maux de tête, des vertiges, et dans l'espace de quatre mois perdit presque complétement la vue de l'œil droit. L'œil gauche ayant commencé à faiblir, il alla consulter à ce moment le docteur Schnitzler. Celui-ci constata que les deux papilles, surtout la droite, présentaient une teinte blanc-bleuâtre, les vaisseaux rétiniens du côté droit étaient sensiblement amincis, l'acuïté visuelle était descendue à 1/20 à droite et à 2/7 à gauche. Sous l'influence de l'iodure de potassium les douleurs de tête disparurent et au bout de six semaines l'acuïté visuelle remonta à gauche à 17/30 ; avec l'œil droit le malade distinguait la lettre E du tableau de Snellen à dix-sept pieds. Depuis, il put reprendre ses occupations, et aucun nouveau trouble n'est survenu du côté de la vision. »

En somme, quand on verra se produire chez un individu ayant eu la syphilis des atrophies des nerfs optiques, on pourra toujours dans le doute le soumettre au traitement spécifique et en particulier à l'usage de l'iodure de potassium et des frictions mercurielles à haute dose. Mais il ne faut pas se dissimuler que le pronostic reste toujours très-grave et que dans la plupart de ces cas toute médication reste impuissante.

ATROPHIES CONSÉCUTIVES AUX NÉVRITES.

Les inflammations du nerf optique arrivées au dernier terme de leur évolution se terminent généralement par l'atrophie des fibres nerveuses. Les altérations que présente alors la papille à l'ophthalmoscope ont des caractères spéciaux, différents de ceux des atrophies simples. Les bords de la papille sont diffus, sa coloration est plutôt grisâtre que blanchâtre ; les altérations des vaisseaux, toujours si marquées pendant la période d'état de la névrite, subsistent encore à un haut degré. Les artères sont grêles, leurs fins ramuscules sont souvent oblitérés, on aperçoit quelquefois le long de leurs parois de petites traînées blanchâtres, indice de l'épaississement qu'elles ont subi. Les veines, tortueuses, gorgées de sang en certains points, semblent interrompues en d'autres.

A propos de la névrite des tumeurs et des formes anomales de l'ataxie nous avons déjà insisté sur l'importance qu'il y a à pouvoir constater l'origine inflammatoire de l'atrophie. Grâce aux ca-

ractères que nous venons d'indiquer, ce diagnostic rétrospectif sera
en général possible et nous permettra d'établir la nature de l'affection cérébrale qui a déterminé la cécité. Rappelons toutefois que
dans certains cas (voir p. 55) l'atrophie consécutive à la névrite ressemble tellement à l'atrophie simple, qu'il est de toute impossibilité
de les différencier l'une de l'autre avec l'ophthalmoscope seul. Ce
n'est alors qu'en tenant compte de la marche particulière de la
maladie, qui évolue beaucoup plus rapidement dans la névrite que
dans l'atrophie simple et en recherchant avec soin les troubles
cérébraux toujours plus ou moins accusés dans la névrite, presque
nuls au contraire dans l'atrophie idiopathique, qu'on pourra affirmer l'origine inflammatoire de la lésion.

ATROPHIES D'ORIGINE SPINALE.

Comme nous l'avons vu précédemment, la dégénérescence grise
des cordons médullaires dans le *tabes dorsalis* s'accompagne fréquemment de lésions analogues des nerfs optiques. Les autres
affections de la moelle ou de ses enveloppes, *sclérose en plaques*,
myélite, *pachyméningite hypertrophique*, etc., peuvent déterminer
également des troubles nutritifs du même ordre. Nous avons
récemment présenté à la Société de chirurgie l'observation d'un
malade chez lequel l'atrophie des nerfs optiques s'était développée
sous l'influence d'un *mal de Pott*. Cette observation, la seule, à
notre connaissance, qui ait été publiée sur ce sujet, nous paraît
assez importante pour être reproduite *in extenso*.

Alfred G....., âgé de dix-sept ans, né à Amblières (département de
l'Aisne), se présente à ma clinique le 2 octobre 1875.

Ce jeune homme est aveugle. Sa mère, qui l'accompagne, nous apprend
qu'à l'âge de douze ans, à la suite d'une chute sur le dos, il commença à
ressentir de violents maux de tête. En même temps il fut pris de vomissements tenaces, répétés, parfois incoercibles. Puis survinrent des attaques convulsives, de la contracture ; les muscles de la nuque se roidirent,
la tête se renversa en arrière et le cou resta enfoncé entre les deux épaules
pendant près de neuf mois. Pourtant le malade n'était pas constamment
alité, il ne restait couché que lorsque les vomissements étaient très-
fréquents et l'épuisaient. Il n'existait alors aucun trouble de la vue.

Ces accidents durèrent environ neuf mois, pendant lesquels le malade ne fit d'autre traitement que de prendre de l'iodure de potassium
à petites doses. Au bout de ce temps, une amélioration survint peu à peu,
et fut bientôt suivie d'une guérison à peu près complète. Mais quatre ans

après, c'est-à-dire en octobre 1874, la contracture des muscles de la nuque et les maux de tête se montrèrent de nouveau.

Cette fois, dès les premières atteintes, ce jeune garçon se plaignit de troubles de la vue ; il éprouva d'abord une photophobie intense, puis des sensations lumineuses, des phosphènes, et sa vue commença à baisser rapidement.

Il resta ainsi pendant neuf mois dans un état des plus graves, obligé de rester immobile dans son lit, sujet de temps à autre à des convulsions violentes dans les muscles de la nuque ; la vue continuait à diminuer progressivement ; pourtant, peu à peu, l'état général s'améliora, le cou se dégagea en partie, une guérison relative survint, mais la vision resta complétement abolie .

En l'examinant à l'ophthalmoscope on constate que les milieux sont parfaitement transparents. Les papilles présentent les caractères manifestes d'une atrophie simple, elles sont blanches, leur contour est net et tranche vivement avec la coloration rouge des parties voisines. Les vaisseaux centraux n'ont pas sensiblement diminué de calibre, et sauf ces lésions du nerf optique, le fond de l'œil est absolument normal.

En ne tenant compte que de l'examen ophthalmoscopique, on eût porté le diagnostic d'atrophie essentielle des nerfs optiques. Mais en interrogeant le malade, et en tenant compte du récit qui précède, mon attention fut immédiatement dirigée du côté des centres nerveux et en particulier vers la moelle ; je songeai tout de suite à une atrophie des nerfs optiques consécutive à une lésion spinale ancienne dont la nature me paraissait néanmoins difficile à établir, car elle semblait avoir disparu sans avoir laissé de traces. Mon ami le docteur Terrillon, qui se trouvait ce jour-là à ma clinique, m'engagea à explorer avec soin la région dorsale, soupçonnant, quant à lui, l'existence d'un mal de Pott. Nous fîmes aussitôt déshabiller le malade, et nous pûmes constater un empâtement manifeste, une véritable saillie au niveau de la deuxième vertèbre cervicale et de la première dorsale. En appuyant avec le doigt sur cette région, on provoquait une vive douleur, tandis que la pression sur les apophyses épineuses voisines n'était nullement douloureuse.

Il était dès lors facile de reconstituer l'ordre de succession des faits pathologiques. Cet enfant a eu un mal de Pott ; lors de la dernière crise survenue, il y a quelques mois, il s'est produit vers les méninges spinales une poussée inflammatoire aiguë, qui s'est traduite par les convulsions, la contracture des muscles de la nuque, et qui a retenti aussi du côté des nerfs optiques. L'inflammation des méninges spinales s'est calmée, mais la lésion des nerfs optiques, suivant une évolution progressive, a déterminé une atrophie aujourd'hui définitive.

Il y a donc lieu, quand on voit survenir des troubles inexplicables de la vision, d'explorer la colonne vertébrale. Si l'on trouve des indices de lésions osseuses, le traitement devra être dirigé de ce côté. L'immobilité absolue, favorisée par des appareils, si cela est nécessaire; l'application de pointes de feu ou de cautères dans la région malade ; en un mot, le traitement qui convient dans le mal de Pott sera ainsi le plus propre à conjurer les accidents qui pourraient éclater du côté des nerfs optiques.

En terminant, je ferai observer que le siége du mal de Pott n'est pas indifférent au point de vue des complications qui peuvent surgir du côté de la moelle. Il est évident que ces complications doivent être en rapport avec les fonctions physiologiques de la région médullaire intéressée.

- Ainsi, lorsque les premières vertèbres cervicales, l'atlas et l'axis sont atteints, le malade court le risque à chaque instant d'être foudroyé par la compression du bulbe ; la lésion siége-t-elle au contraire plus bas, vers la région lombaire, c'est la paralysie de la vessie ou du rectum qu'on observe le plus souvent. Chez le sujet de notre observation, le mal siégeait à l'union de la dernière vertèbre cervicale et de la première dorsale, c'est-à-dire au niveau de la région cilio-spinale; il faut attribuer, sans aucun doute, à cet emplacement particulier de la lésion les troubles trophiques survenus du côté des nerfs optiques.

ATROPHIES D'ORIGINE INTRA-OCULAIRE.

Certaines altérations des membranes profondes de l'œil retentissent à la longue sur le nerf optique et y déterminent des troubles nutritifs aboutissant parfois à sa désorganisation.

Ainsi la *rétinite pigmentaire* arrivée à sa dernière période se termine souvent par l'atrophie des nerfs optiques. Celle-ci dépend alors des altérations vasculaires (épaississement des parois des vaisseaux et oblitération de leur calibre) qui, débutant dans les fines artérioles de la périphérie de la rétine, envahissent de proche en proche les principaux troncs jusqu'à la papille.

Dans cette forme d'atrophie *l'amincissement des artères* de la rétine est toujours des plus marqués. En outre, la papille au lieu de présenter l'aspect blanchâtre, nacré, tendineux de l'atrophie simple, offre une teinte *gris sale, terne, opaque*. Ces caractères particuliers, joints à la présence d'amas de pigment disséminés dans les régions équatoriales de l'œil, permettent toujours de reconnaître facilement l'origine de la lésion du nerf optique.

Certaines variétés de *chorio-rétinite* où les dépôts de pigment font défaut, mais où les altérations des parois des vaisseaux existent au même degré que dans la forme précédente, s'accompagnent également d'atrophie présentant les mêmes caractères.

Cette atrophie est quelquefois portée au plus haut degré dans les chorio-rétinites d'origine syphilitique où la papille apparaît comme un disque gris-blanchâtre complétement dépourvu de vaisseaux.

Dans la *rétinite péri-vasculaire*, dans l'*embolie* de l'*artère centrale*, l'atrophie de la papille reconnaît une cause analogue : l'oblitération des rameaux nourriciers de l'extrémité intra-oculaire du nerf optique.

La terminaison de ce tronc nerveux recevant en partie sa nutrition des capillaires émanés des artères ciliaires courtes postérieures, il est naturel que les troubles circulatoires survenus dans le territoire desservi par ces artères retentissent sur lui d'une façon défavorable. C'est ce qui a lieu en réalité.

Ainsi chez les myopes atteints de vastes staphylomes péri-papillaires ou de scléro-choroïdite postérieure, les capillaires provenant des vaisseaux choroïdiens adjacents venant à faire défaut, le nerf optique ne reçoit plus ses matériaux de nutrition que par les ramuscules de l'artère centrale de la rétine. Il en résulte un trouble trophique qui est sans aucun doute l'une des causes de l'amblyopie si considérable qu'on observe souvent chez ces malades.

Nous avons signalé dans le premier volume à propos du glaucome la dégénérescence que subit le nerf optique lorsqu'il est soumis à une compression prolongée. Nous avons déjà longuement insisté à ce sujet sur la forme spéciale de l'excavation qui se produit en pareil cas et sur les différences qui la séparent de l'excavation infundibuliforme de l'atrophie simple.

Le *traitement* de l'atrophie d'origine intra-oculaire est nécessairement variable et subordonné à la nature de l'affection dont elle dépend. Dans les chorio-rétinites, les préparations mercurielles, les transpirations seront indiquées, chez les myopes atteints de scléro-choroïdite postérieure, les soins hygiéniques de la vue, le choix de verres correcteurs convenables, l'application de ventouses Heurteloup empêcheront le développement des lésions choroïdiennes, et par suite l'atrophie de la papille. Enfin le nerf optique est-il refoulé par la pression intra-oculaire exagérée, il faudra de toute nécessité recourir à l'iridectomie.

ATROPHIES D'ORIGINE CONGÉNITALE ET HÉRÉDITAIRE.

Il existe dans la littérature ophthalmologique ancienne quelques exemples d'individus frappés de cécité à un âge relativement assez avancé et chez lesquels néanmoins cette infirmité semblait avoir été le résultat d'une prédisposition congénitale.

Beer, Demours, Travers, ont vu des frères et sœurs d'une même famille devenir aveugles presque simultanément; mais, comme à cette époque il était impossible d'explorer les membranes profondes de l'œil, le siége et la nature des lésions propres à cette bizarre maladie n'avaient pu être que soupçonnés.

Dans la plupart des ouvrages récents de pathologie oculaire, cette variété d'amaurose (en somme relativement rare) avait été passée sous silence, lorsque de Græfe, ayant eu l'occasion d'en observer plusieurs cas, la signala de nouveau à l'attention des cliniciens. Il la considérait comme une névrite rétro-bullaire, se terminant par l'atrophie incomplète du nerf optique. Depuis, Leber (1) a publié sur ce sujet une monographie importante dont nous allons présenter un résumé succinct.

Cette singulière affection semble résulter d'une prédisposition congénitale, puisque elle frappe presque toujours plusieurs enfants à la fois, pourtant elle ne se manifeste guère avant l'âge de douze à treize ans, ni après celui de trente ans.

Le trouble de la vue survient presque subitement, sous forme d'un nuage qui, dans l'espace de quelques jours, est assez épais pour rendre la lecture impossible. A cette période la maladie progresse pendant quatre à cinq semaines environ, et au bout de ce temps, elle paraît rester stationnaire.

Presque toujours la diminution de la vision est due à un *scotome central*, la périphérie du champ visuel restant plus ou moins intacte.

Il est de règle d'observer également la *cécité pour les couleurs,* mais celle-ci ne se produit pas toujours dès le début de la maladie.

La plupart de ces malades accusent une vision meilleure le matin, le soir au crépuscule, ou bien avec un ciel couvert, que lorsqu'ils sont exposés à une vive lumière ; il est naturel qu'il en soit ainsi chez eux, car la vision centrale, déjà défectueuse, l'est nécessairement d'autant plus que la pupille est plus contractée.

(1) *Archiv fur Ophthalmologie*, t. XVII, 2ᵐᵉ partie, p. 249.

Plusieurs fois on a noté pendant les premiers jours de la maladie l'apparition de *sensations lumineuses subjectives*, lueurs, étincelles, éclairs, etc., symptômes sur lesquels s'appuyait de Græfe pour soutenir la nature inflammatoire de cette affection.

Dans tous les cas, les deux yeux ont été atteints ; d'ordinaire ils l'ont été successivement ; le plus souvent l'œil droit a été frappé le premier et plus gravement que le second.

Pendant la période progressive, la papille n'offre pas grands changements à l'ophthalmoscope : tantôt elle a été trouvée normale, tantôt hypérémiée et comme voilée par un léger nuage.

Mais plus tard, elle se décolore et prend peu à peu *l'aspect blanchâtre, tendineux, de l'atrophie simple ;* les vaisseaux rétiniens diminuent de calibre ; ces lésions s'accusent davantage à mesure que la vision baisse. Quelquefois, néanmoins, sous l'influence d'un traitement approprié, l'acuïté visuelle augmente d'une façon sensible, bien que la papille reste décolorée et conserve tous les caractères de l'atrophie.

Le plus souvent, ces malades présentent quelques légers troubles cérébraux ; ils sont nerveux, sujets aux migraines, à des vertiges, à des vomissements, quelquefois même à des attaques d'épilepsie.

L'hérédité joue un rôle incontestable dans la pathogénie de cette affection ; mais néanmoins son influence se fait rarement sentir en ligne directe ; souvent le père et la mère ont des yeux sains, alors que dans les lignes collatérales d'autres parents sont déjà frappés. Il faut admettre surtout comme cause principale une prédisposition congénitale, car presque toujours les frères et sœurs sont atteints simultanément.

L'âge auquel apparaissent les premiers troubles de la vision a varié entre treize et vingt-huit ans ; dans la famille observée par de Græfe, presque tous les enfants furent touchés au même âge.

Le *pronostic* n'est pas toujours funeste. Quelquefois une guérison relative survient, en ce sens que la vision s'améliore notablement et qu'il ne reste qu'un léger degré d'amblyopie. Il est rare que la désorganisation des nerfs optiques devienne complète et entraîne la cécité.

De Græfe, invoquant la légère hypérémie du nerf qui marque le début de la période progressive, tenant compte également des sensations lumineuses subjectives, lueurs, étincelles, etc., éprouvées par le malade à ce moment, avait cru à une *névrite rétrobulbaire*, aboutissant ultérieurement à l'atrophie.

Cette opinion, purement hypothétique, ne peut être acceptée qu'avec réserve, car l'atrophie qui succède aux névrites a d'or-

dinairo des caractères spéciaux qui révèlent son origine, tandis
que dans la maladie en question la papille a toujours présenté ultérieurement les caractères de l'atrophie simple. Nous croyons
donc qu'avant de se prononcer d'une manière définitive sur la nature de cette affection, de nouvelles recherches cliniques et ana-
tomo-pathologiques sont indispensables.

Le *traitement* varie selon la période de la maladie. Les ventouses
Heurteloup sont indiquées au début, au moment de l'apparition
des accidents inflammatoires. Les frictions mercurielles employées
alors même que le nerf optique avait déjà subi un commencement
d'atrophie semblent avoir donné parfois de bons résultats.

Les courants continus, le long du sympathique cervical, comptent
aussi quelques succès. Mais les injections sous-cutanées de strychnine, si utiles dans les autres formes d'atrophie, semblent n'avoir
ici qu'une action douteuse.

Observation rapportée par Leber. La famille se composait de six enfants,
cinq garçons et une fille. Trois enfants étaient nés d'un premier lit, trois
autres d'un second. Du côté paternel la vision avait été toujours excellente, leur mère avait de bons yeux également ; mais deux de ses frères
étaient déjà atteints, depuis longtemps, d'amblyopie.

L'affection survint chez les cinq garçons. Ils furent frappés successivement du plus âgé au plus jeune, aux différents âges suivants : vingt,
treize, vingt-huit, treize et vingt-deux ans. Chez tous l'amblyopie se dé-
veloppa rapidement, atteignit un degré assez élevé, puis resta stationnaire ; ils sont encore en état de se conduire seuls dans les rues.

L'histoire de ces malades se ressemble tellement, que nous croyons
suffisant de rapporter celle de deux d'entre eux.

M. L..., âgé de trente-trois ans, fort et bien bâti, mais nerveux et irri-
table, se plaint de temps à autre de vertiges.

A l'âge de treize ans, dans l'espace de quatre semaines, sa vision diminua tellement, qu'il fut obligé de suspendre ses études. A cette époque
il fut soigné à la clinique de de Græfe, on lui appliqua des ventouses
Heurteloup et on lui prescrivit des frictions mercurielles, mais sans grand
résultat, et depuis son état resta stationnaire.

Actuellement, en juillet 1874, il présente, des deux côtés, un scotome
central, celui de gauche est plus petit, mieux limité, aussi la vision est-
elle meilleure qu'à droite, où le scotome s'étend du côté nasal jusqu'à
la périphérie du champ visuel. Les pupilles, d'égale grandeur, sont assez
dilatées et peu sensibles à l'action de la lumière. A l'ophthalmoscope les
papilles sont blanches nacrées, les artères et les veines un peu amincies.

Ce malade a deux enfants, l'un de quatre ans, l'autre de huit mois, qui
ont de bons yeux.

Un autre frère, âgé de trente-deux ans, se plaint également de vertiges
qui surviennent de temps à autre. A vingt-huit ans sa vue baissa subite-

ment et dans peu de jours il se trouva dans l'impossibilité de lire et
d'écrire ; trois semaines après le début des accidents il entrait à la clinique
de de Græfe. On constatait l'état suivant : le champ visuel est intact des deux
côtés, la vision centrale est un peu indistincte, mais il est impossible de dé-
limiter un véritable scotome. Le malade prétend mieux voir au crépuscule
qu'au grand jour.

A droite, rien d'anormal à l'ophthalmoscope, sauf une raie blanchâtre
très-mince le long d'une grosse veine de la papille. A gauche une légère
opacité diffuse au centre et au bord interne de la papille qui masque le
point d'émergence des vaisseaux et quelques-uns d'entre eux, dans le
reste de son étendue la papille est nettement délimitée, son niveau semble
normal.

Les ventouses Heurteloup procurèrent d'abord une amélioration notable,
mais à peu de temps de là survint une rechute contre laquelle de nouvelles déplétions sanguines, l'iodure de potassium, le fer, restèrent sans
grands résultats.

Trois ans après, Leber eut occasion de revoir ce malade. La vision de
l'œil gauche avait sensiblement baissé et était la même que sur l'œil droit.
Il ne distinguait presque plus les couleurs.

A l'ophthalmoscope les deux papilles étaient *blanchâtres, tendineuses ;* à
droite on apercevait une traînée blanchâtre le long des principales branches de la veine centrale ; à gauche, il existait encore au centre et
sur un des bords de la papille quelques-unes des stries blanchâtres déjà
mentionnées.

HÉMORRHAGIES DU NERF OPTIQUE.

Les hémorrhagies du nerf optique n'ont été bien étudiées que
dans ces derniers temps.

On peut en distinguer deux formes ; ou bien l'extravasation sanguine se produit entre les deux gaines du nerf optique (*hémorrhagie vaginale*) ou bien elle s'infiltre dans l'épaisseur même du tronc
nerveux (*hémorrhagie interstitielle*).

HÉMORRHAGIES VAGINALES DU NERF OPTIQUE.

Pour expliquer certains cas de cécité soudaine, dans lesquels on
trouve une atrophie des nerfs optiques avec pigmentation anormale de la papille, Knapp (1) invoqua le premier une apoplexie
siégeant au niveau du chiasma, fusant de là entre les deux gaînes
du nerf (espace vaginal de Schwalbe) et comprimant celui-ci

____

(1) *Archiv. fur Ophth.*, t. XIV, 1ʳᵉ partie, p. 252.

au point de supprimer complétement la vision et d'entraîner ultérieurement son atrophie.

Depuis, les faits se sont multipliés. Moi-même, récemment, j'ai appelé l'attention sur ce sujet (1), et j'ai rapporté de nouveaux exemples de cette affection. Je crois avoir démontré que l'atrophie du nerf optique observée quelquefois à la suite d'une blessure de la region frontale (voir tome I, p. 176), est due également à une hémorrhagie produite entre les deux gaînes du nerf optique.

Aujourd'hui, grâce aux documents que nous possédons, il est possible d'établir qu'un grand nombre de cas de cécité soudaine dont la pathogénie restait énigmatique reconnaissent probablement la même cause. Les amblyopies qu'on voit survenir tantôt à la suite de certaines maladies générales, rougeole, scarlatine, tantôt après des hémorrhagies abondantes, hématémèse, mélœna, quelquefois même enfin sans altération notable de la santé, rentreraient dans cette catégorie.

Voulant expliquer ces cas de cécité presque foudroyante, de Græfe avait admis qu'il s'agissait d'un processus inflammatoire localisé dans le trajet orbitaire du nerf optique ; il avait décrit cette forme particulière d'inflammation sous le nom de *névrite rétro-bulbaire*. Or, quand on étudie attentivement la symptomatologie décrite par cet éminent clinicien, quand on analyse avec soin les observations sur lesquelles il s'appuie pour démontrer l'existence de cette névrite, on reste convaincu qu'il s'agissait d'hémorrhagies du nerf optique.

Voici, entre autres, la principale observation du mémoire de de Græfe ; nous allons voir qu'il est facile de l'interpréter dans le sens que nous indiquons et qu'on peut la considérer comme un exemple des plus démonstratifs d'hémorrhagie des nerfs optiques :

Albert G***, cocher à Potsdam, âgé de vingt et un ans, se présente à la clinique le 9 décembre 1862; il a été, cinq jours auparavant, atteint de cécité soudaine. En l'examinant, on constate les faits suivants : Le malade, jouissant jusque-là d'une bonne santé générale, éprouve depuis plusieurs années des sueurs profuses aux pieds et, dans ces dernières années, de temps en temps, des maux de tête violents, qui se terminent chaque fois par un saignement de nez. Dans les intervalles, entre ces accès de céphalalgie (quatre à six semaines), il a encore des *épistaxis* assez fréquentes. Quinze jours avant sa présentation à la clinique, il avait eu un accès de céphalalgie extraordinairement long; la sueur des pieds a disparu, et le malade s'est senti privé d'appétit, abattu, il a eu un peu de fièvre; de

(1) *Union médicale,* n° 15, 16, 1874.

sorte qu'il s'est mis au lit le 2 décembre ; sa tête était assez libre. Son maître, qui est médecin, crut à un état gastrique et ordonna un vomitif. Les vomissements s'accompagnèrent d'efforts très-violents ; cependant, il est certain que, le lendemain, c'est-à-dire le 3 décembre, la vue du malade était encore parfaite. La santé générale s'améliora même, et le malade, sauf une grande lassitude, se sentait assez bien portant, lorsque, dans l'après-midi du 4 décembre, un brouillard apparut soudain devant ses yeux ; l'obscurité augmenta peu à peu, et toute perception de lumière cessa. Il n'y avait ni chromopsie, ni photopsie, ni rétrécissement du champ visuel dans un sens déterminé. Moins d'une heure après l'apparition du premier brouillard, le malade était complétement aveugle. Le 5, à midi, on lui fit une saignée ; le soir on lui appliqua des sangsues à la tempe ; les jours suivants on le purgea ; le tout sans succès.

Le 9 décembre, j'examine le malade, et je constate des deux côtés l'absence de toute perception lumineuse, la dilatation *ad maximum* des pupilles et l'insensibilité de l'iris à la lumière ; des traces de contraction pupillaire accompagnent les mouvements latéraux des yeux ; elles sont plus prononcées dans les mouvements de convergence ou d'accommodation (lorsqu'on dit au malade de fixer son propre doigt rapproché de l'œil). Les papilles optiques sont à peine tuméfiées, mais voilées et grisâtres ; cependant l'opacité n'est pas diffuse ici ; elle présente par place des stries qui s'étendent sur les parties avoisinantes de la rétine et rappellent un peu l'aspect des fibres nerveuses à double contour. Les artères sont un peu amincies et donnent à la pression du doigt sur l'œil le phénomène des pulsations à peu près comme à l'ordinaire (conservation d'une circulation non interrompue) ; dans l'œil gauche, on voit de *petites apoplexies* sur la papille ; les veines sont larges, foncées, mais pas trop flexueuses, et ressortent d'une manière un peu irrégulière sur le tissu opaque. La santé générale n'est pas troublée ; seulement, le malade accuse une grande lassitude. Les organes de la circulation sont normaux, l'urine de même.

Les essais thérapeutiques les plus variés (frictions mercurielles jusqu'à salivation, iodure de potassium, paracentèses, iridectomie à l'œil gauche) ne donnent pas le moindre résultat. La tuméfaction légère et l'opacité du nerf optique se transforment avec une rapidité surprenante en dégénérescence blanche ; celle-ci conserve encore pendant longtemps un aspect particulier (de névrite), à cause des restes de stries qui s'étendent sur la rétine, et dont nous avons parlé plus haut. La pupille ne reste pas dilatée *ad maximum*, mais conserve cependant un diamètre plus grand que dans la plupart des amauroses cérébrales ; elle est complétement immobile sous l'influence de la lumière. Le malheureux jeune homme, malgré une bonne santé générale, n'a pas recouvré la moindre trace de perception lumineuse.

Voici une deuxième observation personnelle se rapportant à la même affection :

L. V***, âgée de vingt-trois ans, se présente, le 23 août 1873, à ma consultation. Cette malade est complétement aveugle ; elle ne peut distinguer le jour de la nuit; toute perception lumineuse a complétement disparu. Interrogée sur ses antécédents, voici ce qu'elle raconte : A l'âge de puberté, elle a commencé à éprouver des maux de tête qui survenaient au moment des époques ; elle était sujette à des *saignements de nez* très-fréquents, se reproduisant parfois plusieurs jours de suite ; les règles étaient régulières et abondantes. De temps à autre il lui montait à la tête des bouffées de chaleur qui la suffoquaient à tel point, que plusieurs fois elle alla trouver un médecin pour se faire saigner. On se contenta de lui donner des purgatifs. Son frère, plus jeune qu'elle de deux ans, a aussi une constitution pléthorique; il prétend avoir eu un *coup de sang* dont une saignée l'aurait guéri.

Tel était l'état de la malade le 14 septembre 1872. Les règles vinrent à ce moment, mais s'accompagnèrent de maux de tête plus violents qu'à l'ordinaire. Le 17, saignement de nez abondant, qui se répète le 18 et le 19. Le 20 septembre, à onze heures du matin, la vision de l'œil gauche se trouble, s'obscurcit et disparaît peu à peu ; à deux heures de l'après-midi, la vision de l'œil droit diminue à son tour d'une façon progressive, et, à six heures du soir, la cécité est complète. Pendant tout le temps que dura la disparition de la vision, c'est-à-dire de onze heures du matin à six heures du soir, la malade, qui avait toute sa connaissance, ne ressentit aucune douleur dans les yeux ; il lui sembla seulement voir jaillir des lueurs, des étincelles; elle souffrait de la tête, mais modérément.

Tels sont les renseignements que je pus obtenir avant de procéder à l'examen du fond de l'œil. Actuellement, cette jeune fille offre toutes les apparences d'une santé robuste. Les pupilles sont extrêmement dilatées. A droite la papille présente tous les caractères de l'atrophie ; elle est blanche et nacrée, les vaisseaux sont très-grêles. Une particularité remarquable attire tout de suite l'attention : c'est la *présence d'une tache noirâtre circulaire* bordant le pourtour de la papille. Cette tache, qui semble de nature pigmentaire, forme un anneau presque complet, interrompu seulement en quelques points d'une façon irrégulière. La choroïde ne présente aucune altération ; les milieux de l'œil sont complétement transparents. A gauche, l'image du fond de l'œil est à peu près la même qu'à droite ; il existe une tache circulaire tout à fait analogue autour de la papille.

Si l'on cherche à interpréter dans ces observations l'enchaînement des phénomènes pathologiques, si l'on se livre à une analyse minutieuse de chaque symptôme, on arrive à admettre, comme la cause la plus probable de la cécité, la production d'une hémorrhagie spontanée qui, du chiasma, a pénétré entre les deux gaînes des nerfs optiques, et s'est répandu jusqu'à leurs extrémités oculaires. En effet, l'ophthalmoscope prouve que ni les membranes profondes, rétine et choroïde, ni les milieux transparents de l'œil ne sont altérés ; d'autre part, il est impossible d'invoquer une lésion de l'encéphale, puisqu'il n'y a eu aucun trouble cérébral grave : ni perturbation de la sensibilité et de la motilité, ni amoindrissement des facultés intellectuelles, etc., on est donc forcé de conclure par exclusion, pour expliquer la cécité, à une lésion intéressant les troncs des nerfs optiques. D'ailleurs l'examen clinique de ces malades ne nous fournit-t-il pas des preuves positives qu'il en est ainsi ? Les phénomènes, caractérisés par des lueurs, des étincelles, qui se sont produits au moment où survenait la diminution progressive de la vision, ne sont-ils pas des indices manifestes d'une compression mécanique des nerfs optiques ?

Quelle a pu être la nature de cette lésion ? Son apparition subite, sa marche si rapide rendent plus que probable l'hypothèse d'une hémorrhagie ; mais la certitude devient complète si l'on tient compte des antécédents de ces malades, de leur prédisposition aux hémorrhagies, des saignements de nez qui ont précédé la perte de la vue ; enfin dans le second cas l'examen ophthalmoscopique vient lever tous les doutes, en prouvant matériellement l'extravasation sanguine dont le résidu pigmentaire est resté fixé au pourtour du nerf. N'est-ce pas là, pour ainsi dire, la preuve anatomo-pathologique de la nature de la maladie ?

HÉMORRHAGIES INTERSTITIELLES.

Des hémorrhagies *interstitielles* peuvent également se produire dans l'épaisseur même des nerfs optiques. L'affection est alors ordinairement unilatérale ; elle entraîne la perte immédiate de l'œil atteint, et présente à l'ophthalmoscope certains caractères ayant quelque analogie avec ceux de *l'embolie de l'artère centrale* de la rétine ; aussi est-il probable que ces deux affections ont été souvent prises l'une pour l'autre.

Récemment H. Magnus (1) a publié sur ce sujet une intéressante monographie dont voici les traits les plus saillants.

Si l'on produit chez les animaux des lésions traumatiques du nerf optique, soit en en faisant la ligature, soit en le sectionnant, soit enfin en cherchant à pousser des injections dans son épaisseur, de façon à simuler une hémorrhagie, on trouve constamment à l'ophthalmoscope un trouble diffus de la rétine. Cette membrane

(1) *Die Sehnerven blutungen.* Leipzig, 1874.

perd sa transparence pour prendre une teinte gris-blanchâtre ayant son maximum d'intensité dans le voisinage de la papille. L'altération du fond de l'œil survenue dans ces conditions est le résultat d'une lésion révélée par le microscope, elle consiste dans la dégénérescence graisseuse des fibres nerveuses qui forment la couche la plus interne de la rétine et qui sont la continuation de celles qui ont été dilacérées dans le nerf optique.

Les mêmes phénomènes s'observent en clinique. Les fibres du nerf optique sont-elles détruites, comprimées, déchirées par une hémorrhagie interstitielle, les régions de la rétine où se répandent les fibres altérées présentent ce trouble diffus, cette teinte gris-blanchâtre, résultat de leur dégénérescence.

Si la lésion du nerf optique est peu étendue, si un petit nombre seulement de fibres nerveuses ont été atteintes, la teinte grisâtre de la rétine est également circonscrite et localisée en certains points du fond de l'œil. Si, au contraire, l'hémorrhagie a été abondante et a intéressé presque toute l'épaisseur du nerf, l'opacité s'étend à presque tout le fond de l'œil. Dans les cas observés par Magnus, le trouble rétinien atteignait son maximum au pourtour de la papille et de la macula, ce qui tiendrait, suivant lui, à ce que les fibres centrales du nerf optique, accolées aux vaisseaux centraux et exposées, par conséquent, les premières aux atteintes de l'hémorrhagie, sont précisément celles qui se répandent autour de la macula et de la papille ; les fibres plus périphériques, au contraire, se rendant comme on sait dans les régions équatoriales. La même raison anatomique explique pourquoi l'hémorrhagie du nerf optique entraîne constamment une diminution de la vision centrale. Celle-ci, en effet, est presque toujours abolie d'emblée, alors que la sensibilité rétinienne est encore conservée dans les parties périphériques.

Au niveau de la macula, on aperçoit une petite tache rougeâtre dont la coloration est analogue à celle du fond de l'œil normal, mais qui ressort, par un effet de contraste, sur les parties grisâtres qui l'environnent. Cet aspect particulier de la macula est dû sans doute à ce que, dans cette région, la couche des fibres nerveuses faisant défaut on peut encore apercevoir par transparence la lueur rougeâtre de la choroïde, tandis que, dans les parties voisines, les fibres nerveuses altérées devenues opaques empêchent de voir cette membrane.

Au début, la papille ne présente pas à l'ophthalmoscope de lésions aussi apparentes que la rétine. Sauf un très-léger nuage effaçant ses contours, elle conserve un aspect à peu près normal ;

pourtant, les artères sont très-amincies, mais si l'on comprime légèrement le globe oculaire avec le doigt, on voit apparaître le pouls artériel, preuve qu'elles sont encore perméables. Par la suite, la papille se décolore peu à peu, et il survient une atrophie plus ou moins complète.

Quant aux opacités diffuses de la rétine, elles disparaissent graduellement à mesure que les fibres, frappées de dégénérescence, s'atrophient; à mesure que cette atrophie se complète, le fond de l'œil reprend sa coloration rougeâtre habituelle.

Les *troubles fonctionnels* résultant d'une hémorrhagie du nerf optique se font remarquer par leur apparition brusque, soudaine. Les malades se plaignent d'une cécité complète ou partielle survenue subitement. Au moment de la perte de la vue, ils éprouvent des *sensations lumineuses subjectives* qu'ils comparent à des *lueurs*, des *étincelles*, *des éclairs*. La sensibilité rétinienne n'est pas toujours complétement abolie d'emblée ; elle persiste parfois dans certaines zones, dont la forme et l'étendue sont des plus variables ; tantôt c'est la périphérie qui est encore impressionnable à la lumière, · tantôt une moitié du champ visuel a disparu, tantôt un simple secteur. Mais presque toujours la vision centrale est atteinte la première ; nous en avons indiqué précédemment la raison.

Dans l'hémorrhagie interstitielle du nerf optique, les lésions qui apparaissent du côté du fond de l'œil étant l'expression de l'état de souffrance des fibres nerveuses, il est clair que, quel que soit le processus qui ait entraîné leur destruction, quel que soit le point de leur trajet où elles aient été lésées, serait-ce même à leur origine, les altérations secondaires qui se propagent jusqu'à la rétine devront également se produire, et donner naissance à une image ophthalmoscopique analogue.

Les expériences de Magnus permettaient donc de prévoir, *à priori*, que la destruction des centres d'origine des nerfs optiques, dans l'encéphale, devait se traduire par des changements de teinte de la rétine appréciables à l'ophthalmoscope. La clinique a confirmé ces vues théoriques. Popp a publié récemment l'observation fort importante d'un malade chez lequel survinrent pendant la vie des altérations du fond de l'œil : opacité grisâtre de la rétine, tache rouge au niveau de la macula, qui firent croire à une embolie de l'artère centrale. A l'autopsie, on ne trouva aucun caillot obturateur, mais bien une destruction complète des tubercules quadrijumeaux du côté droit. Il est inutile d'insister sur l'importance que peuvent acquérir ces nouveaux faits au point de vue de la localisation des affections cérébrales, il est clair que si les altérations des centres d'origine des nerfs optiques se traduisent par des altérations du fond de l'œil visibles à l'ophthalmoscope, réciproquement, celles-ci une fois reconnues, on pourra en conclure que le processus morbide intéresse cette région déterminée de l'encéphale.

De même que pour les hémorrhagies cérébrales, les altérations des parois vasculaires, les affections cardiaques jouent le principal rôle dans la pathogénie de cette affection. Les ruptures en apparence spontanées sont préparées par la dégénérescence athéromateuse des parois des vaisseaux, ou quelquefois par l'obstacle apporté au retour du sang vers le cœur par les lésions valvulaires de cet organe.

Zülzer (1) a signalé dans la variole hémorrhagique la tendance aux extravasations sanguines dans l'épaisseur même de certains nerfs, c'est peut-être à des hémorrhagies survenues dans les nerfs optiques que sont dus ces cas de cécité qui surviennent dans les formes graves de variole, indépendamment de toute pustule de la cornée.

Le *pronostic* est toujours grave. Dans les cas où la plus grande partie du nerf a été détruite ou trop longtemps comprimée, la perte de la vision est complète et irrémédiable; quand un certain nombre de fibres nerveuses ont été respectées, la sensibilité peut être conservée dans une portion de la rétine; enfin, si quelques fibres seulement ont été atteintes, il peut simplement se produire un scotome correspondant. Mais ce dernier cas est encore hypothétique et n'a pas, que nous sachions, été observé en clinique.

Le *traitement* est généralement impuissant; on peut essayer de favoriser la résorption de l'épanchement par des déplétions sanguines aux tempes au moyen de la ventouse Heurteloup ou des sangsues. Mais il ne serait pas prudent de chercher à favoriser la circulation rétinienne par des paracentèses ou par l'iridectomie, la diminution considérable de la tension oculaire qui en résulterait pouvant provoquer la production de nouvelles hémorrhagies.

Quand la maladie a de la tendance à se terminer par l'atrophie, on peut chercher à augmenter la vitalité des fibres nerveuses par des injections sous-cutanées de strychnine à la tempe, à la dose de 1 milligramme et par des applications de courants continus.

(1) *Berliner klinische Wochenschrift*, 1872, nᵒ 51.

TUMEURS DU NERF OPTIQUE.

Bien que les tumeurs du nerf optique soient relativement rares, Goldzieher (1) a eu l'occasion d'en observer trois cas. Ces faits, réunis à neuf autres qu'il a trouvés dans la littérature ophthalmologique, lui ont permis de publier un travail intéressant sur ce sujet. En voici les traits principaux.

Les tumeurs du nerf optique, quand elles atteignent un certain volume, présentent les mêmes caractères que les autres tumeurs de l'orbite, avec cette seule différence que le globe oculaire est peut-être plus directement projeté en avant. Il s'ensuit qu'il est quelquefois difficile de décider si la tumeur s'est développée dans l'orbite pour envahir le nerf consécutivement, ou si elle a réellement pris naissance dans l'épaisseur du tronc nerveux, en dedans de sa gaîne externe. Dans ce dernier cas cependant la *cécité survient presque dès le début*, alors que la tumeur est encore peu volumineuse. Ce symptôme important a été noté dans plusieurs observations et a servi plusieurs fois à établir le diagnostic.

Quant aux renseignements fournis par l'examen ophthalmoscopique, ils ne sont pas toujours très-précis. Tantôt on a constaté une atrophie simple, tantôt une névrite optique, comparable à la névrite par étranglement. Dans un cas, rapporté par de Græfe (1) les veines de la papille étaient dilatées et sinueuses, les artères amincies ; il existait, de plus, un gonflement d'environ 1 millimètre à la partie interne du disque nerveux, dont le centre semblait déjeté en dedans.

Une autre fois, Jacobson (2) trouva à la surface de la papille décolorée une série de petites saillies appartenant, comme le montra l'examen microscopique, à une tumeur du nerf optique.

Dans la plupart des observations recueillies par Goldzieher, les néoplasmes du nerf optique étaient des myxomes ou des myxosarcomes ; plus rarement, des gliomes ou des fibro-sarcomes ; pourtant, Perls a signalé un cas de véritable névrome.

Les tumeurs du nerf optique doivent être enlevées comme les autres tumeurs de l'orbite ; vu leur situation particulière, elles exigent le plus souvent l'énucléation préalable du globe oculaire.

Dernièrement pourtant, Knapp ayant eu l'occasion d'opérer un

(1) *Archiv für Ophthalm.*, t. XIX, 3e partie, p. 118.
(2) *Ibid.*, t. X, 1re partie, p. 194.
(3) *Ibid.*, t. X. 2e partie, p. 55.

malade atteint de cette affection, résolut d'enlever la tumeur en
respectant l'œil. L'observation de son malade est intéressante à
plusieurs points de vue ; nous la rapportons *textuellement* (1).

Depuis trois ans, dit-il, j'observais l'œil d'une femme de quarante ans,
bien portante, qui souffrait de névrite descendante avec amblyopie. Le
globe oculaire se trouvait porté directement en avant et un peu en bas
et en dehors. L'exophthalmos était légèrement progressif. Les douleurs
périodiques qui s'étaient déjà montrées auparavant étaient devenues si intenses, au mois de mai dernier, qu'elles semblaient intolérables. Bien qu'auparavant, malgré une palpation très-attentive, on n'eût pu sentir directement de tumeur de l'orbite, je fus cependant d'accord avec le docteur
Gruening, qui avait diagnostiqué, en mon absence, une tumeur du nerf
optique, puisque je pouvais sentir, dans la profondeur de l'angle interne de
l'œil, une tumeur mobile adhérente au bulbe. Ainsi S était alors $= $ à $\frac{10}{200}$.

Cette dernière circonstance n'empêchait pas l'existence d'une tumeur
du nerf optique, puisque nous savons, par le beau et savant travail de
Goldzieher, que ces tumeurs partent ordinairement de la gaîne du nerf
optique, et que quelquefois elles ne troublent pas pendant longtemps le
nerf. D'après ce travail, j'avais appris en outre que ces tumeurs sont ordinairement séparées de la sclérotique par une mince couche de tissu con-
nectif ; je résolus donc d'essayer d'énucléer la tumeur tout en conservant
le bulbe. Cet essai réussit. En présence des docteurs Gruening, Powley,
Althof, Noyes, Derby, etc., j'opérai de la manière suivante : Les paupières
écartées par un spéculum ordinaire, je fis, au moyen de ciseaux à strabisme, une ouverture entre le droit supérieur et l'oblique supérieur à
travers la conjonctive et la capsule de Tenon, jusqu'à ce que, au moyen
du doigt, je pusse sentir la tumeur. Je circonscrivis ensuite, toujours
guidé par l'indicateur gauche, toute la tumeur ; je l'isolai de la sclérotique et je coupai le nerf optique, d'abord à son extrémité oculaire,
ensuite à son extrémité orbitaire. Au moyen du plat des ciseaux, j'extrayai
la tumeur, du volume d'une noix, que je vous présente.

L'hémorrhagie fut insignifiante. Le bulbe, replacé en partie, fut contenu
par un pansement de charpie. La plaie guérit sans suppuration. Dès le
second jour, la patiente n'avait plus de douleurs. Un ulcère dans le segment inférieur de la cornée guérit par l'occlusion palpébrale au moyen
de deux sutures latérales. L'œil fut examiné régulièrement par l'ophthalmoscope à partir du deuxième jour. Les milieux réfringents étaient et
restèrent clairs. Le fond de l'œil, laiteux dès le commencement, ne permet pas d'en reconnaître les détails. Au quatrième jour, il y avait des stries
rouges visibles, augmentant journellement ; de sorte que, dès le huitième
jour, on voyait une hyperhémie rétinienne veineuse intense, tandis que les
artères, assez distinctes, avaient un volume normal. Le fond de l'œil
s'éclaircit ensuite de plus en plus, quoique l'hyperhémie veineuse per-

(1) *Annales d'oculistique*, t. LXXIV, p. 287.
ABADIE. *Mal. des yeux.* T. II.   7

sistât encore pendant des semaines. L'exophthalmos disparut presque entièrement; le bulbe avait toujours conservé sa grosseur et sa tension; il était mobile en haut et en bas, mais pas latéralement. Probablement la section du nerf optique avait également intéressé les nerfs des muscles droits latéraux. La tumeur, d'apparence granuleuse uniforme, entoure tout le nerf et appartient au fibro-sarcome pour autant qu'un examen préparatoire a pu déterminer sa nature. Ce cas m'a fait l'impression qu'il serait possible d'enlever la plupart des tumeurs orbitaires tout en conservant le bulbe. J'ajouterai encore ce fait que le bulbe se conserve après sa sortie violente de l'orbite, comme cela arrive assez souvent dans les duels. La puissance visuelle se conserve-t-elle dans ces cas ? Il serait d'un grand intérêt de le savoir.

ANOMALIES CONGÉNITALES DU NERF OPTIQUE.

FIBRES OPAQUES.

Dans l'œil humain normal les fibres du nerf optique, au moment où elles traversent la lame criblée, perdent leur gaîne de myéline et deviennent complétement transparentes. Chez quelques animaux, tels que le lapin, un certain nombre d'entre elles restent opaques; on les voit à l'ophthalmoscope sous forme de bandes horizontales finement striées d'un blanc éclatant, qui s'épanouissent en éventail. Müller (1) signala le premier l'existence tout à fait accidentelle de la même disposition chez l'homme, plus tard Virchow (2) et Recklinghausen eurent l'occasion d'observer au microscope des yeux atteints de cette anomalie et décrivirent la structure de ces fibres opaques.

Pendant la vie elles apparaissent à l'ophthalmoscope sous forme de plaques, d'un blanc éclatant, situées sur le pourtour de la papille, avec laquelle elles sont en contact; ces faisceaux blancs s'épanouissent en rayonnant vers la périphérie, leur bord finement dentelé leur donne quelque peu la forme de flammèches. Tantôt il n'existe qu'une seule de ces plaques formant une tache blanche brillante dans le voisinage de la papille, tantôt il y en a plusieurs, parfois même elles forment par leur réunion un anneau presque complet autour de la papille. Ces plaques, étant en rapport avec la distribution des faisceaux nerveux, s'étendent habituellement comme ceux-ci le long des gros vaisseaux, qu'elles suivent plus

(1) *Untersuch. uber die Retina.* Leipzig, 1856.
(2) *Archiv für Anat.-path.*, t. X, p. 190.

ou moins loin ; elles manquent presque toujours au contraire vers la macula, région dépourvue, comme on sait, de fibres nerveuses. Il est extrêmement rare de voir les fibres opaques recouvrer en un point leur transparence pour reprendre un peu plus loin leur gaîne de myéline et former une seconde tache à une certaine distance de la première.

Les rapports des vaisseaux de la papille avec ces parties blanches de la rétine sont tout à fait caractéristiques : *une partie plus ou moins grande de leur trajet est masquée* par les fibres opaques au milieu desquelles ils sont plongés.

Sauf un agrandissement du *punctum cæcum* en rapport avec la quantité des éléments sensoriels, cônes et bâtonnets, recouverts par les portions opaques de la rétine, les troubles fonctionnels sont tout à fait nuls. Quelquefois cette anomalie est associée à d'autres malformations congénitales de l'organe de la vision : hypermétropie excessive, astigmatisme irrégulier, etc., qui peuvent entraîner une diminution considérable de l'acuïté visuelle. Mais l'absence complète de troubles fonctionnels attribuables aux membranes profondes, l'aspect particulier de ces taches, la façon caractéristique dont les vaisseaux se comportent avec elles, empêcheront toujours de les confondre avec les plaques graisseuses pathologiques de la rétine et avec les atrophies partielles circonscrites (staphylomes) de la choroïde.

Jæger a signalé une anomalie plus rare encore que la précédente : elle est causée par la transparence anormale des fibres du nerf optique en arrière de la lame criblée. La gaîne de myéline disparaît avant que les fibres nerveuses atteignent les mailles de ce disque celluleux, et le regard peut pénétrer plus profondément que d'habitude dans l'extrémité intra-oculaire du nerf. On entrevoit alors les vaisseaux de la papille avant leur division et il semble qu'on ait sous les yeux une *excavation profonde;* mais l'absence d'un bord nettement accusé empêchera toujours de confondre cet aspect avec celui d'une excavation glaucomateuse.

FIBRES ROUGEATRES.

Quelquefois les fibres nerveuses de la rétine se présentent au moment de leur épanouissement sous forme de stries rougeâtres plus accusées dans la direction des principaux faisceaux, de sorte qu'aux deux extrémités du diamètre vertical, en haut et en bas, les bords de la papille paraissent diffus. Cette anomalie pourrait être confondue avec l'astigmatisme, vice de réfraction qui altère l'image ophthalmoscopique et fait perdre à la papille dans certaines directions la netteté de ses contours. Pour trancher la question, on examinera successivement le fond de l'œil à l'image droite, puis à l'image renversée. Si la portion effacée de la papille reste la même dans les deux cas, c'est une preuve qu'il s'agit d'une conformation normale des fibres ; si, au contraire, la situation des parties effacées varie avec le mode d'examen, c'est qu'on se trouve en présence d'un œil astigmate.

DÉCOLORATION CONGÉNITALE DE LA PAPILLE.

La papille vue à l'ophthalmoscope offre de grandes variétés de coloration dépendant du mode d'éclairage, de l'intensité de la source lumineuse employée, de la grandeur de l'ouverture de la pupille, enfin des effets de contraste causés par la pigmentation plus ou moins foncée de la choroïde adjacente. Ces variétés physiologiques de teinte sont d'ordinaire facilement reconnues par les praticiens qui ont quelque habitude de l'exploration du fond de l'œil. Mais il est des cas (1) où la décoloration bleuâtre ou blanchâtre du nerf optique est tellement prononcée qu'elle pourrait en imposer pour une atrophie. L'absence complète de tout trouble fonctionnel permet d'éviter dans ce cas une erreur de diagnostic.

PIGMENTATION ANORMALE DE LA PAPILLE.

On a signalé parfois à la surface du nerf optique la présence d'amas de pigment ; ils se présentent d'ordinaire sous forme de petites taches brunâtres ayant à peine les dimensions d'une tête d'épingle ; il est extrêmement rare qu'ils forment une plaque d'une assez grande étendue. Dans ce dernier cas seulement on pourrait les confondre avec les pigmentations pathologiques que laissent après elles les extravasations sanguines répandues dans l'épaisseur du nerf ou entre ses deux gaînes ; mais ici encore l'intégrité de la vision et du champ visuel empêchera de commettre une méprise (2).

(1) Jæger, *Atlas d'ophthalmoscopie*, pl. VII, fig. 40.
(2) Voir l'article intitulé *Hémorrhagie du nerf optique*.

MALADIES DE LA RÉTINE

ANATOMIE ET PHYSIOLOGIE DE LA RÉTINE. — TROUBLES CIRCULATOIRES DE LA RÉTINE. — EMBOLIE DE L'ARTÈRE CENTRALE DE LA RÉTINE. — RÉTINITE IDIOPATHIQUE. — RÉTINITE ALBUMINURIQUE. — RÉTINITES DIABÉTIQUE, LEUCÉMIQUE. — RÉTINITE SYPHILITIQUE. — RÉTINITE HÉMORRHAGIQUE. — DÉCOLLEMENT DE LA RÉTINE. — DÉGÉNÉRESCENCE CYSTOÏDE DE LA RÉTINE. — GLIÔME DE LA RÉTINE.

ANATOMIE ET PHYSIOLOGIE DE LA RÉTINE.

ANATOMIE.

La rétine a été considérée longtemps comme un simple épanouissement des nerfs optiques; on avait constaté, sans aller plus loin, que sur le cadavre cette membrane offre une coloration blanchâtre lactescente, et semble en effet constituée par les fibres prolongées du nerf optique. Mais depuis quelques années cette partie du corps humain a été étudiée avec le plus grand soin, et l'on a vu que sa structure est en réalité beaucoup plus compliquée. L'exposé des travaux nombreux dont la rétine a été l'objet nous entraînerait beaucoup trop loin, aussi nous contenterons-nous d'exposer brièvement l'état actuel de la science sur ce sujet.

La rétine renferme deux sortes d'éléments : des éléments *conjonctifs* et des éléments *nerveux ;* les premiers forment une sorte de charpente destinée à soutenir les seconds.

Ces éléments se distribuent en plusieurs couches. Ce sont, en partant du corps vitré :

1° La membrane limitante interne ;

2° La couche des fibres nerveuses formée par l'épanouissement du nerf optique ;

3° Une couche de cellules ganglionnaires ;

4° Une couche moléculaire ou granulée interne ;

5° La couche interne des grains ;

6° La couche granulée externe ;

7° La couche externe des grains ;

8° La membrane limitante externe ;

9° La couche des cônes et des bâtonnets (membrane de Jacob);

10° La couche des cellules pigmentaires.

La *membrane limitante* est une membrane amorphe, translucide, appartenant à la catégorie des membranes vitreuses, d'environ $0^{mm},0011$ d'épaisseur ; elle occupe toute l'étendue de la rétine, recouvrant l'épanouissement du nerf optique et se confondant en avant avec la zonule de Zinn.

En dedans elle est en contact immédiat avec le corps vitré et non avec la prétendue membrane hyaloïdienne, décrite jadis comme enveloppant les milieux de l'œil, et qui, d'après les recherches d'Iwanoff, n'existe pas. Sa face externe est adossée à la couche des fibres nerveuses, et affecte un rapport intime avec les extrémités terminales des fibres de Müller, dont elle est considérée par quelques histologistes comme l'épanouissement.

De même que les autres membranes vitreuses, elle résiste longtemps à l'action des agents chimiques et des processus morbides ; on l'a trouvée souvent intacte sur des yeux désorganisés depuis longues années.

La couche *des fibres nerveuses* est formée par l'épanouissement du nerf optique ; en traversant la lame criblée, ces fibres perdent leur *myéline* et deviennent *transparentes*. Cette propriété, partagée du reste par tous les autres éléments de la rétine, permet d'apercevoir la couleur rouge de la choroïde lorsqu'on examine le fond de l'œil à l'ophthalmoscope.

Les anciens, qui n'examinaient la rétine que sur le cadavre, croyaient cette membrane opaque et blanchâtre ; dans ces conditions, en effet, elle présente une teinte laiteuse, mais une expérience bien simple prouve que c'est là un effet de l'imbibition séreuse cadavérique. Qu'on prenne un lambeau de la rétine d'un animal fraîchement tué, on constate qu'il est translucide et reste tel tant qu'on le maintient dans le corps vitré ; si au contraire on le plonge dans de l'eau pure, on le voit devenir louche et opalescent au bout d'un temps très-court.

La distribution des fibres nerveuses rétiniennes est loin d'être uniforme. Il y en a peu en dehors de la papille et pas du tout au niveau de la macula. En haut, en bas et en dedans, au contraire, il existe de gros faisceaux qui s'étalent en suivant la direction des vaisseaux ; leurs fibres se recourbant en arc de cercle au-dessus et au-dessous de la région de la macula vont se répandre vers la périphérie.

La couche *des cellules nerveuses ganglionnaires* est composée de cellules analogues à celles des centres nerveux. Leur diamètre varie de 0^{mm},001 à 0^{mm},0015 ; elles renferment un noyau et un nucléole.

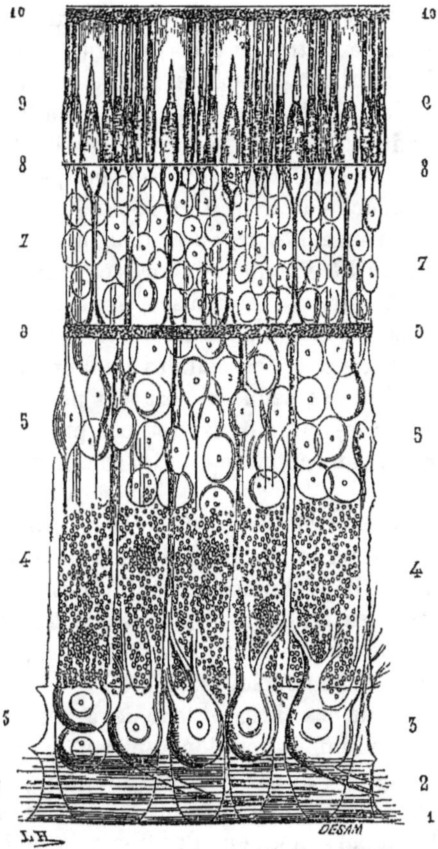

Fig. 15. *Structure de la rétine.* 1, membrane limitante interne ; 2, couche des fibres nerveuses ; 3, cellules ganglionnaires ; 4, couche moléculaire ou granulée interne ; 5, couche interne des grains ; 6, couche granulée externe ; 7, couche externe des grains ; 8, membrane limitante externe ; 9, couche des cônes et des bâtonnets ; 10, couche des cellules pigmentaires

Ces cellules sont multipolaires, rarement bipolaires ; leurs prolongements internes se dirigent vers la couche des fibres nerveuses sous-jacentes et vont se mettre en connexion, ainsi que l'a démontré Corti, avec les cylindres-axes de cette couche. Les autres, plus nombreux et plus grêles, se dirigent en dehors et vont se répandre dans la couche granulée interne.

Ces cellules sont placées au milieu d'une substance fondamen-

tale, où l'on trouve également de nombreuses fibrilles et des plaques membraneuses de nature conjonctive, émanées des fibres de
Müller.

La couche *granulée interne* est formée par de fines fibrilles
irrégulièrement enchevêtrées au milieu d'une substance grise
amorphe, et paraissant être, les unes de nature nerveuse, les autres
de nature cellulaire. Les premières ne sont autre chose que les
prolongements des cellules ganglionnaires, subdivisés en un grand
nombre de ramifications. Les secondes proviendraient des fibres
de Müller (fibres de soutien), qui traversent perpendiculairement
la rétine. Cette couche a environ $0^{mm},03$ à $0^{mm},04$ d'épaisseur.

La couche *granuleuse interne,* ou couche interne des grains, renferme deux espèces d'éléments cellulaires et deux espèces de fibres.

Les cellules les plus volumineuses, appelées aussi quelquefois
grains de cette couche, sont de nature nerveuse. Elles présentent
une grande analogie avec les cellules ganglionnaires bipolaires,
sauf que leur substance cellulaire est fort peu abondante, tandis
que leur noyau, très-volumineux, remplit presque complétement
l'enveloppe ; ce noyau renferme un nucléole très-petit, mais très-
brillant.

De chacune de ces cellules partent deux prolongements : l'un
externe, l'autre interne, qui constituent le premier ordre de
fibres. L'externe, plus volumineux que l'interne, se dirige vers la
couche granulée externe, où il s'anastomose avec les fibrilles
nerveuses de cette couche. L'interne va se perdre dans la profondeur de la couche granulée sous-jacente.

La surface lisse de ces fibres et leur dégénérescence variqueuse
sous l'influence de l'imbibition dénotent leur nature nerveuse.

Les autres cellules de cette couche sont de nature conjonctive ;
les fibres qui leur correspondent sont rugueuses, se décomposant
en fibrilles ; la plupart émanent des fibres de soutien de la rétine
(fibres de Müller).

La couche *granulée externe* offre la plus grande analogie avec
la couche granulée interne. Elle est composée également d'une
matière amorphe granulée, dans laquelle s'épanouissent des
fibrilles lisses nerveuses et des fibrilles de tissu conjonctif. Schultze
a décrit récemment dans cette couche de *belles cellules étoilées.*

La couche *granuleuse externe* se compose de cellules ou noyaux
de nature nerveuse, présentant la même structure que ceux de
la couche granuleuse interne ; on y trouve aussi des cellules de
nature conjonctive. Les premières sont placées sur le trajet des
fibres qui vont se mettre en connexion avec les cônes et les bâton-

nets, dont elles sont considérées comme les pédicules (*fibres de cônes, de bâtonnets*). Ces fibres sont relativement épaisses ; leur aspect strié longitudinalement, leur décomposition en fibrilles variqueuses dans le sérum iodé permettent de les considérer comme des faisceaux de cylindres-axes.

Parmi les grains de cette couche, les uns sont en rapport avec les cônes, les autres avec les bâtonnets ; ces derniers présentent sur le cadavre une altération particulière signalée par Henle et à laquelle cet histologiste attache une grande importance : c'est l'apparition de *stries transversales* plus ou moins nettes, formant des zones alternativement claires et foncées. Dans cette couche se trouve également la terminaison des fibres de soutien, qui forment, en s'épanouissant, la membrane *limitante externe*. Celle-ci est donc analogue à sa congénère du côté interne.

La couche *des cônes et des bâtonnets* est la plus importante, épaisse en moyenne de 0^{mm},04 à 0^{mm},05 ; elle se compose de deux sortes d'éléments, les cônes et les bâtonnets, comparables d'une manière générale à de petits cylindres parallèles entre eux et placés perpendiculairement à la surface de la rétine.

Les bâtonnets ont une forme cylindrique ; ils sont serrés les uns contre les autres et séparés, de distance en distance, par des cônes : il y a trois ou quatre bâtonnets pour un cône, sauf dans la tache jaune, où les cônes forment une couche continue.

Les cônes comme les bâtonnets se divisent en deux segments : l'un interne, l'autre externe, dont la constitution paraît être bien différente.

Le segment externe présente à sa surface de fines stries qui, d'après Schultze, sont de simples cannelures et non le résultat d'une structure fibrillaire. Ritter a décrit dans ce segment un filament central qu'il compare à un cylindre-axe ; mais leur particularité la plus remarquable est de se dissocier spontanément en disques circulaires fortement réfringents, comparables à une pile de pièces de monnaie.

Le segment interne est un peu plus large que l'externe ; on observe à sa surface des stries longitudinales dues, d'après Schultze, à une véritable division en fibrilles. Ritter y a décrit aussi un filament central, que quelques auteurs considèrent comme un prolongement de cylindre-axe.

Chez les oiseaux on trouve, à la jonction du segment interne et du segment externe des cônes, un corps ellipsoïde coloré (boule colorée), qui semble jouer un rôle important dans la perception des couleurs.

La *couche pigmentaire* a été longtemps considérée comme faisant partie de la choroïde ; mais l'étude de son développement embryogénique, son rôle physiologique, les connexions intimes qu'elle affecte avec la couche des cônes et des bâtonnets nous obligent aujourd'hui à la considérer comme appartenant à la rétine.

La face choroïdienne des cellules dont elle est formée renferme peu de pigment ; c'est là que se trouve le noyau et que siégent chez la grenouille des granulations graisseuses d'un jaune intense. Leur face rétinienne, au contraire, est très-pigmentée ; de ce côté elles sont munies de petits prolongements qui pénètrent entre les segments externes des cônes et des bâtonnets.

De la connexion des éléments nerveux répandus dans les diverses couches de la rétine résulte la fibre *rétinienne* proprement dite ou sensitive. On admet aujourd'hui que les cylindres-axes du nerf optique, se réfléchissant perpendiculairement à leur trajet primitif et prenant une direction radiée, s'anastomosent avec les cellules de la couche ganglionnaire. De celles-ci partent des prolongements qui se répandent dans la couche granulée interne, y forment un réseau inextricable, se dégagent ensuite et se rendent dans la couche granulée interne. Là, nouveau réseau où il est difficile de les suivre et de les isoler ; mais au-delà de cette couche on les retrouve traversant la couche granulée externe et allant se terminer dans les cônes et les bâtonnets.

Mais, il faut bien l'avouer, cette *continuité* de la fibre sensitive de la rétine, depuis la couche la plus interne jusqu'à celle des cônes et des bâtonnets, est encore hypothétique, et au niveau des couches granulées il y a une telle intrication des fibrilles conjonctives et des fibrilles nerveuses, qu'il est impossible d'isoler ces dernières.

Quant à la charpente *conjonctive* de la rétine, elle se compose principalement de fibres radiées de soutien, désignées aussi sous le nom de *fibres de Müller*. Au niveau des couches granulées, celles-ci fournissent un réseau plus ou moins fin, perdu dans une substance amorphe, analogue en tous points à la *névroglie* des centres nerveux. Ces fibres se distinguent par une grande résistance aux réactifs et par une apparence rugueuse et irrégulière, qui contraste avec l'aspect lisse des fibrilles de nature nerveuse. Leur direction est perpendiculaire à la surface de la rétine ; nous avons vu que dans leur trajet on trouve des noyaux qui tantôt leur sont accolés, tantôt sont compris dans leur épaisseur même. En s'épanouissant à leur extrémité terminale, les fibres radiées donnent naissance aux deux membranes limitantes interne et externe.

Tache jaune. — Au centre de la rétine, qui correspond exactement à l'extrémité du diamètre antéro-postérieur de l'œil, se trouve une petite tache ovale (*tache jaune*), à grand diamètre horizontal d'une étendue de 2 millimètres environ. Au centre de cette tache se trouve une petite dépression (*fovea centralis*). Dans cette région la rétine subit des modifications remarquables : entre les éléments de toutes les couches, sauf la granuleuse et celle des cônes et des bâtonnets, se dépose une substance amorphe, jaunâtre, graisseuse, qui donne à cette zone sa coloration caractéristique ; la limitante interne devient relativement mince et la couche des fibres nerveuses fait complétement défaut. A partir du bord de la fossette, les cellules ganglionnaires diminuent graduellement de nombre et de volume et disparaissent complétement dans le fond. Les couches granulée interne, granuleuse interne et granulée externe sont également réduites à quelques vestiges. Quant à la membrane de Jacob, dans toute l'étendue de la macula, elle ne renferme que des cônes.

PHYSIOLOGIE.

Jadis on se préoccupait peu de la marche de la lumière dans la rétine, on se contentait de dire que les images des objets extérieurs venaient se peindre sur la surface rétinienne comme sur un écran. Desmoulins, étudiant le *tapis* des animaux, eut le premier l'idée que la lumière, après avoir traversé la rétine, devait se réfléchir sur la choroïde. Rouget, après avoir fait remarquer que chez les invertébrés les éléments oculaires analogues aux bâtonnets ont leurs surfaces terminales dirigées vers l'extérieur, arrive à cette conclusion : « que les rayons directs, qui traversent sans les impressionner les tubes nerveux superposés dans les couches internes de la rétine, arrivent jusqu'à la surface de contact des bâtonnets et de la choroïde ; là ils sont réfléchis, et le centre optique coïncidant sensiblement avec le centre de courbure de la rétine, la réflexion a lieu sensiblement dans la direction de l'axe des bâtonnets, qui constituent, pour la terminaison des nerfs optiques, l'appareil spécial destiné à recevoir l'ébranlement des ondulations lumineuses. »

Cette théorie a été adoptée depuis par tous les physiologistes.

Nous avons vu que Schultze a démontré que le segment externe des bâtonnets se compose de disques superposés; ceux-ci, en raison de leur structure et de leurs propriétés optiques, ne serviraient qu'à modifier les ondulations de l'éther. D'après lui, la lumière, après sa réflexion sur la surface choroïdienne, subirait en traversant ces lamelles une sorte de *polarisation*, et les *mouvements lumineux* se transformeraient en *mouvements nerveux;* l'excitation se transmettrait ensuite à travers les autres couches jusqu'aux fibres nerveuses et aux centres nerveux.

Le nerf optique n'est sensible à la lumière que lorsque celle-ci a été préalablement modifiée par son passage dans les cônes et les bâtonnets, de sorte que toute perception lumineuse cesse d'être possible, quand la couche externe de la rétine renfermant ces éléments a été détruite soit mécaniquement, soit par une lésion pathologique.

Il est facile de démontrer que l'impression lumineuse se fait réellement sur les cônes et les bâtonnets en se servant de l'ombre portée des vaisseaux rétiniens. Ces vaisseaux sont compris dans la couche des fibres nerveuses; placés en avant des éléments sensoriels de la rétine, ils projettent sur eux une *ombre portée* qui passe inaperçue dans les conditions ordinaires, parce qu'elle se trouve constamment sur les mêmes régions de la rétine, la lumière entrant toujours dans l'œil à travers la pupille. Mais, qu'on vienne à diriger sur la sclérotique un fort faisceau lumineux, l'ombre portée correspondant aux vaisseaux rétiniens se trouvera déplacée et portée sur des points qu'elle n'impressionne pas d'habitude, le sujet n'en fera plus abstraction et percevra l'image entoptique de ses vaisseaux.

En variant les conditions de ce phénomène, on peut arriver à calculer la distance qui sépare la surface d'impression des lignes qui y projettent leur ombre; et on trouve qu'elle est précisément égale à l'épaisseur des couches qui séparent les vaisseaux de la rétine du segment interne des bâtonnets (H. Müller).

Ces faits ont leur importance au point de vue clinique. Par exemple dans l'anesthésie de la rétine, où la vision est abolie, bien qu'il n'y ait aucune altération visible à l'ophthalmoscope, l'existence de phosphènes obtenus en comprimant mécaniquement le globe de l'œil est une preuve certaine que la transmission est simplement interrompue entre les éléments sensoriels (cônes et bâtonnets) et les éléments conducteurs (fibres nerveuses).

Pour expliquer l'excitabilité de la rétine par les diverses couleurs, Thomas Young a émis le premier une hypothèse ingénieuse qui peut se résumer ainsi. Chaque élément sensoriel de la rétine, cône ou bâtonnet, renferme trois fibres élémentaires, différemment excitables pour trois couleurs élémentaires, rouge, jaune, bleu, dont l'association forme la couleur blanche. L'une de ces fibres se laisse vivement impressionner par le rouge et très-peu par le jaune et le bleu; l'autre, très-sensible à l'excitation du jaune, l'est très-faiblement au rouge et au bleu; enfin, la troisième est vivement influencée par les rayons bleus, très-peu par les rayons rouges et jaunes. Le mélange de ces trois excitations dans des proportions différentes donne des sensations correspondant à toutes les couleurs du spectre.

Cette théorie de Young, adoptée depuis par Helmholtz, a été légèrement modifiée en ce sens que, d'après les recherches récentes des physiologistes et des physiciens, les trois couleurs fondamentales seraient le *rouge*, le *vert* et le *violet*, dont l'association forme également la lumière blanche.

Si l'hypothèse de Young et d'Helmholtz est vraie, nous ne devons jamais avoir la sensation d'une couleur *saturée*, c'est-à-dire aussi *pure* que possible, sans mélange d'aucun des autres éléments de la lumière colorée; c'est ce qui a lieu en réalité. Nous ne pouvons, par exemple, éprouver la sensation d'un rouge porté au maximum, qu'en émoussant artificiellement la sensibilité de l'œil pour les deux autres couleurs élémentaires. Si l'on fatigue une partie de la rétine en fixant pendant longtemps le vert bleuâtre du spectre et qu'on porte ensuite le regard sur le rouge spectral aussi pur que possible, la portion de ce rouge qui viendra impressionner la partie précédemment fatiguée de la rétine paraîtra d'un *rouge saturé intense* plus pur que le reste du rouge spectral qui l'environne. Comme on le voit, cette expérience confirme en tous points l'hypothèse de Young et d'Helmholtz.

Les faits empruntés à la dyschromatopsie viennent encore à l'appui de cette théorie. Les individus atteints d'*anérythroblepsie* ou *daltonisme* ne perçoivent plus la couleur rouge; dans les couleurs du spectre, ils ne voient que des différences de vert et de violet. Ces phénomènes s'expliquent facilement, si l'on admet que les fibres destinées à la perception du rouge font défaut dans la rétine, alors que les deux autres espèces sont conservées.

La plupart des physiologistes considèrent les cônes comme les éléments dont l'excitation donne la sensation des couleurs. La tache jaune, en effet, qui ne renferme que des cônes, est la partie de la rétine la plus apte à distinguer les couleurs. Dans les parties équatoriales de l'œil, l'excitabilité chromatique s'affaiblit considérablement, sans toutefois disparaître complétement, ainsi que l'a prouvé Landolt. Chez les mammifères nocturnes (chauve-souris, hérisson, taupe, etc.), les cônes font défaut. Les oiseaux de nuit n'ont que des bâtonnets, tandis que les oiseaux diurnes possèdent relativement plus de cônes que l'homme et les autres mammifères.

Le spectre solaire s'étend du côté du rouge au-delà de la zone perçue par l'œil. Cette invisibilité des rayons ultra-rouges peut s'expliquer de deux manières, soit parce qu'ils sont absorbés par les milieux de l'œil, soit parce qu'ils n'exercent aucune action sur la rétine. Jansen et Frantz, ayant fait récemment des expériences sur la diathermanéité des milieux de l'œil, ont trouvé que le corps vitré possède, pour les rayons calorifiques obscurs, un pouvoir absorbant considérable, sensiblement égal à celui de l'eau ; néanmoins une quantité notable de ces rayons peuvent pénétrer jusqu'au fond de l'œil, et, s'ils ne sont pas perçus, c'est grâce au défaut de sensibilité de la rétine.

Les recherches de Brücke ont démontré que les rayons fluorescents ultra-violets s'affaiblissent sensiblement en traversant les milieux de l'œil et notamment le cristallin ; pourtant cette absorption est loin d'être complète et le motif de la faible intensité subjective de l'ultra-violet doit aussi être attribué surtout à l'insensibilité de la rétine.

Dans l'atrophie des nerfs optiques, la perception de la couleur bleue disparaît toujours la dernière. Ceci tendrait à prouver que l'intensité de la sensation provoquée par les divers rayons colorés du spectre n'est nullement en rapport avec la force mécanique de ces mêmes rayons. Sans cela, ce seraient les rayons rouges, dont les vibrations sont les plus rapides, qui devraient agir le plus énergiquement ; puis les verts, et enfin les bleus. Il est donc probable que l'action de la lumière sur les cônes et les bâtonnets est plutôt chimique que mécanique. L'énergie chimique des rayons bleus serait la plus considérable et se ferait sentir sur la rétine quand l'action des autres a déjà disparu.

ASPECT DE LA RÉTINE VUE A L'OPHTHALMOSCOPE.

Quand on se sert d'un fort éclairage pour explorer le fond de l'œil, la rétine, complétement transparente, n'apporte aucun obstacle aux rayons lumineux réfléchis par la choroïde, et sans la présence de ses vaisseaux, on ne se douterait pas de son existence. Mais, si le miroir employé est faiblement éclairant (miroir d'Helmholtz), on aperçoit un *léger reflet brillant, chatoyant,* formé par la réflexion de la lumière sur la surface courbe où s'épanouissent les fibres nerveuses. La disposition et l'éclat de ce reflet varient à la moindre inclinaison du miroir ; dès que l'éclairage devient trop intense, il disparaît, noyé dans la lumière rougeâtre que renvoie le fond de l'œil.

Dans certains cas le reflet rétinien devient plus apparent, et peut être aperçu quel que soit le mode d'éclairage employé ; c'est ainsi qu'il apparaît souvent chez les enfants et chez les individus dont la choroïde est fortement pigmentée ; il est surtout marqué le long des vaisseaux rétiniens et passe d'un côté à l'autre de leurs parois dès qu'on modifie tant soit peu la position du miroir.

Quelquefois au pourtour de la papille la rétine présente une teinte gris-bleuâtre qui voile légèrement les parties plus profondes et peut en imposer à un observateur inexpérimenté pour une altération pathologique de cette région. Il n'en est rien pourtant, et l'on se trouve simplement en présence d'un épaississement congénital des fibres nerveuses dont la disposition striée tout autour de la papille est manifeste avec le fort grossissement de l'image droite.

La région de la macula possédant une structure spéciale offre à l'ophthalmoscope quelques caractères particuliers. Elle paraît entourée par une *ligne brillante ayant une forme ovalaire* à grand diamètre horizontal ; tantôt on aperçoit cette ligne dans toute son étendue et complétement fermée, tantôt on ne parvient à découvrir ses diverses parties que successivement et en modifiant de différentes façons l'inclinaison du miroir. L'apparition de cette raie brillante tient évidemment à la dépression de la rétine à ce niveau, car son aspect se modifie suivant l'inclinaison et la force du verre employé pour l'examen à l'image, renversée, et elle disparaît tout à fait quand on explore le fond de l'œil à l'image droite.

Chez les individus bruns dont les yeux sont fortement pigmentés, le centre de la tache jaune apparaît comme un point blanchâtre ou jaunâtre entouré d'une zone grisâtre. Ce point blanchâtre n'est plus un simple reflet lumineux comme l'anneau brillant décrit précédemment, car il persiste, quelle que soit la position du miroir. Chez les sujets blonds qui ont le fond de l'œil peu pigmenté, on ne retrouve plus cette petite tache blanche centrale, mais la macula présente une *coloration rouge foncé* qui contraste tellement avec les parties environnantes qu'on pourrait croire au premier abord à la présence d'une hémorrhagie. Comme on le voit, l'aspect de la région de la macula est loin d'être le même sur tous les yeux ; ajoutons que très-souvent l'examen le plus attentif ne permet de constater aucune différence entre elle et les régions adjacentes.

TROUBLES CIRCULATOIRES DE LA RÉTINE.

POULS VEINEUX.

Il est dit dans la plupart des ouvrages d'ophthalmologie qu'on peut, dans les conditions normales, apercevoir dans les veines de la papille des pulsations spontanées synchrones avec la systole ventriculaire. Cette assertion est erronée ; on peut affirmer au contraire que dans la grande majorité des cas, même en faisant usage d'un fort grossissement, il est impossible de constater le moindre battement dans les troncs principaux dont la réunion constitue la veine centrale de la rétine. Pourtant il est incontestable que ce phénomène peut se montrer sur des yeux absolument sains, et en pareil cas on est forcé de le considérer comme physiologique.

Ce pouls veineux se montre dans les grosses ramifications veineuses. Celles-ci, qui occupent la surface de la papille, semblent se contracter sur elles-mêmes ; au moment de la systole ventriculaire et, par conséquent, de la diastole artérielle, elles pâlissent et se vident du centre vers la périphérie ; puis, pendant la systole artérielle, le sang les remplit de nouveau de la périphérie vers le centre.

Mais du moment où l'ondée sanguine artérielle pénètre dans la cavité oculaire, elle produit nécessairement un excès de tension et, par suite, une compression des veines. Or, les gros troncs veineux, où la tension vasculaire est plus faible que dans les veinules, se laissent aplatir plus facilement, et le sang semble refoulé du centre vers la périphérie. L'ondée sanguine artérielle projetée dans le globe, continuant son mouvement de propulsion, arrive dans les capillaires, refoule de nouveau le sang veineux en avant, et le calibre de la veine se rétablit.

Si le pouls veineux n'apparaît qu'*exceptionnellement* dans les conditions physiologiques, par contre, on le rencontre assez fréquemment dans certains états morbides. Il est d'abord facile de provoquer son apparition en comprimant légèrement avec le doigt le globe oculaire ; dans cette expérience le pouls veineux précède constamment le pouls artériel, qui exige pour se montrer une compression plus forte. De même dans toutes les affections oculaires qui s'accompagnent d'un excès de tension, on le voit survenir avant le pouls artériel.

Il semble quelquefois lié à des troubles circulatoires de l'encéphale ; c'est ainsi qu'on a signalé sa fréquence chez les paralytiques généraux, assertion que j'ai eu moi-même l'occasion de confirmer à l'asile Sainte-Anne. Enfin je l'ai observé assez souvent chez des malades atteints d'affections cardiaques.

POULS ARTÉRIEL.

Dans un travail sur lequel nous aurons à revenir tout à l'heure, Otto Becker a cherché à déterminer les conditions qui favorisent l'apparition du pouls artériel dans l'œil normal. On sait qu'après la découverte de l'ophthalmoscope, Helmholtz chercha vainement à l'apercevoir. Donders, au contraire, prétendit l'avoir rencontré dans certains cas. Les expériences d'Otto Becker expliquent la contradiction apparente de ces faits.

En examinant à un grossissement de 15 diamètres les artères du mésentère de la grenouille, qui ont à peu près le volume de l'artère centrale de la rétine, l'on constate bien à chaque contraction du cœur une *accélération* du courant sanguin, mais pas de battement. Toutefois, les mêmes artères, dans les points où elles se divisent pour donner naissance à plusieurs branches, subissent des changements de calibre, et il se produit là de véritables pulsations.

Quand dans un œil physiologique où il n'existe aucun trouble fonctionnel on observe des battements artériels et que le sujet n'a pas d'affection cardiaque, l'origine de ces battements peut tenir à deux causes dépendant toutes deux d'une disposition anatomique locale : ou bien ce sont simplement des mouvements communiqués par les pulsations physiologiques des veines du voisinage, et dans ces cas les battements artériels succèdent à ceux des veines ; ou bien le tronc principal artériel fournit des rameaux qui s'écartent presque à angle droit au niveau de la bifurcation. Le phénomène est alors tout à fait analogue à celui que l'on observe sur le mésentère de la grenouille.

Chez deux malades cités par Otto Becker, l'artère centrale se présentait dans une direction perpendiculaire à la surface de la papille, et se divisait là en quatre rameaux également perpendiculaires. Des battements étaient manifestes dans les deux cas au niveau de la bifurcation. L'un des deux sujets n'accusait aucun trouble fonctionnel ; l'autre se plaignait de mouches volantes, bien que les milieux de l'œil fussent parfaitement transparents. Ce symptôme

subjectif devait-il être rattaché aux battements? Otto Becker
s'est posé la question sans la résoudre.

Le plus souvent le pouls artériel n'existe donc pas à l'état normal, mais il peut se montrer dans plusieurs conditions pathologiques différentes.

1° Lorsque la pression intra-oculaire s'élève ; elle s'oppose
alors à la pénétration continue de l'ondée sanguine dans la cavité
oculaire et les artères ne se remplissent plus qu'au moment où la
systole ventriculaire fait augmenter la pression dans les vaisseaux.

Ainsi s'explique le pouls artériel qu'on observe dans le *glaucome*, symptôme important sur lequel de Græfe appela le premier l'attention. Dans cette affection, l'apparition du pouls artériel
est encore favorisée par la rigidité de la sclérotique résultant de
ses transformations séniles; le pouls spontané fait cependant souvent défaut dans le glaucome, mais il suffit toujours d'augmenter
très-légèrement la pression au moyen du doigt pour le faire apparaître.

2° L'artère centrale est-elle comprimée, soit par le fait d'un gonflement du nerf lui-même, soit par une tumeur voisine, son calibre
rétréci offre à la circulation une résistance qui n'est vaincue
qu'au moment de la contraction énergique du ventricule gauche ;
c'est dans cette catégorie de faits qu'il faut ranger les battements artériels signalés dans quelques cas de *tumeurs de l'orbite* et
dans les *inflammations du nerf optique*.

3° La pression intra-oculaire restant la même, les battements
artériels peuvent se produire quand, par suite d'un manque
d'énergie des contractions cardiaques, la tension vient à faiblir
dans le système vasculaire.

Telle est la cause des pulsations qu'on observe dans la *syncope*,
pendant la *période asphyxique du choléra* et dans l'*insuffisance
aortique*. Au point de vue du diagnostic de cette dernière affection,
le symptôme dont nous nous occupons peut avoir une valeur clinique importante, aussi croyons-nous utile d'entrer dans quelques
détails à ce sujet.

C'est au congrès ophthalmologique d'Heidelberg en 1871 que
le docteur Otto Becker attira l'attention des observateurs sur l'apparition des battements spontanés de l'artère centrale de la rétine
dans les cas d'insuffisance aortique. Pourtant Quinck (1) avait
déjà publié des recherches sur le même sujet, et c'est à lui que
revient en réalité le mérite d'avoir signalé le premier ce fait.

(1) *Klinische Wochenschrift*, 1868, n° 34.

Le travail d'Otto Becker (1) est basé sur dix-sept observations de malades atteints d'affections cardiaques.

Dans tous les cas d'insuffisance *aortique pure* avec ou sans hypertrophie notable du ventricule gauche, l'on a pu constater des pulsations spontanées sur les artères de la papille.

L'observation portant le numéro 11 fait seule exception. Mais il importe de noter qu'au moment de l'examen le malade était très-faible, très-anémique et le pouls radial très-petit. Cette faiblesse générale était peut-être la cause de l'absence des pulsations.

L'observation n° 14 mérite de fixer l'attention : à l'examen ophthalmoscopique il *n'y avait pas de battements* spontanés dans l'artère centrale de la rétine. Le diagnostic porté pendant la vie était pourtant insuffisance des valvules aortiques et de la valvule mitrale. Mais l'autopsie démontra qu'il s'agissait d'un anévrysme de l'aorte ascendante, accompagné d'endartérite chronique et d'hypertrophie du cœur ; les *valvules étaient saines.*

L'observation n° 16 est aussi des plus intéressantes. Le diagnostic fait avant l'examen ophthalmoscopique avait été ainsi formulé : Anévrysme de la crosse de l'aorte, siégeant entre le tronc brachio-céphalique et la carotide gauche. Otto Becker examina le malade à l'ophthalmoscope sans connaître l'état du cœur, et constata des battements très-prononcés de l'artère centrale dans *l'œil gauche,* à peine sensibles au contraire dans *l'œil droit.*

4° Enfin, la contraction spasmodique, tétanique des parois des vaisseaux, en produisant la diminution de leur calibre, peut apporter à la circulation de l'œil un obstacle suffisant pour provoquer l'apparition du pouls artériel. Les battements des artères de la papille observés par Galezowski dans l'asphyxie locale des extrémités doivent être expliqués de cette façon.

HYPERTROPHIE DES PAROIS DES VAISSEAUX.
PÉRIARTÉRITE.

Cette affection consiste en un épaississement de la membrane adventice des vaisseaux, c'est-à-dire du tissu cellulaire qui les entoure.

On sait qu'à l'état physiologique les artères présentent un double contour foncé, limitant une raie brillante placée au milieu ; les veines, au contraire, ont une coloration rouge foncé uniforme.

(1) *Archiv für Ophth.*, t. XVIII, 1re partie, p. 266.

Quand les parois artérielles s'épaississent, le double contour s'accentue et forme *deux lignes blanchâtres*, au milieu desquelles on n'aperçoit plus qu'un petit filet rouge. A un degré plus avancé, l'artère présente l'aspect d'une traînée blanchâtre, sur laquelle on distingue à peine une mince ligne rougeâtre ; il est assez difficile de savoir, par l'examen ophthalmoscopique ordinaire, si la circulation se fait encore dans le vaisseau ou s'il est complétement oblitéré.

Liebreich a indiqué un moyen de trancher la question : il a conseillé de projeter obliquement dans l'œil un faisceau lumineux intense de façon à éclairer la portion de rétine adjacente au vaisseau. Dans ces conditions, une partie de la lumière incidente, réfléchie par le fond de l'œil, traverse le vaisseau, l'éclaire par transparence et permet de voir s'il renferme encore une certaine quantité de sang. Pour constater l'existence de la circulation dans les vaisseaux de la rétine, de Græfe comprime avec le doigt le globe oculaire, de façon à provoquer l'*apparition du pouls artériel*. Si, en procédant ainsi, les artères pâlissent, si on voit le sang pénétrer par saccades dans l'artère comprimée, c'est une preuve évidente qu'elle est encore perméable.

L'hypertrophie de leurs parois permet quelquefois de distinguer dans les régions équatoriales, sous forme de petites traînées blanchâtres, de fines ramifications artérielles invisibles à l'état normal. Ce signe est des plus importants ; il distingue l'hypertrophie périvasculaire de l'atrophie des rameaux secondaires succédant à l'oblitération des troncs principaux par une embolie de l'artère centrale de la rétine, par exemple. Dans ce dernier cas, en effet, loin de pouvoir suivre les vaisseaux plus loin qu'à l'état normal, on ne distingue plus que quelques filaments blanchâtres, qui disparaissent bientôt à une faible distance de la papille ; au delà, il est impossible d'apercevoir leurs branches terminales exsangues et atrophiées.

Les causes de la périartérite sont très-obscures. On a voulu la rattacher à la diathèse rhumatismale ; mais peut-être n'y avait-il qu'une simple coïncidence dans les quelques cas rapportés à l'appui de cette opinion. Les vieillards, dont le système vasculaire tout entier présente parfois des altérations marquées, dont les artères, devenues rigides, ont subi la dégénérescence athéromateuse, y sont plus prédisposés. Presque toutes les variétés de rétinite peuvent, du reste, quand elles deviennent chroniques, donner naissance à une inflammation des vaisseaux se terminant par la transformation fibreuse de leurs parois et leur oblitération.

ISCHÉMIE DE LA RÉTINE.

Dans le huitième volume des *Archiv für Ophthalmologie*, Alfred Græfe (1) a rapporté une intéressante observation qu'il considère comme un exemple d'*ischémie rétinienne*. Il s'agissait d'un enfant de cinq ans et demi qui, du jour au lendemain, devint complétement aveugle. A l'ophthalmoscope, les artères de la papille étaient filiformes, les veines dilatées, tortueuses, engorgées par places d'une façon irrégulière; sauf une légère suffusion qui voilait ses contours, la papille ne présentait rien d'anormal. L'enfant paraissait très-affaibli, *le pouls était petit* et battait 160 pulsations par minute. Alfred Græfe supposa qu'en raison de la *faiblesse des contractions cardiaques*, le sang ne pouvait vaincre la pression intra-oculaire et pénétrer dans l'œil; il pratiqua une double iridectomie, et la vision se rétablit en peu de temps.

Depuis cette époque, quelques autres cas, ayant une certaine analogie avec le précédent, furent publiés par divers ophthalmologistes et reçurent la même interprétation. Pourtant tous les cliniciens ne l'acceptèrent pas sans réserve. Ainsi de Græfe n'admet pas qu'il s'agit d'ischémie rétinienne chez le malade d'Alfred Græfe; il croit plutôt à une inflammation rétro-bulbaire du nerf (névrite rétro-bulbaire). A l'appui de son opinion, il fait remarquer que dans la véritable ischémie de la rétine, celle qu'on observe à la période asphyxique du choléra, la vision reste intacte, alors même que les artères sont devenues filiformes; de même les états d'anémie les plus prononcés n'agissent qu'exceptionnellement sur la rétine au point d'entraver son fonctionnement.

Aujourd'hui, les recherches anatomiques de Schwalbe, les expériences de Magnus nous permettent d'affirmer que bien des troubles attribués à des ischémies de la rétine étaient dus à des épanchements de sang ou de tout autre liquide dans l'espace vaginal des nerfs optiques. La compression subie dans ce cas par le nerf explique l'abolition soudaine de ses fonctions et l'aspect filiforme que prennent les artères de la papille.

L'ischémie de la papille existe pourtant dans certaines conditions: par exemple, lorsque l'affaiblissement des contractions du cœur détermine une *syncope*, l'obnubilation du champ visuel,

<hr>

(1) *Archiv für Ophthalm.*, t. VIII, 1re partie, p. 143.

qui se produit au moment de la défaillance, tient sans doute à ce que la rétine ne reçoit plus le sang nécessaire à sa stimulation normale. De Græfe (1) a constaté, dans la *période asphyxique du choléra*, une ischémie prononcée de la rétine. Par suite de l'affaiblissement du muscle cardiaque, les artères sont pâles, minces, animées de battements synchrones avec la systole ventriculaire ; les veines ont une teinte très-foncée, qui permet de suivre leurs plus fines ramifications; en même temps la stase sanguine dans les capillaires donne à la papille une teinte violette.

Jackson (2) a décrit, sous le nom d'*épilepsie rétinienne*, la contraction des vaisseaux de la papille qui se produit au moment de l'aura épileptique. Ce spasme concorderait avec celui qui, d'après Brown-Séquard, s'empare des vaisseaux de l'encéphale au moment de l'attaque. Les observations de Jackson ne doivent être acceptées qu'avec réserve, car on sait toutes les difficultés que présente l'examen du fond de l'œil chez les épileptiques, et, d'ailleurs, rien n'est moins démontré que le spasme des vaisseaux du cerveau au moment de l'attaque comitiale : Brown-Séquard lui-même a abandonné cette théorie.

La maladie décrite par Maurice Raynaud sous le nom d'asphyxie locale des extrémités, et qui dépend, comme on sait, d'un trouble profond de l'innervation vaso-motrice, s'accompagne parfois de troubles visuels ; d'après Galezowski, ils seraient dus aussi à une contraction spasmodique des artères de la papille.

On a voulu expliquer encore par une contracture momentanée des vaisseaux de la papille, par une ischémie rétinienne de quelques instants, l'abolition passagère et plus ou moins complète de la vision dont se plaignent parfois certains malades. Nous croyons, quant à nous, qu'il s'agit le plus souvent, en pareil cas, de véritables *attaques glaucomateuses*, et que l'ischémie rétinienne est le résultat d'un excès momentané de la tension intra-oculaire et non d'une contraction propre des vaisseaux. Souvent, en effet, nous avons eu l'occasion de voir disparaître ces accidents sous l'influence du sulfate de quinine; quand ils se renouvelaient avec une insistance et une périodicité fâcheuse, l'iridectomie devenait nécessaire et mettait fin aux récidives.

(1) *Archiv für Ophthalm.*, t. XII, 2ᵉ partie, p. 209.
(2) *Ophthalmic Hospital Reports*, t. IV, 1ᵉʳ fasc., p. 15.

EMBOLIE DE L'ARTÈRE CENTRALE DE LA RÉTINE.

Virchow avait déjà publié depuis longtemps ses recherches sur la thrombose et l'embolie, il avait trouvé sur le cadavre des embolies de l'artère ophthalmique et des artères cérébrales, lorsque, en 1859, de Græfe (1) observa le premier sur un malade de sa clinique des lésions qu'il attribua à une oblitération de l'artère centrale de la rétine par un caillot migrateur.

Il s'agissait d'un individu qui perdit subitement la vue d'un œil. L'examen ophthalmoscopique, fait le lendemain de l'accident, donna les résultats suivants : les *artères* très-amincies paraissaient *complétement exsangues;* elles formaient des *raies blanchâtres* qui tranchaient nettement sur le fond rouge de l'œil. En comprimant avec le doigt le globe oculaire, on ne provoquait pas de pouls artériel, preuve évidente que la circulation rétinienne était interrompue. Le calibre des veines était également un peu diminué. Dans leurs gros troncs, on pouvait constater un phénomène singulier : la *colonne sanguine y était fragmentée* et animée de légers *mouvements d'oscillation;* en même temps il y avait une *légère diffusion* des bords de la papille. Le jour suivant la rétine prit une *teinte laiteuse* tout autour de la macula, qui formait une *tache rouge sombre,* comme si elle eût été le siége d'une hémorrhagie.

Tels sont les signes qui suggérèrent à de Græfe l'idée d'une embolie de l'artère centrale de la rétine. Son diagnostic était surtout basé sur la vacuité des artères, l'absence de pouls artériel même en comprimant le globe oculaire et l'apparition soudaine du trouble visuel. Du reste, l'auscultation révélait des lésions des orifices cardiaques et l'autopsie faite plus tard permit de contrôler l'exactitude de l'hypothèse de l'éminent clinicien ; on trouva en effet un caillot oblitérant l'artère centrale de la rétine.

Aujourd'hui il existe de nombreuses observations du même genre, qui toutes n'ont fait que confirmer les caractères cliniques assignés par de Græfe à cette affection.

Au début les artères *exsangues, filiformes,* apparaissent sous forme de fines *raies blanchâtres* dans les régions équatoriales, les branches de petit calibre encore visibles à l'œil nu dans les conditions normales deviennent imperceptibles. Quand les gros troncs ne sont pas complétement vides, leur calibre persiste en-

_____
(1) *Archiv für Ophth.*, t. V, 1re part., p. 136.

core dans une certaine étendue de leur trajet, mais généralement
il est impossible de les suivre à une certaine distance au-delà de la
papille.

L'état des veines est aussi variable; d'habitude, leur calibre a
diminué d'une façon sensible, sauf dans les régions équatoriales,
où elles semblent quelquefois plus remplies qu'à l'état normal.
Leur contenu paraît comme *fragmenté*, et à des parties vides en
succèdent d'autres qui semblent engorgées de sang.

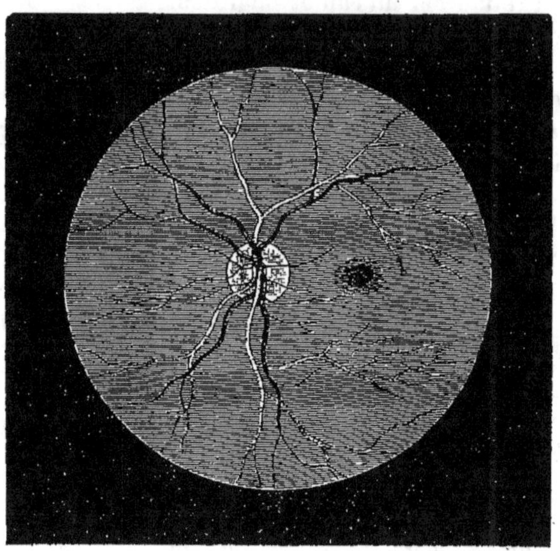

Fig. 16. Embolie de l'artère centrale de la rétine.

Quelques heures après le début de la maladie, on observe déjà
des altérations appréciables au pourtour de la papille et dans le
voisinage de la macula; ces régions sont envahies par une infiltration diffuse nuageuse qui, d'abord légèrement grisâtre, prend
rapidement une *teinte blanchâtre laiteuse;* au centre, vers le pôle
postérieur, on aperçoit une petite *tache rouge sombre* qui ressemble à un petit foyer hémorrhagique.

Plus tard l'aspect du fond de l'œil change notablement, la diffusion rétinienne blanchâtre s'éclaircit peu à peu et finit par disparaître : en même temps, la macula reprend peu à peu sa teinte
normale.

Cette tache sombre de la macula est généralement attribuée à une
hémorrhagie de cette région. Cependant Liebreich a voulu l'expli-

quer par un simple effet de contraste ; pour lui, la teinte foncée de la macula ne ressort si nettement que parce qu'elle est entourée d'une auréole blanchâtre claire. Il fait remarquer à l'appui de son opinion que la macula reprend son aspect normal à mesure que la teinte laiteuse disparaît. Mais cette explication ne semble pas applicable à tous les cas, car, chez plusieurs malades, la coloration hémorrhagique a fait place à des taches pigmentaires noirâtres caractéristiques d'un ancien épanchement sanguin.

Enfin, après deux ou trois mois on ne trouve plus qu'une *atrophie du nerf optique*, caractérisée par l'amincissement extrême des vaisseaux et la blancheur de la papille.

Troubles fonctionnels. — Le signe caractéristique de l'embolie est l'abolition immédiate et complète de toute espèce de perception visuelle même quantitative. Quelquefois cette cécité soudaine est précédée de perturbations passagères et variables de la vision ; ces symptômes avant-coureurs s'expliquent aisément si l'on admet que le caillot arrivé dans l'artère ophthalmique y chemine difficilement et s'arrête un certain nombre de fois : à chaque déplacement survient un obscurcissement visuel, bientôt dissipé par le rétablissement de la circulation ; puis enfin l'embolus finit par s'engager dans l'artère centrale et la cécité devient complète.

L'observation suivante de Mauthner (1) paraît à cet égard très-concluante :

Un homme de soixante ans se plaignait de ressentir depuis le matin un affaiblissement de la vision de l'œil gauche ; ce trouble, tantôt augmentait, tantôt diminuait. Avant que l'examen ophthalmoscopique eût pu être pratiqué, le malade était entièrement aveugle de l'œil gauche ; cette exploration, faite aussitôt, montra les signes de l'embolie totale de l'artère centrale de la rétine. Mauthner allait pratiquer la ponction de l'œil, pensant augmenter ainsi l'impulsion du sang dans l'artère, et par ce moyen faire pousser le caillot dans les ramifications et conserver la sensibilité à une partie de la rétine. Mais soudain la vision centrale et périphérique se rétablit, et l'examen ophthalmoscopique, pratiqué de nouveau, montra que les artères avaient repris leur calibre. Quelques mois après le patient fut atteint d'hémiplégie droite.

Voici l'explication que l'auteur donne dans ce cas complexe :

Un caillot était venu s'engager par son extrémité dans l'origine de l'artère centrale. Les vibrations communiquées par le sang de l'artère ophthalmique à son corps volumineux, tantôt empêchaient le sang de pénétrer dans l'artère centrale, tantôt l'y laissaient arriver en faible proportion.

Une impulsion plus forte, enfonçant davantage l'embolus, avait pour

(1) *Revue des sciences médicales*, t. II, p. 942.

quelques instants complété l'oblitération, mais une nouvelle ondée sanguine avait entraîné le corps et dégagé la pointe du caillot de l'orifice qui était devenu libre.

Le *diagnostic* de l'embolie de l'artère centrale est facile, il se déduit à la fois du mode de production brusque des troubles fonctionnels et de l'examen ophthalmoscopique. Pourtant il est une affection avec laquelle la confusion est possible et a dû certainement être faite. Nous voulons parler de l'*hémorrhagie vaginale ou interstitielle* des nerfs optiques (1), où nous retrouvons également la soudaineté du début, la tâche rouge sombre de la macula et la teinte grisâtre de la rétine. Mais dans cette affection les artères, au lieu d'être *exsangues,* ne sont que *filiformes*, la rétine, bien qu'altérée, n'a pas un aspect blanc laiteux éclatant comme dans l'embolie, enfin l'abolition de la vision y est moins complète. Le *décollement de la rétine* peut donner lieu à une cécité presque aussi soudaine et presque aussi complète que l'embolie ; mais, outre que cette affection ne se produit que sur les yeux déjà malades depuis longtemps, ou chez les myopes d'un fort degré, une exploration quelque peu attentive du fond de l'œil permet de rectifier facilement le diagnostic.

L'ophthalmoscope, en nous faisant reconnaître la présence d'une embolie, doit éveiller notre attention sur *l'état du système circulatoire* tout entier ; il peut nous faire trouver ainsi une affection du cœur ou des gros vaisseaux jusque-là méconnue.

Le *pronostic* de l'embolie de l'artère centrale est toujours des plus sérieux. Dans la plupart des cas la perte de la vue a été définitive et irrémédiable : deux faits cependant font une heureuse exception à cette règle. Dans l'un il y eut même retour de la vision qualitative et le malade arriva à lire le numéro 8 de Jæger.

On pourrait cependant croire que les anastomoses décrites par Haller et Zinn au niveau du corps ciliaire entre les rameaux de l'artère centrale et les ciliaires courtes postérieures doivent rétablir la circulation interrompue. L'examen du fond de l'œil montre qu'il n'en est rien, les artères restent vides pendant un temps variable, et si elles se remplissent de nouveau, il est toujours trop tard pour que la rétine puisse reprendre ses fonctions. Ses éléments ont trop souffert, ils ont subi des altérations définitives et irréparables et la vision reste perdue.

Dans ces derniers temps on a voulu tirer de l'absence du rétablissement immédiat de la circulation par les voies collatérales

(1) Voyez p. 63.

un argument contre l'origine généralement admise de la maladie. Quelques auteurs ont avancé que les prétendues embolies de l'artère centrale seraient en réalité des *embolies de l'artère ophthalmique*. C'est certainement là une erreur, car s'il en était ainsi, la circulation de la choroïde devrait être aussi entravée que celle de la rétine, et cependant l'examen le plus attentif ne révèle pas le moindre trouble circulatoire de cette membrane. Du reste, les recherches de Leber établissant que les anastomoses qui existent entre l'artère centrale et les rameaux des ciliaires postérieures sont *purement capillaires*, rendent bien compte de l'insuffisance de cette circulation collatérale.

Nous savons par les travaux de Cohnheim qu'après l'oblitération d'une artère, il ne se produit d'infarctus hémorrhagique que si cette artère est *terminale*, c'est-à-dire ne s'anastomose pas par des rameaux d'un certain volume avec celles du voisinage. L'infarctus hémorrhagique étant dû à la suppression de la *vis à tergo* artérielle et au reflux du-sang veineux dans la région desservie par le tronc oblitéré.

L'artère centrale étant une artère terminale, comment se fait-il que son oblitération ne soit pas suivie d'infarctus hémorrhagique dans la rétine? Voici la raison probable de cette anomalie : au moment où le sang artériel cesse d'arriver dans l'artère centrale, le sang veineux a bien de la tendance à refluer dans les veines de la rétine, mais pour cela il doit repasser de l'orbite dans le globe oculaire. Or la tension intra-oculaire fait alors obstacle à sa rentrée et, modérant pour ainsi dire ce mouvement de recul, empêche les ruptures vasculaires de se produire.

Jæger, de Græfe avaient signalé comme un signe clinique de l'embolie un *mouvement oscillatoire* de la colonne sanguine. Ce phénomène tient également à la suppression de la *vis à tergo*, le sang reste stagnant dans les veines de la rétine à cause de l'égalité de la pression intra-oculaire et de la tension intra-veineuse, la respiration seule vient modifier cet équilibre, et son influence se traduit par les mouvements oscillatoires de la colonne sanguine coïncidant avec l'inspiration et l'expiration.

Traitement. — La nature même de la lésion nous indique déjà que tout traitement doit être superflu dans l'embolie de l'artère centrale. N'est-il pas matériellement impossible de songer à déplacer par un moyen quelconque le caillot obturateur? Jusqu'ici les tentatives opératoires (application de ventouses, paracentèses de la chambre antérieure, iridectomie) ayant pour but de favoriser la circulation collatérale et de faciliter l'afflux sanguin dans la cavité oculaire ont la plupart du temps complétement échoué.

Embolie partielle de l'artère centrale. — Sœmisch et Knapp ont rapporté des cas d'embolie *d'un des rameaux* de l'artère centrale. Les lésions ophthalmoscopiques étaient limitées à la zone alimentée par le vaisseau obturé, et le trouble fonctionnel était localisé à la partie correspondante du champ visuel, qui se trouvait supprimée ; seulement il s'était produit des *infarctus hémorrhagiques.* Cette particularité n'a rien qui doive nous surprendre ; nous savons, en effet, que, les rameaux de l'artère centrale étant aussi des artères terminales, leur oblitération doit être suivie d'un reflux du sang veineux et de ruptures capillaires dans tout le territoire desservi par le tronc oblitéré. Tout se passe ici dans l'intérieur de l'œil, et l'influence de la pression, étant égale sur tous les vaisseaux, ne vient plus modérer le reflux du sang veineux.

RÉTINITE IDIOPATHIQUE.

On désigne sous le nom de *rétinite idiopathique* l'inflammation de la rétine quand elle ne présente aucun caractère distinctif spécial et ne peut être rattachée à aucune cause générale connue. Grâce aux progrès des connaissances ophthalmologiques, cette affection devient chaque jour de plus en plus rare. Les rétinites syphilitique, diabétique, etc., bien connues aujourd'hui, étaient sans aucun doute considérées jadis comme idiopathiques. Pour quelques auteurs, la rétinite dite essentielle serait une manifestation de la diathèse rhumatismale ; d'autres ont affirmé qu'elle pouvait se développer à la suite d'une excitation trop intense ou trop prolongée de la rétine, de travaux excessifs ; mais l'influence de ces diverses causes n'est pas encore nettement établie.

Signes ophthalmoscopiques.—Le premier effet du processus inflammatoire est de faire perdre au tissu nerveux cette transparence parfaite qui, à l'état normal, permet de voir la couleur rougeâtre de la choroïde. La rétine prend une teinte *louche* et *grisâtre*, en même temps les bords de la papille deviennent moins nets et semblent diffus. Pour bien apprécier ces altérations quand elles sont encore peu accusées, il faut faire usage d'un miroir peu éclairant, et mettre à profit le grossissement fourni par l'examen à l'image droite.

A ce premier degré il serait possible de confondre la teinte particulière du fond de l'œil avec le reflet grisâtre produit par un épaississement des fibres du nerf optique au niveau de leur émer-

gence de la papille, mais l'absence complète de trouble fonctionnel dans ce dernier cas permettra généralement d'éviter cette
méprise. Quand l'affection progresse, cette teinte louche envahit
peu à peu le fond de l'œil tout entier ; la papille, de moins en
moins nette, paraît rouge, hyperémiée, ses bords s'effacent au point
qu'on a de la peine à les distinguer au milieu de cette suffusion
générale ; ses veines dilatées et légèrement tortueuses apparaissent, puis disparaissent par places, selon qu'elles rampent à
la surface ou sont enfoncées dans l'épaisseur du tissu rétinien légèrement tuméfié ; les artères sont amincies par suite de la compression qu'elles subissent.

Quelquefois, mais rarement pourtant, il se produit des hémorrhagies. Dans certains cas on voit apparaître sur la surface grisâtre
de la rétine de petites taches blanchâtres tantôt petites comme une
tête d'épingle, tantôt presque aussi larges que la papille. En se
groupant les unes près des autres, elles forment des figures irrégulières, et dans la région de la macula en particulier elles présentent parfois la même disposition étoilée que dans la rétinite
albuminurique.

Quand l'inflammation a persisté pendant très-longtemps, les
parois des vaisseaux, et plus spécialement des artères, se présentent sous l'aspect de traînées blanchâtres longeant la colonne sanguine devenue filiforme. Ce double contour est le résultat de
l'hypertrophie de la membrane adventice.

Les *troubles fonctionnels* sont loin de concorder avec l'examen
ophthalmoscopique. Ils peuvent être très-accusés alors que les
lésions du fond de l'œil sont presque insignifiantes en apparence,
et inversement, avec des désordres considérables, la diminution de
la vision est parfois à peine sensible. Ceci prouve, d'une part, que
les éléments sensoriels peuvent ne participer que dans une faible
mesure à l'inflammation de la rétine, d'autre part, qu'ils sont
susceptibles d'éprouver une perturbation fonctionnelle considérable sans présenter pour cela de modification très-apparente à
l'ophthalmoscope. Le plus souvent cependant il existe une assez
vive sensibilité à la lumière.

Ces troubles de la vision ne deviennent définitifs que s'il se produit des lésions atrophiques de la rétine et du nerf optique ; dans le
cas, au contraire, où les phénomènes inflammatoires s'amendent
spontanément ou sous l'influence d'une médication rationnelle,
la fonction de la rétine se rétablit rapidement.

Le *traitement* consiste à écarter toute cause d'irritation, lumière
trop vive, travaux exigeant des efforts prolongés d'accommo-

dation, etc.; on pourra prescrire, suivant l'état du sujet, soit quelques sangsues ou ventouses à la tempe, soit des dérivatifs sur le tube intestinal.

Les frictions mercurielles, l'iodure de potassium, les transpirations prolongées donnent dans certains cas de bons résultats.

Variétés. — Jæger et Mauthner (1) ont décrit sous le nom de rétinite *avec striation verdâtre* une forme de rétinite fort rare qui doit être rapprochée de la précédente. Dans le voisinage de la papille la rétine présente une teinte verdâtre, et avec le grossissement fourni par l'examen à l'image droite on aperçoit une fine striation radiée, en rapport avec l'épanouissement des fibres nerveuses.

La rétinite *nyctalopique*, signalée par Arlt (2), est caractérisée par une suffusion nuageuse péripapillaire ; la papille elle-même est hyperémiée, ou normale, ou même quelquefois plus pâle qu'à l'état ordinaire. Quant aux troubles fonctionnels, ils consistent dans une photophobie intense ; pendant le jour ou en présence d'une vive lumière, les malades sont éblouis, tandis qu'au crépuscule ou avec un faible éclairage leur vision s'améliore.

RÉTINITE ALBUMINURIQUE.

Wood et Wells, puis Landouzy, appelèrent les premiers l'attention sur les troubles de la vue chez les albuminuriques ; plus tard, Turck constata des lésions anatomiques de la rétine chez les sujets atteints de maladies des reins. Depuis la découverte de l'ophthalmoscope, les observations se sont multipliées et l'on a pu reconnaître sur le vivant des altérations du fond de l'œil rendant compte de l'amblyopie qui survient chez ces malades.

L'*image ophthalmoscopique* de la rétinite albuminurique, bien que variant suivant les cas, reste toujours assez caractéristique pour permettre, à première vue, de diagnostiquer l'affection principale.

Les altérations du fond de l'œil consistent dans l'apparition de *foyers hémorrhagiques* et de *taches blanchâtres.* Dans la forme la plus commune, les hémorrhagies sont discrètes, siégent le long des vaisseaux, et affectent la forme de flammèches, comme toutes les hémorrhagies rétiniennes en général. A côté d'elles, on aperçoit de petites taches blanchâtres, disséminées en petit nombre et d'une façon irrégulière dans le fond de l'œil; leur diamètre est bien inférieur à celui de la papille, le quart environ ; elles sont rondes

(1) *Lehrbuch der Ophthalmoscopie.*
(2) *Bericht uber die Wiener Augenklinik.* Vienne, 1867.

ou ovales, quelquefois leur forme rappelle celle d'un rein. Presque toujours la *région de la macula* présente des lésions caractéristiques : tantôt ce sont de très-petites taches, de la grosseur d'une tête d'épingle, d'un blanc brillant très-éclatant, très-rapprochées les unes des autres et réunies en groupe ; tantôt des stries blanchâtres, dirigées vers la tache jaune et formant *une figure étoilée.*

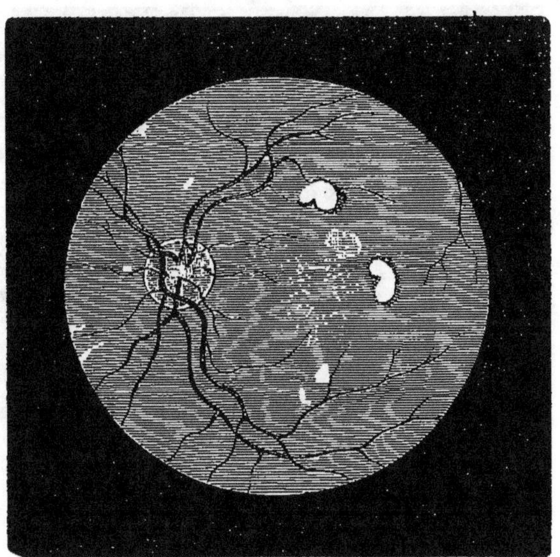

Fig. 17. Rétinite albuminurique (formo bénigne).

Les altérations que nous venons d'énumérer peuvent exister isolément, les parties les plus périphériques de la rétine sc maintenant intactes, ainsi que la papille. Mais, le plus souvent, celle-ci présente des altérations manifestes. Son tissu, vivement injecté, a perdu sa transparence ; il semble nuageux, comme infiltré de sérosité ; ses contours sont effacés ; les veines paraissent dilatécs, tortueuses, les artères, au contraire, grêles et amincies.

Parfois les lésions du fond de l'œil sont bien autrement accusées : les plaques blanchâtres, en s'élargissant et en se réunissant les unes aux autres, finissent par constituer autour de la papille une large zone sur laquelle les hémorrhagies, devenues plus abondantes, forment de larges taches rouges. Le nerf optique présente tous les caractères de la névrite, sauf le gonflement toujours moins prononcé que dans l'inflammation véritable. Au milieu de tous ces désordres, on retrouve encore, autour de la macula, la figure étoilée que nous avons décrite précédemment. Dans quelques cas; il survient aussi des complications du côté de la *choroïde* on aperçoit des plaques tantôt claires, tantôt sombres, au niveau desquelles la couche des cellules pigmentaires semble complétement désorganisée. On a cité quelques exemples de *décollement rétinien*.

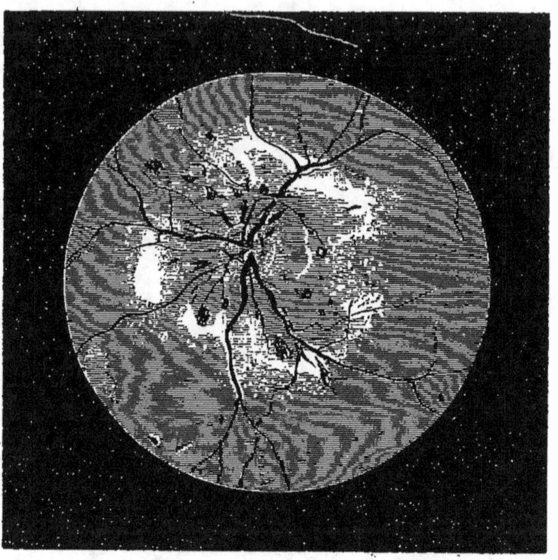

Fig. 18. Rétinite albuminurique (forme grave).

Constamment les deux yeux sont atteints, mais presque toujours les lésions sont plus accentuées d'un côté que de l'autre.

Les occasions sont malheureusement fréquentes d'examiner les lésions rétiniennes, observées pendant la vie. On a reconnu que les plaques blanchâtres sont dues, soit à des foyers de *dégénérescence graisseuse* ayant envahi les cellules ganglionnaires, les grains de la couche granulée externe et les éléments conjonctifs de la rétine, soit à l'épaississement, et à la transformation *scléreuse* des fibres nerveuses. Souvent, du reste, ces deux sortes d'altérations existent simultanément. Les fibres nerveuses atteintes de *sclérose* prennent par places un reflet brillant, un éclat particulier, dû à l'infiltration dans leur épaisseur d'une substance opalescente, de consistance ferme, qui réfracte fortement la lumière ; dans toute l'étendue de la partie altérée elles présentent de nombreuses varicosités.

L'ophthalmoscope, sans nous permettre de distinguer toujours les foyers de dégénérescence graisseuse de ceux qui sont produits par la sclérose des fibres nerveuses, nous donne néanmoins quelques indications fort utiles à cet égard. Ainsi, la situation des vaisseaux relativement aux régions altérées de la rétine est déjà très-importante pour faire ce diagnostic. Les plaques blanchâtres sont-elles situées *en arrière* des vaisseaux, il est rationnel de les attribuer à des foyers de dégénérescence graisseuse intéressant les couches profondes ; les vaisseaux se trouvent-ils, au contraire, recouverts par les parties opaques, il est probable qu'il s'agit d'une sclérose des fibres nerveuses, puisque normalement celles-ci occupent le même plan que les vaisseaux eux-mêmes. A l'image droite, avec un faible éclairage, les plaques graisseuses sont plus *grisâtres* et moins *brillantes* que les plaques scléreuses, qui réfléchissent une plus grande quantité de lumière.

Dans la région centrale de la rétine, les fibres de soutien (fibres de Müller), aussi bien que les fibres nerveuses, convergent toutes en rayonnant vers la tache jaune ; c'est à cette disposition anatomique spéciale des éléments frappés de dégénérescence graisseuse qu'est due la *forme étoilée des lésions* autour de la macula.

Les *troubles fonctionnels* ne sont pas toujours en rapport avec les lésions révélées par l'ophthalmoscope. Quelques malades n'accusent qu'une très-légère amblyopie, alors qu'il existe déjà des désordres considérables ; d'autres, au contraire, avec une rétine en apparence peu altérée, voient à peine assez bien pour se conduire. La gravité de la perturbation fonctionnelle dépend surtout de la région intéressée ; tant que la macula est respectée, l'acuïté visuelle se maintient relativement bonne ; mais, dès qu'elle est envahie, la vision centrale disparaît presque subitement.

Il n'y a pas toujours une relation constante, nécessaire, entre *la marche* de l'affection principale et celle de la rétinite. Dans certains cas, les symptômes généraux s'aggravent, et néanmoins les taches disparaissent, les hémorrhagies se résorbent, et la vision se rétablit. D'autres fois, au contraire, bien que la quantité d'albumine diminue dans les urines, les altérations rétiniennes progressent et la vision s'affaiblit de plus en plus.

En général, dans les formes bénignes de l'albuminurie, quand il ne s'agit que de troubles momentanés de la sécrétion urinaire, les lésions du fond de l'œil disparaissent complétement sans laisser de traces, et l'acuïté visuelle redevient normale. Quelquefois même la vision se rétablit d'une façon très-satisfaisante, bien que les altérations rétiniennes persistent encore fort long-temps. Il est très-rare que ces lésions entraînent une cécité complète ; de Græfe et Donders en ont cependant rapporté des exemples.

Il ne faut pas confondre les troubles visuels de l'albuminurie avec ceux qu'on observe dans *l'urémie ;* l'abolition complète de la vision reconnaît pour cause, dans cette dernière affection, non plus des altérations rétiniennes, mais bien l'intoxication générale du sang et la torpeur des centres nerveux qui en est la consé-quence.

La rétinite albuminurique peut se montrer dans *toutes les formes* d'albuminurie, qu'il s'agisse de lésions rénales chroniques (maladie de Bright avec ses diverses variétés, gros rein, petit rein) ou bien de simples troubles circulatoires d'ordre mécanique, comme dans la grossesse. L'albuminurie qui vient compliquer si souvent la scarlatine, celle qu'on observe parfois dans certaines altérations du sang, peuvent également déterminer les mêmes dé-sordres du côté de l'œil. Mais il importe de savoir que la rétinite albuminurique n'est pas une *complication constante* des affections rénales. Quelquefois les urines renferment une quantité consi-dérable d'albumine, bien que la rétine soit dans un état d'intégrité parfaite. Chez 286 malades atteints de néphrite albumineuse, Lecorché (1) n'a noté que 62 fois des manifestations oculaires. Frerichs (2) a trouvé que, sur 41 malades atteints de maladie de Bright, 6 seulement éprouvaient des troubles de la vue. Sur 157 cas, Wagner (3) n'a pu constater que 18 fois à l'ophthalmoscope des lésions rétiniennes.

Traube avait mis en avant une hypothèse ingénieuse pour expliquer les altérations du fond de l'œil dans les affections rénales. Pour lui, les troubles circulatoires survenus du côté de l'organe de la sécrétion urinaire retentiraient d'abord sur le cœur, détermineraient une hypertrophie du ventricule gauche, puis, à la suite de l'impulsion exagérée imprimée alors à la colonne sanguine ascendante, il se produirait des hémorrhagies et des lésions secondaires de la rétine. Malheureusement, l'ob-servation clinique est en désaccord avec cette hypothèse : l'ab-sence complète de toute affection cardiaque dans un grand

____

(1) Thèse de Paris, 1858.
(2) *Die Brightische Nierenkrankheit,* p. 93.
(3) *Virch. Arch.,* t. XII, 1867.

nombre de cas de rétinite albuminurique rend ce mécanisme inadmissible.

A vouloir expliquer la relation qui existe entre la rétinite albuminurique et les affections rénales, il serait plus rationnel d'invoquer des altérations similaires, telles que la dégénérescence amyloïde, existant à la fois dans les vaisseaux du rein et de la rétine; les altérations du sang provenant du trouble profond de la sécrétion urinaire doivent aussi jouer un grand rôle dans la désorganisation des membranes profondes de l'œil.

Il est évident que le *traitement* des lésions oculaires doit être subordonné à celui de l'affection principale ; il variera par conséquent avec chaque forme d'albuminurie. Les meilleurs résultats sont donnés par le régime lacté, les transpirations cutanées, le jaborandi, etc.

Quant au traitement local, il a fort peu d'importance ; pourtant des applications de ventouses Heurteloup, faites avec ménagement et circonspection, peuvent favoriser la résorption des épanchements sanguins et hâter la rapidité de la guérison.

RÉTINITE DIABÉTIQUE.

Autrefois on ne rattachait à aucune lésion anatomique particulière les troubles de la vue observés chez les diabétiques, on les comprenait tous indistinctement sous le nom vague d'amaurose. Une étude plus approfondie a fait reconnaître dans l'œil un certain nombre d'altérations spéciales qui, quoique relevant toutes du diabète, sont bien différentes les unes des autres.

Nous connaissons déjà la *cataracte diabétique*, décrite en même temps que les autres maladies du cristallin.

De Græfe a signalé le premier la *paralysie de l'accommodation*, affection qui sera étudiée plus loin et où l'on retrouve les troubles habituels qu'entraîne toujours le défaut d'action du muscle ciliaire.

Enfin, *la rétine et le nerf optique* peuvent subir des altérations inflammatoires dont nous nous occuperons exclusivement ici.

La rétinite diabétique est assez rare ; cependant le nombre de cas où on a pu l'observer est suffisant pour qu'il soit possible d'en donner une description satisfaisante. Elle est caractérisée par la présence d'*hémorrhagies* n'ayant aucune situation fixe, pouvant se produire dans toutes les régions et provenant indifféremment de la rupture des rameaux artériels ou veineux. De leur siége dépend en grande partie la gravité du trouble de la vision ; si l'épanchement sanguin se fait au niveau de la macula, il entraîne une perte subite de la vue. Ces hémorrhagies sont presque constantes, contrairement à ce qu'on observe dans l'albuminurie, où elles manquent assez souvent. Elles sont quelquefois tellement abondantes, qu'elles se répandent dans le corps vitré et rendent complétement impossible l'examen du fond de l'œil. En même temps que ces hémorrhagies, on aperçoit au fond de l'œil de petites *plaques blanchâtres* résultant de la dégénérescence graisseuse en certains points des éléments rétiniens. Enfin, il existe une diminution du calibre des vaisseaux due à l'altération de leurs parois.

Ces lésions sont analogues à celles du mal de Bright, sans être pourtant aussi accusées ; de plus, au lieu de se localiser et de se concentrer de préférence dans la région de la macula et le pourtour de la papille, elles siégent indifféremment dans toute l'étendue du fond de l'œil ; enfin, même quand elles envahissent la région de la tache jaune, elles n'affectent plus la forme étoilée propre aux lésions albuminuriques.

Les membranes profondes peuvent être très-altérées sans qu'il existe aucune opacité du cristallin ; il n'y a donc aucune relation entre la marche de la rétinite diabétique et la production de la cataracte.

Dans un consciencieux mémoire publié récemment (1), Leber rapporte dix-neuf cas d'hémorrhagies rétiniennes d'origine diabétique, empruntés, les uns à sa pratique particulière, les autres à la littérature ophthalmologique. Il ressort de l'ensemble de ces observations que le plus souvent les apoplexies rétiniennes sont survenues à une période avancée de la maladie, alors que les troubles nutritifs étaient très-accusés ; pourtant, dans un petit nombre de cas, sauf la déchéance de l'organisme qui était toujours très-manifeste, les signes caractéristiques du diabète faisaient défaut au moment de l'examen.

On s'est demandé depuis longtemps si les lésions rétiniennes développées dans ces conditions ne dépendraient pas d'une *néphrite secondaire* provoquée elle-même par le diabète. Il paraît en être réellement ainsi dans certains cas ; mais, dans d'autres, l'examen le plus minutieux n'ayant révélé aucune trace d'albumine dans les urines, force a été d'écarter cette hypothèse.

(1) *Archiv für Ophthalm.,* t. XXI, 1re partie, p. 206.

Comment le diabète peut-il par lui-même provoquer l'apparition des hémorrhagies rétiniennes ? Ce fait n'a pas encore reçu d'explication satisfaisante ; toutefois, il semble concorder avec la loi générale qui veut que, dans l'immense majorité des cas, les maladies de la rétine soient l'expression d'un état de souffrance d'un autre organe ou d'une altération générale du sang. Quant à invoquer, comme le font quelques auteurs, soit une affection cérébrale, soit une hypertrophie du cœur concomitante, ce sont là de pures hypothèses infirmées par l'observation clinique. D'une part, en effet, les lésions rétiniennes du diabète diffèrent notablement par leur forme spéciale de celles qu'on trouve dans les affections cérébrales, et, d'autre part, ces lésions se montrent alors même que tous les signes de l'hypertrophie du cœur font complétement défaut. Il est plus rationnel d'attribuer les extravasations sanguines aux altérations du sang et des parois vasculaires, qui se rompent spontanément ou que les globules rouges traversent par diapédèse. La pathogénie serait ici la même que dans les diathèses hémorrhagiques, le purpura, l'anémie grave, etc.

Dans le même travail, Leber rapporte quelques exemples d'*atrophies du nerf optique* survenues dans le cours du diabète et présentant les caractères habituels des autres atrophies. Les symptômes consistaient dans la décoloration de la papille, le rétrécissement régulier ou irrégulier du champ visuel, la perversion du sens des couleurs et finalement la cécité.

Comment expliquer le mécanisme de ces altérations des nerfs optiques ? L'ophthalmoscope, en nous révélant si fréquemment la présence des hémorrhagies rétiniennes, nous permet de répondre à cette question. Il est probable que des *hémorrhagies capillaires* se produisent dans le tronc des nerfs optiques, le chiasma, les bandelettes, de la même façon et pour les mêmes motifs que dans la rétine et dans la pulpe cérébrale elle-même. Il n'est pas rare, en effet, dans le diabète, de voir la mort survenir par suite d'hémorrhagie cérébrale, et personne n'ignore combien la tendance aux extravasations sanguines est grande dans cette diathèse, où les hémorrhagies intestinales, l'hématurie (Lecorché) ont été assez souvent notées.

Les *amblyopies* sans lésions appréciables à l'ophthalmoscope, signalées par quelques auteurs, seraient provoquées également par des hémorrhagies capillaires intéressant le tronc du nerf optique assez loin de son extrémité intra-oculaire. Au moment de l'observation, le processus atrophique n'est pas encore descendu jusqu'à la papille ; aussi passe-t-il inaperçu. Enfin, l'*hé-miopie* observée quelquefois trouve également une explication naturelle dans une lésion analogue d'une des bandelettes optiques.

Leber termine son travail par quelques réflexions pratiques qui méritent d'être prises en sérieuse considération.

L'analyse de nombreuses observations démontre que les manifestations oculaires du diabète sont plus fréquentes et plus variées qu'on ne le croyait jadis. En outre, leur apparition peut quelquefois amener la découverte de cette maladie chez des sujets où elle avait jusque-là passé inaperçue.

Déjà Desmarres et Bouchardat avaient fait remarquer que des troubles de la vision, joints à un état de souffrance générale de l'organisme, étaient souvent des *symptômes précurseurs* du diabète, annonçant l'apparition ultérieure du sucre dans les urines. Des observations personnelles à Leber lui ont plusieurs fois confirmé l'exactitude de ce fait. Que d'hémorrhagies rétiniennes, que d'amblyopies, que d'affections du nerf optique dont le point de départ nous échappe et qui sont dues peut-être à cette cause !

Il est donc nécessaire, en présence des lésions oculaires en apparence inexplicables, d'examiner systématiquement les urines, et cela à plusieurs reprises différentes et pendant toute la durée de l'évolution de la maladie.

Le *traitement* de la rétinite diabétique est absolument subordonné au traitement général du diabète. On doit même se garder de certains moyens thérapeutiques locaux dont l'application serait manifestement dangereuse. Ainsi, les scarifications des ventouses ou les plaies des sangsues pourraient être le point de départ de gangrènes de la peau auxquelles sont si sujets les diabétiques.

RÉTINITE LEUCOCYTHÉMIQUE.

La rétinite leucocythémique a été étudiée pour la première fois par Liebreich, qui a noté chez un certain nombre de malades atteints de leucémie les altérations suivantes : Le fond de l'œil, au lieu d'avoir sa couleur rouge normale, présentait une *teinte jaune orangé* toute particulière ; les vaisseaux très-nombreux et très-développés avaient également une coloration plus claire que d'habitude, les veines étaient sinueuses et comme variqueuses, enfin les limites de la papille avaient perdu de leur netteté et semblaient diffuses.

De nouvelles observations et surtout les travaux d'Otto

Becker (1) sont venus depuis compléter nos connaissances sur ce sujet. Cet auteur a constaté l'existence, dans la région de la macula et dans les parties équatoriales de l'œil, de *foyers hémorrhagiques arrondis, jaunâtres*, proéminant d'une façon bien évidente vers le corps vitré, surtout quand on les examine avec l'ophthalmoscope binoculaire ; des scotomes assez étendus sont la conséquence de ces lésions ; enfin, presque toujours, on peut voir de *longues traînées blanchâtres* le long du trajet des vaisseaux rétiniens.

L'interprétation de ces diverses lésions est donnée par les travaux du même observateur ; elle semble très-satisfaisante et présente un grand intérêt. La teinte orangée du fond de l'œil serait la conséquence directe de l'altération du sang ; elle surviendrait au moment où celui-ci change de couleur par suite de l'*augmentation énorme du nombre des globules blancs*. Un moyen de la rendre plus frappante consisterait à se servir, pour l'examen, de la lumière blanche solaire, qui contient moins de rayons jaunes que celle d'une lampe quelconque. Quant aux saillies, aux plaques blanchâtres produites dans la rétine et aux traînées qu'on aperçoit le long des vaisseaux, elles seraient formées par des leucocytes ayant traversé par diapédèse les parois vasculaires.

Ces lésions sont loin d'être constantes ; on a vu des cas types de leucémie n'ayant entraîné aucune altération du fond de l'œil ; peut-être arrivera-t-on un jour à rattacher les manifestations oculaires à certaines formes spéciales de cette affection.

RÉTINITE SYPHILITIQUE.

L'inflammation de la rétine qui se développe parfois sous l'influence de la syphilis a reçu le nom de *rétinite syphilitique*. Cette manifestation diathésique, beaucoup plus rare que l'iritis, survient ordinairement vers la fin des accidents secondaires, dans la période intermédiaire entre ceux-ci et les accidents tertiaires. Conformément aux observations de Mooren, nous l'avons vu souvent exister seule sans autre lésion concomitante. Dans certains cas, pourtant, quelques foyers de choroïdite, quelques exsudats pupillaires, vestiges d'une ancienne iritis, témoignent de l'existence antérieure d'accidents oculaires de même nature.

Les *caractères ophthalmoscopiques* assignés par les différents auteurs à la rétinite syphilitique sont loin de présenter une similitude

(1) *Archiv für Augen und Ohrenheilkunde*, t. I, p. 94.

parfaite ; les uns ont décrit des hémorrhagies, les autres des plaques graisseuses dans la trame de la rétine. Nos observations personnelles s'accordent complétement avec celles de de Wecker, qui indique comme le caractère le plus saillant de la rétinite syphilitique *l'absence de tout symptôme caractéristique*. Nous n'avons jamais rencontré, en effet, ni les apoplexies, ni les foyers de dégénérescence graisseuse, si fréquents dans les autres variétés de rétinite.

A la surface et sur le pourtour de la papille, on aperçoit une légère opacité grisâtre de la rétine qui efface les contours du disque optique et s'étend en s'atténuant vers les régions équatoriales. Cette suffusion nuageuse n'est pas toujours répandue d'une façon uniforme dans toutes les directions, elle est surtout très-marquée vers la macula et dans la région comprise entre le pôle postérieur et le nerf optique ; elle existe aussi le long des principaux vaisseaux ; mais vers la périphérie la rétine s'éclaircit et reprend progressivement sa transparence normale.

Le système vasculaire ne présente aucune particularité remarquable. Les artères et les veines, noyées dans la suffusion générale, paraissent moins distinctes, plus pâles et plus grêles qu'à l'ordinaire, mais on ne voit nulle part d'hémorrhagies le long de leurs parois.

Parfois, au voisinage du pôle postérieur, on aperçoit dans le corps vitré un nombre considérable de fines opacités, qui, vues à l'ophthalmoscope pendant les mouvements brusques de l'œil, ressemblent à de petits tourbillons de poussière soulevés par le vent.

Dans le trouble général qui voile les membranes profondes, il n'est pas toujours facile de discerner la part qui revient à l'infiltration rétinienne de celle qui dépend de l'altération des couches adjacentes du corps vitré. Mauthner, faisant l'autopsie d'un œil où, pendant la vie, on avait cru à une altération de transparence de ce milieu, ne trouva pas, même avec le microscope, la moindre opacité.

Dans quelques cas de rétinite syphilitique Schweigger a vu, autour de la papille, un gonflement, une sorte de bourrelet qui paraissait formé par la rétine tuméfiée.

Les *troubles fonctionnels*, assez marqués dès le début, deviennent rapidement considérables, et si l'affection est abandonnée à elle-même, il peut survenir dans un espace de temps relativement court une cécité complète. Les sensations lumineuses subjectives, phosphènes, lueurs, étincelles, signalées dans la névrite syphilitique, font presque toujours défaut dans la rétinite, ou, si elles apparaissent, c'est une preuve que le tissu du nerf lui-même participe plus ou moins à l'inflammation. La *micropsie* (diminution apparente de la grandeur des objets), qui se rencontre fréquemment dans la chorio-rétinite spécifique localisée à la région de la macula, ne s'observe pas non plus dans la rétinite simple.

Il est rare que la rétinite syphilitique éclate en même temps sur les deux yeux à la fois, quelquefois elle reste très-longtemps localisée d'un côté, sans montrer de tendance à envahir l'autre; mais, si le malade n'est soumis à aucun traitement, les deux sont fatalement atteints à la longue.

Sous l'influence d'un *traitement* convenable, la rétinite syphilitique peut disparaître complétement sans laisser de traces, et l'acuïté visuelle redevenir normale; mais, si l'affection est négligée, si le malade est placé dans de mauvaises conditions hygiéniques, si l'on a affaire à ces formes de syphilis maligne rebelles à toute médication, le pronostic devient grave, et l'atrophie de la rétine et du nerf optique peut survenir en dépit des soins les plus assidus.

Les préparations mercurielles sont tout d'abord indiquées; parmi elles nous donnons la préférence aux *frictions portées rapidement à haute dose*, 6 à 8 grammes par jour. Celles-ci paraissent agir plus rapidement et avoir une action thérapeutique plus puissante que les pilules de protoiodure, le sirop de Gibert, le sublimé, etc... Quant à l'iodure de potassium qu'on a l'habitude d'associer au mercure à cette période de la syphilis, son efficacité nous a paru moins évidente. Il faut aussi attacher une grande importance aux conditions hygiéniques dans lesquelles se trouve le malade; il devra éviter les excès de toute sorte, avoir, autant que possible, une bonne nourriture. Chez les individus affaiblis, anémiés, le fer et le quinquina seront des auxiliaires précieux qu'on ne négligera pas de mettre à profit.

De Græfe (1) a décrit, sous le nom de *rétinite centrale à récidive*, une affection qu'il considère également comme de nature syphilitique. Elle est caractérisée par des troubles de la vue qui surviennent presque subitement, puis disparaissent spontanément au bout de quelques jours pour se montrer de nouveau après quelques semaines ou quelques mois. Les récidives sont extrêmement fréquentes.

L'ophthalmoscope révèle la présence de fines opacités de la macula, tandis que le pourtour de la papille et les autres régions

(1) *Archiv für Ophthalm.*, t. XII, 2ᵉ partie, p. 211.

de la rétine semblent intactes. Dans l'intervalle des attaques, le fond de l'œil recouvre sa transparence, et la macula s'obscurcit de nouveau quand survient une nouvelle crise.

Cette affection est extrêmement rare, et, en ce qui nous concerne, nous avouons ne l'avoir encore jamais rencontrée. Le traitement est le même que pour la forme précédente ; mais son action est, paraît-il, beaucoup plus lente à se faire sentir, et n'empêche pas toujours les récidives.

HÉMORRHAGIES DE LA RÉTINE.

Les apoplexies rétiniennes se rencontrent fréquemment dans les inflammations de la rétine et du nerf optique ; nous avons signalé leur présence dans plusieurs variétés de rétinite et de névrite dont elles constituent l'un des principaux symptômes. Mais dans d'autres cas ces hémorrhagies sont les *seules altérations* que présente la rétine ; quelques auteurs désignent alors la maladie sous le nom de *rétinite hémorrhagique ;* c'est cette affection que nous allons décrire.

Les épanchements sanguins de la rétine se présentent sous l'aspect de *taches rougeâtres* dont la *forme,* l'*étendue* et le *nombre* sont des plus variables ; on en observe de toutes les dimensions, depuis celles qui ont la grosseur d'une tête d'épingle et qu'on ne peut découvrir que par un examen minutieux, jusqu'aux vastes plaques rougeâtres dont le diamètre dépasse celui de la papille.

Quand elles occupent la couche des fibres nerveuses, ce qui est le cas le plus fréquent, les hémorrhagies rétiniennes affectent une forme spéciale tout à fait caractéristique ; elles sont allongées, *effilées* à leurs extrémités. Cette disposition, qui les a fait comparer à de *petites flammèches*, est due à la texture fibrillaire du tissu au milieu duquel le sang s'est répandu. Les hémorrhagies pénètrent-elles dans des couches plus profondes de la rétine, comme dans les cas rapportés par Heymann (1), la forme des taches change ; elles deviennent circulaires et offrent une certaine analogie avec les hémorrhagies de la choroïde. Les épanchements sanguins se font habituellement aux points de bifurcation des vaisseaux rétiniens, qui semblent interrompus et masqués à leur niveau ; dans les cas où ils siègent dans les plans plus profonds, les vais-

______

(1) *Archiv für Ophthalm.*, t. VIII, 1re partie, p. 188.

seaux passent directement au-devant d'eux. La forme particulière des taches hémorrhagiques et les rapports qu'elles affectent
avec le système vasculaire de la rétine permettent donc de préciser leur siége et de les distinguer des hémorrhagies choroïdiennes, toujours plus larges, en forme de plaques circulaires,
et situées en arrière des vaisseaux rétiniens.

La couleur des foyers apoplectiques est habituellement d'un
rouge foncé qui se détache nettement sur la teinte rouge orangé
pâle du fond de l'œil. L'intensité de cette coloration dépend en
partie de la nature du sang extravasé, de sa richesse en globules sanguins, en partie aussi d'un effet de contraste. Chez les
individus bruns, où le pigment choroïdien est très-abondant, elles
sont plus difficiles à apercevoir que chez les individus blonds, dont
le fond de l'œil est rouge clair.

Si l'épanchement sanguin est très-abondant, il peut se frayer
un passage vers les couches externes et aller se répandre entre la
rétine et la choroïde : on l'a vu aussi, mais plus rarement, s'insi-
nuer entre la rétine et le corps vitré (Schweigger); enfin, dans
certains cas, il se répand dans l'intérieur du corps vitré. Quelquefois des hémorrhagies choroïdiennes existent simultanément
avec des hémorrhagies rétiniennes.

Les *troubles fonctionnels* sont en rapport avec l'étendue et surtout avec le *siége* de l'hémorrhagie. De petits foyers apoplectiques disséminés dans les parties périphériques de la rétine
n'altèrent aucunement la vision ; s'ils occupent une certaine étendue, ils donnent naissance à des scotomes correspondants qu'une
exploration minutieuse du champ visuel parvient toujours à mettre
en évidence. Mais, quand la région de la macula est atteinte, la
vision centrale se trouve abolie et la fonction de l'œil affecté est
presque anéantie.

La *résorption* des hémorrhagies ne s'effectue pas toujours de la
même manière. Parfois au bout de quelques jours les foyers apoplectiques pâlissent, prennent une teinte blanchâtre sur les bords,
puis au centre, et peu à peu le fond de l'œil reprend son aspect
normal; leur disparition peut être tellement complète qu'il soit
impossible d'en découvrir la trace. Pourtant le plus souvent, à ces
endroits, subsistent de petites taches blanchâtres, dont la nature
est encore mal déterminée ; les uns admettent qu'elles sont dues
à une métamorphose des globules du sang extravasé ; pour les
autres, elles résultent de la dégénérescence graisseuse des éléments rétiniens dilacérés par l'épanchement et d'une hypertrophie
variqueuse des fibres nerveuses. Plus rarement, on voit persister

des amas pigmentaires provenant soit de la matière colorante du sang épanché, soit de la prolifération des cellules pigmentaires de la rétine.

Les *causes* des hémorrhagies rétiniennes, assez nombreuses, peuvent être rangées en plusieurs groupes principaux. Tout d'abord, nous devons signaler les *altérations des parois des vaisseaux* (sclérose, dégénérescence athéromateuse) et les *affections cardia-ques* (hypertrophie du ventricule gauche) qui leur sont si souvent associées. A ce point de vue, la présence d'hémorrhagies rétiniennes peut avoir une valeur séméiologique importante, en permettant de soupçonner un état pathologique des vaisseaux de l'encé-phale et de prévoir la menace d'une hémorrhagie cérébrale. Ber-thold a rapporté récemment l'observation d'une femme atteinte d'apoplexie de la rétine, qui succomba pendant l'examen ophthal-moscopique à une hémorrhagie cérébrale.

Depuis que Charcot et Bouchard ont découvert sur les vaisseaux de l'encéphale, les *anévrysmes miliaires* qui jouent un si grand rôle dans la pathogénie des hémorrhagies cérébrales, Liouville, con-tinuant ce genre de recherches, a signalé la coexistence des mêmes anévrysmes dans la rétine. On comprend quelle importance il y aurait à pouvoir diagnostiquer sur le vivant ces lésions vascu-laires du cerveau par l'examen du fond de l'œil. Malheureu-sement les observations de Liouville ont toutes été faites sur le cadavre, et jusqu'ici ces anévrysmes, assez volumineux pourtant pour être visibles à l'ophthalmoscope, ont échappé à ce mode d'exploration.

Les *altérations du sang* sont quelquefois la cause d'hémorrhagies rétiniennes.

Ruck (1) a publié une observation intéressante d'apoplexi-rétinienne survenue dans le cours d'un *purpura hemorrhagica*. Le *scorbut*, l'*impaludisme*, une *chloro-anémie* très-prononcée peuvent aussi déterminer des extravasations sanguines dans la rétine. Nous ne parlerons pas ici des lésions si considérables qu'on observe dans la leucémie et qui ont été décrites en détail à pro-pos de la rétinite leucémique.

Les hémorrhagies rétiniennes peuvent également se produire toutes les fois qu'il y a rupture d'équilibre entre la tension intra-vasculaire des vaisseaux de l'œil et la tension intra-oculaire. Aussi sont-elles fréquentes dans les diverses formes de *glaucome* ; nous savons que, dans le *glaucome hémorrhagique* en particulier, elles

(1) *Union médicale*, n° 48, 1870.

précèdent longtemps à l'avance les autres manifestations et constituent le symptôme fondamental de la maladie.

Quand, à la suite d'une opération, la pression intra-oculaire vient à baisser subitement, lorsqu'il s'échappe par exemple une certaine quantité de corps vitré, il est fréquent d'observer des hémorrhagies de la rétine. Les *traumatismes*, les *contusions* du globe oculaire, peuvent déterminer également la rupture des vaisseaux rétiniens et provoquer ainsi d'abondantes extravasations sanguines.

Le *pronostic* dépend de la cause de l'hémorrhagie et aussi de la région intéressée. Chez les cardiaques qui ont les artères athéromateuses, les agents thérapeutiques ont peu de prise sur l'affection principale et les rechutes sont toujours à craindre. Les hémorrhagies dues aux altérations du sang pourront être plus facilement modifiées, et si l'état général s'améliore, elles finiront par disparaître. Celles qui reconnaissent une cause mécanique et sont consécutives aux traumatismes ou aux opérations, se résorbent le plus souvent sans laisser de traces.

La gravité du pronostic dépend aussi des altérations secondaires survenues dans les éléments rétiniens par le fait de leur compression et de leur dilacération. Lorsqu'ils ont subi la dégénérescence graisseuse et que les lésions se sont étendues à la couche des cônes et des bâtonnets, il en résulte des lacunes correspondantes dans le champ visuel : si la macula a été intéressée, la vision centrale peut rester indéfiniment abolie.

Quand la maladie est liée à une altération des vaisseaux ou à une affection cardiaque, le traitement doit consister surtout dans une hygiène rigoureuse : les malades resteront en repos autant que possible, ils éviteront avec soin tous les exercices qui activent la circulation. Les préparations de digitale, d'ergotine, judicieusement employées, pourront aussi leur être d'un utile secours.

Contre les hémorrhagies liées à une altération dyscrasique du sang, les toniques, le fer, le quinquina, l'hydrothérapie, la limonade sulfurique, l'eau de Rabel, sont les moyens qui donneront les meilleurs résultats.

RÉTINITE PIGMENTAIRE.

Longtemps avant la découverte de l'ophthalmoscope, on décrivait déjà, sous le nom d'*héméralopie*, une torpeur particulière de la rétine produisant des troubles singuliers de la vision. Les malades atteints de cette affection distinguent suffisamment pendant le jour, mais dès que le crépuscule arrive ou qu'ils se trouvent dans un endroit peu éclairé, ils deviennent incapables de reconnaître les plus gros objets et de se conduire seuls. Les anciens observateurs avaient même su reconnaître deux formes d'héméralopie : l'une bénigne et passagère, l'autre grave et progressant indéfiniment pour aboutir à la cécité absolue.

Plus tard, quand l'ophthalmoscope permit d'explorer les parties profondes de l'œil, van Trigt, le premier, puis de Græfe et Donders, rattachèrent cette forme grave d'héméralopie à une affection de la rétine, carctérisée par la production d'amas de pigment, à laquelle ils donnèrent le nom de *rétinite pigmentaire*.

Ces amas sont localisés d'abord dans les régions équatoriales, et pour les apercevoir à l'ophthalmoscope, il faut faire forcer le regard du malade en haut, en bas ou de côté. Leur coloration est noirâtre ; ils ont l'aspect de petites taches irrégulières déchiquetées envoyant çà et là des prolongements et dont la configuration rappelle celle des *corpuscules du tissu osseux* (ostéoplastes) vus à un fort grossissement. En s'accumulant de préférence le long des parois des vaisseaux, ils forment des traînées noirâtres ; quelquefois, au niveau des points de bifurcation des artères, celles-ci paraissent comme englobées dans leur épaisseur.

Mauthner fait remarquer avec raison que les formes bizarres, allongées, tiraillées, de ces dépôts de pigment vus à l'image renversée, tiennent à leur situation, qui nous force à les regarder obliquement à travers les parties équatoriales du cristallin. Dans ces conditions, il se produit un astigmatisme irrégulier donnant lieu à cette déformation apparente ; mais, à l'image droite, elles apparaissent avec leur configuration réelle, qui est plus régulière.

Ces amas de pigment, d'abord disséminés en petit nombre dans les régions périphériques, deviennent bientôt plus nombreux et plus épais ; le réseau à larges mailles formé par leurs anastomoses enserre de plus en plus la macula. Pourtant, il est rare que l'envahissement du fond de l'œil se fasse d'une façon régulière et tout à fait concentrique ; d'ordinaire, certaines régions de la rétine, et plus particulièrement la partie interne, sont plus altérées que les autres.

Déjà à une période peu avancée de la maladie on constate des *alteration du côté des vaisseaux*. Leurs parois épaissies diminuent la largeur de leur calibre et la colonne sanguine qu'ils renferment apparaît sous forme d'un petit filet rougeâtre de plus en plus

mince. Cet épaississement des tuniques vasculaires, étant ici le
résultat d'une dégénérescence *hyaline*, ne se traduit pas à l'ophthalmoscope par l'apparition d'un double contour blanchâtre, comme
dans la périartérite. La diminution du volume de la colonne sanguine en est le seul signe appréciable.

Cette oblitération progressive des vaisseaux retentit à la longue
sur l'extrémité intra-oculaire du nerf optique, dont la nutrition se
fait en grande partie, par l'intermédiaire de capillaires émanés de

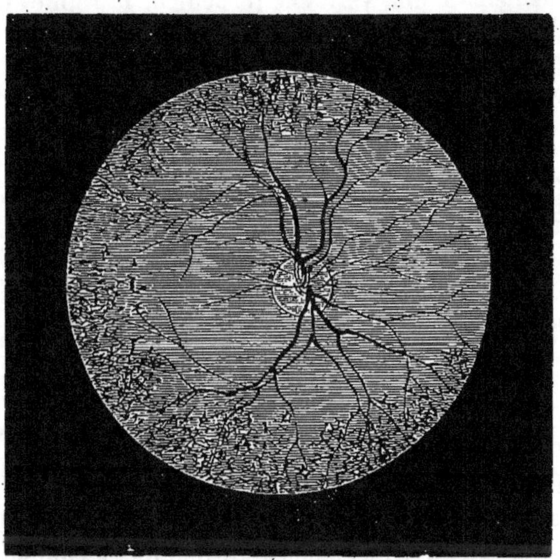

Fig. 19. Rétinite pigmentaire.

l'artère centrale de la rétine. Aussi la papille offre-t-elle peu à peu
les caractères de *l'atrophie ;* elle perd sa diaphanéité, si remarquable à l'état normal, pour prendre une *teinte grise, terne, opaque ;*
ses vaisseaux se réduisent à des traînées filiformes. Cet aspect particulier permettra toujours de distinguer l'atrophie symptomatique
de la rétinite pigmentaire, des atrophies simples où la papille est
d'un blanc nacré avec des vaisseaux souvent intacts et, dans tous
les cas, relativement mieux conservés.

Dans la rétinite pigmentaire typique, la *choroïde* ne présente
aucune altération, sauf la desquamation de la couche épithéliale
pigmentaire, qui, survenant à la longue, rend plus apparents les
espaces intervasculaires de son stroma.

Dans la dernière période de la maladie, le cristallin et le corps
vitré s'altèrent. Van Trigt a signalé le premier la formation d'une

cataracte polaire postérieure, ayant la forme d'une étoile à trois rayons; Mooren, sur un ensemble de soixante-quatre malades, a vu trois fois le corps vitré se troubler et se remplir de flocons et de filaments grisâtres.

Les troubles fonctionnels de la rétinite pigmentaire sont très-caractéristiques, ils consistent surtout dans l'*héméralopie* et le *rétrécissement* du champ visuel. Dans un travail fort intéressant, entrepris sous l'inspiration de Donders, Maes (1) a prouvé que l'héméralopie est due uniquement à une véritable torpeur de la rétine. Le trouble visuel tiendrait à ce que cette membrane n'entre plus en action que sous l'influence d'une vive excitation lumineuse. A n'importe quelle heure du jour, en effet, l'héméralopie peut apparaître quand on place le malade dans une chambre dont on diminue artificiellement l'éclairage.

Dans des cas extrêmement rares, la torpeur de la rétine est remplacée par de *l'hyperesthésie*; un malade observé par Haase (2) se plaignait d'éblouissements pendant le jour, sa vue s'améliorait le soir au crépuscule, et le champ visuel paraissait s'agrandir à une faible lumière.

Le champ visuel mesuré avec le périmètre de Fœrster présente toujours un rétrécissement notable en rapport avec l'intensité de l'éclairage employé : plus celui-ci est faible, plus l'étendue du champ visuel est diminuée.

Le rétrécissement n'est pas toujours exactement concentrique à la macula ; dans un cas signalé par de Græfe, il affectait la forme d'une *zone annulaire* en dedans et en dehors de laquelle la sensibilité rétinienne était conservée.

Ces troubles de la vision placent à la longue les malades dans la situation la plus pénible : tout d'abord, il leur devient impossible de se conduire pendant la nuit et même dès que le crépuscule arrive. A mesure que leur champ visuel se rétrécit davantage, l'orientation devient plus difficile et leur démarche plus incertaine ; ils aperçoivent bien encore distinctement les objets placés devant eux dans la direction du regard, mais ils ne voient plus les obstacles qui les environnent, et ne peuvent par conséquent les éviter. Pour se rendre bien compte de leur état, il suffit de placer devant un œil, l'autre étant fermé, un tube de lorgnette; la vision s'effectue d'une manière parfaite dans la direction de l'axe de la lunette, et cependant on ne peut marcher devant soi sans se buter

(1) *Over torpor retinæ*. Utrecht, 1861.
(2) *Klinische Monatsblätter*, 1867, p. 110.

aux objets environnants. Il est curieux de voir certains malades arrivés presque à la dernière période de la maladie déchiffrer les plus petits caractères grâce à leur vision centrale bien conservée, tout en ayant l'apparence extérieure et la démarche de gens complétement aveugles.

L'affaiblissement de la sensibilité, la torpeur de la rétine, le rétrécissement du champ visuel trouvent une explication légitime dans la nature même des lésions propres à la rétinite pigmentaire. Comme nous le verrons bientôt, les éléments sensoriels, cônes et bâtonnets, étant comprimés ou détruits dans une plus ou moins grande étendue, il doit en résulter nécessairement une abolition de la vision dans toute la zone correspondante. D'autre part, l'apport du sang qui sert de stimulant à la rétine se trouvant amoindri par la diminution considérable du calibre des vaisseaux, la sensibilité doit, par cela même, se trouver émoussée.

Landolt (1), ayant eu récemment l'occasion d'examiner au microscope des yeux atteints de rétinite pigmentaire typique, a trouvé en effet une atrophie complète des éléments sensoriels de la rétine (cônes et bâtonnets) ; ils étaient comprimés, étouffés au milieu d'une masse de tissu cellulaire de nouvelle formation, développé principalement aux dépens des fibres de soutien (fibres radiées de Müller). L'hypergénèse du tissu cellulaire était également manifeste dans les parois des vaisseaux, dont le calibre était rétréci ; les fines artérioles de la périphérie étaient même complétement transformées en traînées de tissu conjonctif. Le long de leurs parois et dans leur épaisseur, on trouvait des cellules pigmentaires et des corpuscules de pigment libres. Ceux-ci paraissaient avoir été détachés de la couche épithéliale sousrétinienne par la rétraction cicatricielle du tissu cellulaire de nouvelle formation développé dans les couches externes de la rétine.

Müller avait déjà invoqué ce mécanisme pour expliquer la migration des cellules pigmentaires de la couche épithéliale de la choroïde, mais il avait admis en même temps que le pigment qui se trouve toujours le long des parois des vaisseaux dégénérés pouvait provenir de la matière colorante du sang.

Les recherches de Landolt, et ce sont à la fois les plus récentes et les plus précises, démontrent donc que les lésions de la maladie qui nous occupe sont *limitées à la rétine ;* sauf les altérations de la couche épithéliale, la choroïde, où il n'a jamais trouvé d'altéra-

____

(1) *Archiv für Ophth.*, t. XVIII, 1re partie, p. 325.

tion, n'y prend aucune part. Cet auteur signale, en terminant son travail, l'analogie qui existe entre le processus morbide de la rétinite pigmentaire et celui de la *cirrhose* du foie ou des reins. Dans les deux cas, il y a hyperplasie du tissu conjonctif le long des parois des vaisseaux, puis peu à peu disparition du parenchyme étouffé par les éléments de nouvelle formation. Cette analogie est d'autant plus importante à signaler que chez les deux sujets sur lesquels ont porté son examen, la cause de la mort avait été pour l'un une *cirrhose hépatique* et rénale, pour l'autre une *cirrhose rénale.*

Dans quelques autopsies faites antérieurement, Pope et Leber avaient signalé des lésions du stroma choroïdien ; aussi quelques auteurs ont-ils voulu attribuer la migration du pigment à des lésions choroïdiennes primitives.

Il est important de dissiper toute équivoque ; dans la rétinite pigmentaire les lésions réellement graves dépendent de la prolifération du tissu cellulaire qui étouffe les éléments sensoriels de la rétine et diminue le calibre des vaisseaux en augmentant l'épaisseur de leurs parois. Quant aux dépôts de pigment, leur production est un phénomène consécutif et *secondaire ;* si on l'a d'abord placé en première ligne, c'est qu'il frappe vivement l'attention ; mais, en somme, il doit être relégué au second plan.

L'exactitude de ces données fournies par l'histologie pathologique se trouve confirmée en tous points par les intéressantes recherches de Berlin sur la section des vaisseaux du nerf optique. Lorsque les yeux des animaux soumis à cette expérience ne s'enflamment pas et ne sont pas détruits par suppuration, il s'établit à la longue une circulation supplémentaire défectueuse et incomplète de la rétine, et l'on voit alors se développer peu à peu dans les régions équatoriales de l'œil des amas pigmentaires présentant la même forme et la même disposition que ceux de la rétinite pigmentaire.

On a décrit à tort sous le nom de *rétinite pigmentaire* des inflammations complexes de la choroïde et de la rétine, à la suite desquelles on trouve aussi du pigment dans l'épaisseur de cette dernière membrane. Il n'est pas rare, en effet, à la suite de certaines chorio-rétinites, de voir les cônes et les bâtonnets disparaître par places et être remplacés par du tissu cellulaire de nouvelle formation, établissant des adhérences entre la rétine et la choroïde ; quand la rétraction cicatricielle survient en ces points, les cellules pigmentaires, entraînées par ces brides, pénètrent dans le parenchyme rétinien et donnent lieu, comme dans la rétinite tigrée, à la formation d'amas pigmentaires ; ces chorio-rétinites s'éloignent complétement sous tous les autres rapports, étiologie, troubles fonctionnels, évolution, etc., de l'affection qui nous occupe ; aussi, au lieu de chercher à confondre ces divers états morbides au point de vue clinique, faut-il nettement les séparer.

La rétinite pigmentaire est une affection très-grave : presque toujours elle se termine fatalement par la cécité à un âge plus ou moins avancé. Elle atteint toujours les deux yeux, cependant Pedraglia (1), Mooren (2), de Wecker (3) ont rapporté des exemples de rétinite pigmentaire localisée sur un seul œil. Mais dans le premier cas la lecture attentive de l'observation laisse quelque doute sur l'exactitude du diagnostic. Chez le malade de Mooren, les amas pigmentaires faisaient défaut, il est vrai, d'un côté, mais néanmoins les troubles fonctionnels étaient presque aussi prononcés sur un œil que sur l'autre. Quant à l'observation de de Wecker, elle paraît plus concluante : il s'agissait d'une jeune fille de quinze ans atteinte de strabisme divergent de l'œil gauche et n'ayant plus de ce côté qu'une faible perception lumineuse. Les milieux de l'œil étaient parfaitement transparents, des dépôts caractéristiques de pigment ayant la forme de corpuscules osseux occupaient les régions équatoriales de la rétine, les vaisseaux centraux étaient amincis et la papille diffuse. Il n'existait *aucune altération du stroma choroïdien* pouvant permettre de penser à une choroïdite.

Dans l'immense majorité des cas, la rétinite pigmentaire se développe sous l'influence d'une prédisposition congénitale. Il n'est pas rare de voir plusieurs frères et sœurs dans une famille être atteints simultanément. Les amas de pigment commencent à se montrer habituellement de six à huit ans, d'autres fois de douze à quinze ans, quelquefois enfin beaucoup plus tard. Les progrès de la maladie sont excessivement lents, et la cécité complète peut ne survenir que vers cinquante ou soixante ans.

L'hérédité joue un rôle incontestable dans la production de cette redoutable affection. Liebreich a fait remarquer qu'un certain nombre de malades étaient des enfants issus de mariages consanguins. Hœring, Stör, de Wecker ont vu des sujets atteints de rétinite pigmentaire présenter également des malformations congénitales, doigts surnuméraires, etc.; parfois elle est

---

(1) *Klinische Monatsblätter*, 1865, p. 144.
(2) *Ophthalmiatrische Beobachtungen*, p. 261.
(3) *Traité des maladies du fond de l'œil*, p. 142.

associée à la surdi-mutité congénitale et au crétinisme. Rappelons enfin l'importante remarque de Landolt sur la relation qui semble exister entre la rétinite pigmentaire et la cirrhose rénale ou hépatique.

Manhard et Galezowski ont voulu mettre en cause, comme point de départ de la rétinite pigmentaire, la syphilis congénitale; mais de Wecker fait observer avec raison que c'est là un point d'étiologie qu'il est impossible d'établir d'une façon rigoureuse, car il est aussi difficile de prouver que l'un ou l'autre parent a eu la syphilis, que de prouver qu'il ne l'a pas eue. D'ailleurs, il est probable que la rétinite pigmentaire serait bien plus fréquente si elle avait réellement une origine syphilitique.

Les mercuriaux, l'iodure de potassium, les injections sous-cutanées de strychnine essayés de divers côtés n'ont donné jusqu'ici aucun résultat satisfaisant. Un régime tonique, le fer, le quinquina, sont les seuls moyens qui aient paru ralentir la marche progressive de la maladie.

RÉTINITES PIGMENTAIRES ANORMALES.

Sous ce titre, Leber a décrit (1) plusieurs variétés de rétinites qui seraient identiques par leur nature à la forme typique précédente, mais qui en différeraient soit par l'irrégularité des troubles fonctionnels, soit par l'absence de pigmentation du fond de l'œil. Leber reconnaît :

1° La rétinite pigmentaire, où, avec les troubles fonctionnels typiques, les signes ophthalmoscopiques se présentent d'une façon anormale ;

2° La rétinite pigmentaire avec foyers de choroïdite disséminée;

3° La rétinite pigmentaire où les accumulations de pigment sont toujours caractéristiques, mais où l'héméralopie fait défaut, tandis que la vision centrale est très-compromise dès le début;

4° Enfin chez les enfants, nouveau-nés, un certain nombre de cas de cécité congénitale seraient dus à des rétinites pigmentaires dont les lésions, peu apparentes au moment de la naissance, ne se développeraient que plus tard.

Malgré l'estime que nous professons pour les travaux d'un ophthalmologiste aussi distingué que Leber, il nous est impossible d'accepter l'existence de ces diverses variétés fondées sur la pré-

(1) *Archiv für Ophth.*, t. XVII, 1ʳᵉ partie, p. 317.

sence ou l'absence d'un trouble fonctionnel ou d'une lésion accessoire.

Ce qui caractérise la rétinite pigmentaire, c'est son étiologie particulière et l'intégrité manifeste de la choroïde, c'est.surtout sa marche essentiellement lente et progressive ; l'héméralopie ne peut être
envisagée comme un symptôme pathognonomique, elle n'est que
l'expression du trouble circulatoire produit par l'oblitération des
vaisseaux. Toutes les fois que le système vasculaire de la rétine
aura souffert, toutes les fois que l'intégrité fonctionnelle des cônes
et des bâtonnets sera compromise, il surviendra de l'héméralopie,
des scotomes, un rétrécissement plus ou moins marqué du champ
visuel, sans qu'on soit en droit de conclure à l'existence de la rétinite pigmentaire. Nous croyons de même qu'il ne faut pas attacher une telle importance à l'absence ou à la présence du pigment.
Un grand nombre de lésions de la choroïde s'accompagnant en
effet de production de pigment et de son accumulation dans la
trame de la rétine, ce signe ne saurait nous autoriser à lui seul
à formuler le diagnostic de rétinite pigmentaire.

Pour nous, les exemples de rétinite pigmentaire anormale signalés par Leber rappellent plutôt, par leur évolution rapide, l'abolition précoce de la vision centrale, les altérations manifestes du
stroma choroïdien, certaines formes de chorio-rétinite qu'on a fréquemment l'occasion d'observer et qui se développent parfois sous
l'influence de causes nettement déterminées, telles que la syphilis.
Chez les nouveau-nés atteints de cécité avec nystagmus, nous
croyons qu'il s'agit précisément d'une affection de ce genre s'étant
développée pendant la vie intra-utérine.

DÉCOLLEMENT DE LA RÉTINE.

La rétine est intimement unie à la choroïde au pourtour du nerf
optique et dans le voisinage de l'*ora serrata* : partout ailleurs ces
deux membranes adhèrent faiblement entre elles; quand elles
viennent à se détacher l'une de l'autre, on dit qu'il se produit un
décollement de la rétine.

Les *signes ophthalmoscopiques* diffèrent suivant qu'on examine le
fond de l'œil à l'image renversée ou à l'image droite. Ce dernier
procédé est généralement préférable, car, fournissant un plus fort
grossissement, il permet de déterminer d'une façon plus précise
les limites du décollement.

Dans la région où la rétine s'est détachée de la choroïde, la *teinte du fond de l'œil* a notablement changé d'aspect ; de rougeâtre qu'elle est d'habitude, elle devient légèrement *grisâtre, demi-transparente,* laissant encore passer une certaine quantité de rayons réfléchis par la choroïde. Ce changement de teinte est d'autant moins sensible que le décollement est plus récent et la transparence du liquide sous-rétinien plus parfaite. Aussi à cette période faut-il une certaine habitude pour arriver à le découvrir. Pourtant, si l'on

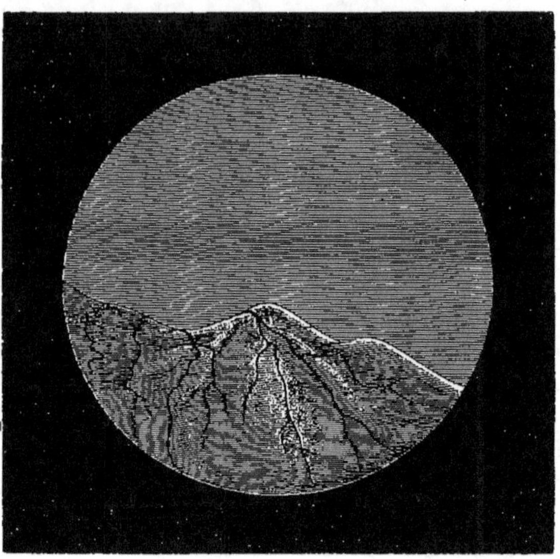

Fig. 20. Décollement de la rétine.

explore attentivement toute l'étendue de la région équatoriale, les parties altérées se reconnaîtront grâce au contraste avec les parties restées saines.

La rétine décollée faisant saillie en avant dans le corps vitré, et se rapprochant du cristallin, est vue dans tous ses détails, comme à travers une loupe. Elle présente un *reflet grisâtre chatoyant,* très-apparent dans les décollements anciens, où il devient bleuâtre ou verdâtre. Au moindre mouvement de l'œil du malade, la membrane flottante ondule et semble comme ballottée par le liquide qui la soulève. Quand le décollement occupe une certaine étendue, il est presque toujours séparé en plusieurs segments lobulaires par deux ou trois sillons dirigés d'avant en arrière, qui se présentent à l'ophthalmoscope sous forme de raies blanchâtres ou bleuâtres fortement accusées.

Les vaisseaux rétiniens rampent à la surface de la membrane

nerveuse, dont ils suivent les ondulations ; avec le grossissement que fournit l'image droite, ils paraissent beaucoup plus volumineux qu'à l'ordinaire, leurs ramifications sont plus distinctes, leur coloration semble plus foncée ; ils disparaissent brusquement vers les limites postérieures du décollement. Oscillant à la moindre impulsion, c'est surtout d'après la facilité et l'étendue de leur déplacement qu'on peut juger de la mobilité du décollement rétinien.

Il est rare que la rétine décollée se rapproche assez de la face postérieure du cristallin pour être visible sans le secours du miroir ; dans certains cas, pourtant, une exploration attentive au moyen de l'éclairage oblique permet de l'apercevoir dans une certaine étendue.

A l'*image renversée*, le fond de l'œil présente un tout autre aspect qu'à l'image droite ; à moins que le décollement ne soit très-ancien et très-nettement limité, le reflet grisâtre ou bleuâtre de la rétine décollée est beaucoup moins apparent qu'à l'image droite ; il se perd dans le *trouble diffus* que présente le fond de l'œil et qui est dû à l'altération de transparence du corps vitré. Quelquefois même ce milieu est rempli de flocons filamenteux, membraneux, qui gênent l'exploration et rendent le diagnostic très-difficile.

Si le décollement n'est encore que partiel et limité aux régions périphériques, on examine d'abord la papille, puis, suivant avec le miroir le trajet des vaisseaux dans leurs différentes directions, on arrive à distinguer nettement la limite du décollement, ordinairement indiquée par une ligne courbe transversale, plus blanche que les autres parties. Le soulèvement des vaisseaux qui quittent le plan rétinien pour se porter en avant est surtout appréciable par leur *déplacement parallactique*. Dès qu'on imprime des mouvements de latéralité à la lentille, ils semblent osciller au-devant de ceux qui, maintenus sur la rétine intacte, occupent un plan postérieur. Ce déplacement parallactique des vaisseaux est un signe d'une grande valeur ; il permet d'apprécier des décollements mal délimités, dans lesquels la rétine ne proémine que très-faiblement en avant.

Quand le décollement arrive jusqu'au bord de la papille, mais d'un seul côté seulement, les contours du disque nerveux paraissent effacés en ce point, tandis qu'ils conservent leur netteté dans le reste du pourtour. Quelquefois la rétine proémine assez fortement pour masquer une partie de la papille, dont on ne découvre plus qu'une certaine étendue. Enfin, si le décollement s'étend à toute la rétine, il forme un véritable infundibulum que Arlt a comparé avec raison à la corolle de certaines convolvulacées, au fond duquel la papille est à peine visible.

Les *troubles fonctionnels* du décollement rétinien sont caractéristiques. Le début est toujours brusque; à un moment donné, le malade voit comme *un nuage* apparaître devant son œil et obscurcir sa vision. En explorant le champ visuel, on trouve constamment une lacune correspondant à la partie décollée ; une recherche attentive dénote le plus souvent que cette lacune s'étend dans une étendue plus grande que celle du décollement, preuve que dans les parties adjacentes la rétine a déjà perdu en partie son intégrité fonctionnelle. Souvent les objets paraissent *déformés, tiraillés;* les lignes droites semblent courbes, ondulées.

Des *mouches volantes*, des taches noires flottent devant l'œil; elles proviennent des opacités que renferme le corps vitré; elles précèdent quelquefois longtemps à l'avance l'apparition du décollement. Les malades se plaignent de *phosphènes*, d'*éclairs* occasionnés sans doute par les tiraillements que subit la rétine.

On a vu quelquefois des individus extrêmement *myopes*, au moment où la rétine se décollait, s'écrier avec joie qu'ils apercevaient des objets situés *à une grande distance ;* mais leur allégresse était de courte durée, car bientôt leur vision diminuait et devenait tout à fait confuse. Ce fait, en apparence extraordinaire, est pourtant d'une interprétation facile. Chez le myope, la rétine est située en arrière du foyer du système dioptrique de l'œil; en se décollant et en se transportant en avant, l'anomalie de la réfraction disparaît et la vision des objets éloignés devient possible au moins pendant quelque temps.

Le *diagnostic* du décollement rétinien est généralement facile; la myopie préexistante, l'abolition *brusque* de la vision, la lacune du champ visuel siégeant presque toujours en haut, enfin les signes ophthalmoscopiques que nous avons décrits permettront le plus souvent de l'établir avec certitude.

La dégénérescence cystoïde de la rétine décrite par Iwanoff, quand elle atteint un haut degré, présente à l'ophthalmoscope un aspect qui rappelle quelque peu celui d'un décollement rétinien, limité aux régions équatoriales. Mais l'absence de troubles fonctionnels, l'âge du sujet, la structure emmétropique ou hypermétropique de l'œil, la fixité relative du kyste rétinien qui ne se déplace pas et ne flotte pas au moindre mouvement de l'œil, sont des signes plus que suffisants pour éviter toute confusion.

Quand il s'agit d'un décollement ancien, accompagné de cataracte secondaire ou de troubles considérables du corps vitré qui empêchent l'exploration du fond de l'œil, la difficulté est bien plus grande. Dès lors l'ophthalmoscope n'est plus d'aucun secours et le diagnostic ne peut être basé que sur les commémoratifs et l'examen précis du champ visuel et de la perception lumineuse. Nous avons déjà indiqué (1) avec tous les détails nécessaires la manière de procéder à ces recherches, nous n'avons donc pas à y revenir. Quant au décollement symptomatique d'une tumeur intra-oculaire, nous avons également exposé (2) les caractères qui permettent de le distinguer du décollement simple.

Le *mécanisme* en vertu duquel la rétine se détache de la choroïde a paru à bien des auteurs d'une explication difficile. La rétine, disent-ils, étant appliquée et pressée contre la sclérotique par un milieu semi-liquide incompressible, le corps vitré, devrait se trouver maintenue dans tous les cas possibles. Il n'en est rien pourtant, et cette membrane se décolle quelquefois avec la plus grande facilité, ce qui prouve simplement qu'il faut se garder de vouloir appliquer aux liquides vivants les lois purement mécaniques qui règlent l'équilibre des liquides inertes.

Pour de Græfe, la cause du décollement résidait dans la différence d'extensibilité de la rétine et des autres enveloppes de l'œil. Celles-ci se laissaient distendre ; mais, à un moment donné, la rétine, ne pouvant plus suivre ce mouvement, se détachait et ne restait adhérente que dans ses points fixes, la région ciliaire et la papille.

Dans ses intéressantes recherches de date récente, Iwanoff a constaté que souvent l'épanchement sous-rétinien était formé par un liquide séreux bien différent du corps vitré. Ce milieu transparent présente lui-même des modifications remarquables dans toute l'étendue du décollement ; il semble avoir subi un mouvement *de retrait* sur lui-même, de sorte que la réduction de son volume correspond précisément à l'étendue de l'épanchement. Les couches adjacentes à la rétine soulevée sont *condensées* et présentent un commencement d'organisation. Pour Iwanoff, ce ratatinement du corps vitré serait la *lésion primitive* ; le vide ainsi produit serait d'abord comblé par un liquide séreux, puis, à un moment donné, le mouvement de retrait du corps vitré s'accentuant et amenant une éraillure de la rétine, le liquide séreux fuserait derrière cette membrane et la soulèverait.

Cliniquement, il est difficile d'accepter cette théorie, au moins

<hr>

(1) Tome I, p. 387.
(2) Tome I, p. 341.

pour la grande majorité des cas. Que de fois, en effet, la rétine se décolle subitement chez des malades dont l'œil n'avait présenté jusqu'alors aucune altération du corps vitré appréciable à l'ophthalmoscope ! Nous serions plus volontiers porté à croire que les lésions décrites par Iwanoff sont *secondaires*, et se développent sur des yeux atteints depuis longtemps déjà de décollement rétinien. Nous faisons exception, toutefois, pour cette variété de décollements qui se produisent soit immédiatement, soit longtemps après certaines opérations ou traumatismes suivis de l'issue d'une quantité plus ou moins considérable de corps vitré. Le décollement du corps vitré, dans la région diamétralement opposée à celle de la blessure, paraît alors jouer un rôle incontestable dans la production du décollement rétinien.

La *marche* de la maladie est généralement progressive ; le décollement siége-t-il sur les parties latérales, sous l'influence de la pesanteur le liquide rétinien tend à descendre et gagne toujours à la longue la partie inférieure de la rétine. A une période avancée, le cristallin perd souvent sa transparence et il se forme une *cataracte* molle. D'autres fois le globe oculaire se ramollit, des exsudats oblitèrent l'ouverture pupillaire, et l'on voit survenir peu à peu tous les symptômes de l'*atrophie*.

Dans certains cas cependant, grâce à un traitement convenable, et surtout à beaucoup de ménagements, le décollement reste stationnaire ; on a même signalé des exemples de guérison spontanée, le liquide sous-rétinien s'étant résorbé ou s'étant fait jour dans le corps vitré à travers une éraillure de la rétine.

Le *pronostic* de cette affection est très-grave, car, même dans les cas les plus favorables qui restent stationnaires, la vision est généralement défectueuse et les malades sont toujours menacés de perdre le peu qui leur reste. Il ne faut pas oublier non plus que si le décollement survient sur un œil atteint de myopie progressive, l'autre, qui se trouve souvent placé dans les mêmes conditions, court les mêmes risques.

Les *causes* du décollement de la rétine sont multiples ; la plus commune est la scléro-choroïdite postérieure liée à la myopie progressive.

Les traumatismes intéressant le globe oculaire arrivent en seconde ligne ; ils peuvent produire le décollement soit immédiatement, soit seulement au bout d'un certain temps. Ce décollement tardif se produit à la suite de plaies de la sclérotique, au moment où la rétraction cicatricielle du tissu fibreux diminue l'étendue de la surface adhérente à la rétine.

On observe encore le décollement à la suite de l'inflammation du tissu cellulaire de l'orbite, dans l'érysipèle de la face, le phlegmon et les tumeurs de l'orbite ; dans ce cas l'obstacle à la circulation dans les *vasa vorticosa* provoquent sans doute une transsudation séreuse qui soulève la rétine.

Les tumeurs intra-oculaires : sarcome, carcinome, gliome, s'accompagnent habituellement de 'décollement de la rétine, sur les caractères duquel nous avons longuement insisté à propos des tumeurs de la choroïde.

Traitement. — Pendant longtemps on s'est contenté de combattre le décollement de la rétine par des moyens purement médicaux. Les antiphlogistiques, sangsues, ventouses, etc., les mercuriaux, les instillations d'atropine, les dérivatifs sur le tube intestinal, le décubitus dorsal longtemps prolongé dans une chambre obscure, tels sont les moyens qui furent et sont encore généralement employés.

Il faut bien l'avouer, l'efficacité bien souvent illusoire de ces diverses médications et le.peu d'amélioration qu'elles procurent ne compense pas toujours les ennuis qu'elles occasionnent aux malades. Aussi Sichel proposa-t-il de pratiquer la ponction du décollement dans le but de laisser écouler le liquide contenu sous la rétine et de favoriser ainsi la réapplication de cette membrane contre la choroïde.

Cette petite opération est des plus simples. Après s'être assuré à l'avance, par l'examen ophthalmoscopique, du siége précis du décollement, on met l'écarteur en place, et au moyen de la pince à fixation tenue de la main gauche, on maintient l'œil fortement dévié dans le sens opposé à celui du décollement, en haut par conséquent, si le décollement est en bas ; puis, saisissant avec la main droite une aiguille à discission, ou mieux un petit couteau de de Græfe, on le plonge à travers les enveloppes de l'œil au milieu du décollement, en dirigeant sa pointe vers le centre du globe oculaire, et en se tenant assez loin du bord de la cornée afin de ne pas blesser le cristallin.

Le couteau doit traverser complétement les enveloppes ; quelques chirurgiens conseillent même de l'enfoncer assez profondément pour atteindre la rétine elle-même, afin de la dilacérer et faire communiquer ainsi le liquide sous-rétinien avec le corps vitré. On retire le couteau avec précaution en imprimant un quart de rotation à la lame, afin d'entre-bâiller les lèvres de la plaie et de permettre au liquide sous-rétinien de s'échapper au dehors. Celui-ci s'infiltre sous la conjonctive, qu'il soulève en s'accumulant.

L'opération terminée, on applique le bandeau compressif et on maintient le malade pendant quelques jours dans un repos absolu. Quand cette opération est faite avec précaution, quand on se sert d'un simple couteau et non d'un petit trocart, comme le veulent quelques chirurgiens, les suites en sont inoffensives.

Dans quelques cas, malheureusement fort rares, la ponction du décollement donne une amélioration véritable; la rétine semble se recoller, au moins en partie, et la lacune du champ visuel se trouve notablement réduite. Quelquefois cette amélioration n'est que passagère, et à la moindre circonstance fortuite le décollement se reproduit. Enfin, le plus souvent, le résultat est nul. Pour si peu avantageux qu'il paraisse, ce moyen mérite néanmoins d'être conservé, surtout en raison de l'impuissance de tous les autres. Nous croyons toutefois qu'il doit être réservé aux cas récents où la rétine est encore peu altérée, et où le liquide sous-rétinien a conservé sa transparence.

Tout récemment, de Wecker a eu l'ingénieuse idée de traverser le décollement au moyen d'un fil. Une anse de fil métallique est introduite au moyen d'une aiguile creuse recourbée; les piqûres d'entrée et de sortie, dans la sclérotique, sont éloignées d'environ 1 centimètre et demi l'une de l'autre; les deux brins de l'anse sont ensuite noués avec précaution, le nœud est tordu, écrasé et émoussé de façon à ne pas blesser la conjonctive, et le tout est rejeté dans le cul-de-sac conjonctival. De Wecker espère favoriser ainsi la filtration du liquide sous-rétinien au niveau des points de passage du fil dans la sclérotique et obtenir un rapprochement de la rétine et de la choroïde.

Ce procédé est encore à l'étude, aussi est-il difficile de se prononcer sur sa valeur thérapeutique; ce qu'il y a de certain et de définitivement acquis, c'est que l'œil tolère avec une merveilleuse facilité ce véritable *drainage*, dont les applications deviendront chaque jour plus nombreuses. Nous sommes persuadé qu'il donnera de bons résultats dans l'hydrophthalmie, les staphylomes, certaines formes de glaucome, etc., toutes les fois, en un mot, que l'iridectomie ne peut être pratiquée ou qu'elle aura été impuissante à diminuer la tension du globe oculaire.

Après avoir exposé les divers moyens, soit médicaux, soit chirurgicaux, imaginés jusqu'ici pour combattre le décollement rétinien, nous dirons qu'à notre avis, les cliniciens feraient mieux de suivre une autre voie. Sans doute, il est fort louable, le mal une fois produit, de chercher à le guérir; mais nous croyons que ce n'est pas de ce côté surtout que doivent tendre nos efforts. Etant données, en

effet, les connaissancos précises que nous possédons sur l'anatomie
et la physiologie de la rétine, sachant combien est rapide la désorganisation des éléments sensoriels et par suite l'abolition de leur
fonction, il est peu rationnel de chercher à obtenir le recollement
de cette membrane désormais incapable de récupérer ses fonctions
perdues. Nous croyons plus logique de diriger nos investigations
vers un autre but et d'employer toutes les ressources de notre
esprit à découvrir des moyens *prophylactiques,* plutôt que des
moyens curatifs, pour prévenir, s'il est possible, le décollement rétinicn. Pour cela, il faut surtout s'attacher à étudier les
conditions dans lesquelles cet accident se produit, à savoir
pourquoi, étant donnés deux myopes dont le degré de myopie est
le même, la rétine se décolle chez l'un, tandis qu'elle reste adhérente chez l'autre.

Nous possédons déjà sur ce sujet des indications précieuses ;
nous savons que dans la grande majorité des cas le décollement
est précédé de symptômes d'irritation, de l'apparition de mouches
volantes qui deviennent de plus en plus nombreuses ; c'est habituellement à la suite de fatigues de la vue, d'un excès de travail,
que la rétine se détache.

Chez les myopes d'un fort degré, il faudra déterminer avec soin
la puissance d'accommodation, l'état des muscles droits internes, et suivre exactement toutes les règles qui seront indiquées plus tard, dans le but d'atténuer le plus possible les fâcheux
effets, soit de l'insuffisance musculaire, soit du défaut d'amplitude
d'accommodation. Chez ceux qui sont déjà atteints de scléro-
choroïdite postérieure à marche progressive, on exercera une
surveillance attentive ; l'apparition de nombreuses mouches volantes, étant souvent le symptôme précurseur du décollement,
exigera un repos absolu des yeux et l'application de ventouses à
la tempe.

GLIOME DE LA RÉTINE.

Autrefois on confondait tous les néoplasmes développés aux
dépens d'une partie quelconque du globe oculaire sous le nom de
cancers de l'œil. Nul ne doute aujourd'hui, grâce aux recherches
histologiques, que par leur point de départ, leur constitution
anatomique, les tumeurs de la rétine ne méritent de former un
groupe particulier. Ces tumeurs, désignées jadis sous les noms

d'*encéphaloïde*, de *fongus hématode*, etc., ont toutes en somme la même structure ; ce sont des gliomes devenus plus ou moins vasculaires selon leur degré de développement.

Robin les étudia un des premiers sur des yeux énucléés par Sichel père ; il reconnut qu'elles s'étaient développées dans les couches externes de la rétine. Au microscope, elles paraissaient formées d'éléments cellulaires très-rapprochés les uns des autres et réunis seulement par un peu de substance intercellulaire ; il les considéra comme constituées par une hyperplasie des éléments nerveux de la couche externe des grains.

Cette interprétation a été modifiée depuis. Pour Virchow et Schultze (1), les gliomes de la rétine seraient le produit d'une prolifération des *éléments conjonctifs* de cette membrane, de même que les gliomes des centres nerveux sont formés aux dépens de la névroglie. La confusion qui régnait dans la désignation de ces tumeurs tenait en grande partie au désaccord existant entre les différents auteurs sur la nature des éléments qui composent la couche des grains. Mais Ranvier a démontré depuis, par les réactions de la purpurine, que les grains doivent être rattachés au tissu conjonctif (cette substance les colore en effet en rose, tandis qu'elle respecte tous les éléments réellement nerveux).

Avant les recherches d'Iwanoff (2), on croyait que ces tumeurs se développent toujours aux dépens de la couche granuleuse externe, de dedans en dehors ; mais cet habile histologiste a fait voir qu'elles peuvent prendre leur point de départ dans les couches les plus internes de la rétine et proéminer dans le corps vitré en donnant lieu quelquefois dès le début à un décollement de la rétine.

Le gliome de la rétine se développe quelquefois pendant la vie intra-utérine, mais c'est ordinairement dans l'enfance et surtout dans la première enfance qu'il est le plus fréquent ; jamais on ne l'a rencontré après seize ans. Le sarcome de la choroïde, au contraire, appartient à un âge plus avancé, ce qui, dans la majorité des cas, facilite beaucoup le diagnostic entre ces deux sortes de tumeurs intra-oculaires.

Par contre, le jeune âge du sujet rend la plupart du temps le début très-insidieux. Le petit malade, ne se rendant pas compte des troubles fonctionnels qu'il éprouve, ne peut donner aucun renseignement précis, et l'on en est réduit, pour établir le diagnostic,

---

(1) *Arch. für microsp. Anatom.*, t. II, fasc. 2 et 3.
(2) *Archiv für Ophth.*, t. XV, 2ᵉ fasc., p. 69.

aux signes extérieurs et à l'examen ophthalmoscopique. Pourtant, si la sollicitude du médecin est tenue en éveil, parce que la même affection a frappé d'autres enfants de la même famille, il pourra observer le néoplasme pendant les premières périodes de son développement. La rétine paraît alors comme parsemée de *nombreuses taches blanchâtres* qui diffèrent notablement par leur forme, leur éclat, la saillie qu'elles forment à sa surface, des plaques graisseuses signalées dans les diverses variétés de rétinite.

Mais ordinairement, l'attention du médecin et des parents n'étant attirée du côté du globe oculaire ni par la douleur ni par les troubles de la vision, la tumeur passe inaperçue jusqu'à ce qu'elle ait acquis un volume assez considérable pour envahir le champ pupillaire ; le moment où le gliome devient apparent à l'œil nu est du reste rapproché par l'existence presque constante d'une dilatation considérable de la pupille de l'œil atteint. Au lieu de sa couleur noire habituelle, celle-ci présente une teinte blanchâtre éclatante désignée par les anciens sous le nom d'*œil de chat amaurotique.*

A l'éclairage oblique, on voit proéminer la tumeur sous forme d'une masse blanchâtre, tantôt lisse et arrondie à la surface, tantôt déchiquetée et ressemblant à une masse cotonneuse effilochée flottant dans le corps vitré. Plus tard, dans l'épaisseur et à la surface de ce néoplasme, se développent des vaisseaux faciles à distinguer de ceux du décollement simple de la rétine par leur nombre, leur direction, les irrégularités de leur réseau.

Dans une *seconde période* la tension intra-oculaire s'élève , l'œil s'injecte, la cornée dépolie perd sa transparence, des douleurs ciliaires éclatent ; en un mot, l'on voit survenir de véritables accidents glaucomateux.

Le *diagnostic* doit alors se fonder sur le reflet particulier qu'offre encore souvent la pupille malgré le trouble du milieu, et sur ce fait que, chez les enfants, les accidents glaucomateux *primitifs* sont excessivement rares et presque toujours symptomatiques d'une autre lésion.

La tumeur continuant à augmenter de volume, les enveloppes de l'œil finissent par céder et se rompre ; la rupture a lieu le plus souvent à l'union de la cornée et de la sclérotique. Dès que la tumeur s'est ainsi fait jour au dehors, son aspect change complétement : elle se vascularise, devient bourgeonnante, saigne au moindre contact, formant une véritable masse fongueuse qui désormais va croître avec une effrayante rapidité.

Bientôt, en effet, le tissu cellulaire de l'orbite est envahi à son tour et absorbé en entier, les parois osseuses, au contraire, résistent longtemps encore ; aussi la tumeur forme-t-elle en avant une saillie volumineuse atteignant parfois le volume du poing. Bien que les parois osseuses soient intactes, la dégénérescence se propage fréquemment le long du nerf optique jusque dans l'encéphale et le petit malade ne tarde pas à succomber.

Il serait de la plus haute importance, au point de vue clinique, de connaître le moment où cette propagation a lieu ; malheureusement c'est là un point fort difficile à élucider. Pourtant une légère protusion du globe oculaire en avant, quelque difficulté dans l'accomplissement des mouvements latéraux, la sensation d'une certaine résistance quand on essaye de refouler le globe en arrière sont autant de symptômes qui doivent nous faire redouter cette grave complication.

Enfin, à la dernière période, des foyers métastatiques peuvent se former dans d'autres points de l'économie, dans le diploé des os du crâne, le tissu cellulaire sous-péritonéal, et particulièrement dans le foie.

Il n'est pas rare de voir le gliome envahir successivement les deux yeux, mais d'ordinaire ce n'est que lorsque la tumeur a déjà acquis un certain développement d'un côté que l'autre se prend à son tour.

Parfois dans le cours de la maladie surviennent des poussées violentes d'inflammation, qui prennent le caractère de la choroïdite suppurative et qui désorganisent rapidement le globe oculaire. Celui-ci subit alors une atrophie momentanée, le développement de la tumeur semble s'arrêter pendant quelque temps, mais elle ne tarde pas à augmenter de volume et à envahir les parties voisines. Il ne faut accorder aucun crédit aux observations de quelques auteurs qui prétendent que le gliome peut se présenter ainsi sous le forme atrophique et disparaître spontanément à la suite d'une choroïdite suppurée. Il est probable qu'en pareil cas il y a eu simplement erreur de diagnostic.

La choroïdite parenchymateuse pourrait être confondue avec le gliome de la rétine. On l'observe également chez les enfants et elle donne au champ pupillaire une teinte grisâtre analogue à l'aspect d'œil de chat signalé plus haut. Cependant la coloration n'est pas tout à fait la même dans les deux cas. Pour la différencier, Knapp a conseillé d'éclairer le fond de l'œil avec la lumière solaire. Le gliome présente alors un reflet blanc jaunâtre très-éclatant qui n'existe pas dans la choroïdite parenchymateuse, dont les exsudats sont ternes et grisâtres. Mais, il faut bien le dire, cette différence de teinte, quelquefois difficile à apprécier, a une valeur clinique beaucoup moins considérable que la connaissance des commémoratifs. La formation des dépôts plastiques de la choroïde est précédée, en effet, d'un processus inflammatoire avec douleur et rougeur de l'œil ; de plus, elle suit ou accompagne des accidents cérébro-spinaux, tandis que la marche du gliome est au contraire tout à fait silencieuse. Enfin, au toucher, le globe oculaire est plus mou, la tension est diminuée dans la choroïdite, tandis qu'elle est plutôt augmentée dans le gliome.

Grâce à ces caractères différentiels, le diagnostic sera donc le plus souvent possible entre ces deux affections. Rappelons néanmoins qu'il est arrivé à des cliniciens distingués comme Critchett et Bowman d'enlever sur un enfant de cinq mois un œil atteint d'iritis dans lequel la coloration jaunâtre de la pupille était le résultat de produits inflammatoires appliqués contre la cristalloïde postérieure.

L'*hérédité* paraît avoir une action incontestable sur le développement du gliome de la rétine. De Græfe cite l'exemple d'une famille dans laquelle deux enfants furent atteints de cette affection. Dans un autre cas, en remontant dans les lignes collatérales, on trouvait des parents qui avaient succombé dans leur jeune âge à des cancers de l'œil.

Le *traitement* consiste à faire aussitôt que possible l'énucléation de l'œil alors surtout que le nerf optique est encore intact. Comme il n'est jamais certain que celui-ci ne soit pas envahi, il faut avoir la précaution, en faisant l'extirpation, de le sectionner aussi loin que possible.

Quand la tumeur a perforé les enveloppes de l'œil et s'est propagée dans l'orbite, l'extirpation du contenu de cette cavité est la seule opération praticable ; malheureusement elle est souvent suivie de récidive à courte échéance et quelquefois même elle a paru précipiter une terminaison fatale.

DÉGÉNÉRESCENCE CYSTOIDE DE LA RÉTINE.

Iwanoff (1) a décrit sous ce nom de petites tumeurs kystiques formées par une accumulation de sérosité dans la trame de la rétine.

Cette affection serait extrêmement fréquente chez les personnes

(1) *Archiv fur Ophthalm.*, t. XV, 2ᵉ partie, p. 88.

âgées, au point qu'on pourrait la considérer comme un état presque physiologique analogue aux autres transformations séniles de l'organisme.

La sérosité s'accumule d'abord dans la couche granuleuse externe ; il se forme là de petites cavités qui se remplissent de liquide, refoulent les éléments nerveux et ne sont plus séparées les unes des autres que par les fibres de soutien. De petits kystes analogues se développent dans la couche granuleuse interne ; ils sont par conséquent sous-jacents aux précédents. D'abord indépendants les uns des autres, ces kystes, en augmentant de volume, finissent par se réunir et constituer une vaste poche dont les parois sont formées latéralement par les fibres radiées, en dedans et en dehors par les grains des couches granuleuses comprimés, refoulés vers les membranes limitantes interne et externe.

Comme on le voit, cette dégénérescence particulière de la rétine à laquelle on a donné quelquefois le nom bien impropre d'*œdème rétinien* n'offre rien de commun avec la transsudation séreuse résultant d'un trouble circulatoire.

La *symptomatologie* de cette affection est encore fort mal connue, ce qui tient à plusieurs causes. D'abord ces lésions, étant souvent limitées aux régions équatoriales de l'œil, et ne donnant naissance à aucun trouble fonctionnel, peuvent passer inaperçues. En second lieu, elles se développent d'ordinaire chez des personnes âgées dont le cristallin a déjà perdu en partie sa transparence et chez lesquelles, par conséquent, l'exploration du fond de l'œil offre toujours quelques difficultés.

Un de ces kystes rétiniens devenu très-volumineux pourrait en imposer pour un *décollement de la rétine* ; mais le diagnostic différentiel s'établit facilement si l'on considère que la rétine devenue cystoïde conserve, pendant le mouvement de l'œil, une certaine fixité au lieu de la mobilité extrême qui caractérise le décollement. En outre, la dégénérescence kystique se produit d'une manière insensible, progressivement, sans altérer notablement la vision. Le décollement, au contraire, survient tout à coup, d'emblée, et la perturbation fonctionnelle est toujours considérable.

La dégénérescence cystoïde de la rétine se rencontre très-fréquemment sur les yeux atteints de *cataracte sénile*, et, pour Iwanoff, il y aurait une relation de cause à effet entre ces deux lésions, les productions kystiques déterminant des désordres du côté du corps vitré, qui retentiraient à leur tour sur le cristallin.

MALADIES DE LA CHOROÏDE

CHOROÏDE NORMALE VUE A L'OPHTHALMOSCOPE. — CHOROÏDITE DISSÉMINÉE. — CHORIO-RÉTINITE SYPHILITIQUE. — STAPHYLOME POSTÉRIEUR. — SCLÉRO-CHOROÏDITE POS-TÉRIEURE. — SCLÉRO-CHOROÏDITE ANTÉRIEURE. — RUPTURE DE LA CHOROÏDE. — DÉCOLLEMENT DE LA CHOROÏDE. — TUBERCULES DE LA CHOROÏDITE. — COLOBOMA DE LA CHOROÏDE.

LA CHOROIDE NORMALE VUE A L'OPHTHALMOSCOPE.

La pigmentation du stroma de la choroïde et de la couche épithéliale qui recouvre la face interne de cette membrane, sa richesse vasculaire, la coloration du sang qui circule dans ses vaisseaux, sont autant de causes diverses qui exercent une influence plus ou moins prépondérante sur l'aspect de l'image ophthalmoscopique et sur la teinte générale du fond de l'œil.

La couche épithéliale pigmentaire, qui doit être rattachée à la rétine plutôt qu'à la choroïde, est composée d'une seule couche de cellules polyédriques juxtaposées renfermant un pigment dont la coloration plus ou moins foncée suit les variations de teinte de l'iris et des cheveux.

Quand le pigment est abondant et d'une couleur sombre, aucun rayon lumineux ne peut le traverser pour arriver jusqu'aux couches profondes de la choroïde ; celles-ci sont dès lors complétement invisibles, et l'ophthalmoscope reste impuissant à nous fournir des renseignements sur l'état du réseau vasculaire qu'elles renferment.

Ce fait mérite de fixer l'attention ; il montre quelle circonspection on doit mettre à porter, au moyen de l'ophthalmoscope, le diagnostic de *congestion de la choroïde.*

Suivant le degré de coloration de cette couche de cellules pigmentaires, le fond de l'œil paraît *jaune pâle, rouge jaunâtre, brun rougeâtre,* ou même presque complétement *noirâtre.* Cet aspect se modifie sensiblement lorsque dans l'examen on remplace la flamme de la lampe par la lumière solaire, toujours beaucoup moins riche en rayons jaunes ; la teinte passe alors au *rouge clair,* presque au *rouge rosé.*

La coloration du fond de l'œil varie aussi, dans une certaine mesure, avec l'intensité de l'éclairage, l'état de dilatation ou de contraction de la pupille, en un mot avec toutes les causes capables de diminuer ou d'augmenter la quantité des rayons lumineux qui pénètrent dans l'œil.

Vue à un fort grossissement, la couche uniforme des cellules pigmentaires donne au fond de l'œil un aspect *grenu, chagriné*. Liebreich soutient même qu'on peut arriver à distinguer isolément ces cellules dans les régions équatoriales. Leur pigment est-il clair, peu abondant, ou fait-il défaut, le stroma et les vaisseaux de la choroïde deviennent aussitôt apparents. Ceux-ci, beaucoup plus larges, plus aplatis que les vaisseaux rétiniens, s'anastomosent fréquemment entre eux ; leur coloration est jaune orangé, ils sont dépourvus de la raie brillante si nette qui occupe le centre des artères de la rétine, et parmi eux, il est impossible de distinguer les artères des veines. Invisibles dans la région de la macula, où la pigmentation est toujours plus foncée que partout ailleurs, ils forment, en s'anastomosant dans le voisinage du pôle postérieur, un réseau dont les mailles, d'abord circulaires ou losangiques, s'allongent de plus en plus en se rapprochant des régions équatoriales et finissent par former d'étroites bandelettes parallèles aux divers méridiens de l'œil. C'est aussi dans les parties périphériques qu'on aperçoit quelquefois distinctement les gros troncs des *vasa vorticosa* formés par la convergence et la réunion des branches de second ordre. Quant au réseau qui constitue la membrane chorio-capillaire, ses mailles sont d'une dimension trop faible pour qu'on puisse les apercevoir à l'ophthalmoscope.

Les espaces *intervasculaires*, circonscrits par les vaisseaux de la choroïde, sont occupés par le stroma choroïdien. Quand celui-ci est fortement pigmenté, ces espaces, dont la configuration est évidemment la même que celle des mailles du réseau vasculaire, se présentent sous forme de tâches noirâtres, circulaires ou losangiques, dans le voisinage du pôle postérieur, et de bandelettes étroites vers les régions équatoriales.

Il faudrait se garder de prendre cet aspect particulier du fond de l'œil, uniquement dû à l'absence du pigment dans la couche épithéliale et à sa conservation dans le stroma pour le résultat d'un travail pathologique. Il sera facile, du reste, de distinguer cet état physiologique de la dépigmentation qui marque le début de certaines variétés de choroïdite, en tenant compte de l'aspect égal et régulier du fond de l'œil, de l'absence complète de troubles fonctionnels et de la coloration de la peau et des cheveux. La dépigmentation pathologique est moins uniforme ; elle est plus marquée dans certains points, au niveau desquels elle s'accompagne d'altérations du stroma ; enfin elle est souvent accompagnée d'accumulations de pigment dans les couches externes de la rétine.

Le pigment du stroma peut être lui-même peu abondant ou même faire complétement défaut ; c'est ce qui a lieu chez les albinos, où l'on aperçoit dans ses plus petits détails le réseau vasculaire de la choroïde. Les espaces intervasculaires, au lieu de présenter une coloration foncée, ont alors une teinte claire blanchâtre due à la réflexion de la lumière sur la surface de la sclérotique doublée de la lamina fusca.

Sur le pourtour du nerf optique, au niveau de l'insertion de la choroïde, il existe souvent une traînée pigmentaire noirâtre, en forme de croissant, occupant d'habitude le bord externe de la papille ; elle est désignée sous le nom d'*anneau choroïdien* et forme quelquefois un cercle complet autour de la papille.

CHOROIDITE DISSÉMINÉE.

Nous nous sommes occupé dans le premier volume des affections de la choroïde dont le diagnostic peut être établi sans le secours de l'ophthalmoscope. Nous avons à décrire actuellement un certain nombre d'inflammations de cette membrane, qui, évoluant lentement sans se manifester par aucun signe extérieur appréciable, ne peuvent être reconnues qu'au moyen du miroir d'Helmholtz.

La choroïdite disséminée est caractérisée par l'apparition de *taches circulaires ou ovales* sur le fond de l'œil ; leur diamètre est généralement plus petit que celui de la papille ; tantôt elles restent isolées et discrètes, tantôt elles deviennent confluentes et se réunissent pour former des figures plus ou moins régulières.

D'après de Wecker, dans une première période qui passe souvent inaperçue, ces taches ont à peu près la même nuance que le fond de l'œil ; à peine une légère teinte rouge jaunâtre permet-elle de les distinguer des parties environnantes ; elles sont plus nombreuses dans les régions équatoriales et rappellent par leur aspect et leur disposition générale l'aspect de la *roséole*. Dès ce moment, elles sont constituées par des exsudats circonscrits qui s'infiltrent entre la rétine et la choroïde en recouvrant cette dernière membrane, dont il devient, par suite, impossible d'apercevoir les détails. La saillie formée sous la rétine par ces petites plaques boutonneuses est quelquefois révélée par le coude que font les vaisseaux rétiniens en passant au-devant d'elles.

Bientôt les points altérés prennent une *teinte jaunâtre* qui passe peu à peu au *blanc*, surtout vers le centre ; autour d'eux, tantôt la choroïde reste tout à fait saine, tantôt on voit se former un liséré pigmentaire noirâtre plus ou moins large. Enfin, à côté de ces plaques blanchâtres, on en voit apparaître d'autres tout à fait noires et dues uniquement à des amas irréguliers de pigment.

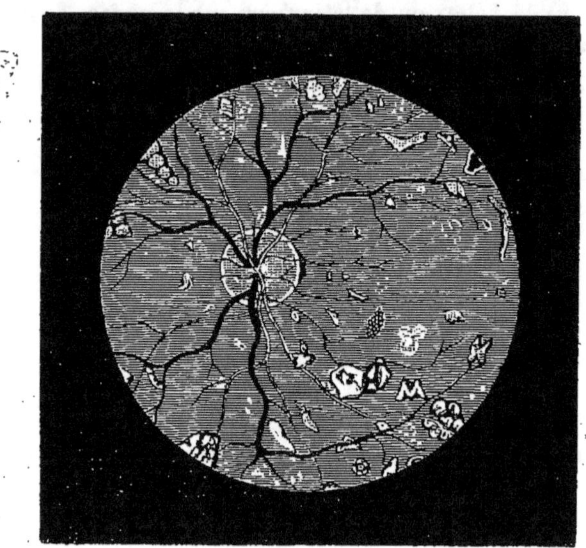

Fig. 21. Choroïdite disséminée.

Ces variations dans l'image ophthalmoscopique du fond de l'œil sont le résultat des transformations subies par les masses exsudatives infiltrées dans la choroïde. Ces produits ne tardent pas, en effet, à subir les atteintes d'un processus atrophique ; le stroma choroïdien comprimé par eux s'altère à son tour dans les points envahis et disparaît en partie.

Il n'est pas toujours facile de distinguer les *plaques exsudatives* des *plaques atrophiques* qui leur succèdent, d'autant plus que la transition entre ces deux états est presque insensible. Pourtant ces dernières se reconnaissent habituellement aux vestiges de quelques vaisseaux choroïdiens qui se détachent sur leur fond blanchâtre, à leur bord plus irrégulier, aux amas pigmentaires plus abondants qui les encadrent d'un plus large liséré. En outre, elles possèdent une coloration plus blanche, quelquefois même un reflet brillant dû à ce que les rayons lumineux se réfléchissent sur la sclérotique mise à nu. Les plaques exsudatives, au contraire, ont une teinte plus jaunâtre ; elles masquent complétement les vaisseaux choroïdiens, dans leur voisinage la couche épithéliale est peu altérée, et les modifications pigmentaires sont moins accusées. Enfin, elles forment quelquefois un relief appréciable avec l'ophthalmoscope binoculaire.

La façon dont les plaques blanchâtres et les amas noirâtres de pigment sont groupés les uns relativement aux autres est très-variable, de sorte que leur dissémination topographique au fond de l'œil diffère presque pour chaque cas particulier. Il n'est pas rare d'apercevoir, au milieu ou sur le bord des îlots formés par la réunion de plusieurs plaques, des *extravasations sanguines* se présentant sous forme de taches rouge foncé.

Dans la choroïdite disséminée, les parties du tissu choroïdien que n'intéressent pas directement les foyers morbides conservent pendant longtemps leur structure normale, et ne présentent aucun changement à l'ophthalmoscope ; mais, à la longue, elles finissent par s'altérer à leur tour, le pigment de la couche épithéliale disparaît et le stroma prend lui-même une teinte de plus en plus blanchâtre, indice d'un commencement d'atrophie.

Les recherches d'Iwanoff sur l'anatomie pathologique de la choroïdite disséminée nous rendent bien compte des transformations successives que subit l'image ophthalmoscopique des foyers morbides.

Dans une première période, il se forme, dans l'épaisseur de la choroïde, des saillies boutonneuses composées de cellules rondes et de cellules fusiformes dépourvues de pigment. La couche épithéliale est encore intacte, mais bientôt celle-ci commence à s'altérer, le pigment disparaît au centre du bouton ; de là la teinte plus claire, jaunâtre, qu'il prend à ce niveau ; puis, la résorption de la matière colorante continuant à s'effectuer, la tache s'agrandit peu à peu, en prenant une coloration blanchâtre de plus en plus accusée et en restant toujours entourée d'un rebord pigmentaire.

Dans les points occupés par les taches noirâtres, il se forme, au contraire, une prolifération des cellules pigmentaires, qui pénètrent quelquefois dans les couches adjacentes de la rétine.

Bientôt ces foyers morbides subissent des métamorphoses qui aboutissent à la production des plaques atrophiques. Les éléments du tissu conjonctif y deviennent de plus en plus abondants, et ils finissent par subir la rétraction propre à ce tissu. Des adhérences cicatricielles solides fixent d'une manière intime la choroïde à la

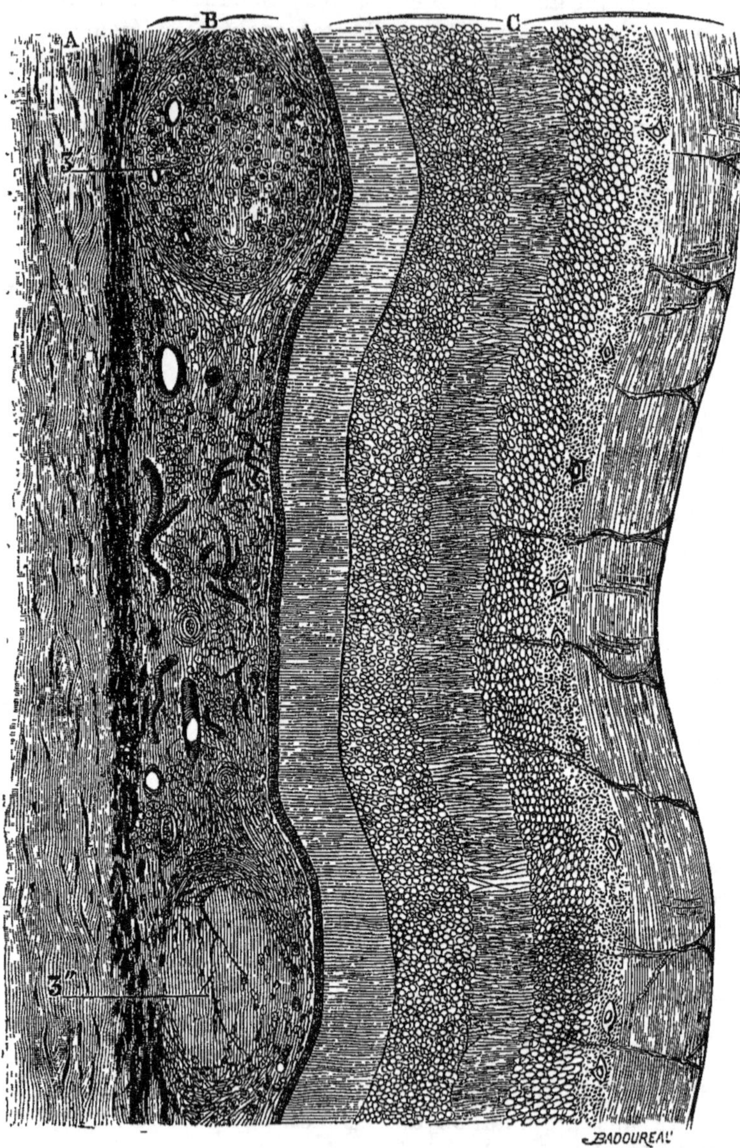

Fig. 22. Choroïdite disséminée.—A, sclérotique.—B, choroïde.—3′ et 3″, deux boutons formés par des cellules incolores. — C, rétine complétement intacte. (Dessin du prof. Iwanoff.)

rétine. Du reste, à cette période, cette dernière membrane elle-même ne reste pas intacte. Ses éléments conjonctifs prolifèrent,

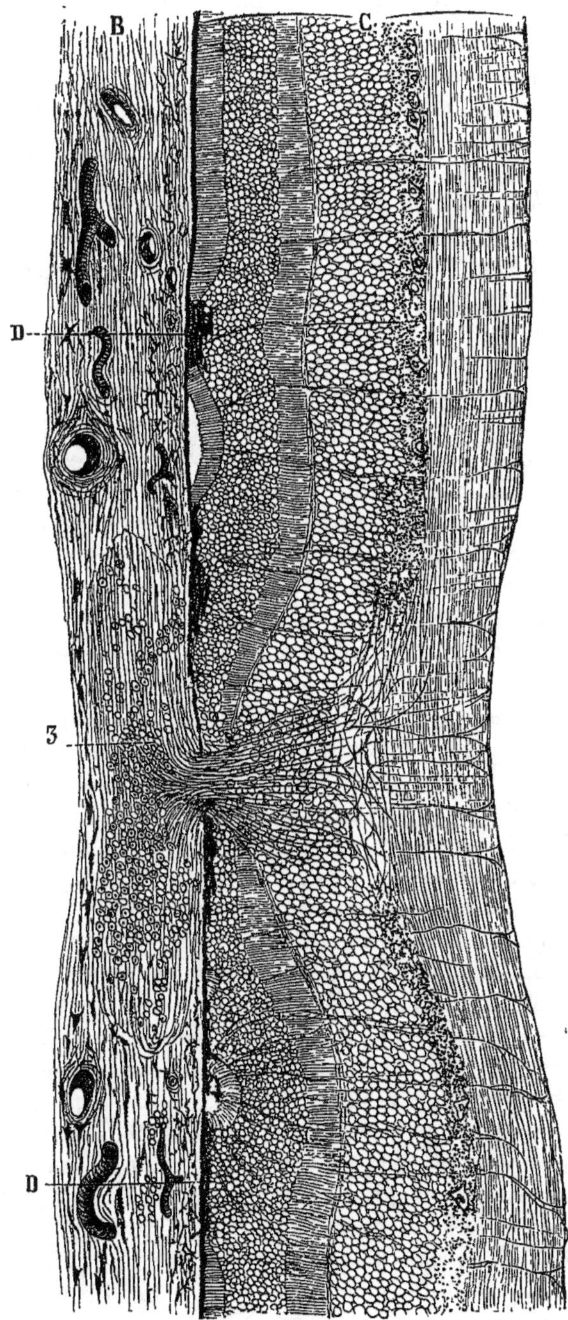

Fig. 23. Choroïdite disséminée. — B, choroïde. — C, rétine. — 3, bouton de la choroïde auquel la rétine adhère par l'intermédiaire des fibres radiées. — D, soudure cicatricielle de la rétine et de la choroïde. (Dessin du prof. Iwanoff.)

les fibres radiées s'allongent, s'hypertrophient et pénètrent à leur tour dans l'épaisseur du stroma choroïdien. Les éléments sensoriels de la rétine, cônes et bâtonnets, comprimés de part et d'autre, étouffés pour ainsi dire, disparaissent, ce qui explique les scotomes et les troubles visuels graves qu'on observe quelquefois.

Les *troubles fonctionnels* provoqués par cette affection sont quelquefois presque insignifiants, et on est tout étonné, en explorant le fond de l'œil, de trouver des désordres en apparence si considérables sur un œil dont la vision est à peine atteinte. Pourtant, en explorant avec soin le champ visuel, on arrive à constater la présence de *scotomes* correspondant aux larges foyers morbides. Ces lacunes n'ont qu'une faible influence sur l'état de la vision, tant qu'elles siégent dans des parties assez éloignées du pôle postérieur. Il n'en est plus de même quand les plaques exsudatives se rapprochent de la macula et que cette région est elle-même envahie. La vision centrale se trouve alors compromise, et l'on observe les mêmes perturbations fonctionnelles que dans la choriorétinite centrale, qui sera décrite un peu plus loin.

D'autres fois, même dans les cas simples en apparence, il existe une diminution considérable de la sensibilité de la rétine, qui doit être attribuée à des altérations de voisinage survenues dans la couche des cônes et des bâtonnets. L'ophthalmoscope reste impuissant à nous révéler la propagation du processus morbide à ces éléments, l'examen attentif de la sensibilité rétinienne peut seul nous renseigner sur ce point.

Fœrster a fait, à ce sujet, des recherches fort intéressantes, que nous allons résumer en quelques mots. Il a constaté que dans un certain nombre de maladies de la rétine et de la choroïde on observe souvent une disproportion remarquable entre la *sensibilité rétinienne* et l'*intensité* de la source lumineuse employée. Ainsi, certains malades ayant en apparence une vue excellente, quand ils se servent d'*un bon éclairage*, voient leur vision diminuer tout à coup et très-rapidement dès que la source lumineuse vient à *baisser* même faiblement. Chez d'autres, par contre, la puissance visuelle reste relativement la même avec un éclairage médiocre ou avec une lumière intense. Fœrster a déterminé, au moyen d'un instrument spécial, le rapport qui existe entre l'acuïté visuelle et l'intensité de l'éclairage employé. La connaissance de ce rapport dans les différentes maladies de la rétine et de la choroïde peut être, en effet, très-utile pour le diagnostic des diverses lésions de ces deux membranes.

L'instrument imaginé par Fœrster est des plus simples. Il consiste en une boîte quadrangulaire, percée de deux ouvertures permettant au malade de regarder à l'intérieur. Le fond de la boîte, formé d'un verre dépoli, est disposé devant une source lumineuse constante ; en tournant un bouton, un écran mobile se déplace et diminue de plus en plus l'étendue de la surface lumineuse éclairant l'intérieur de l'appareil. On détermine ainsi par tâtonnement la plus petite surface possible qui permet de reconnaître des caractères d'imprimerie placés dans la boîte. En désignant par h l'étendue de la surface lumineuse nécessaire à un œil normal pour reconnaître des lettres d'une grandeur déterminée, et par H l'étendue nécessaire à un œil pathologique pour distinguer les mêmes caractères, le rapport $\dfrac{h}{H} = L$ donnera la mesure de la disproportion survenue entre la sensibilité de la rétine et l'intensité de la source lumineuse employée pour l'examen. Le docteur Fœrster a cherché à déterminer ce rapport dans un certain nombre de maladies, et il a dressé le tableau suivant :

1° Névrite optique .... L a varié   de 1/1 à 1/4
2° Rétinite apoplectique..............   de   1/12
3° Apoplexie de la rétine............   de   1/6
4° Maladie de Bright...............   de   1/2
5° Atrophie blanche des nerfs optiques.   de   1/6
6° Hémiopie de cause cérébrale........   de   1/6
7° Intoxication par le tabac et l'alcool..   de   1/1

8° Choroïdite syphilitique.............   de 1/64   à 1/750
9° Choroïdite disséminée..............   de 1/56   à 1/225
10° Rétinite pigmentaire...............   de 1/25   à 1/750
11° Décollement de la rétine...........   de 1/56   à 1/750
12° Atrophie jaune des nerfs optiques consécutive à une choroïdite syphilitique de 1/306 à 1/750

En jetant un coup d'œil sur le tableau, on est tout de suite frappé de la différence énorme de la valeur de L dans les maladies du premier groupe et dans celles du deuxième. En examinant de plus près, on voit que les maladies du premier portent surtout sur les *éléments conducteurs* de la rétine : couche de cellules ganglionnaires et fibres nerveuses. Dans le second, au contraire, se trouvent des maladies dont les lésions siégent plutôt dans la choroïde et dans les couches adjacentes de la rétine, qui renferment les *éléments sensoriels, cônes et bâtonnets*.

Ces dernières affections présentent plus particulièrement le caractère de l'héméralopie.

La recherche de ce rapport a une réelle importance dans la

pratique. Fœrster cite un cas où le corps vitré rempli de corps flottants empêchait complétement l'exploration du fond de l'œil. On pouvait craindre un décollement de la rétine, mais les résultats de la recherche de L étaient contraires à cette hypothèse. A la suite d'un traitement approprié, le corps vitré reprit sa transparence, et l'on put constater, en effet, que la rétine n'était pas décollée.

Dans les choroïdites chroniques, disséminée, atrophique, spécifique, il est fort difficile de se renseigner sur la marche de la maladie, habituellement fort lente et fort indécise. La connaissance de L pourra encore nous éclairer sur ce point et nous indiquer si le processus est dans une période stationnaire ou dans une période de progression.

Enfin ce rapport nous permet de nous rendre compte de l'existence des scotomes et de leurs variétés. Fœrster les divise en *négatifs* et *positifs*. Ces derniers sont ceux que les malades accusent avec un faible éclairage ; ils sont plus apparents le matin, au crépuscule, et se projettent alors comme une tache ombrée sur les parois de la chambre ; ils se montrent encore quand le malade cligne légèrement les yeux, de façon à n'y laisser pénétrer qu'une faible quantité de lumière. Par contre, les personnes qui en sont affectées lisent infiniment mieux avec un bon éclairage qu'avec une faible lumière.

Cette variété de scotomes tient à une diminution de la sensibilité de la région de la macula et à des lésions intéressant généralement les cônes et les bâtonnets.

Les autres scotomes appelés *négatifs* par Fœrster résultent, au contraire, d'altérations des éléments nerveux conducteurs de la rétine. Ils sont indépendants de l'intensité de l'éclairage ; ils n'intéressent pas la vision centrale, mais plutôt la portion temporale du champ visuel. Quand le malade lit, les caractères situés en dehors du point de fixation lui paraissent plus effacés, plus ternes que ceux qui sont en dedans. Ces scotomes sont souvent difficiles à constater au périmètre ; on parvient toutefois à les découvrir en mettant sur la plaque du curseur un index rouge ; dans toute l'étendue du scotome, il y a, en effet, d'habitude absence complète de perception pour la couleur rouge. C'est à cette catégorie qu'appartiennent les scotomes de l'atrophie commençante des nerfs optiques et de l'amblyopie consécutive à l'intoxication par l'alcool et par la nicotine.

Le *diagnostic* de la choroïdite disséminée est généralement facile. On ne pourrait guère confondre cette affection qu'avec la rétinite pigmentaire et l'atrophie diffuse de la choroïde. Les amas pigmentaires qui se forment dans la choroïdite disséminée rappellent en effet quelquefois jusqu'à un certain point ceux de la rétinite pigmentaire ; mais dans cette dernière affection son origine congénitale, l'absence complète des taches blanchâtres, l'intégrité de la choroïde, la torpeur rétinienne se traduisant par de l'héméralopie sont autant de caractères propres qui permettent d'éviter toute méprise.

Quant à la choroïdite *atrophique*, elle se présente presque toujours sur des yeux atteints d'un fort degré de myopie et de sclérochoroïdite postérieure à marche progressive, et il est souvent aisé de constater que la plaque atrophique, d'abord limitée au pourtour de la papille, s'est agrandie peu à peu et n'est que le résultat du développement d'un staphylome postérieur ou d'une sclérochoroïdite péripapillaire.

Le *pronostic* de la choroïdite disséminée n'est pas trop défavorable, à la condition, toutefois, que l'affection soit reconnue dès le début et convenablement traitée. La résorption des saillies boutonneuses formées par les amas des cellules et les exsudats peut alors s'effectuer sans qu'il soit encore survenu des désordres dans le voisinage. Mais, dans les cas graves, le nombre des boutons augmente, et, en se réunissant les uns aux autres, ils finissent par former de vastes plaques atrophiques au niveau desquelles les cônes et les bâtonnets sont complétement détruits, d'où l'apparition de vastes scotomes, et, si la macula est intéressée, l'abolition complète de la vision centrale. D'autres fois, les altérations profondes de la choroïde retentissent sur la nutrition du corps vitré ; ce milieu se trouble, de nombreuses opacités floconneuses, ou même membraneuses, lui font perdre sa transparence et rendent presque impossible l'examen du fond de l'œil. Cette complication est d'un mauvais augure, elle indique une désorganisation profonde, et elle résiste souvent à toute espèce de traitement.

Enfin, les lésions cicatricielles peuvent aboutir à une atrophie de la rétine, qui se transforme en véritable tissu fibreux. Les vaisseaux rétiniens s'amincissent, la papille devient terne, grisâtre, et prend tous les caractères de l'atrophie.

Les *causes* de la choroïdite disséminée sont encore extrêmement obscures. Il en est pourtant quelques-unes, telles que la syphilis et la myopie progressive avec staphylome ou scléro-choroïdite postérieure, dont l'influence semble aujourd'hui nettement démontrée. Ces lésions de la choroïde paraissent affecter aussi quelques rapports avec les diathèses rhumatismale, goutteuse. Chez les femmes, leur développement semble lié aux troubles de la menstruation ; mais, dans un très-grand nombre de cas, elles surviennent d'une façon tout à fait insidieuse, sans qu'il soit possible de découvrir leur origine.

Traitement. — Il est une question qui prime toutes les autres, quand on aborde le traitement de la choroïdite disséminée, c'est de savoir si on se trouve en présence d'une maladie encore en voie d'évolution, ou bien s'il s'agit des reliquats indélébiles d'un processus inflammatoire déjà éteint depuis longtemps. L'aspect des taches elles-mêmes nous fournira quelques indications à ce sujet, grâce aux caractères différentiels que nous avons signalés entre les plaques exsudatives et les plaques atrophiques. L'étude attentive des troubles fonctionnels, la recherche du rapport qui existe entre la sensibilité rétinienne et l'intensité de l'éclairage, enfin et surtout l'état du nerf optique, habituellement hypérémié pendant la période d'état de la maladie : tels sont les signes qui achèveront d'élucider ce point délicat de diagnostic.

Pendant la période d'état, et lorsque l'hypérémie du nerf optique est manifeste, on appliquera des ventouses Heurteloup à la tempe, en tenant compte des effets obtenus et de la force du sujet. Si la maladie semble marcher avec rapidité, on prescrira les frictions mercurielles à assez haute dose, de 4 à 6 grammes. Si, au contraire, le processus semble évoluer lentement et prend d'emblée une marche chronique, il est préférable d'avoir recours aux pilules de sublimé à la dose de 1 centigramme par jour. Lorsque le traitement mercuriel est mal supporté, ou ne donne pas tous les résultats qu'on est en droit d'en espérer, on essayera les transpirations, les dérivatifs sur le tube digestif, l'iodure de potassium à la dose de 1 gramme environ.

Vient-on à trouver la trace des diathèses goutteuse ou arthritique, on leur opposera la médication qui leur convient. Chez les femmes, on surveillera les troubles de la menstruation et on s'efforcera de rétablir le cours régulier des règles.

Dans certains cas de choroïdite chronique avec altération du corps vitré, de Græfe paraît s'être bien trouvé de paracentèses répétées de la chambre antérieure.

Pendant toute la durée active du processus, le malade devra user de ses yeux avec les plus grands ménagements, s'abstenir autant que possible de lire, d'écrire et de tous travaux minutieux ; il portera des lunettes fumées bombées, pour se préserver de la lumière trop vive.

CHOROÏDITE ARÉOLAIRE.

Fœrster a décrit sous le nom de *choroïdite aréolaire* une forme particulière de choroïdite disséminée, dans laquelle les produits morbides présenteraient une structure spéciale. Au niveau des points malades les saillies seraient constituées non plus par des amas de cellules, mais par un véritable tissu réticulé où les fibres conjonctives très-abondantes prédomineraient aux dépens des éléments cellulaires peu nombreux. La rétraction cicatricielle de ces masses serait plus accusée et entraînerait des adhérences plus intimes entre la rétine et la choroïde.

A notre avis, cette particularité anatomique est insuffisante pour établir l'existence d'une variété spéciale ; dans la choroïdite disséminée, en effet, il est de règle de voir également à une période avancée de la maladie les éléments cellulaires se transformer en éléments conjonctifs et produire des adhérences cicatricielles. Il n'y a qu'une différence dans la rapidité d'évolution et dans l'époque d'apparition du tissu fibreux.

Au point de vue anatomo-pathologique, la distinction qu'a voulu établir Fœrster est donc peu fondée ; mais la symptomatologie et l'étiologie de la choroïdite aréolaire présentent quelques caractères qui, sans justifier, à notre avis, la création d'une espèce nouvelle, méritent pourtant d'être signalés.

Ainsi les taches blanchâtres, au lieu d'être dispersées inégalement dans toute l'étendue du fond de l'œil, sont plutôt groupées autour de la macula. Les plus larges se trouvent dans le voisinage du pôle postérieur ; leur couleur blanchâtre est très-apparente, tandis que la bordure pigmentaire qui les entoure est, au contraire, peu accusée ; la réunion de plusieurs d'entre elles forme parfois de vastes plaques blanchâtres. En outre, dans la choroïdite disséminée ordinaire, il semble n'y avoir aucune relation entre l'apparition des taches pigmentaires et celle des foyers d'exsudation, qui restent isolés les uns des autres ; dans la choroïdite aréolaire, au contraire, les taches noires semblent marquer le premier stade du processus ; bientôt, en effet, le pigment disparaît à leur centre, il se forme là une zone blanchâtre qui s'élargit de plus en plus et donne naissance à une tache claire bordée d'un mince liséré noirâtre.

Enfin, d'après Fœrster, la choroïdite aréolaire serait presque toujours due à la syphilis.

CHORIO-RÉTINITE CIRCONSCRITE A LA MACULA.

Dans cette affection, les lésions restent limitées, circonscrites à la région de la macula, et paraissent intéresser à la fois le tissu choroïdien et les couches externes de la rétine. Ici encore on retrouve la forme exsudative et la forme atrophique.

Dans la première, si la couche pigmentaire n'est pas trop foncée, on peut reconnaître directement que le foyer morbide se trouve compris entre la rétine transparente et le stroma choroïdien dont il recouvre les vaisseaux. Bientôt le pigment s'atrophie à la surface de la petite saillie boutonneuse qui occupe la région de la macula, et le point altéré prend une teinte d'un blanc jaunâtre légèrement rosé ; cette zone décolorée, d'abord limitée au centre, s'étend progressivement vers les parties environnantes en restant toujours entourée d'un rebord pigmenté. Dans son voisinage ou même à sa surface on voit des amas de pigment irréguliers formant de petites taches noirâtres, de sorte qu'on retrouve là tous les caractères des plaques exsudatives de la choroïdite disséminée. Plus tard encore, la teinte mate blanchâtre fait place peu à peu à un reflet légèrement bleuâtre, chatoyant, qui révèle l'atrophie subie par la choroïde dans les points altérés.

Dans une autre forme, particulièrement chez les myopes d'un fort degré, les lésions qui envahissent assez fréquemment la macula présentent d'emblée les caractères de l'*atrophie choroïdienne*. On voit apparaître des raies claires, blanchâtres, irrégulières, ressemblant à des *crevasses*, ayant à peu près la largeur des vaisseaux choroïdiens ; la matière pigmentaire accumulée sur leurs bords en grande quantité leur forme comme un liséré foncé. A la longue, ces raies s'élargissent, deviennent de plus en plus irrégulières, déchiquetées, le pigment disparaît par places pour s'accumuler sur certains points où il forme des amas noirâtres contrastant avec la blancheur des plaques atrophiques ; quelquefois la macula tout entière est recouverte par une large tache noire ayant le diamètre de la papille environ. A la surface et sur les bords de la zone malade, de petits foyers d'extravasation sanguine dus à la rupture de capillaires apparaissent sous forme de taches rougeâtres.

Les troubles fonctionnels de la chorio-rétinite limitée à la région de la macula sont très-caractéristiques.

Presque dès le début, il survient de la *métamorphopsie*, c'est-à-dire que les malades se plaignent de voir les objets tiraillés, déformés ; les lignes verticales paraissent toutes incurvées vers la ma-

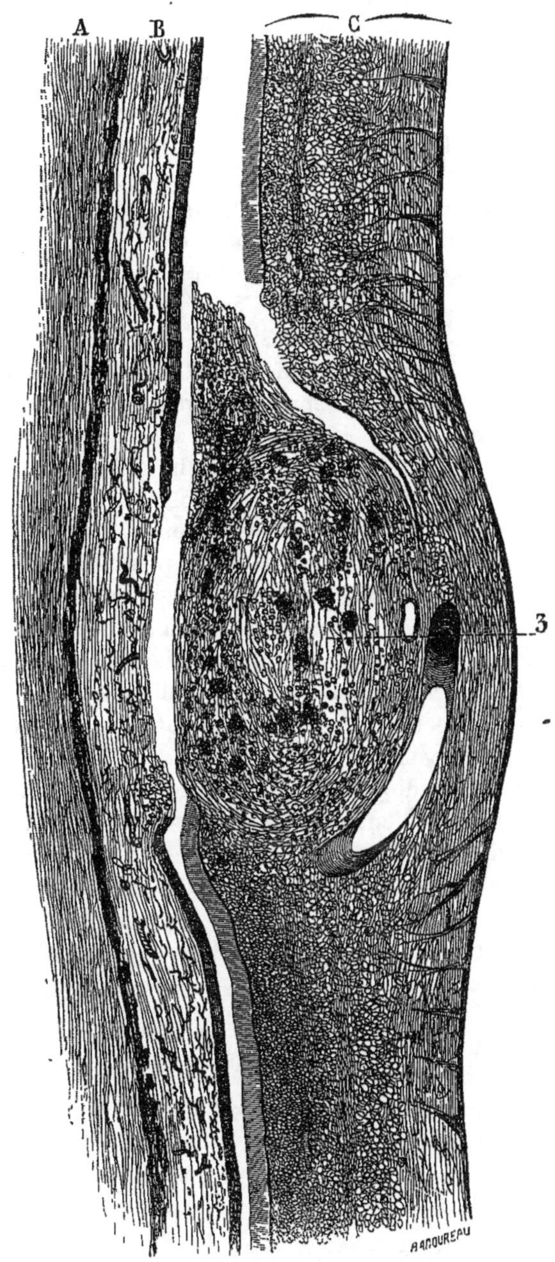

Fig. 24. Chorio-rétinite centrale. — A, sclérotique. — B, choroïde. — C, rétine,
macula lutea. — Le foyer morbide, 3, siége entre la choroïde et la rétine.
(Dessin du prof. Iwanoff.)

cula. Quelques-uns accusent de la *micropsie ;* les objets leur paraissent plus petits, surtout quand, un œil étant seul atteint, ils peuvent faire la comparaison des images altérées avec celles de l'œil resté sain. Ce symptôme ne se rencontre, comme on le verra plus tard, que dans la maladie qui nous occupe et dans la paralysie de l'accommodation ; si l'on a pu éliminer cette dernière affection, il devient donc tout à fait caractéristique des lésions de la macula. Il m'est arrivé plusieurs fois de trouver en ce point des altérations très-peu apparentes, mais dont l'existence était pour moi rendue certaine par le fait de la micropsie.

Chez presque tous les malades, surtout s'ils ne sont pas soumis rapidement à un traitement convenable, la vision centrale baisse rapidement et il se produit bientôt un scotome au milieu du champ visuel. C'est d'abord une tache grisâtre placée directement devant l'œil et qui semble se déplacer en même temps que lui ; veut-on lire, cette tache recouvre toujours un certain nombre de lettres et rend la lecture des plus pénibles. Quelquefois les lettres semblent brillantes, présentent comme des reflets, cette apparence serait due, d'après Donders, à la présence d'une foule de petits scotomes dans la région de la macula ; pendant les mouvements de l'œil, l'image rétinienne tomberait tantôt sur des éléments sensoriels sensibles, tantôt sur d'autres insensibles, et prendrait ainsi un aspect chatoyant.

Enfin, si la maladie progresse, la vision centrale disparaît tout à fait, la lecture devient complétement impossible, et les malades ne peuvent déchiffrer les gros caractères qu'en déviant l'œil et en utilisant ainsi les portions excentriques de la rétine restées encore sensibles.

La chorio-rétinite centrale exsudative reconnaît les mêmes causes que la choroïdite disséminée, elle se développe particulièrement sous l'influence de la syphilis. La forme atrophique est le plus souvent associée au développement de la scléro-choroïdite postérieure progressive.

Dans l'une et l'autre variété le traitement est le même que celui qui convient à ces deux affections.

CHORIO-RÉTINITE SYPHILITIQUE.

Nous avons déjà étudié, dans les pages précédentes, la *névrite* et la *rétinite* syphilitiques.

Le docteur Fœrster (1), s'appuyant sur des observations nombreuses, a décrit récemment d'autres manifestations oculaires de la syphilisqui, considérées par les uns comme de simples rétinites, par les autres comme des choroïdites, doivent être plutôt rangées, d'après lui, dans la catégorie des *chorio-rétinites*. Voici le résumé de cet important travail :

Les lésions rétiniennes de la chorio-rétinite syphilitique sont parfois à peine appréciables à l'ophthalmoscope ; elles consistent dans une infiltration grisâtre qui voile d'un léger nuage le contour des vaisseaux.

De nombreuses *opacités fines et diffuses*, tout à fait comparables à une poussière extrêmement ténue, occupent les parties postérieures et centrales du corps vitré. Il est souvent nécessaire, pour les découvrir, d'avoir recours à un très-faible éclairage et à la dilatation préalable de la pupille ; d'autres fois, le trouble de ce milieu est beaucoup plus considérable ; on y aperçoit de véritables flocons noirâtres très-abondants, qui rendent l'examen du fond de l'œil complétement impossible.

Dans le tiers des cas, au moins, il existe au fond de l'œil des altérations circonscrites occupant le pôle postérieur. Ce sont de *petites taches*, tantôt blanchâtres, tantôt rouge clair, disposées par groupes et entourant parfois entièrement la macula. A ces lésions correspondent toujours des lacunes du champ visuel beaucoup plus étendues que ne le ferait supposer l'examen des membranes profondes. Bien qu'elles soient quelquefois très-larges, ces taches peuvent être masquées par les opacités du corps vitré et n'apparaître sous forme de plaques blanchâtres cicatricielles que lorsque ce milieu a repris sa transparence.

L'acuïté visuelle est généralement descendue à 3/4 ou 1/2. Dans certains cas même, elle est réduite à 1/10e, bien que les lésions soient à peine appréciables à l'ophthalmoscope.

Cette disproportion entre le trouble fonctionnel et l'altération rétinienne s'explique par la diminution de la vision centrale. Il existe, en effet, au centre du champ visuel, un *scotome* plus ou moins accusé, mais qui se révèle toujours quand on se sert d'un faible éclairage. Quelquefois, tout autour de lui, la vision est encore plus défectueuse, pour redevenir meilleure dans les portions équatoriales. Le scotome affecte donc alors la forme d'un anneau entourant le point de fixation. Cette lacune circulaire est souvent irrégulière ; elle envoie en général des prolongements vers les

(1) *Archiv für Ophthalm.*, t. XX, 1re partie, p. 33.

parties périphériques (vision réticulaire). Dans tous les cas, dès que l'*intensité de l'éclairage diminue,* la sensibilité de la rétine devient *obtuse*, et l'on observe de l'*héméralopie*.

Les malades accusent presque constamment des *phénomènes subjectifs* tout particuliers. Ce sont des disques, des *anneaux lumineux* transparents, incolores, qui se meuvent rapidement ou oscillent devant leurs yeux. D'autres fois c'est un *tremblotement lumineux*, comparable à celui d'une colonne d'air chaud s'élevant de terre. Cette photopsie est toujours en rapport avec les lacunes du champ visuel ; les phénomènes lumineux apparaissent en même temps et ont dans le champ visuel la même situation que les scotomes.

La *micropsie* s'observe quelquefois ; elle est indépendante de l'état du muscle ciliaire et résulte des lésions rétiniennes. Les lignes verticales paraissent incurvées, leur convexité se dirige vers la macula, ce qui explique le rapetissement des objets.

La *puissance d'accommodation* est généralement moindre que dans les conditions normales. Enfin l'*iritis* est une complication fréquente de cette maladie.

Après avoir insisté sur ces symptômes, Fœrster discute la question de savoir s'il s'agit, dans ces cas, d'une choroïdite ou d'une rétinite ; et il invoque les raisons suivantes pour attribuer une part prépondérante à l'inflammation de la choroïde :

1° La coexistence fréquente de l'iritis, qui fait, au contraire, défaut dans les maladies de la rétine ;

2° Les opacités du corps vitré, qui sont plus particulièrement sous la dépendance des lésions de la choroïde ;

3° La diminution de l'amplitude d'accommodation, qui n'appartient pas aux maladies rétiniennes ;

4° Enfin, les altérations manifestes de la choroïde qui s'observent dans les cas graves ou lorsque la maladie reste livrée à elle-même.

Il n'est nullement douteux cependant que la rétine ne participe aussi à son tour au processus morbide, les troubles fonctionnels et les désordres dont elle est le siége le démontrent clairement ; mais l'affection semble débuter par la choroïde, pour n'envahir la rétine que plus tard.

La chorio-rétinite syphilitique est remarquable par sa ténacité et la fréquence de ses récidives. Un traitement rationnel, institué dès le début, peut restituer complétement la vision ; mais, dans les cas rebelles, la vision centrale se perd complétement ; quelques portions des régions équatoriales sont seules épargnées (vision réticulaire), et le pronostic devient dès lors très-grave.

Les diverses préparations antisyphilitiques, ainsi que l'iodure de potassium, donnent des résultats incomplets ; les frictions mercurielles seules sont réellement efficaces et curatives.

STAPHYLOME POSTÉRIEUR. — SCLÉRO-CHOROIDITE POSTÉRIEURE.

STAPHYLOME POSTÉRIEUR.

On désigne sous le nom de *staphylome postérieur* une atrophie partielle de la choroïde limitée au pourtour de la papille et qu'on observe habituellement chez les myopes.

Comme on le voit, cette désignation est, en somme, incorrecte ; elle semble s'appliquer à une ectasie de la sclérotique, qui existe

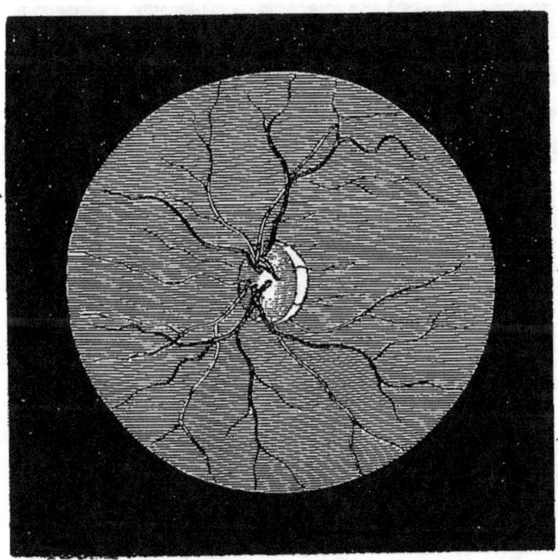

Fig. 25. Staphylome postérieur, occupant le côté interne de la papille.
(Image renversée.)

bien quelquefois, il est vrai, mais qui fait défaut dans la grande majorité des cas.

Dans l'examen ophthalmoscopique, à *l'image renversée* le staphylome postérieur se présente sous la forme d'un *croissant* occupant habituellement le côté interne de la papille (sa situation réelle est au côté externe) ; sa largeur est variable : tantôt il est tellement étroit qu'on pourrait presque le confondre avec l'anneau sclérotical, tantôt il dépasse de beaucoup le diamètre de la papille et atteint presque la macula ; dans certains cas, au lieu d'être situé exactement en dehors du nerf optique, son grand diamètre est un peu incliné en haut ou en bas ; quelquefois la zone altérée entoure complétement le nerf optique tout en restant toujours plus large, plus accusée du côté temporal que du côté nasal.

La portion de choroïde atrophiée qui constitue le staphylome est toujours très-nettement circonscrite ; la ligne de démarcation qui la sépare du tissu sain est indiquée par un *petit liséré pigmentaire* noirâtre ; dans certains cas pourtant, plusieurs lisérés, concentriques les uns aux autres, et dont la teinte s'atténue graduellement, séparent la zone atrophiée en plusieurs secteurs secondaires.

La délimitation tranchée qui existe entre le tissu sain et le tissu

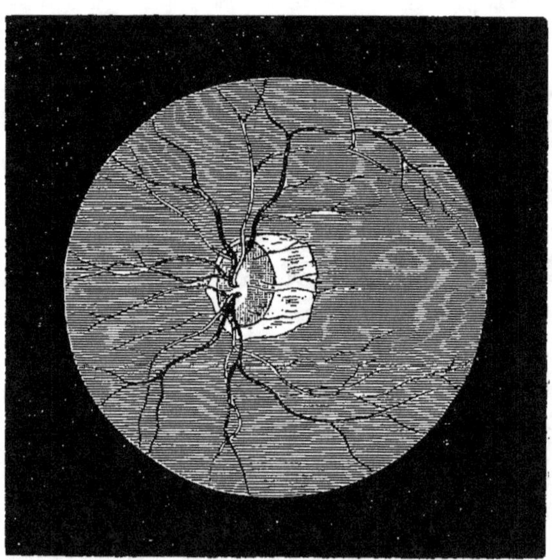

Fig. 26. Staphylome péripapillaire.

atrophié constitue *le caractère fondamental du staphylome congénital stationnaire*. En effet, dans le staphylome progressif, ou scléro-choroïdite postérieure, il existe, dans le voisinage du croissant atrophique, des altérations de la couche épithéliale ou du stroma de la choroïde, qui dénotent la marche envahissante du processus. Quant à l'atrophie péripapillaire qu'on observe chez les vieillards, ou dans le glaucome chronique simple, elle se distingue du staphylome par l'absence de tout liséré pigmentaire sur le pourtour de la zone intéressée.

Les vaisseaux rétiniens parcourent la surface du cône (c'est le nom que quelques ophthalmologistes donnent au staphylome) et se détachent vigoureusement, par contraste, sur le fond blanc où ils s'étalent.

Si la sclérotique présente au niveau du staphylome une légère ectasie, elle est révélée par l'inflexion que les vaisseaux subissent en s'y enfonçant; de plus, en faisant usage d'un faible éclairage et en modifiant l'incidence de la lumière par des inclinaisons du miroir, on constate l'apparition d'une ombre mobile sur le pourtour de l'excavation.

Le nerf optique est normal; mais quelquefois, la teinte blanche de la choroïde atrophiée faisant contraste, il semble hypérémié, surtout si le staphylome l'entoure d'un cercle complet.

Dans les forts degrés de myopie, la papille, au lieu de présenter une forme circulaire, semble avoir une forme elliptique à grand axe vertical; cette apparence tient à ce que le disque nerveux, refoulé latéralement par suite de l'allongement de l'axe antéro-postérieur de l'œil, n'est plus vu de face, mais de profil; dans ces conditions, son diamètre transversal subit un raccourcissement apparent, tandis que le vertical est vu dans toute son étendue.

Le staphylome postérieur est d'origine congénitale, ainsi que Jæger a pu s'en convaincre en explorant les yeux des nouveau-nés; parfois, néanmoins, il n'apparaît que quelques années plus tard, vers quatre à cinq ans environ. Tantôt il reste stationnaire toute la vie, tantôt il prend un caractère progressif et se transforme alors en scléro-choroïdite postérieure.

Il est presque toujours l'attribut des yeux myopes; assez rare dans les degrés de myopie inférieurs à 1/12ᵉ ou 1/14ᵉ, il devient de plus en plus fréquent à mesure que le degré de myopie augmente, et à partir de 1/5ᵉ et au-dessus, on le rencontre presque constamment. On l'observe quelquefois sur des yeux emmétropes, on a même signalé sa présence chez les hypermétropes; mais ce sont là des faits exceptionnels.

SCLÉRO-CHOROÏDITE POSTÉRIEURE.

Souvent le staphylome reste stationnaire pendant toute la durée de l'existence; mais, dans un certain nombre de cas, il augmente d'étendue; dès lors, il ne s'agit plus d'une simple malformation congénitale, mais d'une véritable maladie, qui évolue, progresse, et prend le nom de *scléro-choroïdite postérieure*.

L'accroissement progressif du staphylome peut s'effectuer de deux manières différentes : ou bien le processus atrophique reste localisé sur le pourtour même du staphylome primitif et empiète de proche en proche sur les parties voisines ; ou bien, au contraire, et c'est le cas le plus fréquent, des plaques atrophiques apparaissent d'emblée dans le *voisinage de la macula*, et vont peu à peu rejoindre le staphylome. Il est fort rare que le staphylome progressif atteigne le pôle postérieur en s'agrandissant, car, au fur et à mesure qu'il s'étend, l'axe antéro-postérieur de l'œil s'allonge, et la distance qui sépare la macula du nerf optique se trouve par là même nécessairement accrue.

Les *troubles fonctionnels* sont ceux de la myopie progressive ; ils seront étudiés plus loin à propos de cette affection. Malgré l'existence d'une scléro-choroïdite postérieure assez étendue, certains myopes possèdent quelquefois une acuïté visuelle normale, et avec les verres correcteurs convenables ils déchiffrent, à 20 pieds, le numéro xx de l'échelle de Snellen. D'ordinaire, pourtant, alors même que la macula est encore respectée, l'acuïté visuelle faiblit un peu et se trouve réduite à 1/2 ou 1/3. Au fur et à mesure que les lésions progressent et se rapprochent du pôle postérieur de l'œil, la vision baisse de plus en plus ; quand la tache jaune elle-même est atteinte, un scotome plus ou moins large s'établit au centre du champ visuel.

Parfois les malades se plaignent de *mouches volantes* provoquées par de nombreux corps flottant dans le corps vitré ; quand ces opacités mobiles encombrent par trop le champ de la vision, ils cherchent à les déplacer en imprimant au globe oculaire des mouvements saccadés d'élévation tout à fait caractéristiques.

La mobilité extrême de ces corps flottants témoigne en général du ramollissement du milieu qui les renferme.

Il n'est pas rare d'observer à certains moments des symptômes d'*irritation rétinienne*, le nerf optique est hypérémié, quelquefois même de petites extravasations sanguines se produisent à la surface et sur les bords de la zone atrophiée. Les malades éprouvent alors un sentiment de gêne, de plénitude, quelquefois même de véritables douleurs ciliaires ; l'œil est sensible à la lumière, tout travail devient pénible, fatigant, surtout le soir à la lumière. Ils accusent quelquefois de véritables *photopsies* (lueurs, phosphènes, étincelles), indices des tiraillements que subit la rétine par suite de la distension générale des enveloppes de l'œil.

A une période avancée de la maladie, le cristallin perd sa transparence et il se forme une cataracte.

Malgré l'intégrité apparente de la rétine au niveau de la zone atrophiée, l'acuïté visuelle diminue parfois d'une façon sensible sous l'influence des altérations qui surviennent alors du côté du nerf optique. L'extrémité intra-oculaire de ce tronc nerveux reçoit, comme on sait, un certain nombre de vaisseaux nourriciers émanés des vaisseaux choroïdiens adjacents, et quand ceux-ci sont détruits ou oblitérés, il en résulte des troubles nutritifs aboutissant à une atrophie partielle de la papille.

Enfin, nous avons signalé, à propos du décollement de la rétine, la fréquence de cette grave complication dans le cours de la scléro-choroïdite postérieure.

La *marche* de l'affection qui nous occupe est très-lente, mais généralement *progressive ;* dans certains cas, pourtant, elle semble procéder par poussées inflammatoires successives, dans l'intervalle desquelles elle reste stationnaire. Quand on a l'occasion d'observer longtemps un individu affecté de cette maladie, il est nécessaire, pour se rendre bien compte de la marche des lésions du fond de l'œil, d'en prendre un croquis; on a ainsi un point de repère précis qui permet de juger, au bout d'un certain temps, des progrès de l'affection.

Les *causes* qui président au développement de la scléro-choroïdite postérieure sont inhérentes à la structure particulière de l'œil myope. Signalons tout d'abord la conformation spéciale du muscle ciliaire, bien décrite par Iwanoff, et sur laquelle nous insisterons plus loin à propos du développement de la myopie. Bornons-nous à dire pour l'instant que, chez les myopes, les fibres circulaires de ce muscle font presque défaut, tandis que les fibres longitudinales ont subi une hypertrophie remarquable ; or, en raison des connexions intimes que celles-ci affectent avec la choroïde, il résulte de cette disposition qu'à chaque contraction du muscle cette membrane se trouve entraînée en avant ; ces tiraillements se font sentir surtout au niveau de l'anneau choroïdien à son insertion péripapillaire.

De plus, par le fait même de la puissance dioptrique considérable de son œil, le myope, ne pouvant distinguer les petits objets qu'à une faible distance, est obligé de converger fortement ses axes optiques. Au moment où cette convergence exagérée s'effectue, le pôle postérieur de l'œil s'écarte du nerf optique, qui reste fixe par rapport aux mouvements du globe oculaire, et la gaîne externe du nerf qui s'étale sur la sclérotique tend à se séparer de la gaîne interne. L'espace vaginal compris entre ces feuillets fibreux augmente d'étendue, et leur dissociation, ou mieux, leur déhiscence diminue la force de résistance des enveloppes de l'œil et devient une des causes de l'ectasie. Dans les larges staphylomes, les contours de la zone atrophiée correspondent précisément aux limites de séparation des feuillets fibreux de la sclérotique. Si l'on songe que les vaisseaux ciliaires traversent précisément la sclérotique à ce niveau pour se répandre dans la choroïde, on comprendra que leur passage dans cet espace libre, où tout soutien leur fait défaut, suffit pour déterminer leur rupture, leur atrophie et, dans tous les cas, des troubles circulatoires fort graves dans la région correspondante.

Pour Giraud-Teulon, l'*action des muscles obliques* aurait aussi une grande influence sur le développement de l'ectasie postérieure du globe et par suite sur la progression du staphylome. Quand l'œil est en repos, le plan des muscles grand et petit oblique coupe le globe oculaire suivant un petit cercle; mais pendant la convergence ces mêmes muscles s'enroulent autour de l'œil suivant des *arcs de grand cercle*, le compriment perpendiculairement à l'axe antéro-postérieur et déterminent ainsi un allongement dans ce dernier sens. Nous n'insisterons pas davantage sur ces divers mécanismes, qui seront exposés avec tous les détails nécessaires à propos de la myopie progressive.

Traitement. — Quand l'hypérémie du nerf optique, des douleurs ciliaires, une légère injection sous-conjonctivale indiquent que la maladie est dans une période progressive, on fera des applications de ventouses Heurteloup aux tempes; après ces déplétions sanguines, le malade restera enfermé pendant vingt-quatre heures dans une pièce obscure. En même temps on donnera quelques légers dérivatifs sur le tube intestinal (eau de Pullna, de Birmensdorff). Le malade devra porter des lunettes fumées bombées, pour préserver ses yeux de la lumière.

Soupçonne-t-on un *spasme de l'accommodation*, complication assez fréquente chez les myopes, on prescrira des instillations d'atropine, de façon à placer le muscle ciliaire dans un repos absolu.

Les progrès de la scléro-choroïdite postérieure étant en rapport avec ceux de la myopie, l'attention devra être dirigée sur l'état de la réfraction et des muscles de l'œil. On portera le plus grand soin à la détermination des verres correcteurs convenables, et on combattra l'insuffisance musculaire par des prismes ou par la ténotomie des droits externes, selon les préceptes qui seront formulés plus loin.

Dans les formes chroniques, où les lésions choroïdiennes progressent en dépit de toutes les précautions indiquées ci-dessus, on prescrira les pilules de sublimé à la dose de 1 centigramme par jour. Si celles-ci sont mal supportées, ce qui arrive quelquefois, elles seront remplacées par des frictions sur les régions frontales et temporales avec l'onguent napolitain.

PRODUCTIONS VERRUQUEUSES DE LA CHOROIDE.

Il se développe parfois à la surface et dans l'épaisseur de la lame élastique de la choroïde, des productions verruqueuses constituées par une substance vitreuse dont l'aspect et les propriétés sont tout à fait semblables à celles de cette lame elle-même. Ces altérations se rencontrent chez les personnes âgées : localisées dans les régions équatoriales, elles échappent à l'examen ophthalmoscopique et ne donnent le plus souvent naissance à aucun trouble fonctionnel. Mais parfois elles se généralisent, quelques-unes de ces masses se rapprochent des parties centrales, et dans leur épaisseur se déposent des sels calcaires qui leur donnent un aspect blanchâtre. S'il survient alors par places une destruction de la couche épithéliale avec prolifération en d'autres points, le fond de l'œil présente à l'ophthalmoscope un aspect quelque peu semblable à celui de la choroïdite disséminée. Dans ces cas, il s'agit plutôt d'altérations séniles que d'un véritable processus pathologique, ainsi que le prouvent l'âge du sujet, l'évolution extrêmement lente de la maladie et l'absence à peu près complète de troubles fonctionnels. D'après quelques ophthalmologistes, il existerait une relation de cause à effet entre ces altérations et la cataracte sénile.

Dans la choroïdite disséminée on observe quelquefois des productions verruqueuses tout à fait analogues à celles que nous venons de décrire ; elles paraissent être dans ce cas de nature inflammatoire.

TUBERCULES DE LA CHOROIDE.

L'existence de granulations tuberculeuses dans la choroïde a d'abord été constatée sur le cadavre. Manz (1), le premier, signala cette lésion sur des tuberculeux ayant présenté pendant la vie des

(1) *Archiv für Ophthalm.*, t. IV, 2e partie, p. 120.

symptômes d'envahissement des méninges ; plus tard, les nombreuses recherches de Cohnheim montrèrent qu'elle est moins rare qu'on ne l'avait cru d'abord. Cependant, l'étude des tubercules de la choroïde restait toujours dans le domaine de l'anatomie pathologique, lorsqu'une observation de de Græfe et de Leber la fit définitivement entrer dans celui de la clinique (1).

Vus à l'ophthalmoscope, les tubercules se détachent nettement sur le tissu choroïdien parfaitement sain sous forme de *petites saillies grisâtres* hémisphériques, dont les dimensions varient d'un demi-millimètre à 2 millimètres et demi. La région de la macula paraît être leur siége de prédilection ; l'ensemble des observations montre que l'envahissement a toujours débuté par ce point, les autres parties n'ont été atteintes que plus tard ; de même, quand les granulations sont nombreuses, elles sont toujours plus confluentes dans cette région que partout ailleurs. Tantôt il n'y en a que cinq ou six, tantôt on en compte jusqu'à cinquante (Cohnheim). Les plus petites, d'origine récente, quelquefois masquées par la couche épithéliale intacte qui les recouvre, peuvent échapper à l'examen ophthalmoscopique ; mais les plus anciennes, qui sont en même temps les plus volumineuses, présentent à leur centre un point blanchâtre, indice d'une transformation caséuse commençante.

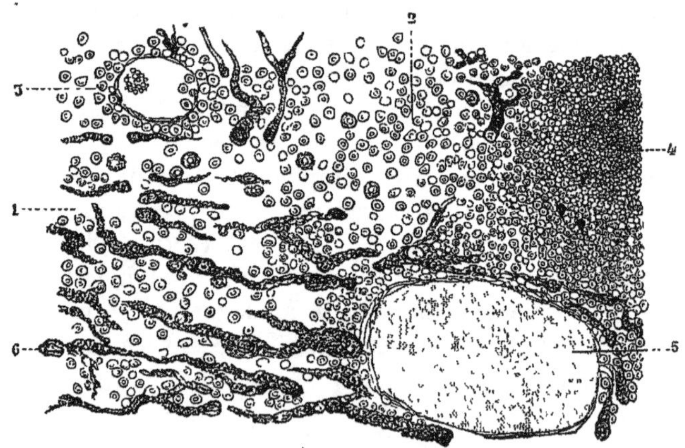

Fig. 27. 1, éléments cellulaires intacts. — 2, éléments déformés.— 3, proliférations autour d'un vaisseau.   4, véritable tubercule. — 5, vaisseau. — 6, cellules pigmentaires en voie de prolifération. (Dess. et prép. du Dr Poncet.)

Leur aspect est caractéristique ; il est impossible de confondre le tubercule toujours nettement limité et entouré de tissu choroï-

(1) *Archiv für Ophth.*, t. XIV, 1ʳᵉ partie, p. 183.

dien normal, avec les plaques blanches irrégulières et mal circonscrites de la choroïdite atrophique disséminée.

Dans un travail fort intéressant paru récemment (1), Poncet a démontré qu'il se produisait parfois une véritable infiltration tuberculeuse de la choroïde. L'épaisseur de cette membrane se trouve alors considérablement augmentée, et les éléments cellulaires dont l'agglomération constitue les tubercules, au lieu d'être

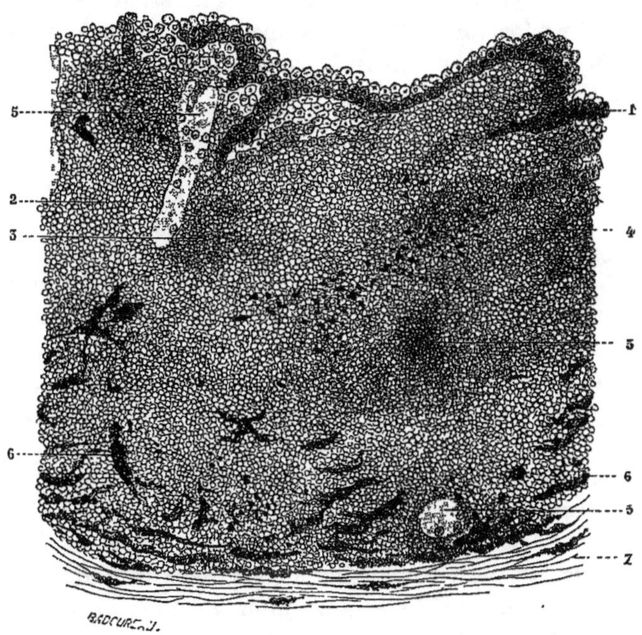

Fig. 28. 1, épithélium polygonal de la choroïde. — 2, éléments déformés du tubercule. — 3, parties du tubercule imprégnées de pigment et formées par des cellules provenant de la prolifération des cellules (4-6). — 5, vaisseau perméable. — 7, sclérotique. (Préparat et dessin du Dr Poncet)

accumulés en petits amas faisant relief à sa surface, sont répandus dans son stroma.

Dans cette sorte de choroïdite tuberculeuse, c'est ainsi que la nomme Poncet, on retrouve quelques tubercules miliaires isolés présentant les trois zones caractéristiques habituelles. Dans la figure ci-contre on peut constater la dégénérescence caséeuse du centre de ces amas, ainsi que l'absence des vaisseaux.

Les tubercules de la choroïde peuvent se produire dans toutes les formes de la tuberculose; mais c'est dans la forme aiguë, dans

(1) Choroïdite tuberculeuse. *Gazette médicale*, n° 728, 1873.

la tuberculose miliaire, qu'ils sont le plus fréquents et le plus développés ; leur structure histologique est, du reste, la même que dans les autres tissus de l'économie.

Jusqu'à présent, cette lésion n'a guère été observée qu'à une période avancée de l'affection tuberculeuse, alors qu'elle n'ajoutait rien à un diagnostic déjà établi par des signes pulmonaires évidents. Mais il est certain que dans quelques cas de tuberculose aiguë à forme typhoïde, dans la méningite tuberculeuse, où le diagnostic est parfois fort difficile, l'examen du fond de l'œil pratiqué en temps opportun pourrait fournir des renseignements de la plus haute importance.

HÉMORRHAGIES DE LA CHOROIDE.

Les hémorrhagies de la choroïde sont beaucoup moins fréquentes que celles de la rétine. Elles se présentent habituellement sous forme de *larges taches, rouge sombre*, circulaires ou elliptiques, dont les contours sont en général nettement déterminés, et *au devant* desquelles on voit passer les vaisseaux rétiniens.

Les foyers apoplectiques de la choroïde se distinguent de ceux de la rétine par leur forme et par leur situation relativement aux vaisseaux de la papille. Nous avons vu en effet que les épanchements sanguins répandus dans les couches internes de la rétine le long des fibres nerveuses étaient allongés, effilés, en forme de flammèches. De plus, comme ils siégent dans le plan même des vaisseaux, ceux-ci semblent interrompus à leur niveau.

Mais le diagnostic devient beaucoup plus difficile quand les extravasations sanguines, occupant les parties profondes de la rétine, s'étendent en nappe, et donnent la même image ophthalmoscopique que dans l'apoplexie de la choroïde. Dans ces cas pourtant on pourra encore arriver à reconnaître le siége particulier de l'hémorrhagie en se livrant à une recherche attentive du trouble fonctionnel. L'épanchement localisé dans l'épaisseur du stroma choroïdien n'a qu'une influence insignifiante sur l'état de la vision ; au contraire, si les cônes et les bâtonnets sont intéressés, il se produit un *scotome* correspondant dans le champ visuel, et si la macula est atteinte, une abolition de la vision centrale.

Dans les apoplexies de la choroïde, les troubles de la vision dépendent bien plus des complications, telles qu'hémorrhagie simultanée de la rétine, épanchement dans le corps vitré, etc., que des lésions propres de la choroïde.

Les principales causes de ces hémorrhagies sont les traumatismes, contusion, dilacération du globe oculaire. La dégénérescence scléreuse des parois des capillaires, observée comme altération secondaire dans certaines formes de rétinite albuminurique, aurait pour résultat de favoriser la rupture des tuniques vasculaires et de provoquer par suite des hémorrhagies choroïdiennes. Enfin Knapp a signalé dans les cas d'endocardite rhumatismale la *possibilité d'une embolie* des artères ciliaires postérieures, qui serait suivie de la production d'infarctus hémorrhagiques dans le stroma choroïdien; mais ni l'anatomie pathologique ni la clinique ne sont venues encore confirmer cette vue de l'esprit.

Les indications thérapeutiques sont les mêmes que dans la rétinite hémorrhagique.

DÉCOLLEMENT DE LA CHOROIDE.

Le décollement de la choroïde se rencontre souvent sur les yeux perdus à la suite d'irido-choroïdites. Iwanoff (1) en a rapporté plusieurs exemples très-démonstratifs, et, d'après lui, ce serait une complication fréquente des divers processus aboutissant à la désorganisation du globe oculaire. Déjà, du reste, de Ammon avait signalé le décollement de la choroïde dans un cas d'hydrophthalmie; Stellwag avait trouvé le corps ciliaire détaché en partie de la sclérotique sur un œil atteint de tumeur mélanique. Enfin Virchow avait rencontré la même lésion dans un cas de panophthalmitis consécutive à une kératite suppurative neuro-paralytique.

Bien que le décollement de la choroïde ait été observée maintes fois sur des yeux énucléés, il est presque toujours impossible de le reconnaître cliniquement, car, lorsqu'il survient, l'œil est tellement désorganisé, que les symptômes objectifs et subjectifs ne sont plus appréciables.

On a signalé comme un des caractères ophthalmoscopiques du décollement de la choroïde, l'apparition dans l'intérieur de l'œil d'une *saillie à surface lisse*, d'une *coloration rouge sombre*, sur laquelle on apercevrait le réseau des vaisseaux de la choroïde, et des altérations atrophiques ou pigmentaires. Cette saillie se produirait subitement et coïnciderait avec l'apparition, immédiate aussi, d'un

____

(1) *Archiv für Ophth.*, t. II, 1re part., p. 191.

trouble fonctionnel grave ; on la distinguerait du décollement de la rétine par sa fixité absolue et sa teinte foncée.

Ces symptômes peuvent dans certaines circonstances avoir quelque valeur pour empêcher de confondre un décollement de la choroïde avec un néoplasme de cette membrane, mais il faut avouer que dans la pratique ils sont encore bien insuffisants. Sur un œil énucléé par Knapp, qui, en présence d'une petite tumeur brunâtre hémisphérique proéminant dans le corps vitré, avait cru à un mélano-sarcome de la région ciliaire, on trouva un décollement du corps ciliaire ; une telle erreur, arrivée à un praticien aussi distingué, montre bien toute la difficulté du diagnostic.

A notre avis, dans un cas analogue, le mieux serait d'attendre ; s'il s'agit d'un décollement de la choroïde, l'œil a de la tendance à s'atrophier ; si c'est au contraire une tumeur, la tension intraoculaire s'élève, et le globe oculaire devient plus dur et plus volumineux.

RUPTURES DE LA CHOROIDE.

Les ruptures de la choroïde sont toujours la conséquence d'un traumatisme violent ayant porté sur le globe oculaire. Habituellement elles se produisent en même temps que les déchirures des autres enveloppes de l'œil. De Græfe a le premier signalé un cas de rupture de la choroïde sans lésion de la sclérotique ; depuis, cette lésion a été observée un certain nombre de fois dans les mêmes conditions.

Pendant les premiers jours qui suivent l'accident, le trouble des milieux est tel qu'il est impossible de reconnaître l'existence d'une lésion choroïdienne ; mais, dès que l'épanchement sanguin consécutif au traumatisme commence à se résorber, et que les milieux de l'œil reprennent leur transparence, on entrevoit, dans le point diamétralement opposé à celui où a porté le choc, en général vers le pôle postérieur, une *large raie blanchâtre* irrégulière, allongée, comparable à une *crevasse*, formée par la sclérotique devenue visible à travers la solution de continuité de la choroïde. En général, cette large fissure est *curviligne* et embrasse la papille dans sa concavité ; quelquefois elle est double et les deux ruptures sont parallèles ; enfin, dans deux cas rapportés par de Græfe et Franck, des déchirures multiples s'irradiaient autour de la papille.

Les bords de la déchirure présentent d'abord une teinte rouge foncé, *hémorrhagique*, due au sang provenant de la rupture des vaisseaux choroïdiens. Plus tard, à mesure que la résorption du sang épanché s'effectue, cette teinte rouge disparaît, le fond de l'œil reprend sa coloration normale, sur laquelle se détache alors très-nettement la sclérotique mise à nu dans toute l'étendue de la rupture.

L'aspect caractéristique du fond de l'œil, joint aux circonstances particulières dans lesquelles se produit l'accident, rend à peu près impossible une erreur de diagnostic; cependant, lorsque la déchirure occupe les régions antérieures de l'œil, il peut être fort difficile de la découvrir. L'intégrité de la rétine au niveau de la rupture se reconnaît à ce que les rameaux de l'artère et de la veine centrale passent au-devant de la raie blanche sans subir aucune interruption.

Au premier abord, il semble que les déchirures de la choroïde ne doivent donner lieu par elles-mêmes qu'à des troubles fonctionnels de peu d'importance, et pourtant ceux qu'on observe en pareil cas sont toujours assez graves. Cela tient, sans doute, à ce que cette lésion ne se produit que dans les traumatismes d'une certaine violence, ayant déterminé en même temps d'autres désordres moins apparents (subluxation du cristallin, décollement de la rétine, épanchement de sang dans l'épaisseur du muscle ciliaire), mais qui contribuent, dans une large mesure, à augmenter le trouble de la vision. Nous renvoyons, du reste, pour ce qui concerne le pronostic et le traitement, à ce que nous avons déjà dit dans le premier volume à propos des contusions du globe oculaire (1).

COLOBOMA DE LA CHOROIDE.

Le coloboma de la choroïde est une malformation congénitale consistant dans l'absence d'une partie plus ou moins considérable de cette membrane au niveau de la région inféro-interne du globe oculaire. Signalée d'abord sur le cadavre par de Ammon, elle a été reconnue plus tard sur le vivant par de Græfe (2) au moyen de l'ophthalmoscope.

La surface de la sclérotique mise à nu présente dans toute l'étendue du coloboma une teinte blanchâtre ou bleuâtre légèrement chatoyante. Les inflexions que subissent les quelques vais-

(1) T. I, p. 63.
(2) *Arch. fur Ophth.*, t. II, 1re part., p. 239.

seaux choroïdiens persistant encore en ces points, les reflets d'ombre et de lumière qu'on y aperçoit en modifiant l'inclinaison du miroir prouvent que l'enveloppe fibreuse de l'œil présente à ce niveau des ectasies irrégulières.

L'étendue du coloboma est variable ; tantôt il s'arrête dans le voisinage de la papille, tantôt il l'entoure complétement. Celle-ci, par un effet de contraste, paraît alors hypérémiée ; sa forme devient *ovalaire*, à grand axe horizontal, ce qui tient à ce qu'étant entraînée dans le sens du coloboma et n'étant plus vue de face, son diamètre vertical subit un raccourcissement apparent.

Quelquefois le nerf optique lui-même est atteint de coloboma. La réunion de sa gaîne s'étant effectuée d'une façon incomplète, il existe en dedans et en bas de la papille, qui semble démesurément grande, une espèce *d'excavation* très-apparente à l'ophthalmoscope.

Le coloboma ne se prolonge pas toujours jusqu'à la région ciliaire, ses limites antérieures sont alors visibles à l'ophthalmoscope ; d'autres fois il atteint le segment antérieur de l'œil, les procès ciliaires font défaut et il existe alors presque toujours simultanément un coloboma *de l'iris*. Plus rarement il y a aussi coloboma *du cristallin*, qui présente à l'ophthalmoscope une échancrure intéressant son bord inférieur.

Au niveau du coloboma la rétine existe, mais elle est généralement atrophiée, tantôt elle s'enfonce et tapisse l'excavation bosselée de la sclérotique, tantôt elle est tendue au-devant comme un pont membraneux.

Sauf une *lacune du champ visuel* correspondant à la zone rétinienne atrophiée ; les troubles fonctionnels sont à peu près nuls ; dans certains cas, pourtant, l'acuïté visuelle est mauvaise, ce qui tient à d'autres malformations congénitales concomitantes, telles qu'une hypermétropie excessive, de la microphthalmie, etc.

Le coloboma de la choroïde existe fréquemment des deux côtés à la fois ; quand il est unilatéral, c'est presque toujours à gauche qu'on l'observe.

Cette anomalie congénitale doit être considérée comme le résultat d'un arrêt de développement de la choroïde. L'on sait d'après les recherches de de Ammon que les membranes enveloppantes de l'œil présentent pendant les premiers mois de la vie intrautérine une fente antéro-postérieure et inféro-interne, connue sous le nom de *fente choroïdienne*. C'est au défaut de réunion de cette fente qu'il faut attribuer la formation du coloboma.

MALADIES DU CORPS VITRE.

INFLAMMATION DU CORPS VITRÉ. HYALITIS.

Les symptômes propres à l'inflammation du corps vitré ne sont pas toujours faciles à reconnaître, car d'ordinaire ils sont plus ou moins masqués par les phénomènes inflammatoires qui éclatent en même temps du côté du tractus uvéal. Pourtant, il est deux circonstances où l'on peut assister à l'évolution spontanée et isolée de l'hyalitis, c'est :

1° Quand le processus inflammatoire se localise autour d'un corps étranger ayant pénétré dans le corps vitré ;

2° Quand, à la suite d'une opération ou d'un traumatisme, le corps vitré fait hernie à travers les enveloppes de l'œil et s'enflamme.

Dans le but d'étudier l'hyalitis, Donders a imaginé un moyen très-ingénieux pour faire pénétrer dans le corps vitré un corps étranger sans trop délabrer les enveloppes de l'œil. Il traverse de part en part le globe oculaire d'un lapin avec une aiguille armée d'un fil en caoutchouc ; le fil est tendu des deux côtés, pendant qu'un aide le sectionne de chaque côté avec des ciseaux au ras de la sclérotique. La portion de fil intra-oculaire, devenue libre, se rétracte sur elle-même et forme un petit peloton isolé au centre du corps vitré.

Aussitôt qu'un corps étranger a été introduit dans l'humeur vitrée, on voit apparaître dans ce milieu des opacités diffuses, tout le long du trajet suivi par le corps vulnérant. Ces altérations s'étendent à une zone plus ou moins large, mais le trouble est surtout considérable dans le voisinage immédiat du corps étranger. Là les opacités, comparables d'abord à une fine poussière, se tassent, se condensent, s'organisent bientôt, et finissent par constituer une véritable enveloppe membraneuse dans laquelle il se trouve enkysté. Quand l'irritation provoquée par la présence de l'agent irritant ne dépasse pas certaines limites, quand il s'enkyste ainsi et s'immobilise dans une région déterminée, le corps vitré s'éclaircit peu à peu et reprend sa transparence ; on aperçoit alors aisément le corps du délit fixé à la partie déclive de la coque oculaire, souvent même un filament grisâtre le rattache à la plaie par laquelle il a pénétré dans la sclérotique et indique le trajet qu'il a suivi.

Pagenstecher (1) a fait des expériences très-intéressantes dans le but d'étudier histologiquement la nature du processus qui aboutit à la formation des dépôts membraneux autour du corps étranger. Il a reconnu que le trouble du corps vitré est d'abord produit par des leucocytes ayant traversé par diapédèse les vaisseaux et provenant des points blessés et enflammés des enveloppes. Ces cellules lymphatiques arrivées par *migration* dans le corps vitré se transforment à la longue, deviennent fusiformes, puis fibrillaires, et constituent par leur réunion un véritable tissu cellulaire membraneux ; le rôle du corps vitré serait purement passif, ses éléments disparaîtraient pour céder la place aux nouveaux venus. Ces recherches de physiologie pathologique concordent, du reste, avec les travaux de Schwalbe. Cet auteur considère, même à l'état normal, les éléments cellulaires du corps vitré comme des cellules sans fixité dans leur situation ; pour lui, elles dérivent toutes de cellules lymphatiques pénétrant par migration dans la substance intercellulaire fluide et demi-molle de ce milieu.

Lorsque le corps vitré vient à faire hernie à travers une plaie des enveloppes de l'œil, il s'enflamme, et les premières phases du processus rappellent tout à fait celles que nous venons de décrire. Sa transparence disparaît, et il est facile de s'assurer que cet état tient à une abondante migration de leucocytes. Quelquefois ce trouble se généralise, et bien que le tractus uvéal ne participe pas encore à l'inflammation, le corps vitré presque tout entier devient louche, et prend une teinte jaunâtre très-apparente derrière la pupille. Puis, peu à peu, la plus grande partie des produits inflammatoires se résorbe et la maladie se termine par l'atrophie du globe oculaire.

Parfois aussi, les cellules de pus en s'agglomérant forment un véritable abcès, susceptible de se résorber dans une certaine mesure, mais laissant presque toujours après lui des opacités membraneuses qui oblitèrent la pupille et donnent lieu à une cataracte secondaire.

____

(1) *Archiv fur Augen und Ohrenheilkunde,* t. I, 2e partie, p. 1.

Mais le plus souvent la suppuration se généralise, la choroïde
s'enflamme, il survient un gonflement considérable des paupières,
du chémosis, de l'hypopyon, et un phlegmon de l'œil.

Indépendamment de cette *hyalitis primitive*, toujours causée
par le traumatisme, il en existe une autre variété qu'on peut considérer comme *secondaire*, et qui est consécutive à l'inflammation
du tractus uvéal et en particulier de la région ciliaire.

Cette hyalitis secondaire peut affecter la forme aiguë ou la forme
chronique. Dans le premier cas, il se produit rapidement une suppuration générale de l'organe ; dans le second, il se forme des
opacités floconneuses, membraneuses, qui s'accumulent derrière
la cristalloïde antérieure et, s'organisent sous forme de tissu cellulaire. Arrivé à une certaine période de son évolution, celui-ci
subit la rétraction qui lui est propre, et, entraînant dans ce mouvement de retrait la rétine ou le corps ciliaire auxquels il adhère,
il les détache des parties sous-jacentes. L'atrophie du globe oculaire
laire est bientôt la conséquence d'une désorganisation aussi profonde du corps vitré.

OPACITÉS DU CORPS VITRÉ. — MOUCHES VOLANTES.
MYODÉSOPSIE.

Les cellules et les corpuscules renfermés normalement dans le
corps vitré ne donnent naissance à aucun phénomène entoptique
appréciable, mais il suffit de se placer dans certaines conditions
déterminées pour rendre apparente leur ombre portée sur la rétine. Que l'on prenne une carte à jouer percée d'un trou avec la
pointe d'une aiguille et qu'on regarde, à travers cette petite ouverture destinée à tamiser la lumière, une surface uniformément
éclairée, telle qu'un mur blanc ou le ciel uniformément couvert,
des points noirs mobiles apparaîtront dans le champ visuel ; ils
correspondent à l'ombre, portée sur la rétine, des corpuscules
mobiles du corps vitré.

Les mouches volantes qui tourmentent un si grand nombre de
personnes sont occasionnées également par la présence, dans l'intérieur du globe oculaire, de ces mêmes corpuscules, dont l'ombre
portée est devenue apparente dans les conditions d'éclairage
ordinaires.

Il y a lieu de distinguer cliniquement deux sortes de mouches
volantes, les unes *subjectives* et les autres *objectives*. Les premières
donnent naissance à des phénomènes entoptiques, tout en restant

invisibles à l'ophthalmoscope; les autres sont formées par des opacités dont les dimensions sont appréciables à l'aide de cet instrument.

MOUCHES VOLANTES SUBJECTIVES.

Elles n'ont aucune importance et leur cause réelle nous échappe encore complétement. Faut-il les attribuer à quelque cellule plus volumineuse et moins transparente qui projette une ombre sur la rétine? s'agit-il de la rupture d'un vaisseau capillaire, ou de la destruction de quelques cônes ou bâtonnets? C'est ce qu'il est difficile de dire, l'ophthalmoscope restant muet à cet égard. Quoi qu'il en soit, un nombre considérable d'individus se plaignent d'être incommodés par un ou plusieurs points noirs apparus subitement dans le champ visuel; ceux-ci tantôt semblent flotter dans la cavité oculaire, et après une brusque impulsion de l'œil continuent à se mouvoir lentement alors que celui-ci est déjà au repos; tantôt ils sont fixes et leurs mouvements sont solidaires des déplacements du globe oculaire. Le plus souvent on les observe sur des yeux dont l'acuïté visuelle est parfaite et qui ne présentent aucun autre trouble fonctionnel; de préférence pourtant ils se montrent chez les myopes.

Bien que nos connaissances sur la nature de ces phénomènes entoptiques soient peu précises, nous savons toutefois qu'ils n'ont aucune gravité, qu'ils sont compatibles avec une intégrité absolue de l'œil et qu'ils persistent souvent, quels que soient les moyens employés pour les faire disparaître. En conséquence, on se contentera de rassurer les personnes qui s'en plaignent, on les engagera à ne se préoccuper aucunement de leur état; il serait complétement inutile de les soumettre à une médication qui n'aurait le plus souvent aucun effet.

MOUCHES VOLANTES OBJECTIVES, OPACITÉS DU CORPS VITRÉ.

Les mouches volantes *objectives* sont celles qui sont dues à des opacités du corps vitré *visibles* à l'ophthalmoscope; elles nous révèlent non-seulement une altération plus ou moins considérable de ce milieu, mais aussi une lésion plus ou moins prononcée des membranes profondes. Elles sont provoquées par des corps flottant dans le corps vitré, dont le nombre et la forme sont des plus variables.

Très-communes chez les myopes d'un fort degré atteints de scléro-choroïdite postérieure, elles apparaissent à l'ophthalmoscope sous forme de petits corps floconneux grisâtres ou noirâtres extrêmement mobiles dans le corps vitré, dont le ramollissement et la liquéfaction facilitent leur déplacement. Comme elles siégent à la partie déclive du globe oculaire, il faut pour les amener dans le champ pupillaire inviter le malade à regarder successivement en haut et en bas pendant qu'on explore le champ pupillaire avec le miroir de l'ophthalmoscope (procédé de l'image droite), on aura la précaution de se tenir très-près de l'ouverture pupillaire, de façon à pouvoir embrasser d'un coup d'œil la plus grande étendue possible du fond de l'œil.

Chez les myopes, ces flocons restant le plus souvent isolés, peu nombreux, n'apportent qu'une gêne insignifiante à la vision et ne méritent guère qu'on s'en inquiète ; mais, s'ils augmentent sensiblement, s'ils viennent à gêner la vision, il faut y prendre garde : ils sont souvent alors un symptôme précurseur de complications plus graves et en particulier du décollement de la rétine.

Dans certaines formes de choroïdite où la conservation du pigment de la couche épithéliale et le trouble des milieux mettent obstacle aux investigations ophthalmoscopiques, l'apparition de nombreux corps flottants dans le corps vitré est le seul symptôme qui permette de diagnostiquer les lésions inflammatoires de la choroïde. Ces opacités sont quelquefois tellement ténues, qu'il est impossible de les isoler les unes des autres ; elles forment comme un brouillard à travers lequel la papille apparaît comme un disque *rougeâtre* dont les contours sont effacés.

Cette apparence rougeâtre de la papille ne tient pas à une hyperémie réelle, elle est due à ce que la lumière composée, réfléchie à sa surface, revient à l'observateur en traversant un milieu trouble. Tout le monde a remarqué la coloration rouge des flammes des becs de gaz par un temps brumeux ; le phénomène qui modifie la teinte du fond de l'œil est du même ordre. Il importe de savoir distinguer ce voile nuageux occasionné par de fines opacités du corps vitré, des troubles diffus localisés dans la papille ou la rétine par suite d'une infiltration pathologique de ces organes, dans la névrite, la rétinite, etc. Pour établir ce diagnostic différentiel, on explorera avec soin les parties équatoriales de l'œil. S'agit-il d'une infiltration péripapillaire, les vaisseaux rétiniens recouvreront leur netteté aux abords de la zone ciliaire ; a-t-on affaire, au contraire, à un trouble du corps vitré, les vaisseaux seront vus presque aussi confusément dans les régions périphériques qu'au voisinage de la papille.

Dans les formes graves de choroïdite, le nombre et le volume des corps flottants augmentent tellement qu'il est quelquefois impossible d'apercevoir la moindre lueur rougeâtre du fond de l'œil. Vue à l'ophthalmoscope, la pupille prend alors une couleur noire qui pourrait en imposer pour une cataracte. Mais l'examen à l'éclairage oblique lèvera aisément nos doutes ; si le cristallin est transparent, les trois images de Purkinje seront parfaitement distinctes et le trouble des milieux devra être alors nécessairement attribué aux opacités du corps vitré. Quelquefois celles-ci, au lieu de rester floconneuses, deviennent membraneuses; elles sont alors comparables à des toiles d'araignée, et comme elles contractent des adhérences entre elles et avec les parties voisines, elles ne se déplacent que très-lentement pendant les mouvements du globe oculaire.

Des *épanchements sanguins*, soit spontanés, soit traumatiques, peuvent aussi déterminer l'apparition de corps flottants dans le corps vitré. Ceux-ci proviennent alors et du reliquat de l'extravasation sanguine et du trouble nutritif résultant de la dilacération des milieux de l'œil. En général les opacité de cette nature disparaissent spontanément, et dès que l'exploration des membranes profondes est redevenue possible, on aperçoit quelque part à la surface de la choroïde ou de la rétine les lésions vasculaires qui ont donné naissance à l'hémorrhagie.

Les altérations du corps vitré dépendent, dans l'immense majorité des cas, de troubles nutritifs survenus dans le tractus uvéal, qui contribue dans une large mesure à la nutrition de ce milieu. Est-il possible qu'elles puissent se produire aussi spontanément, indépendamment de tout état morbide concomitant de la choroïde? L'observation clinique répond à cette question d'une manière affirmative. Certaines maladies de la rétine seule peuvent entraîner des désordres dans les couches adjacentes du corps vitré. Ainsi, les fines opacités qui accompagnent la rétinite spécifique, les flocons membraneux qui apparaissent à la dernière période de la rétinite pigmentaire, semblent être sous la dépendance exclusive des lésions rétiniennes ; la choroïde ne prend, en pareille circonstance, aucune part au processus.

Les opacités symptomatiques des inflammations de la rétine sont comparables à une fine poussière qui se soulève en tourbillon au moindre mouvement de l'œil ; elles sont tellement ténues qu'elles échappent souvent à un examen superficiel ; il est nécessaire, pour les découvrir, d'agrandir le champ pupillaire en instillant de l'atropine, de se tenir très-près de l'œil et de faire usage d'un faible verre convexe placé derrière le trou du miroir, de façon à voir distinctement avec un plus fort grossissement. Ces opacités sont remarquables par leur grande tendance aux récidives.

Les corps flottants du corps vitré dépendant de processus pathologiques fort différents les uns des autres, leur traitement devra varier aussi suivant leur cause. Les opacités fines, diffuses, qui s'observent dans l'irido-choroïdite séreuse, céderont aux transpirations, aux purgatifs, à la teinture de colchique, à la paracentèse de l'œil, etc.

Les mouches volantes des myopes, qui semblent être en rapport avec le développement progressif d'une scléro-choroïdite postérieure, seront combattues par les moyens déjà indiqués à propos de cette dernière affection : soins hygiéniques de la vue, choix de verres correcteurs convenables, ventouses Heurteloup, pilules de sublimé, etc.

Les fines opacités qui accompagnent les rétinites ou choriorétinites syphilitiques seront justiciables des préparations mercurielles et en particulier des frictions.

RAMOLLISSEMENT DU CORPS VITRÉ.

Les nouvelles recherches d'anatomie pathologique, et en particulier les travaux d'Iwanoff et de Pagenstecher, sont venus modifier profondément l'opinion qu'on s'était faite jadis sur le ramollissement du corps vitré. C'est ainsi que dans les ectasies du globe oculaire accompagnées de scléro-choroïdite postérieure, état pathologique si fréquemment associé aux forts degrés de myopie, l'apparition de mouches volantes extrêmement mobiles faisait croire autrefois au ramollissement de ce milieu. Or, comme nous le verrons plus tard, en pareille circonstance, le corps vitré se détache des membranes sous-jacentes, et l'espace perméable ainsi produit est comblé par un liquide séreux dans lequel flottent les opacités apparentes à l'ophthalmoscope ; quant au corps vitré lui-même, il subit au contraire une sorte de tassement, un commencement d'organisation surtout marqué dans le voisinage de la surface décollée.

Schwalbe et Pagenstecher ont démontré que des lésions analogues se produisent quelquefois dans le segment antérieur de l'œil. Ainsi, dans la scléro-choroïdite antérieure, dans l'hydrophthalmie et les diverses affections qui intéressent la région ciliaire et aboutissent à son ectasie, il peut survenir une hypersécrétion d'un liquide séreux qui refoule le corps vitré et s'interpose entre ce milieu et la face postérieure du cristallin.

Jadis, le *tremblement de l'iris* était considéré comme un signe pathognomonique du ramollissement du corps vitré. Ce symptôme, qu'on observe d'ordinaire dans les luxations complètes ou incomplètes du cristallin, peut tenir uniquement à la production d'un exsudat séreux au-devant des couches antérieures de l'humeur vitrée, et il ne nous renseigne nullement sur l'état de ce milieu lui-même. On attachait aussi une grande importance à la consistance du globe oculaire, mais des recherches d'anatomie pathologique ont démontré que dans ces cas de phthisie commençante de l'œil, dépendant d'une irido-choroïdite chronique, il y a plutôt décollement du corps vitré accompagné de décollement rétinien ; quant à la trame du corps vitré, elle paraît au contraire condensée.

En somme, un seul signe clinique permettrait d'apprécier le degré de liquéfaction du corps vitré : ce serait la facilité avec laquelle les opacités renfermées dans ce milieu se déplacent pendant les mouvements de l'œil. Pour se rendre compte de la mobilité des corps flottants, il faut se mettre très-près de l'ouverture pupillaire et se servir du miroir seul ; le malade étant invité à regarder alternativement en haut et en bas, on aperçoit sur le fond rouge de l'œil ces petits corpuscules noirâtres se déplaçant et voltigeant avec une facilité d'autant plus grande que le milieu dans lequel ils se trouvent est plus ramolli. Si l'on veut faire un diagnostic précis, cet examen exige une grande attention ; il faut en effet s'assurer, avec l'ophthalmoscope, que les opacités mobiles occupent le centre même du globe oculaire et non pas seulement les couches profondes ou superficielles, sans cela on court le risque de se méprendre et de croire à un ramollissement général du corps vitré, alors qu'il s'agit d'un décollement limité aux parties antérieures ou postérieures.

Le véritable ramollissement de l'humeur vitrée se rencontre dans les affections caractérisées par une *hypersécrétion des liquides intra-oculaires* qui s'infiltrent dans ce milieu et le désorganisent ; ainsi on le trouve porté au plus haut degré dans les états glaucomateux. On l'observe encore assez fréquemment à la suite de la pénétration d'un corps étranger dans le globe oculaire, ou de la luxation spontanée ou provoquée du cristallin (cataracte par abaissement), précisément à cause des accidents

glaucomateux déterminés par l'irritation mécanique des nerfs ciliaires.

La liquéfaction du corps vitré, symptôme de la déchéance de
l'organisme, n'est pas rare chez les vieillards qui présentent des
atrophies séniles de la choroïde. Elle est alors, sans aucun doute,
la conséquence d'un épaississement verruqueux de la lame élastique de cette membrane, lésion qui apporte évidemment un
obstacle considérable aux phénomènes endosmo-exosmotiques
dont dépend la nutrition des milieux de l'œil.

DÉCOLLEMENT DU CORPS VITRÉ.

Le décollement du corps vitré dans le *segment postérieur de l'œil*
a été observé par Iwanoff, qui a démontré que cette lésion était
très-fréquente sur les yeux myopes staphylomateux atteints de décollement de la rétine.

Iwanoff a insisté sur
l'importance de cette lé-
sion, qui, d'après lui,
serait la cause détermi-
nante du décollement ré-
tinien. Le processus dé-
buterait par le retrait du
corps vitré, qui se déta-
cherait de la rétine, et
l'espace ainsi formé se-
rait rapidement comblé
par un liquide séreux.
Pendant quelque temps,
il y aurait simplement
décollement du corps vi-
tré, mais peu à peu les
couches superficielles

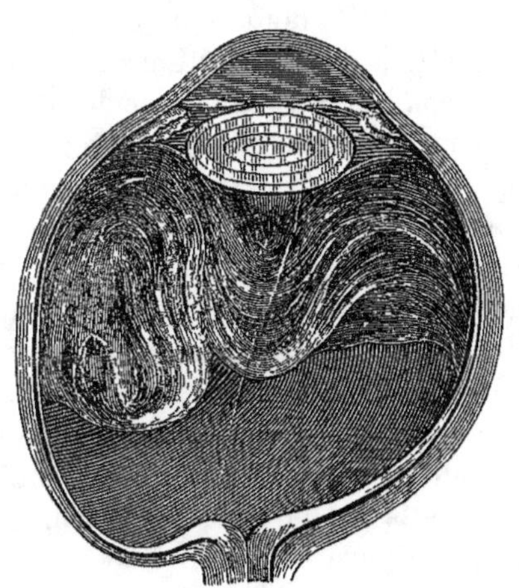

Fig. 29. Décollement du corps vitré
en arrière.

décollées se condenseraient, s'organiseraient et, en continuant à
se détacher de la rétine, produiraient des éraillures dans cette
membrane, à travers lesquelles le liquide séreux s'infiltrerait et la
soulèverait.

Sans vouloir contester la valeur réelle de ces recherches, il ne
faut pas leur donner plus d'importance qu'elles n'en ont. Nous
ferons observer qu'elles ont été faites sur des yeux énucléés et
atteints depuis longtemps de décollement rétinien. Or, rien ne dé-

montre que ce décollement du corps vitré trouvé à l'autopsie était *primitif*, et il est tout aussi rationnel de les considérer comme *secondaires* ou *simultanées*, d'autant plus que jusqu'ici, malgré les efforts tentés de ce côté, le diagnostic de cette lésion n'a pu être porté sur le vivant. Brière (1) a bien cité un cas où une opacité grisâtre, membraneuse, occupant une certaine étendue du fond de l'œil, pouvait en imposer pour un décollement du corps vitré, mais la disparition complète de cette néo-membrane et le rétablissement de la vision sous l'influence d'un traitement spécifique ne permettent d'accepter ce diagnostic qu'avec les plus grandes réserves. Par contre, nous voyons fréquemment des décollements survenir brusquement, sans être précédés d'aucune altération appréciable des milieux transparents.

Le décollement du corps vitré dans le segment postérieur du globe oculaire, suivi tardivement de décollement rétinien, s'observe quelquefois à la suite des blessures accidentelles ou chirurgicales où il y a issue d'une partie plus ou moins considérable de ce milieu. De Wecker avait déjà signalé depuis longtemps comme une des complications de l'extraction du cristallin dans sa capsule, opération souvent accompagnée de la perte d'une certaine quantité de l'humeur vitrée, le décollement de la rétine qui survient à une époque où les dangers de l'opération paraissaient définitivement écartés.

Tout récemment, H. Pagenstecher (2), ayant eu l'occasion d'examiner un certain nombre d'yeux énucléés pour des causes diverses, a trouvé sur quelques-uns d'entre eux des lésions non décrites jusqu'à ce jour, et consistant dans un décollement du corps vitré, qui est refoulé en arrière et séparé de la zonule et du corps ciliaire par l'interposition d'un liquide séreux. Sécrété sans aucun doute par la partie antérieure du tractus uvéal, ce liquide remplit l'espace correspondant au canal de Petit, qui se trouve par conséquent considérablement agrandi.

Pour faire bien comprendre les changements qui surviennent dans la disposition topographique de ces diverses parties, Pagenstecher rappelle en quelques mots les rapports que la zonule affecte avec le corps vitré dans les conditions normales. On sait que ce point d'anatomie oculaire a été étudié encore dernièrement et a donné lieu à plusieurs controverses.

La zonule a-t-elle, oui ou non, le caractère d'une véritable mem-

(1) *Annales d'oculistique,* t. LXXIV.
(2) *Archiv für Ophth.,* t. XXII, 2ᵉ partie, p. 271.

brane ? En d'autres termes, y a-t-il entre la zonule et les couches antérieures du corps vitré un espace réellement clos ? ou bien, au contraire, existe-t-il entre les fibres de la zonule des espaces vides, des fentes établissant une communication directe entre le canal de Petit et la chambre postérieure, de telle sorte que les liquides qui remplissent ces divers espaces puissent circuler libre-ment de l'un à l'autre et arriver ainsi dans la chambre antérieure ? Les anatomistes, s'appuyant surtout sur des recher-ches d'embryogénie, ré-pondent bien d'une façon affirmative à la première question , mais Pagen-stecher soutient qu'au point de vue clinique la zonule ne peut être con-sidérée comme une mem-brane sans solution de continuité.

Les divers processus morbides intra-oculaires qui sont suivis de modi-

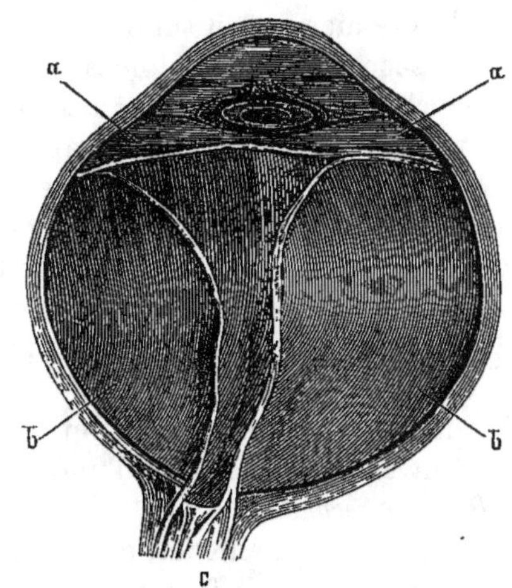

Fig. 30. Décollement du corps vitré en avant.

fication de tension déterminent des éraillures et une dissociation des éléments fibrillaires constituant la zonule. Ces modifications se produisent même normalement avec le temps, de telle sorte qu'on peut les considérer comme physiologiques.

Le canal de Petit doit donc être considéré comme un espace per-méable parcouru par les fibrilles de la zonule et rempli par un liquide pouvant pénétrer aisément dans la chambre postérieure ; ce serait la couche antérieure la plus superficielle du corps vitré, dont la consistance est assez ferme, qui formerait en réalité la pa-roi postérieure de la chambre postérieure. Pagenstecher a réussi à démontrer expérimentalement sur l'œil humain l'exactitude de cette disposition anatomique.

Sur des yeux normaux, énucléés dix à seize heures après la mort, il injectait, à l'aide d'une seringue de Pravaz, un liquide coloré dans la chambre antérieure, et il poussait l'injection jusqu'à ce que l'œil eût repris sa consistance normale. Dans cette expérience la matière colorante s'accumulait en grande quantité sur tout le pour-tour équatorial du cristallin et arrivait même jusqu'au pôle postérieur en refoulant le corps vitré en arrière. Celui-ci se trouvait détaché du corps ciliaire et du cristallin absolument comme dans les cas pathologiques, quoique à un degré moins prononcé.

Il est évident que lorsqu'un exsudat séreux ou plastique se répand dans l'espace correspondant au canal de Petit, les désordres qu'il provoque du côté du corps vitré doivent différer selon que la tension dans ce milieu est normale ou au-dessous de la moyenne. Dans le premier cas, il survient des phénomènes glaucomateux; dans le second, des symptômes qui indiquent l'apparition d'une irido-cyclite. Peut-être faut-il attribuer à ce refoulement du corps vitré par des exsudats s'interposant entre lui et le cristallin, l'*apparition des cataractes polaires* postérieures et des *dépôts ponctiformes* qui s'accumulent sur la cristalloïde postérieure et qui sont tout à fait comparables à ceux qu'on observe sur la membrane de Descemet ; cette lésion nous expliquerait aussi la solidarité pathologique qui lie entre elles certaines maladies de la rétine, du tractus uvéal et du cristallin.

Les infiltrations de sérosité entre le cristallin et le corps vitré nous font comprendre aussi d'une façon satisfaisante l'apparition du *glaucome secondaire*.

N'est-il pas clair, en effet, que l'agrandissement de l'espace correspondant au canal de Petit ne peut se faire qu'aux dépens du refoulement du corps vitré. Ce n'est pas certainement un simple effet du hasard si, sur huit yeux examinés par Pagenstecher et atteints de décollement du corps vitré, cinq d'entre eux étaient *glaucomateux*. Il serait intéressant de rechercher si dans le glaucome simple et le glaucome aigu des altérations analogues existent. Dans ce cas l'action de l'iridectomie, qui aurait pour résultat de favoriser à travers une cicatrice mince la sortie du liquide séreux sécrété en excès par la zone ciliaire, ne serait plus énigmatique. On comprendrait ainsi pourquoi la simple sclérotomie n'est pas aussi efficace que l'iridectomie ; les recherches d'anatomie pathologique démontrent en effet que, lorsque la tension intra-oculaire s'élève, la partie périphérique de l'iris s'applique contre la face postérieure de la cornée, vient par conséquent se placer au-devant de la cicatrice et s'oppose à la filtration des liquides. Ceci prouve, en passant, ce que l'observation clinique avait déjà établi, à savoir : que dans le glaucome la section doit être aussi périphérique que possible, qu'elle doit porter sur le bord sclérotical, et que l'iris doit être sectionné *au niveau de son insertion ciliaire ;* par contre, la largeur de la portion excisée importe peu.

SYNCHISIS ÉTINCELANT.

Desmarres a donné le nom de *synchisis étincelant* à une variété de ramollissement du corps vitré dans laquelle on observe, flottant dans ce milieu transparent, une multitude de paillettes étincelantes formées par des cristaux de cholestérine.

Cette affection s'observe, le plus souvent, chez les personnes âgées, généralement au-dessus de soixante ans ; elle est probablement alors le résultat d'un épaississement de la lame vitreuse de la choroïde. On l'a rencontrée quelquefois chcz de jeunes sujets, mais presque toujours à la suite de blessures ou de luxations du cristallin.

A l'ophthalmoscope, les paillettes étincelantes formées par les cristaux de cholestérine sont comparables à de la *poussière d'or* qui voltigerait dans un milieu liquide ; la facilité extrême avec laquelle ces cristaux se déplacent au moindre mouvement de l'œil prouve bien qu'en pareil cas le corps vitré est complétement ramolli.

Un examen minutieux permet de reconnaître deux variétés de cristaux, formés : les uns, petits et très-blancs, de *tyrosine ;* les autres, plus gros et plus brillants, de *cholestérine.* Dans les cas typiques de synchisis étincelant, sauf ces paillettes. étincelantes, il n'existe aucun autre corps flottant dans les milieux de l'œil. Ces particules brillantes, renfermées toujours en grande quantité dans les couches antérieures du corps vitré adjacentes au cristallin et à la région ciliaire, sont visibles à l'œil nu ou à l'éclairage oblique, quand la pupille est dilatée par l'atropine.

Malgaigne, qui avait examiné la première malade dont Desmarres nous a rapporté l'histoire, avait présumé que ces paillettes brillantes étaient des molécules de cholestérine flottant dans le corps vitré. Des examens chimiques et microscopiques faits ultérieurement confirmèrent la justesse de ces prévisions. Le docteur Poncet (1), ayant eu récemment l'occasion de pratiquer l'autopsie d'un œil atteint de synchisis étincelant type sans altération des membranes profondes, a trouvé :

1º Des cristaux de *cholestérine,* mais en faible quantité ;

2º Des cristaux de *tyrosine,* tantôt isolés, tantôt groupés en amas sphériques dont la surface est hérissée d'une multitude de fines aiguilles ;

(1) *Comptes rendus de la Société de chirurgie,* 10 mai 1876.

3° Des cristaux volumineux de *phosphate de chaux*. Ceux-ci s'étaient déposés à la surface de cellules en voie de prolifération; ces cellules elles-mêmes présentaient une ressemblance parfaite avec celles qui s'infiltrent dans le corps vitré à la suite de certains états inflammatoires du tractus uvéal.

Poncet pense qu'il survient d'abord des changements séniles dans la zone ciliaire, qui déterminent l'apparition des cellules migratrices autour desquelles se déposent, par la suite, les sels calcaires. Il compare cette dégénérescence aux athéromes des parois artérielles.

Le synchisis étincelant peut persister pendant plusieurs années sans entraîner de troubles visuels graves. Son étiologie particulière indique bien qu'il ne faut pas espérer le modifier par un traitement.

CORPS ÉTRANGERS DANS LE CORPS VITRÉ.

Les corps étrangers qui pénètrent le plus fréquemment dans le globe oculaire sont des parcelles de métal, des grains de plomb, des éclats de verre, de bois, d'acier, etc.

S'ils sont lancés avec une certaine violence, ils arrivent sur la paroi opposée à l'ouverture d'entrée, rebondissent et sont rejetés ainsi d'arrière en avant dans l'intérieur du corps vitré ; une fois que leur vitesse acquise est épuisée, ou bien ils séjournent indéfiniment et s'enkystent dans le lieu même où ils se sont arrêtés, ou bien, subissant l'influence de la pesanteur, ils descendent dans la partie la plus déclive du globe oculaire. Quelquefois des corps assez volumineux, dont le poids spécifique est considérable, tels que des grains de plomb, restent enkystés dans les parties supérieures du corps vitré.

Dans quelques observations recueillies par Jæger (1), de Græfe (2), les altérations provoquées par la présence du corps étranger ont pu être, pour ainsi dire, suivies pas à pas au moyen de l'ophthalmoscope. Quelques heures après la blessure, de fines opacités apparaissent dans le voisinage du corps étranger et tout le long du trajet qu'il a parcouru ; lorsqu'il a rebondi sur la paroi opposée, un sillon nuageux indique également la voie rétrograde suivie avant l'arrêt définitif. Bientôt ces fines opacités se condensent

---

(1) *Oestr. Zeitschrift für prakt. Heilkunde*, 1857, n° 2.
(2) *Archiv für Ophth.*, t. III, 2e partie, p. 323.

et enveloppent complétement le corps étranger, elles forment une membrane dans laquelle il s'enkyste et qui le dérobe aux regards. Pourtant, quand c'est un fragment métallique, il conserve souvent, malgré cette enveloppe, une lueur miroitante qui révèle sa nature. Une fois le corps étranger enkysté et maintenu dans une position fixe, l'œil tolère quelquefois impunément sa présence, le corps vitré s'éclaircit et la fonction visuelle se rétablit d'une façon satisfaisante. Malheureusement, une terminaison aussi favorable est tout à fait exceptionnelle : tantôt il se forme un véritable abcès autour du corps étranger et le corps vitré se trouble complétement ; tantôt du tissu cellulaire s'organise, contracte des adhérences avec le corps ciliaire et la rétine, et en se rétractant amène le décollement de ces membranes, bientôt suivi de l'atrophie du globe. D'autres fois l'inflammation, très-vive dès le début, se généralise et donne naissance à un phlegmon de l'œil. Enfin, si le corps étranger, au lieu d'être maintenu dans une position fixe, conserve une certaine mobilité, il provoque un état glaucomateux et quelquefois des accidents sympathiques du côté opposé.

Le procédé opératoire employé pour l'extraction des corps étrangers varie avec leur siége. S'ils occupent dans les parties déclives du globe oculaire un point assez éloigné du cristallin, on pratique à l'endroit correspondant une incision de la sclérotique dans la direction d'un des méridiens de l'œil, et en évitant autant que possible de léser les muscles droits. La sclérotique étant sectionnée, une légère pression sur le globe oculaire suffit pour que le corps étranger se présente dans la plaie ; quelquefois ce sont les masses opaques qui l'enveloppent qui apparaissent les premières : on les saisit avec des pinces et on les amène au dehors.

Lorsque le corps étranger se trouve dans le voisinage du cristallin, il est préférable de pratiquer d'abord l'extraction du cristallin avec iridectomie, comme s'il s'agissait d'une cataracte, et de se frayer ainsi un passage qui permettra d'atteindre, soit séance tenante, soit un peu plus tard le corps étranger.

CYSTICERQUE DU CORPS VITRÉ.

De Græfe (1) le premier diagnostiqua, au moyen de l'ophthalmoscope, la présence d'un cysticerque dans le corps vitré. Cette

(1) *Archiv fur Ophth.*, t. I, 1re partie, p. 457.

affection est du reste beaucoup plus commune en Allemagne qu'en France, où l'on n'en trouve que quelques rares observations dues à Desmarres, Sichel fils, Poncet et de Wecker.

Le cysticerque peut prendre naissance primitivement dans le corps vitré, mais le plus habituellement c'est après s'être développé sous la rétine, après avoir soulevé et perforé cette membrane, qu'il envahit les milieux de l'œil.

A l'ophthalmoscope, ce parasite apparaît sous forme d'une *vésicule bleuâtre demi-transparente*, jouissant d'une mobilité parfaite et se déplaçant au moindre mouvement de l'œil. En le surveillant pendant quelque temps, on arrive quelquefois à apercevoir son cou et sa tête, dont l'extrémité, munie d'une double couronne de crochets et de quatre ventouses, est animée de mouvements propres.

Malgré son extrême rareté, les caractères ophthalmoscopiques de cette affection sont tellement nets, que le diagnostic en est généralement facile ; c'est à peine si l'on pourrait songer à *une luxation du cristallin ;* mais, dans ce dernier cas, le champ pupillaire est libre et les trois images de Purkinje ne sont plus visibles ; de plus, la forme lenticulaire de la masse flottante, sa situation à la partie déclive et l'absence complète de mouvements spontanés rendront toute erreur impossible.

La coloration bleuâtre de la vésicule renfermant le cysticerque offre bien quelque analogie avec celle *du décollement rétinien.* Mais, ici encore, les mouvements propres de l'animal, qui sont visibles à l'ophthalmoscope, lèveront tous les doutes. On invitera le malade à regarder en bas, dans une direction fixe ; la vésicule, cédant alors à l'action de la pesanteur, se place à la partie déclive du globe oculaire, et une partie de sa surface apparaît nettement dans le champ pupillaire. En observant pendant quelques instants cette surface sphérique bleuâtre qui se détache nettement sur le fond rouge de l'ouverture pupillaire, on la verra animée de *mouvements vermiculaires, ondulés,* comparables aux mouvements péristaltiques.

Mais les difficultés du diagnostic deviennent considérables lorsqu'il y a simultanément décollement de la rétine, ou que les milieux de l'œil sont devenus tellement troubles que toute exploration est désormais impossible. On peut alors, en procédant par exclusion, avoir quelques présomptions ; mais chez nous, où le cysticerque est extrêmement rare, il ne faudra pas être trop affirmatif dans ces cas douteux.

La présence du cysticerque au sein du corps vitré entraîne presque toujours fatalement la perte de l'œil. L'animal peut périr spontanément, mais la désorganisation qu'il a produite est toujours si considérable, qu'il en résulte presque constamment une atrophie du globe oculaire. D'autres fois, l'irritation provoquée par la présence de l'entozoaire, qui joue le rôle d'un véritable corps étranger, détermine des accidents sympathiques qui obligent le chirurgien à intervenir.

Les divers traitements médicaux consistant dans l'emploi des vermifuges à l'intérieur ou en collyres ont toujours échoué, et il a fallu recourir à un traitement chirurgical. Au premier abord, il semblerait que rien n'est plus aisé que de pénétrer dans le globe oculaire avec une aiguille et de transpercer l'animal ; rien n'est plus difficile en réalité, car, en raison de sa forme sphérique et de sa mobilité parfaite, il se dérobe avec la plus grande facilité sous l'instrument.

De Græfe, ayant résolu d'extraire un cysticerque du corps vitré, procéda de la façon suivante : il pratiqua d'abord l'extraction du cristallin avec une large iridectomie, puis, six semaines après, le cysticerque apparaissant distinctement, quoique entouré d'opacités dans le champ pupillaire, il fit de nouveau une large incision dans le limbe sclérotical, ouvrit la membrane hyaloïdienne, et le cysticerque, repoussé en avant, fut facilement saisi et extrait avec des pinces. La vision resta toujours défectueuse.

D'autres ophthalmologistes, Sichel, de Wecker, ont extrait le cysticerque à travers une incision scléroticale pratiquée dans le sens d'un des méridiens de l'œil. La plaie guérit bien, le globe oculaire conserva sa forme, mais il survint un décollement de la rétine.

AMBLYOPIES ET AMAUROSES.

DES AMAUROSES. — HÉMIOPIE. — AMBLYOPIE CROISÉE DANS L'HÉMIANESTHÉSIE HYS-
TÉRIQUE. — AMBLYOPIE CROISÉE DANS L'HÉMIANESTHÉSIE D'ORIGINE CÉRÉBRALE.
— AMAUROSE TEMPORAIRE OU SCOTOME SCINTILLANT. — HÉMÉRALOPIE. — AMAU-
ROSE CHEZ LES SATURNINS, LES ALCOOLIQUES, LES FUMEURS. — AMAUROSES DANS
DIVERSES INTOXICATIONS. — CÉCITÉ SUBITE — ANESTHÉSIE DE LA RÉTINE. — AM-
BLYOPIE CONGÉNITALE. — CÉCITÉ POUR LES COULEURS. — AMAUROSE SIMULÉE.

DES AMAUROSES.

Autrefois, on désignait sous le nom d'*amaurose* toutes les affections oculaires dans lesquelles la vision était abolie ou diminuée
sans qu'on pût découvrir aucun obstacle à l'accès des rayons lumineux vers la rétine. Cette dénomination comprenait donc les maladies les plus diverses et les plus disparates, aussi le nombre des cas
auxquels on l'appliquait était-il considérable.

Depuis que la découverte de l'ophthalmoscope a permis d'étudier les maladies du fond de l'œil, depuis que les anomalies de la
réfraction sont mieux connues, le nombre des amauroses a bien
diminué, et la valeur de ce mot a tout à fait changé. Actuellement
on ne doit plus l'appliquer qu'aux maladies de l'œil dans lesquelles
il existe un trouble fonctionnel considérable, qu'on ne peut attribuer ni à une altération des milieux transparents ni à une lésion
des membranes profondes.

Envisagées à ce point de vue, le nombre des amauroses est aujourd'hui considérablement restreint et il est probable que, grâce
aux progrès des études ophthalmologiques et à la découverte de
nouveaux procédés d'investigation, il diminuera encore jusqu'au
moment où chaque trouble visuel pourra être rattaché à une lésion définie. C'est ainsi, par exemple, que les amauroses dites *rétiniennes* ont dû disparaître au fur et à mesure qu'on a découvert
les signes propres aux rétinites albuminuriques, diabétiques,
syphilitiques, etc.

En parcourant dans l'ouvrage de Mackenzie l'article consacré
à l'amaurose, on n'y trouve guère d'observation où l'on ne puisse
reconnaître facilement, d'après les symptômes, la nature de la

lésion qui a déterminé l'affaiblissement de la vue. Ainsi cet auteur cite beaucoup de cas de femmes enceintes amaurotiques, mais il note toujours comme une coïncidence la présence de l'albumine dans les urines ; il n'est pas douteux qu'il s'agissait dans ces cas de rétinites albuminuriques.

D'autres observations, où la perte subite de la vue est mentionnée comme un phénomène extraordinaire inexplicable, se rapportaient sans doute à des embolies de l'artère centrale de la rétine ou à des hémorrhagies interstitielles des nerfs optiques.

L'interprétation des amauroses par lésions des centres nerveux est aussi singulièrement facilitée aujourd'hui par la connaissance des névrites symptomatiques des tumeurs cérébrales, des névrites descendantes et des atrophies des nerfs optiques résultant de lésions centrales ou de méningites de la base.

On reconnaissait autrefois plusieurs degrés dans l'amaurose, cette distinction mérite d'être conservée, car elle permet de s'entendre sur la gravité relative de la perturbation fonctionnelle :

1° Dans un premier degré, l'acuïté visuelle est diminuée, mais la perception *qualitative* de la lumière persiste, c'est *l'amblyopie*. Le malade peut encore distinguer les gros objets et y voit assez pour se conduire.

2° Dans une forme plus grave, la vue est très-affaiblie, la perception *qualitative* disparaît, mais la perception *quantitative* persiste. Le malade distingue encore la lumière de l'obscurité.

3° Enfin la perte de la vue est telle, qu'il n'y a même *plus de perception quantitative*, le malade placé dans l'obscurité est incapable de constater la présence ou l'absence d'une source lumineuse quelconque, l'amaurose est dite *complète, absolue*.

Les chapitres suivants sont plus particulièrement consacrés aux affections dans lesquelles l'examen du fond de l'œil n'explique pas d'une façon suffisante la gravité du trouble fonctionnel et qui peuvent donc encore être considérées à ce titre comme des amauroses.

HÉMIOPIE.

I

L'hémiopie est un trouble fonctionnel caractérisé par la suppression de la moitié du champ visuel. Si la vision est abolie à droite ou à gauche de la ligne médiane, le malade ne distingue plus que la moitié des objets placés directement devant lui. Dans le premier cas, l'hémiopie est dite *latérale droite;* elle est *latérale gauche* dans le second.

Il est des cas infiniment plus rares, mais très-intéressants à étudier à certains points de vue, où la portion *externe ou temporale* du champ visuel est supprimée par chacun des deux yeux, ou bien inversement c'est cette portion qui subsiste seule, la moitié *médiane* ou *nasale* étant abolie à droite et à gauche. Dans le premier cas on a affaire à l'*hémiopie temporale*, dans le second à l'*hémiopie nasale*.

Les malades atteints d'hémiopie ne se rendent en général pas compte du trouble dont ils sont frappés. Effrayés de la diminution subite de leur vision, ils viennent consulter le médecin, qui doit déterminer lui-même, par un examen direct et minutieux, la nature de la perturbation fonctionnelle. L'observation suivante montre, du reste, comment les choses se passent d'habitude, en même temps qu'elle nous offre un exemple très-net d'hémiopie latérale.

Un homme, âgé de soixante-trois ans, exerçant la profession de cocher, se présente à ma clinique. Il offre toutes les apparences d'une constitution robuste et a toujours joui jusqu'ici d'une excellente santé. Bien que sa face soit un peu injectée, ce n'est pas un alcoolique : il boit rarement de l'eau-de-vie et des liqueurs, et ne s'enivre jamais.

Il y a huit jours environ, sans cause appréciable, sa vision diminua subitement à tel point, qu'il fut obligé de suspendre son travail. Il resta sans rien faire, espérant une guérison spontanée ; mais aujourd'hui, fatigué d'attendre en vain, il vient réclamer nos soins.

A l'extérieur ses yeux n'offrent rien d'anormal. Les milieux transparents permettent d'explorer les parties profondes, qui sont dans un état d'intégrité absolue. La papille possède sa coloration rosée habituelle, les vaisseaux rétiniens ont leur calibre normal. Il n'existe aucune lésion ni dans la région de la macula, ni dans les parties équatoriales de la rétine.

L'amblyopie devant évidemment être rattachée à des lésions extra-oculaires, il importe de définir exactement la nature du trouble fonctionnel. Dans ce but nous procédons à l'examen du champ visuel : le malade est placé devant un tableau noir, au milieu duquel une croix blanche sert de point de mire, l'œil gauche est fermé et l'œil droit immobile fixe la croix, pendant qu'un morceau de craie, tenu à la main, est promené sur toute la surface du tableau. Aussi longtemps que le morceau de craie se trouve à sa droite, le malade le distingue facilement, mais à gauche toute vision est abolie. Une ligne verticale, tracée sur le tableau et passant par le point de fixation, sépare nettement la partie droite du champ visuel, restée impressionnable, de la partie gauche, devenue insensible. La même épreuve, répétée sur l'œil gauche, donne le même résultat, vision conservée à droite, abolie à gauche. Il s'agit donc d'une *hémiopie latérale gauche.*

Dès lors, soupçonnant une affection cérébrale, nous interrogeons le malade à ce point de vue, et nous apprenons que la diminution de la vision a été accompagnée de douleurs violentes dans le côté droit de la tête, douleurs qui persistent encore au moment de l'examen. Pourtant aucun trouble de l'intelligence, de la sensibilité ni de la motilité ne témoigne d'une lésion grave du cerveau.

Huit sangsues appliquées à l'apophyse mastoïde du côté droit, firent disparaître rapidement la douleur, le malade accusa bientôt une amélioration notable de la vision, mais l'exploration du champ visuel prouva que l'hémiopie existait toujours.

L'ophthalmoscope, quoique ne fournissant que des renseignements négatifs, est, comme on l'a vu, d'un utile secours pour le diagnostic de l'hémiopie ; il nous permet d'affirmer que les troubles visuels sont d'origine extra-oculaire et dus probablement à une affection intra-crânienne. Une fois l'esprit en éveil, on est sur la voie du diagnostic ; il est rare qu'une interrogation minutieuse ne fasse pas découvrir d'autres signes jusqu'alors inaperçus qui viennent confirmer cette hypothèse. Dans le cas cité, c'étaient les douleurs persistant depuis huit jours et localisées dans le côté droit de la tête. Chez un autre malade atteint d'hémiopie *latérale droite*, que j'ai observé récemment, une recherche attentive me fit découvrir l'existence d'une douleur persistante du *côté gauche* de la tête et des fourmillements très-accusés dans la main droite.

Si l'on se flait aux indications des malades ou si l'on se contentait d'un examen superficiel, l'hémiopie pourrait être facilement méconnue et confondue avec l'amblyopie ; on évitera cette erreur en recherchant l'état du champ visuel par le procédé indiqué ci-dessus. De même l'amélioration de la vision qui survient quelques jours après le début des accidents, n'est souvent qu'apparente et tient à ce que les malades s'habituent à mieux utiliser, par des déplacements latéraux de la tête, les portions de rétine restées encore sensibles. Enfin notons que, pour les travaux de lecture et d'écriture, l'hémiopie latérale droite est évidemment beaucoup plus gênante que l'hémiopie latérale gauche, puisqu'on lit et écrit de gauche à droite.

Ce symptôme singulier, déjà si intéressant à étudier en lui-même, l'est encore davantage quand on en recherche la signification. Il n'est en effet que la manifestation extérieure d'une lésion cérébrale dont il permet de diagnostiquer le siége pendant la vie, et, de plus, grâce à lui, un point délicat de la physiologie des nerfs optiques se trouve élucidé. Pour mieux nous faire comprendre, prenons un exemple, occupons-nous, par exemple, de l'hémiopie

latérale gauche, et voyons ce qui se passe chez le malade qui en
est affecté.

L'abolition de la vision du côté gauche indique que la moitié nasale R' de la rétine de l'œil gauche et la moitié temporale R de la
rétine de l'œil droit sont paralysées. Or, par suite de l'entre-croisement incomplet qui a lieu au niveau du chiasma, les fibres ner-

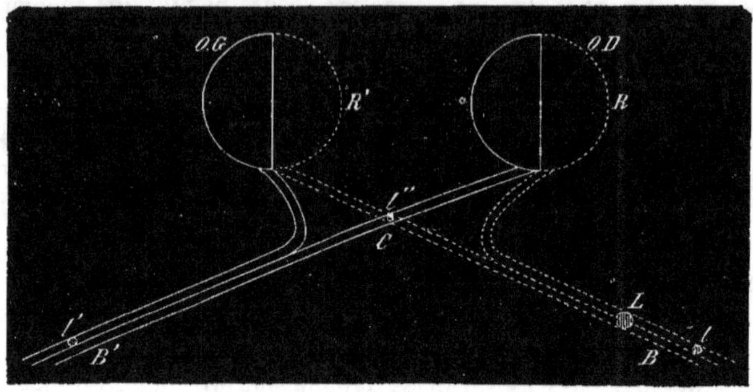

Fig. 31.

veuses de ces deux portions de rétine provenant exclusivement de
la bandelette optique B du côté droit, on est autorisé à conclure
que la lésion, cause de l'hémorrhagie, doit siéger quelque part sur
le trajet de cette bandelette, ou dans une partie voisine du cerveau. Inversement, une lésion de la bandelette optique du côté
gauche, qui fournit les moitiés gauches des deux rétines, entraînerait une hémiopie latérale droite.

Cependant , il faut bien le dire, la théorie de la semi-décussation
ou entre-croisement partiel des nerfs optiques, soupçonnée par
Newton et Wollaston, admise par Müller et Longet, n'a été jusqu'ici démontrée ni par l'anatomie, ni par la physiologie. C'est encore une hypothèse basée surtout sur les cas d'hémiopie, car ce
symptôme, facilement explicable ainsi, devient incompréhensible
si l'on admet une disposition différente des fibres nerveuses dans
le chiasma des nerfs optiques.

II

Malgré les présomptions qui plaident en faveur de la semi-décussation, Basidiecki, Michel, Mandelstamm se sont efforcés récemment de démontrer que l'entre-croisement des nerfs était complet
et non partiel.

Pour renverser l'ancienne théorie et établir leur opinion, ces différents auteurs invoquent : 1° de nouvelles recherches anatomiques et microscopiques ; 2° des expériences faites sur des animaux ; 3° l'observation clinique. En suivant pas à pas leur argumentation, il nous sera facile de réfuter leurs objections et de montrer que le but qu'ils s'étaient proposé n'a pas été atteint.

Pour démontrer anatomiquement l'entre-croisement complet, ils ont employé deux méthodes : 1° la dissociation directe, qui leur aurait permis d'isoler chaque fibre nerveuse et de la suivre depuis les bandelettes jusque dans le tronc du nerf optique ; 2° les coupes microscopiques horizontales, faites à travers le chiasma. Mais personne n'ignore les difficultés pratiques de la dissociation ; on comprend combien il doit être malaisé de se reconnaître dans un inextricable fouillis de fibres nerveuses tel que le chiasma, d'autant plus que, de l'aveu même des anatomistes, qui prétendent y être arrivés, l'entre-croisement ne se ferait pas d'une façon simple, directement transversale. Les faisceaux de la couche supérieure de la bandelette droite contourneraient le chiasma avant de se rendre dans le nerf optique gauche, et de supérieurs deviendraient inférieurs ; une disposition analogue existerait pour les fibres des couches inférieures, l'entre-croisement ne serait régulier que dans la partie moyenne.

On conviendra de même qu'il est difficile de voir sur des coupes microscopiques horizontales si l'entrecroisement des fibres est partiel ou complet ; aussi ces preuves anatomiques doivent-elles être considérées comme insuffisantes.

Les expériences anatomiques de Brown-Séquard, Longet, Luys, Mandelstamm, semblent, au premier abord, plus concluantes, mais une seule objection suffit pour leur ôter toute valeur. La section intra-crânienne d'une bandelette optique chez certains animaux, comme le lapin, amène, il est vrai, la perte de la vue d'un côté et non l'hémiopie, mais qu'est-ce que cela prouve ? Que l'entre-croisement est peut-être complet chez ces animaux où la vision binoculaire n'existe pas, où le champ visuel est distinct de chaque côté, mais rien n'autorise à conclure qu'il en est de même pour l'homme, qui possède la vision binoculaire et chez lequel la plus grande partie du champ visuel est commune aux deux yeux.

Quant aux faits cliniques, il est facile de constater que, quoi qu'on en dise, ils s'adaptent beaucoup mieux à l'ancienne théorie qu'à la nouvelle.

Mandelstamm, en effet, s'est surtout occupé de cas exceptionnels, laissant de côté l'hémiopie latérale, de beaucoup la plus fréquente, il s'est attaché à expliquer *l'hémiopie nasale*. On sait que, dans cette forme rare (il n'en existe que trois ou quatre cas dans la science), la moitié temporale de la rétine est paralysée de chaque côté, de telle sorte que la vision se trouve abolie du côté nasal à droite et à gauche. Dans l'hypothèse de la semi-décussation, il faut admettre, pour expliquer cette variété d'hémiopie, une lésion symétrique intéressant de chaque côté de la base du crâne les faisceaux externes des bandelettes optiques (voyez fig. 31, *l*, *l'*), ce qui

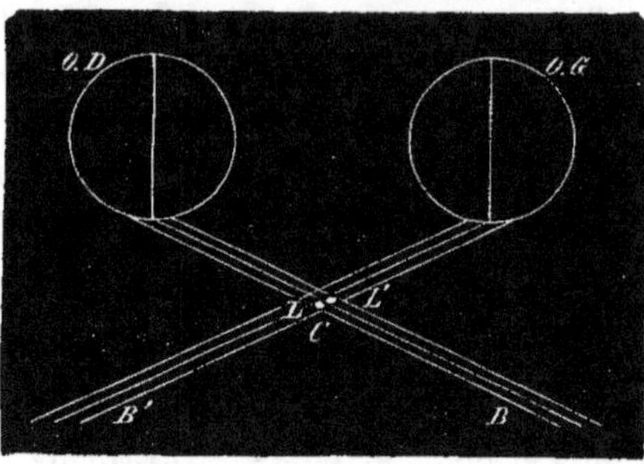

Fig. 32.

paraît invraisemblable. Avec l'hypothèse de l'entre-croisement complet au contraire (voyez fig. 32) il suffit que la lésion L occupe l'angle postérieur du chiasma G pour abolir la sensibilité dans les régions temporales des deux rétines et produire ainsi l'hémiopie nasale. Tel est le principal argument invoqué par Mandelstamm en faveur de l'entre-croisement complet.

Il est facile d'y répondre ; nous l'avons déjà dit, les cas qu'il invoque sont très-peu nombreux ; de plus, quand on lit attentivement les observations qui s'y rapportent, le diagnostic paraît des plus douteux. Il est noté, en effet, qu'à l'ophthalmoscope les nerfs optiques étaient rouges, vascularisés, présentaient tous les caractères de la névrite. Pourquoi dès lors admettre qu'il s'agissait d'une affection extra-oculaire dont la lésion occupait précisément l'angle postérieur du chiasma? L'intensité du processus morbide dans telle ou telle partie du nerf ne suffisait-elle pas pour expliquer la lacune particulière du champ visuel des deux côtés? Dans la véritable hémiopie de cause extra-oculaire, il n'existe au début aucune lésion appréciable à l'ophthalmoscope, ce n'est que plus tard, lorsque l'atrophie descendante est arrivée jusqu'à la papille, qu'on voit celle-ci pâlir et se *décolorer dans la moitié* de son étendue. D'ailleurs, bien que cette combinaison soit exceptionnelle, il existe néanmoins quelques exemples de lésions symétriques intéressant de chaque côté les fibres directes des bandelettes se rendant aux deux moitiés temporales des rétines. Dans un cas décrit avec soin par Knapp, il s'agissait d'une compression produite à droite et à gauche par les artères cérébrales antérieures et communicante postérieure augmentées de volume et indurées par le fait d'une altération athéromateuse.

Quant à l'hémiopie latérale, la plus fréquente de toutes, la mieux observée, elle serait due, suivant Mandelstamm, à une lésion occupant un des angles latéraux du chiasma. Dans la figure 32, par exemple (entre-croisement complet), la lésion L', occupant l'angle latéral droit du chiasma, produirait une hémiopie latérale gauche. Cette hypothèse est peu conforme aux données de la clinique, car si elle était réellement vraie, comment expliquer la délimitation si précise du champ visuel exactement aboli à partir de la ligne médiane? Est-il admissible qu'une lésion, siégeant dans le chiasma lui-même, n'intéresse qu'un nombre de fibres nerveuses toujours le même et parfaitement déterminé? Le processus n'aurait-il pas de la tendance à s'étendre, à envahir les parties voisines, et comment concevoir dès lors que l'hémiopie latérale reste *toujours stationnaire*, comme cela est noté dans toutes les observations?

Reste l'hémiopie *temporale* qui a été signalée quelquefois; elle est causée par l'abolition de la sensibilité de la moitié nasale de la rétine de chaque côté; or, comme les fibres nerveuses qui se rendent à ces parties sont fournies précisément par les faisceaux croisés des bandelettes (voir fig. 31), la lésion doit, dans ce cas, occuper l'angle antérieur du chiasma. C'est ce que l'on trouve en effet dans une observation remarquable de Sœmisch, où, grâce à ce symptôme, le siége d'une tumeur de cette région a pu être diagnostiqué pendant la vie.

En résumé, l'hypothèse de la semi-décussation s'applique bien à tous les faits observés, et il semble nettement établi que, par l'observation clinique et l'anatomie pathologique, l'hémiopie latérale droite ou gauche est bien symptomatique d'une lésion intéressant la bandelette optique du côté opposé.

III

Comme toutes les manifestations cérébrales, l'hémiopie doit aussi se produire à titre de phénomène de voisinage quand une lésion quelconque, hémorrhagie, tumeur, etc., se produit dans un point de l'encéphale plus ou moins voisin de la bandelette. Dans ce cas, on trouve l'hémiopie associée à d'autres troubles dus aux lésions directes du tissu nerveux, et leur réunion peut permettre, dans certains cas, d'arriver à une localisation encore plus précise du point atteint.

Mais l'hémiopie peut-elle, comme on l'a prétendu, être la manifestation d'une lésion attaquant les fibres optiques dans leur trajet intra-cérébral au-delà des corps genouillés ? Jusqu'à présent rien ne le démontre ; il n'existe aucune observation probante dans laquelle on ait constaté ce phénomène comme conséquence d'une lésion n'intéressant ni de près ni de loin les bandelettes. Au contraire, on sait que la destruction de la partie postérieure de la capsule interne ou du pied de la couronne rayonnante entraîne, en

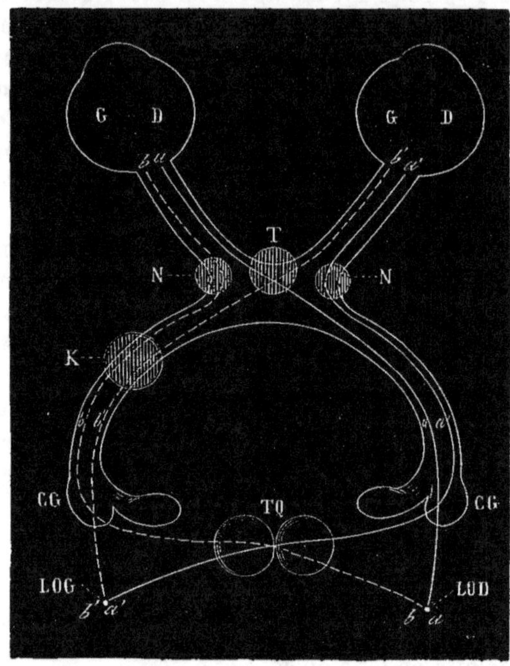

Fig. 33. Schéma représentant le second entre-croisement partiel des bandelettes au niveau des tubercules quadrijumeaux TQ ; T, chiasma ; CG, corps genouillers ; LOG, lobe cérébral gauche ; LOD, lobe cérébral droit. (Dessin du prof. Charcot.)

même temps que l'hémianesthésie, l'*amblyopie croisée*. Il faut donc admettre que la lésion intéresse la totalité des fibres destinées à cet œil, ce qui n'est possible que si elles se sont de nouveau réunies en un seul faisceau pour arriver ensemble à un centre d'origine unique et commun. On est ainsi amené à admettre l'existence d'une seconde demi-décussation des nerfs optiques se faisant quelque part au-delà des corps genouillés. Dans cette hypothèse, mise en avant par Charcot, les bandelettes optiques seraient le seul point où les fibres destinées aux parties homologues des deux rétines se trouveraient réunies, et le seul aussi, par conséquent, dont la lésion entraînerait l'hémiopie latérale.

Les cas d'hémiopic accompagnée d'hémiplégie et développée brusquement à la suite d'un ictus apoplectique ne viennent nullement, comme on l'a dit, infirmer cette théorie. En l'absence du contrôle de l'autopsie, qui, jusqu'ici, a toujours fait défaut, on peut très-bien expliquer ces faits par une influence de voisinage ou une lésion unique convenablement localisée. Il est certain, par exemple, qu'une tumeur développée sur le pédoncule cérébral au point où il touche la bandelette optique, pourrait très-bien entraîner une hémiplégie motrice et même sensitive en même temps que l'hémiopie latérale.

Il est vrai qu'un certain nombre de faits où l'hémiopie a été accompagnée d'*aphasie* et de *divers troubles moteurs* et sensitifs des membres ne sont pas susceptibles de cette explication ; mais ils sont tout à fait exceptionnels ; la plupart du temps il s'agissait simplement d'accidents transitoires revenant par accès et dus évidemment à des lésions tout autres que celles qu'on constate d'habitude à l'autopsie ; dans tous les cas, du reste, ils ne sont nullement démonstratifs et ne sauraient servir à établir l'existence de l'hémiopie d'origine intra-cérébrale.

Le pronostic de l'hémiopie est subordonné à la nature et à l'étendue des lésions dont elle est la manifestation extérieure. Quand le malade ne succombe pas à d'autres accidents cérébraux, sa situation ne s'aggrave pas au point de vue de la vision ; il conserve intacte la portion du champ visuel qui lui reste.

AMBLYOPIE CROISÉE DANS L'HÉMIANESTHÉSIE HYSTÉRIQUE (1).

L'anesthésie hystérique totale ne se trouve que dans des cas relativement exceptionnels. Le plus souvent elle est *unilatérale ;* un plan antéro-postérieur, passant par la ligne médiane du corps, établit la limite de l'insensibilité qui, sur le tronc, déborde cependant un peu en avant le sternum et en arrière la crête des apophyses épineuses. C'est là, du reste, un détail d'importance secondaire.

La tête, les membres, le tronc, d'un côté du corps sont donc affectés en même temps. Il peut naturellement y avoir des degrés dans la lésion fonctionnelle, mais elle porte fréquemment sur tous les modes de la sensibilité commune ; ainsi la sensibilité au tact,

(1) Ce chapitre et le suivant sont empruntés aux leçons de Charcot, publiées dans le *Progrès médical*, nos 29 et 34, 1875.

à la douleur, à la température sont souvent et simultanément ob-
nubilées ou supprimées.

L'insensibilité s'étend aux parties profondes ; elle affecte les
muscles qui peuvent être excités par l'électrisation sans que le
malade en ait conscience. Les membranes muqueuses ne sont pas
davantage épargnées. Ajoutons enfin — et c'est là le point que je
veux aujourd'hui faire ressortir surtout — que l'hémianesthésie
n'atteint pas uniquement la sensibilité commune ; elle frappe aussi
les *appareils sensoriels* sur le côté du corps où siége l'anesthésie
cutanée, et cette *hémianesthésie sensorielle* n'intéresse pas seulement le domaine des nerfs qui prennent naissance dans le bulbe,
tels que les nerfs du goût et de l'ouïe, elle porte aussi sur les nerfs
de l'odorat et de la vision, dont l'origine est dans le cerveau proprement dit.

Tel est, messieurs, le tableau très-vulgaire de l'hémianesthésie
des hystériques. Si, à celle-ci, nous comparons actuellement l'hémianesthésie cérébrale organique, nous reconnaîtrons qu'une parfaite ressemblance peut être constatée, jusque dans les moindres
détails.

Cette ressemblance a été relevée déjà soigneusement par nous-
même relativement à la sensibilité commune (1) et par M. Magnan,
en ce qui concerne les troubles de l'ouïe, de l'odorat et du goût (2).
Je ne vois rien à ajouter à ce qui a été dit sur ce sujet. Dans ces
derniers temps, nous nous sommes plus particulièrement occupés
des phénomènes qui ont trait à la vision, et, dans mon service à
la Salpêtrière, M. le docteur Landolt s'est livré à ce propos à quelques recherches dont les résultats méritent d'être exposés som-
mairement.

Il ne me paraît pas sans intérêt d'entrer dans quelques déve-
loppements pour vous montrer que, même sous le rapport des
troubles visuels — et c'est là, vous le reconnaîtrez bientôt, une
proposition grosse de conséquences — les choses se passent, chez
les sujets atteints de lésions cérébrales en foyer, absolument
comme chez les hystériques. On peut dire qu'en réalité, abstraction
faite de sa mobilité proverbiale, l'amblyopie unilatérale des hystériques ne diffère par aucun caractère essentiel de l'amblyopie
cérébrale croisée reconnaissant un point de départ organique.

Envisageons d'abord le cas de l'amblyopie hystérique :

1° Ici la diminution plus ou moins prononcée, voire même —

(1) Charcot, *Leçons sur les maladies du système nerveux.*
(2) Magnan, *Société de Biologie.*

ceci est beaucoup plus rare — la perte absolue de la faculté visuelle de l'œil du côté correspondant à l'hémianesthésie, est un
premier fait aisément saisissable;

2° Une étude plus minutieuse permet de constater les particularités suivantes : il n'existe, dans le fond de l'œil, aucune altération
visible à l'ophthalmoscope. La papille et la rétine sont dans des
conditions tout à fait normales. L'examen comparatif du fond de
l'œil des deux côtés ne dénote aucune différence appréciable dans
la vascularisation des parties.

Si l'ophthalmoscope ne décèle pas d'altération appréciable dans
l'*amblyopie* des hystériques, il n'en est plus de même de l'exploration
tion fonctionnelle, de l'interrogatoire portant sur les phénomènes
subjectifs. Voici ce qu'apprend ce mode d'exploration;

3° L'acuïté visuelle, étudiée d'après les règles ordinaires, se
montre fréquemment réduite de moitié ou même davantage;

4° Il existe un *rétrécissement concentrique et général du champ
visuel;*

5° Enfin une analyse délicate a permis de reconnaître certaines
particularités qui méritent de nous arrêter un instant : il s'agit du
*rétrécissement concentrique et général du champ visuel pour les cou-
leurs.*

Déjà plusieurs auteurs, M. Galezowski entre autres, avaient fait
remarquer l'existence fréquente de l'achromatopsie et de la dyschromatopsie chez les hystériques. C'est sur ce point que portent
particulièrement les observations faites par M. Landolt dans mon
service.

Je vous rappellerai que, à l'état normal, toutes les régions du
champ visuel ne sont pas, tant s'en faut, également aptes à perce-
voir les couleurs. Il est des couleurs pour lesquelles le champ visuel est physiologiquement plus étendu que pour d'autres, et ces
différences dans l'étendue du champ visuel se reproduisent toujours, chez tous les sujets, suivant la même loi pour chaque couleur. Ainsi, c'est pour le bleu que le champ visuel est le plus
vaste; viennent ensuite le jaune, puis l'orangé, le rouge, le vert ;
enfin, le violet n'est perçu que par les parties les plus centrales de
la rétine. Or, messieurs, dans l'état pathologique qui nous occupe,
ces caractères de l'état normal se montrent en quelque sorte exagérés à des degrés variés. En effet, les divers cercles qui correspondent, dans l'exploration, aux limites de la vision pour chaque
couleur, se rétrécissent concentriquement d'une façon plus ou
moins accentuée, suivant la loi reconnue pour l'état normal.

D'après cela, vous prévoyez sans peine les nombreuses combinaisons qui pourront se produire dans les cas d'hystérie où ce genre d'amblyopie est parvenu à un haut degré. Le cercle du violet pourra se rétrécir jusqu'à devenir nul ; puis, la maladie progressant, ce sera le tour du vert, puis du rouge, puis de l'orangé. Le jaune et le bleu persisteront jusqu'à la dernière limite : ce sont, en effet, l'observation le démontre, les deux couleurs dont la sensation, chez les hystériques, se conserve le plus longtemps. Enfin, au degré le plus élevé, il pourra se faire que toutes les couleurs cessent d'être perçues, et alors les objets colorés n'apparaîtront plus, en quelque sorte, aux yeux du malade que sous l'aspect où ils se présentent dans une aquarelle « à la sépia ».

Telle est, messieurs, la série des phénomènes que nous avons maintes et maintes fois constatés dans l'amblyopie des hystériques. Eh bien, ils se sont tous retrouvés constamment, avec leurs nuances variées, dans plusieurs cas d'amblyopie croisée accompagnés d'hémianesthésie et relevant d'une lésion en foyer du cerveau que nous avons récemment étudiés à ce point de vue : même diminution de l'acuité visuelle ; même rétrécissement concentrique et général du champ visuel pour les couleurs, même absence de lésions du fond de l'œil appréciables à l'ophthalmoscope, etc.

J'insiste particulièrement sur ce dernier caractère, parce qu'il permet de séparer nettement le trouble fonctionnel dont il s'agit, d'autres troubles visuels qui reconnaissent également pour cause une lésion organique intra-crânienne. Je fais allusion ici à ces altérations du fond de l'œil, facilement reconnaissables à l'ophthalmoscope, que l'on désigne vulgairement sous le nom de *papille étranglée*, de *neuro-rétinite* et qui se montrent si fréquemment en conséquence de tumeurs encéphaliques, *quels qu'en soient la nature et le siége* (1), de lésions variées agissant plus ou moins directement sur les bandelettes optiques.

AMBLYOPIE CROISÉE DANS L'HÉMIANESTHÉSIE D'ORIGINE CÉRÉBRALE.

C'est seulement dans ces derniers temps que l'hémianesthésie cérébrale, par lésion organique grossière — *coarse disease*, comme dit M. H. Jackson, avec une liberté tout anglaise — a été l'objet d'études attentives. Cette espèce d'hémianesthésie que je vous

(1) Voir, sur ce sujet, l'intéressant travail du docteur Annuske : *Die neuritis optica bei tumor cerebri*, in *Archiv für Ophthalmologie*, 19, Bd. abth. III, 1871, p. 165.

ai proposé de qualifier sous le nom d'*hémianesthésie cérébrale*, pour la distinguer de toutes les autres formes d'obnubilation ou de suppression dimidiée de la sensibilité ne reconnaissant pas pour origine une lésion du cerveau proprement dit, présente exactement les traits de l'hémianesthésie des hystériques.

Ce fait que l'amblyopie croisée peut être une conséquence des lésions en foyer du cerveau qui déterminent l'hémianesthésie, a une importance majeure pour la théorie des localisations cérébrales. Mais il ne saurait vous échapper qu'il est en contradiction formelle avec les données généralement répandues. En effet, si l'on en croit la théorie mise en avant dès 1860 par Alb. de Græfe (1), et qui paraît régner encore aujourd'hui sans partage, ainsi qu'en témoigne un intéressant travail publié récemment par M. le docteur Schœn (2), ce n'est pas l'amblyopie croisée que déterminent les lésions absolument unilatérales du cerveau ; c'est un trouble visuel qui en diffère, à savoir : *l'hémiopie latérale homologue;* en d'autres termes, une lésion cérébrale en foyer, du côté gauche, devrait, dans la théorie en question, entraîner la suppression ou l'obscurcissement de la moitié droite du champ visuel, et inversement pour le cas d'une lésion de l'hémisphère droit.

Je crois devoir protester contre ce que cette théorie offre, pour le moins, de trop absolu et lui opposer la proposition suivante : *Les lésions des hémisphères cérébraux qui produisent l'hémianesthésie déterminent également l'amblyopie croisée et non l'hémiopie latérale.*

Je ne suis pas en mesure, remarquez-le bien, de décider que l'hémiopie latérale ne saurait être jamais la conséquence d'une lésion en foyer du cerveau ; mais je suis disposé à croire que dans les cas de ce genre — si réellement il en existe — il s'agit surtout d'un phénomène de voisinage, par exemple d'une participation plus ou moins directe des bandelettes optiques. Je ne crois pas qu'il existe quant à présent une seule observation montrant clairement, en dehors de ces circonstances, l'hémiopie latérale développée en conséquence d'une lésion de la partie postérieure de la capsule interne ou du pied de la couronne rayonnante, tandis que les faits existent en certain nombre où une telle lésion a déterminé l'amblyopie croisée, se présentant avec tous les caractères que nous lui avons tout à l'heure assignés.

L'observation suivante, recueillie à la Salpêtrière, dans le service de M. Charcot, montre bien que dans l'hémianesthésie céré-

(1) A. de Græfe, *Gazette hebdomadaire*, 1860, p. 708. — Voir aussi : *Vortræge aus der V. Græfe'schen Klinik Monatsbl. f. Augenheilkunde*, mai 1865.

(2) Schœn, *Archiv der Heilkunde*, 1876, heft I.

brale la fonction visuelle est atteinte absolument de la même
façon que dans l'hémianesthésie hystérique. Dans les deux cas le
phénomène principal est un rétrécissement concentrique du
champ visuel, ordinairement bilatéral et plus marqué du côté
anesthésié que du côté opposé, les troubles plus sérieux de la
vascularisation et de la nutrition de la papille ne se montrant que
dans les cas graves, quand l'anesthésie est complète et permanente, et qu'elle dure déjà depuis longtemps.

Bassaler (Marie), âgée de cinquante-huit ans, est entrée à la Salpêtrière pour une hémiplégie gauche, survenue le 7 octobre 1872. Ce
jour-là, la malade avait vaqué à ses occupations ordinaires, sans rien
éprouver d'anormal. Elle se mit à table, et pendant qu'elle prenait son
repas du soir, elle sentit des fourmillements dans le membre supérieur,
puis dans le membre inférieur du côté gauche. Quelques minutes après
elle fut frappée d'apoplexie et resta six jours entiers dans le coma. Quand
elle reprit connaissance, les membres du côté gauche étaient complète-
ment inertes et anesthésiés. On pouvait les piquer, les brûler sans qu'elle
éprouvât la moindre douleur. Quelques mois après, les membres paralysés
devinrent roides, et la sensibilité y reparut un peu, mais elle resta toujours
beaucoup moins vive que du côté opposé.

Etat actuel le 28 *février* 1876. — La malade a bien conservé son intelligence et sa mémoire : elle parle facilement et raconte avec précision le
début de sa maladie. Elle se plaint d'éprouver souvent des maux de tête,
dont elle rapporte le siége à la région occipitale, et d'avoir fréquemment
des cauchemars, des vertiges et de petits étourdissements. Depuis son attaque d'apoplexie elle ne peut pas se lever du tout et perd involontairement
ses urines.

Il existe une hémiplégie gauche avec un peu de contracture secondaire
dans les membres paralysés. La face est légèrement déviée. Le sillon naso-
labial gauche est moins profond que le droit, la commissure labiale gauche est abaissée et la moitié gauche des lèvres est moins mobile que la
droite. La pointe de la langue est déviée vers la gauche.

Les reliefs musculaires sont conservés dans toutes les parties paralysées.

La sensibilité générale et les sensibilités spéciales sont très-affaiblies
dans la moitié gauche du corps. Le contact simple qui est perçu normalement à droite n'est pas perçu du côté opposé. Les piqûres profondes, les
pincements énergiques ne déterminent à gauche qu'une sensation douloureuse indistincte : la malade sent vaguement qu'on lui fait mal, mais
elle ne peut apprécier exactement ni la nature ni le siége de l'excitation.
Quand on la *pique* au cou, elle dit qu'on la *pince* sur la joue, et si on la *pince
sur la cuisse,* elle ressent la douleur *au mollet.* La sensibilité à la température
est aussi notablement moins vive à gauche qu'à droite. En touchant avec un
vase d'étain très-froid le ventre, le dos ou les membres de la malade, on

provoque un mouvement de recul très-brusque si le contact a lieu sur la moitié droite du corps, tandis qu'on n'observe aucun tressaillement si le vase froid est appliqué sur un point quelconque de sa moitié gauche. Le chatouillement de la plante des pieds détermine des réflexes à peu près égaux des deux côtés.

Goût. — La piqûre de la langue est perçue beaucoup plus vivement à droite qu'à gauche. La malade raconte que tout ce qu'elle mange lui paraît fade *comme de la charpie*. Si on lui fait tirer la langue et si on laisse tomber sur la pointe de cet organe des substances faiblement sapides (vin, potion éthérée, etc.), elle ne reconnaît pas le goût de ces substances. Si on met de la coloquinte successivement sur les deux côtés de la pointe de la langue, elle sent bien l'amertume à droite et ne la perçoit presque pas à gauche.

Odorat. — Le chatouillement de la narine gauche ne provoque pas de réflexes. Les odeurs (éther, ammoniaque) sont perçues normalement par la narine droite, tandis qu'elles ne sont pas distinguées par la narine gauche.

Vue. — La malade raconte qu'après l'attaque d'apoplexie elle a eu une chute de la paupière supérieure qui a persisté pendant plus d'une année. Elle raconte aussi qu'à cette époque elle avait de la diplopie, et que quand elle fermait l'œil droit, elle voyait les objets qui l'entouraient à travers un brouillard épais. Actuellement la chute de la paupière supérieure a complétement disparu, mais la sensibilité visuelle est toujours restée plus faible à gauche qu'à droite. Ainsi, tandis que la malade distingue très-bien de l'œil droit une épingle ou un brin de fil, elle ne voit pas ces petits objets quand l'œil gauche est seul ouvert.

M. Landolt, qui a bien voulu faire un examen attentif des troubles de la vue chez notre malade, a obtenu les résultats suivants :

Œil gauche dévié en dedans. — Mouvements des yeux, restreints surtout vers le côté gauche. — Acuïté visuelle de l'œil droit = 1/2 de la normale, celle de l'œil gauche est encore plus faible. — Champs visuels des deux yeux rétrécis concentriquement pour le blanc et proportionnellement pour les couleurs. A l'examen ophthalmoscopique on constate une décoloration des deux moitiés externes des deux papilles, ce qui n'a rien de surprenant, surtout à l'âge de la malade. Il n'y a ni atrophie proprement dite du nerf optique ni névrite optique.

La malade est restée dans le service sans rien présenter de nouveau jusqu'au 7 mai 1876. Ce jour-là elle éprouva, à quatre heures de l'après-midi, un violent chagrin. Elle se mit à pleurer abondamment, puis, tout à coup, elle poussa plusieurs cris et fut prise de convulsions épileptiformes qui durèrent environ vingt minutes. Aussitôt après elle tomba dans le coma et mourut à cinq heures.

Autopsie. — Au centre de la protubérance existe un *foyer hémorrhagique* récent, du volume d'une grosse noix. L'aqueduc de Sylvius et le quatrième ventricule sont remplis de sang noir et coagulé. Le cervelet ne présente rien d'anormal. Les grosses artères de la base du cerveau sont saines, les méninges se détachent partout facilement de la substance corticale sous-jacente.

L'hémisphère gauche pèse 515 grammes : on n'y découvre aucune lésion appréciable. — L'hémisphère droit pèse 505 grammes. — En l'examinant par sa face interne, on constate que la couche optique est sensiblement moins volumineuse que celle du côté opposé; elle a conservé sa coloration et sa consistance habituelles, mais à l'union de son tiers postérieur avec ses deux tiers antérieurs on voit une dépression profonde qui la divise en deux parties, dont l'antérieure lisse et arrondie est deux fois plus volumineuse que la postérieure, qui est ovoïde et contourne l'origine du pédoncule céré-bral. Au-dessus de cette dépression, sur la paroi ventriculaire, on remarque une tache ocreuse, déprimée, à bords festonnés, large de 2 centimètres et longue de 3, dirigée obliquement en haut et en arrière vers la voûte du ventricule. A ce niveau le noyau caudé est détruit, de telle sorte que la base de la plaque ocreuse paraît émerger directement de la couche opti-que. Sur des coupes verticales et transversales de l'hémisphère, on con-state en effet qu'il existe au centre de la couche optique un foyer ocreux, du volume d'une amande, qui se prolonge vers l'épendyme ventriculaire pour former la plaque déprimée que nous venons d'y signaler. Dans son extension, ce prolongement du foyer principal détruit le noyau caudé dans une étendue de 2 centimètres, et atteint la capsule interne à l'union de son quart postérieur avec ses trois quarts antérieurs. A ce niveau la portion la plus interne du noyau lenticulaire présente une teinte jaunâtre diffuse, mais ses limites sont encore assez distinctes et sa substance n'est pas détruite.

Les autres parties de l'hémisphère, la tête du noyau caudé, les deux tiers antérieurs de la capsule interne, le centre ovale, les circonvolutions ne présentent aucune lésion. Rien à noter non plus dans les autres organes.

L'autopsie confirmait ainsi pleinement le diagnostic régional porté pendant la vie par M. Charcot.

AMAUROSE PARTIELLE TEMPORAIRE. — SCOTOME SCINTILLANT (1).

La plupart des renseignements que nous possédons sur cette affection nous ont été fournis par des médecins ou des hommes de science qui y étaient sujets. Aussi trouvons-nous dans la science beaucoup plus d'observations isolées que de travaux proprement dits. Peu d'accord sur la nature de l'affection, les auteurs ne l'ont pas été davantage sur la détermination à lui donner. On l'a suc-cessivement décrite sous les noms d'*hémiopie, hémiopie passagère, amaurose partielle temporaire, irisalgie, scotome scintillant.*

Aucun de ces noms n'atteint absolument le but, parce qu'au-

(1) Cet article est le résumé textuel d'une excellente thèse du docteur Dianoux: *Du scotome scintillant ou amaurose partielle temporaire*. Thèse de Paris, 1875.

cun n'est suffisamment compréhensif. Le terme d'*amaurose partielle temporaire* est un peu vague ; celui de *scotome scintillant*, bien qu'il ne soit pas applicable à tous les cas, est cependant celui qui rend le mieux les caractères spéciaux de l'affection.

Bien qu'au fond toujours identique à elle-même, l'amaurose partielle temporaire présente chez les différents individus une variété de détails telle, qu'une description dogmatique ne saurait qu'être un peu artificielle. Cela se comprend facilement, quand il s'agit de phénomènes subjectifs qu'on ne peut traduire qu'au moyen de figures et de comparaisons dont l'imagination du malade fait tous les frais.

C'est pour cette raison qu'il m'a paru préférable de rapporter une série d'observations qui montrent les divers types sous lesquels peut se présenter l'affection ; les caractères les plus constants se dégageront ensuite d'eux-mêmes et permettront de tracer un tableau d'ensemble.

Pour donner de suite une idée générale de l'affection, je ne saurais mieux faire que de décrire la première attaque éprouvée par le docteur Dianoux :

Un matin, vers les premiers jours du mois de septembre 1871, je venais de me mettre à table, lorsque je remarquai que je ne voyais pas très-distinctement ; une sorte de nuage voilait les objets dans une petite partie de la moitié inférieure du champ visuel droit ; peu à peu ce nuage s'étendit, en s'élevant de plus en plus vers la partie supérieure du champ visuel, dont il ne tarda pas à occuper toute la moitié droite : au point de fixation, je pouvais cependant encore distinguer assez nettement les objets.

En fermant l'œil droit, je constatai qu'il existait dans le champ visuel gauche une lacune parfaitement semblable et à la même place. Dans la partie gauche du champ visuel commun, la vision restait nette.

Le scotome revêtait ainsi la forme hémiopique, mais le bord tourné vers le point de fixation avait une forme concave.

Ces phénomènes avaient mis environ cinq minutes à s'accomplir ; alors apparut le scintillement. Dans les points qui étaient devenus aveugles les premiers, c'est-à-dire en bas et à droite, je vis apparaître deux ou trois petites flammes, que je ne puis mieux comparer qu'à la flamme de l'alcool brûlant dans une chambre obscure. Ces flammes augmentèrent de nombre et se disposèrent rapidement en une sorte d'arche, dont le bord interne concave présentait des dentelures qui vibraient fortement. Cette arche alla s'agrandissant, tout en se rapprochant du point de fixation.

Une seconde, puis une troisième arche se superposèrent à la première, et bientôt toute la partie du champ visuel qui s'était d'abord obscurcie, fut envahie par le flamboiement. Les phénomènes ne s'arrêtèrent pas là ; bientôt, en effet, les demi-cercles lumineux dépassèrent la ligne médiane et envahirent tout le champ visuel ; les petites flammes tremblotaient vivement et présentaient un éclat incomparable, surtout dans l'obscurité ou lorsque les paupières étaient fermées ; leur coloration rappelait exactement celle de l'éclair.

A ce moment, il m'était impossible de rien distinguer, j'étais littéralement aveugle.

Je m'étais jeté sur un lit, assez inquiet, je l'avoue, lorsque, m'étant placé par hasard la tête sur le rebord du lit, dans une position plus déclive que le reste du corps, je vis le scintillement diminuer rapidement ; les flammes gagnèrent le bord supérieur du champ visuel, et tout disparut dans l'espace de quelques secondes ; la vue s'était complétement rétablie, et je pus me convaincre en prenant un livre que mon acuité visuelle était redevenue ce qu'elle était avant.

Je n'éprouvai, à aucun moment, ni vertige, ni céphalalgie, ni douleur d'aucune sorte ; j'avais pu analyser, avec une entière liberté d'esprit, les diverses phases de cette attaque, dont la durée totale fut d'environ quinze minutes ; les phénomènes étaient donc demeurés étroitement limités à l'appareil oculaire.

Quelques mois après, j'éprouvai une seconde attaque ; le début me fut annoncé par la difficulté avec laquelle je distinguais le bord du chapeau de quelqu'un qui marchait devant moi dans la rue.

L'affection suivit exactement la même marche que la première fois, mais resta limitée au côté droit du champ visuel des deux yeux ; aussi me fut-il possible de faire à pied sans trop de peine près de 1 kilomètre. Lorsque j'arrivai chez moi, le scintillement avait atteint toute son intensité. Instruit par l'expérience de ma première attaque, je me hâtai d'avaler un verre de vin et de me mettre sur le lit la tête très-basse. Le scintillement disparut comme la première fois.

La troisième attaque survint quelques semaines après, cette fois pendant une conférence de l'internat ; elle différa un peu des deux premières, en ce sens que le scotome se limita presque entièrement à l'œil droit ; à peine y eut-il un obscurcissement léger de la vision à gauche, sans scintillement. Au moment où, au plus fort de l'attaque, je sortis de la salle, l'air frais me frappa le visage et tout disparut subitement.

Pas plus que les fois précédentes, je n'éprouvai de mal de tête, ni d'autres symptômes de congestion ou d'anémie cérébrale.

Plus de trois ans se sont écoulés depuis lors, et je n'ai pas ressenti de nouvelles attaques ; parfois, j'ai éprouvé à la suite de veilles ou de troubles gastriques, en même temps que quelques douleurs névralgiques passagères, la sensation d'étincelles brillantes et instantanées, mais tout s'est borné là.

J'ajouterai que ma vue est demeurée excellente, et que mes yeux, examinés à plusieurs reprises à l'ophthalmoscope, n'offrent aucune lésion pathologique.

Voici encore une seconde observation qui concerne également un confrère.

Vous m'avez demandé de vous faire la description des phénomènes singuliers d'un scotome brillant et transitoire, dont je vous entretenais, il y a
quelque temps, afin, disiez-vous, de joindre ma note à celles que vous
recueilliez dans l'intention de faire un travail sur les causes, la nature et
le traitement de ce trouble fonctionnel, qui n'a qu'une durée de quelques
instants, est tout à fait périodique et peu connu. Je vais tâcher de répondre
à votre attente. C'est au mois d'août 1851 que survint ma première attaque ; j'étais accoudé à la fenêtre, lorsque tout à coup, sans aucun signe
précurseur, je fus surpris de ne plus voir distinctement, de ne plus pouvoir lire d'un trait l'enseigne qui me faisait vis-à-vis. J'ai éprouvé la même
difficulté en jetant les yeux dans un livre. Je voyais clairement quelques
lettres dans le champ visuel de gauche ; à droite, les lettres étaient voilées.
Le tout était accompagné d'un double zigzag lumineux, en forme de demi-
cercle, très-fatigant, siégeant dans l'angle externe de l'œil droit et dans
l'angle interne de l'œil gauche. Je n'ai pas eu le temps d'être bien inquiet
sur l'atteinte portée si brusquement à ma fonction visuelle. A peine avais-je
fini de varier les épreuves, afin de m'assurer de la réalité du phénomène,
que l'intégrité de cette fonction me revenait spontanément et tout entière.

Je n'ai pas souvenir d'avoir été pris de symptômes semblables jusqu'en 1868. Mais, de 1868 au 30 septembre 1874, date du dernier accès,
j'ai éprouvé assez souvent (une fois par mois en moyenne, mais irrégulièrement) de semblables phénomènes d'apparence hémiopique. Chaque attaque
ne durait guère moins de vingt à vingt-cinq minutes. C'était d'abord un
nuage léger placé devant les objets visés, masquant leur netteté ; puis une
moitié s'éclaircissait, tandis que l'autre restait trouble, obscurcie. Cette
invisibilité relative des objets ne tardait pas à être accompagnée de phénomènes lumineux particuliers. Pour en faire comprendre l'éclat, l'étendue
et la forme, je disais qu'il me semblait voir tournoyer, à l'angle externe de
l'œil droit et à l'angle interne de l'œil gauche, une lame brillante et colorée
des feux de l'arc-en-ciel. Je les ai encore comparés au scintillement que l'on
provoque quand on veut reproduire le phénomène dit *de l'arbre vasculaire
de Purkinje*. Ce scintillement se fait en zigzag et a la forme d'un croissant
qui emboîte l'angle externe de l'œil droit et l'angle interne de l'œil gauche.
Pendant la durée du tremblement lumineux, qui ne s'accompagne pas,
je le répète, d'une hémiopie dans le sens absolu du mot, mais qui rend
la vue des objets très-difficile, la lecture et l'écriture sont presque impossibles.

Le scintillement lumineux, siégeant, comme je l'ai dit, dans le champ
visuel externe de l'œil droit et interne de l'œil gauche, serait une preuve
nouvelle, si elle était nécessaire, du mode connu de décussation des nerfs
optiques avant leur entrée dans les lobes oculaires.

Ce trouble fonctionnel est si peu connu qu'en 1872, ayant interrogé
plusieurs ophthalmologistes en renom sur les symptômes amaurotiques
que j'avais éprouvés, aucun n'a pu donner satisfaction à ma préoccupation
bien légitime. Un d'eux, cependant, m'a répondu que le phénomène, à

cause du scintillement, devait avoir pour siége la rétine et était de la nature des névroses. Je partage tout à fait cette manière de voir; ce trouble fonctionnel, en raison de la périodicité, est dû non à une lésion matérielle, mais à une perturbation de l'innervation, plutôt centrale que périphérique, à cause du phénomène lumineux observé sur les deux moitiés latérales des deux rétines, épanouissement de la bandelette optique gauche après l'entre-croisement.

L'attaque ne m'est annoncée par rien et ne s'accompagne d'aucuns symptômes généraux. Elle laisse quelquefois, après sa disparition, un peu de céphalalgie, mais ce malaise n'est pas constant. J'ai eu plusieurs fois deux accès qui se sont succédé à une demi-heure d'intervalle.

L'attaque a lieu aussi bien pendant le travail que pendant le repos ou la promenade. Le dernière est arrivée dans la nuit du 29 au 30 septembre 1874, à deux heures du matin, et a duré trente minutes.

J'ai pris l'antipériodique par excellence (sulfate de quinine), sans diminuer les accès. Etant profondément anémique, je prends chaque jour des pilules de fer et de quinquina, du vin de quinquina, sans compter un régime alimentaire approprié.

Les accès sont peut-être moins nombreux dans un espace de temps donné; cependant, les deux derniers n'ont été séparés l'un de l'autre que par une trentaine de jours. Il ne faudrait pourtant pas croire que l'anémie soit une cause exclusive de cette névrose; des personnes bien portantes et pléthoriques m'ont affirmé être quelquefois, moins souvent que moi, il est vrai, tourmentées par les mêmes symptômes amaurotiques passagers.

En résumé, il ressort de la lecture des observations précédentes que deux phénomènes fondamentaux constituent l'amaurose partielle temporaire :

1° Un scotome de forme variable (hémiopie verticale ou horizontale, simple scotome central ou un peu distant de la macula) atteignant un seul œil ou les deux à la fois, également ou inégalement. Ce trouble fonctionnel peut constituer à lui seul toute l'attaque (Wollaston, Arago, Pravaz). C'est à cette forme que conviendrait le mieux le nom d'*hémiopie passagère*.

2° Le scintillement qui suit le scotome; ses caractères ont été donnés plus haut avec assez de soin pour que je croie pouvoir me dispenser d'y revenir.

L'affection peut se compliquer de phénomènes généraux prenant même parfois une apparence de gravité : embarras de la parole, perte de la mémoire (Airy), ou même paralysie passagère d'un membre (Piorry, Liveing), vertiges, tintements d'oreille. Ces troubles ne sont, en général, que les prodromes d'une migraine intense très-bien décrite par Piorry, sous le nom de *migraine ophthalmique ;* mais alors ces divers symptômes morbides com-

pliquent l'affection, mais n'en font pas partie : ce sont des phénomènes concomitants, mais non constituants.

La durée de l'attaque varie d'un quart d'heure à une demi-
heure ; exceptionnellement elle se prolonge davantage ; plus fréquemment elle est écourtée, atténuée, le nuage est moins épais, le
scintillement moins vif, la vision est obscurcie et non supprimée. Ces crises avortées se voient de préférence quand l'affection
dure depuis longtemps.

L'amaurose temporaire n'offre rien de régulier dans sa marche ;
tantôt elle revient périodiquement, toutes les semaines, tous les
mois, voire même tous les jours, tantôt il n'y a qu'une seule attaque. L'acuïté visuelle n'en ressent aucune atteinte, même lorsque
l'hémiopie se répète pendant des années (trente et un ans dans
une observation de Testelin).

L'examen ophthalmoscopique ne révèle aucune altération du
fond de l'œil, même pendant l'attaque (Forster).

Les quelques auteurs qui ont parlé de l'amaurose temporaire
ont émis sur sa nature et son siége des opinions très-différentes.

Pour Airy, Forster, de Wecker, c'est un phénomène d'anémie
cérébrale ; Brewster, Quaglino, croient à un spasme des artères de
la rétine ; Piorry n'y voit qu'un trouble fonctionnel de la rétine,
« une souffrance primitive et spéciale propre aux parties périphé-
« riques du nerf de l'œil ».

Dianoux s'efforce de démontrer qu'il s'agit ici d'un processus
limité au nerf optique, au chiasma ou aux bandelettes ; quant à la
nature intime du processus, il le considère comme un trouble de
l'innervation vaso-motrice produisant la tétanisation des parois
vasculaires innervées par le sympathique. On sait que c'est aussi
la théorie adoptée par Dubois-Reymond pour expliquer la migraine.

L'amaurose temporaire n'est pas une affection grave, mais elle
préoccupe et inquiéte beaucoup les malades ; elle peut être indirectement cause d'accidents. Une malade citée par Dianoux est
souvent obligée de s'arrêter brusquement là où elle se trouve au
moment où survient l'attaque, et d'attendre sans bouger pour ne
pas s'exposer à être heurtée par les passants ou les voitures ; de
même les accès peuvent apporter une gêne véritable par leur fréquence (malade de Testelin, huit à dix accès par jour) ; heureuse-
ment une pareille fréquence est rare. Jamais l'affection n'a été suivie de troubles persistants de la vision, mais elle peut demeurer
rebelle à tout traitement. Le pronostic sera nécessairement plus
favorable si l'on peut rapporter le trouble visuel à un état d'anémie
ou de nervosisme passager.

Le *traitement* doit s'attaquer à la cause productrice ; il doit avant tout être prophylactique : combattre l'état nerveux, la dyspepsie, l'anémie, l'hystérie, etc., par les moyens appropriés constitue la première indication.

Le malade devra éviter les travaux d'esprit et l'application prolongée des yeux, surtout à jeun ou immédiatement après le repas.

Le sulfate de quinine a été administré dans des cas où il semblait y avoir une certaine périodicité, mais sans succès ; il est vrai qu'il ne s'agissait pas d'intoxication paludéenne. Le résultat serait probablement tout autre si, ce qui est possible, mais non encore prouvé, l'affection était franchement intermittente.

Quand l'affection constitue le stade initial de la migraine (irisalgie de Piorry), c'est contre la migraine que devra être institué le traitement. Je me garderai bien de préconiser aucun de ceux qui ont amené des succès ; leur nombre est trop considérable, et tous comptent leur contingent de succès.

Lorsque l'attaque survient, on peut essayer de plusieurs moyens pour la faire disparaître ou l'abréger.

Parfois on réussit à abréger un accès en plaçant la tête dans une position déclive.

L'impression de l'air frais sur le visage peut produire le même résultat.

On pourrait essayer de la flagellation de la figure avec une serviette imbibée d'eau froide.

L'ingestion d'un verre de vin ou d'une liqueur alcoolique quelconque peut avoir un heureux effet, surtout si l'affection survient après un jeûne prolongé ou après un trouble de la digestion à peine commencée.

Le café noir, par contre, paraîtrait plutôt prédisposer à l'affection.

Par ces moyens employés après l'attaque et joints au repos des yeux, M. Piorry prétend prévenir souvent l'accès de migraine consécutive. Mais, lorsqu'il obtenait ces succès, M. Piorry n'avait-il pas affaire à des cas de scotome scintillant pur et simple, et, dès lors, ne prévenait-il pas des accès qui ne devaient pas arriver ?

HÉMÉRALOPIE.

On a désigné longtemps sous ce nom un symptôme commun à plusieurs maladies différentes, qui se manifeste de la façon suivante : la vision, en apparence normale pendant le jour, et dans les *conditions d'éclairage ordinaire*, baisse brusquement dès que la lumière solaire disparaît, au moment du crépuscule, à tel point que ces malades ont de la peine à se conduire. Ce phénomène bizarre se présente tantôt chez des sujets où l'examen du fond de l'œil montre des lésions manifestes, et nous avons signalé sa présence dans la rétinite pigmentaire et dans certaines formes de chorio-rétinite ; tantôt, au contraire, il survient sans que l'examen ophthalmoscopique puisse révéler des *altérations appréciables*. L'héméralopie, envisagée comme maladie distincte, essentielle, ne doit comprendre que cette dernière catégorie de faits. C'est en nous plaçant à ce point de vue que nous allons tracer sa description.

Étiologie. — L'action longtemps prolongée sur la rétine d'une vive lumière réfléchie par une surface brillante, resplendissante, a une influence incontestable sur la production de cette singulière maladie ; c'est ainsi qu'on l'observe chez les voyageurs qui ont traversé de vastes étendues de neige, chez les personnes ayant fixé pendant longtemps des surfaces blanches (ouvriers maçons, ouvriers des fours à plâtre, peintres en bâtiments). La torpeur de la rétine qui survient alors, et qui succède à une excitation trop forte et trop longtemps prolongée de cette membrane, est tout à fait comparable aux phénomènes de dépression et de paralysie qui suivent généralement les irritations exagérées de certaines parties du système nerveux.

En second lieu, nous trouvons les causes qui ont une action funeste sur la santé générale et produisent des altérations du sang, l'affaissement des forces et l'anémie. Une mauvaise nourriture, des travaux excessifs, l'encombrement sont des conditions éminemment favorables à sa production. Ceci explique comment cette maladie peut apparaître d'une façon épidémique et sévir chez les marins, les soldats, dans les maisons d'orphelinat, les pensionnats, les prisons, sur les groupes d'individus, en un mot, qui sont placés dans les mêmes conditions hygiéniques. D'après certains auteurs, cette maladie serait plus commune dans les pays froids que dans les pays chauds. Elle est particulièrement fréquente en Hongrie et en Roumanie (Grosz). La pigmentation du fond de l'œil jouerait aussi un rôle dans son étiologie et, d'après de Wecker, on ne l'aurait jamais observée chez les populations à teint basané.

Les médecins de la marine ont parfois constaté à bord des navires l'existence simultanée du scorbut et de l'héméralopie. Enfin on a rapporté des observations d'héméralopie héréditaire congénitale (Cunier); mais la plupart de ces observations, datant d'une époque où l'on ne pouvait pas explorer le fond de l'œil au moyen de l'ophthalmoscope, ne doivent être acceptées qu'avec réscrve. Il est fort probable qu'il s'agissait là d'héméralopies symptomatiques de rétinites pigmentaires.

Symptômes. — La diminution considérable qui survient dans l'acuïté visuelle dès que l'intensité de l'éclairage, quelle qu'en soit la source, lumière solaire ou artificielle, vient à baissér, constitue le caractère le plus saillant de cette affection. Les malades qui, pendant le jour, tant que le soleil est au-dessus de l'horizon, paraissent avoir une vue tout à fait normale, se trouvent plongés, dès que le crépuscule arrive, dans une obscurité telle, qu'ils ont parfois de la peine à se conduire. Ce fait singulier, se reproduisant régulièrement au moment où le jour baisse, en a imposé quelquefois pour un phénomène périodique, un trouble *fonctionnel intermittent*, pouvant être rattaché peut-être à une *forme larvée d'intoxication paludéenne.* Il n'en est rien ; la régularité, la périodicité du phénomène ne tiennent ici qu'à la réapparition périodique des conditions dans lesquelles il se produit. Il est facile de démontrer ce fait en mettant un héméralope dans une chambre bien éclairée, où l'on diminue progressivement la lumière en fermant les volets ; les troubles visuels apparaissent absolument comme au moment du crépuscule.

La *pupille est plus dilatée* qu'à l'état normal ; cette différence, sensible même avec un bon éclairage et à la lumière du jour, l'est bien davantage au crépuscule ou dans la demi-obscurité. L'ouverture pupillaire devient alors très-grande, sans atteindre jamais pourtant les dimensions de la dilatation produite par l'instillation de l'atropine. Cette remarque est importante à consigner, car elle peut servir à discerner un état pathologique réel d'une affection simulée et provoquée par l'emploi de cet alcaloïde.

On observe généralement, chez les sujets atteints d'héméralopie, une *réduction dans l'amplitude de l'accommodation.* Ils ne peuvent plus lire de près aussi facilement qu'auparavant, le point le plus rapproché de la vision distincte s'est éloigné de l'œil. Quand ils fixent, ou qu'ils s'occupent à un travail minutieux, la vue se brouille de la même façon que dans l'asthénopie accommodatrice des hypermétropes, ou dans la parésie de l'accommodation.

D'après les consciencieuses recherches de Foerster, les premiers effets de la torpeur rétinienne se feraient sentir dans la région de la macula, pour se propager ensuite dans une direction centrifuge, vers les parties périphériques de la rétine.

Pour d'autres observateurs, au contraire, il y aurait constamment dans l'héméralopie un *rétrécissement concentrique* du champ visuel, d'autant plus prononcé que l'éclairage serait moins intense. Ces assertions contradictoires tiennent peut-être à ce qu'on a confondu parfois l'héméralopie symptomatique avec l'héméralopie essentielle.

Diagnostic. — Dans la *paralysie de l'accommodation* et du sphincter interne de l'iris, il y a bien, comme dans l'héméralopie, la dilatation exagérée de la pupille, les troubles de la vue, surtout s'il existe une anomalie concomitante de la réfraction. Mais le phénomène capital, c'est-à-dire la diminution brusque de la vision quand le jour baisse, fait ici défaut.

L'héméralopie peut être *simulée*. Cette maladie, en effet, étant fréquente dans les pensionnats, dans les corps de troupes, sur les navires, il peut arriver que, soit par esprit d'imitation, soit pour échapper à des corvées, ou tout autre motif analogue, certains individus prétendent en être atteints. Pour déjouer leur fraude, l'on se rappellera que si dans l'héméralopie véritable la pupille est dilatée, elle ne l'est jamais autant que lorsqu'on a instillé de l'atropine, ce que font parfois les simulateurs et ce qui suffit à faire reconnaître leur mauvaise foi. On pourra aussi arriver au même but en employant le stéréoscope de la façon suivante : on augmente ou on diminue la quantité de lumière projetée sur l'objet à examiner, placé dans le stéréoscope, tout en laissant le malade dans une chambre fortement éclairée ; on obtiendra ainsi, le plus souvent, des réponses contradictoires qui feront découvrir la fraude.

Marche et pronostic. — L'héméralopie *essentielle* est une maladie bénigne dont le pronostic n'est point grave. Le seul inconvénient réel qu'elle présente, c'est d'avoir parfois une durée assez longue et une certaine tendance aux récidives. Aussi doit-on avoir la précaution de prolonger le traitement quelque temps encore après la disparition complète de tous les symptômes morbides. Quant à l'héméralopie symptomatique, elle a été déjà décrite avec les diverses maladies dans lesquelles on la rencontre (voir à ce sujet la *Rétinite pigmentaire*, etc.).

Traitement. — Quand l'héméralopie est survenue à la suite d'une excitation trop forte ou trop longtemps prolongée de la rétine, la première indication à remplir, c'est de soustraire le malade à cette influence pernicieuse. C'est surtout dans ces cas que le séjour prolongé dans une chambre obscure, moyen préconisé par Wharton, Bourilhon, et enfin dernièrement par Netter, qui le regarde comme absolument efficace, sera d'un puissant effet. Lorsque, au contraire, c'est un affaiblissement général des forces de l'économie qui paraît en être la cause principale, on insistera sur l'emploi des toniques et sur un régime réparateur. Les préparations ferrugineuses, le vin de quinquina, les amers sont alors particulièrement indiqués. Pendant que les malades seront soumis à cette médication reconstituante, ils devront aussi se tenir dans des chambres très-faiblement éclairées, et porter pendant un certain temps des lunettes munies de verres fumés. On a beaucoup vanté l'usage de l'huile de foie de morue, qui a été presque considérée comme un spécifique contre cette maladie. Il est pourtant fort probable qu'elle n'agit ici que comme élément réparateur. Gardner a publié une observation d'héméralopie traitée avec succès par l'usage de la strychnine et de l'opium. Galezowski recommande l'emploi du collyre d'ésérine (2 centigrammes pour 10 grammes), dont il a obtenu de bons résultats.

ANESTHESIE DE LA RÉTINE.

On désigne sous le nom d'*anesthésie de la rétine* une forme particulière d'amblyopie dans laquelle la diminution de l'acuïté visuelle coïncide avec une sensibilité exagérée de l'œil à la lumière.

Cette affection est ordinairement associée à d'autres états pathologiques d'origine nerveuse, tels que l'hystérie, l'anesthésie ou l'hyperesthésie de certains nerfs cutanés, la paralysie ou la contracture de certains nerfs moteurs. Elle atteint de préférence les femmes et les enfants. Exceptionnellement, elle peut se montrer chez des individus sains, jouissant d'une santé florissante. Quand elle se localise sur un seul œil, elle semble résulter d'une irritation réflexe dont le point de départ se trouve soit dans le système dentaire (dents cariées), soit dans une influence sympathique exercée par un œil déjà perdu.

Steffan, qui a recueilli un certain nombre d'observations d'anesthésie de la rétine (1), a fait remarquer que le plus souvent c'est à la suite de symptômes manifestes d'irritation, tels que sensibilité exagérée à la lumière, spasmes réflexes de l'orbiculaire, que survient consécutivement la diminution de l'acuïté visuelle avec *rétrécissement concentrique du champ visuel*.

Le plus souvent, en effet, il existe en même temps que l'anesthésie un éréthisme tel de la rétine que la vision est sensiblement

______
(1) *Klinische Monatsblätter*, t. IX, p. 411.

améliorée par les verres foncés ou lorsque le malade se trouve placé dans une demi-obscurité.

En général, la diminution de la vision centrale est peu considérable ; elle s'abaisse rarement au-dessous d'un tiers à un quart ; ce n'est que dans des cas tout à fait exceptionnels que la cécité est presque complète.

L'affection se développe subitement et atteint son apogée en quelques heures ou en quelques jours.

De Græfe a signalé un symptôme important de l'anesthésie rétinienne : c'est l'*intégrité des phosphènes* dans la zone rétinienne où la sensibilité à la lumière est complétement émoussée. La compression mécanique des fibres nerveuses dans ces points étant suivie de sensations lumineuses subjectives, cela prouve que les éléments *conducteurs* des impressions lumineuses sont intacts et qu'il y a simplement ou bien altération des éléments sensoriels (cônes et bâtonnets), ou bien interruption de communication entre ceux-ci et les éléments conducteurs (fibres du nerf optique). D'habitude, la guérison survient au bout de quelques semaines ; exceptionnellement pourtant, le rétrécissement du champ visuel et l'hyperesthésie rétinienne persistent, mais jamais l'affection ne se termine par la cécité.

Le traitement consiste d'abord à éliminer toutes les causes susceptibles d'influencer l'état de la sensibilité générale.

Chez les personnes faibles, nerveuses, les toniques, fer, quinquina, l'hydrothérapie, sont particulièrement indiqués. Quand l'hyperesthésie rétinienne domine, on fera séjourner ces malades pendant quelque temps dans une chambre obscure où la lumière ne pénétrera que progressivement. On prescrira des verres bombés fumés d'une teinte foncée. J'ai obtenu quelquefois de bons résultats du bromure de potassium à la dose de 2 à 4 grammes par jour. De Græfe a préconisé le lactate de zinc à dose croissante, depuis 1 centigramme jusqu'à 3 centigrammes par jour.

AMAUROSE CHEZ LES SATURNINS, LES ALCOOLIQUES, LES FUMEURS, LES DIABÉTIQUES.

I

L'amaurose avait été signalée chez les saturnins par Tanquerel des Planches, Romberg, etc., mais les lésions oculaires qui la déterminent n'avaient pu être reconnues, lorsque Hutchinson eut l'occasion de constater chez un malade atteint d'intoxication saturnine la présence de *névrites optiques*. Ce fait important a été confirmé depuis par d'autres praticiens. Stricker a observé à la clinique de Traube un malade intoxiqué par le plomb, qui, chaque jour, à plusieurs reprises, éprouvait une obnubilation générale dans toute l'étendue du champ visuel. L'examen ophthalmoscopique révéla la présence d'une double névrite optique, qui disparut en même temps que le trouble fonctionnel, après deux mois de traitement.

Si de nouvelles observations viennent s'ajouter aux précédentes, ce sera au chapitre des névrites optiques qu'il faudra désormais décrire les troubles de la vision qui nous occupent.

L'amaurose saturnine est constamment précédée des autres symptômes habituels de l'intoxication plombique : tantôt ce sont des coliques, tantôt des phénomènes paralytiques du côté des extenseurs, tantôt de l'encéphalopathie, attaques épileptiformes, etc. Elle survient aussi habituellement chez les individus que leurs professions exposent le plus à cet empoisonnement, tels que peintres, ouvriers employés à la fabrication de la céruse, etc.

Récemment, on a émis l'opinion que l'amaurose saturnine serait due à l'*albuminurie concomitante*. Il n'est pas rare, on le sait, de trouver de l'albumine dans les urines des saturnins cachectiques; cette albuminurie secondaire déterminerait les mêmes lésions que d'habitude sur le fond de l'œil et serait la cause de l'amblyopie.

Cette théorie est séduisante, et je puis dire, pour mon compte, qu'ayant examiné, dans les hôpitaux de Paris, plusieurs saturnins affectés d'une diminution de la vision, j'ai trouvé le plus souvent les signes ophthalmoscopiques de la rétinite albuminurique. Ce sujet réclame donc de nouvelles recherches, et chaque fois qu'un saturnin éprouvera des troubles visuels, il sera bon d'examiner ses urines.

II

Mackenzie et surtout Sichel (1) appelèrent les premiers l'attention sur l'amblyopie qui atteint les personnes faisant un usage immodéré de tabac. Pour Sichel, tout homme qui fume plus de 20 grammes de tabac par jour peut éprouver des altérations du côté de la vue et de la mémoire. Il parle d'un fumeur enragé qui, non content d'avoir la pipe à la bouche toute la journée, fumait encore pendant la nuit pour se distraire pendant ses insomnies. Cet homme devint *complétement aveugle*, et recouvra ensuite la vue grâce à un traitement antiphlogistique et à l'abandon complet de sa funeste habitude.

La plupart des fumeurs dont la vision commence à diminuer présentent déjà d'autres signes manifestes d'une intoxication générale chronique : leur bouche, imprégnée de tabac, exhale une odeur caractéristique ; ils n'ont plus d'appétit ni de sommeil, leurs nuits sont agitées, leur mémoire est moins bonne, ils ont du tremblement. Ces accidents doivent être attribués, pour une certaine part, à l'abus de l'alcool, qui est presque toujours le complément habituel de l'abus du tabac.

D'après Forster, le trouble de la vision serait surtout occasionné par la présence d'un *scotome central* s'étendant vers le côté temporal du champ visuel. Avec le périmètre, on réussit quelquefois à déterminer les limites de ce scotome. Dans cette zone, où la sensibilité rétinienne est surtout émoussée, il existe habituellement une perversion considérable dans la faculté de perception des couleurs ; le vert cesse d'être perçu le premier, puis le rouge, enfin le jaune ; c'est le bleu qui persiste le dernier. Sauf la lacune correspondant au scotome, le champ visuel conserve toute son étendue.

Ces malades distinguent généralement mieux le matin ou le soir au crépuscule qu'en pleine lumière ; des lunettes fumées qui tamisent les rayons lumineux leur procurent aussi une amélioration notable.

L'examen du fond de l'œil ne révèle aucune altération importante ; la pupille paraît quelquefois rouge, hypérémiée, et les veines semblent engorgées de sang ; dans d'autres cas, elle est au contraire plus pâle qu'à l'ordinaire ; mais ces lésions sont insuffi-

______

(1) *Annales d'oculistique*, t. LIII, p. 122.

santes pour expliquer la diminution considérable de l'acuïté visuelle.

Cette variété d'amblyopie, en somme relativement rare, vu le
nombre considérable de fumeurs, exige probablement, pour se
manifester, quelques conditions particulières ; d'abord, comme
nous l'avons déjà dit, le plus souvent, ces grands fumeurs sont
aussi grands buveurs ; en outre, ils s'alimentent mal, soit par suite
de la perte d'appétit et de sommeil que détermine à la longue
l'usage immodéré du tabac, soit par le fait des mauvaises conditions hygiéniques dans lesquelles ils vivent. L'âge a aussi une certaine importance ; presque jamais cette forme d'amblyopie ne
s'observe au-dessous de vingt-cinq ans.

L'amblyopie *des alcooliques* présente à peu près les mêmes caractères cliniques que celle des fumeurs ; du reste, l'abus de l'alcool
et l'abus du tabac marchant souvent de pair, et il n'est pas toujours facile de discerner laquelle de ces deux causes exerce une influence prépondérante sur les troubles visuels.

Le pronostic n'est grave que si l'affection est méconnue et que
le malade n'a pas assez d'énergie pour renoncer à ses funestes
habitudes. On a dit en pareil cas, mais sans en fournir des preuves
absolument positives, qu'il pourrait survenir une atrophie des nerfs
optiques. Le plus souvent, le scotome central dont nous avons parlé
persiste à un degré plus ou moins prononcé.

Le traitement consiste évidemment à supprimer tout d'abord la
cause manifeste de la maladie. L'usage du tabac et des boissons
alcooliques sera rigoureusement interdit. Des pilules d'opium à la
dose de 1 centigramme par jour, le vin de quinquina, les injections
sous-cutanées de strychnine aux tempes, à la dose de 1 milligramme, pourront être employés avec quelque avantage, mais
toujours à la condition expresse que le malade ait renoncé au
préalable à ses funestes habitudes.

III

Leber a réuni quelques cas d'amblyopie sans lésion, survenue
dans le cours du *diabète*. L'examen ophthalmoscopique était presque toujours négatif, c'est à peine si on trouve notée quelquefois
une très-légère décoloration de la papille. Les troubles de la vision
présentaient des formes variables et des degrés divers. La vision
centrale était tantôt à peine atteinte, tantôt complétement abolie.
Dans quelques cas le champ visuel présentait des lacunes, dans

d'autres il était intact. S'il existait des scotomes, c'étaient plutôt des scotomes *négatifs* (Forster), sans altérations dans la région correspondante de la rétine ; au lieu d'apparaître au malade comme de véritables taches, ils ne se révélaient qu'à l'exploration du champ visuel.

On a vu quelques malades se plaindre d'*hémiopie*. La perversion du sens des couleurs était peu accusée et limitée seulement à l'étendue des scotomes.

Tous ces symptômes concordent pour prouver que l'amblyopie diabétique doit être rattachée à un processus dont la nature nous échappe, mais qui a probablement son siége dans le nerf optique.

On pourrait objecter ici que l'amblyopie considérée comme d'origine diabétique a pu survenir indépendamment de l'état général ; mais, comme presque toujours, le traitement, qui a réduit la quantité de sucre contenu dans l'urine, a amélioré aussi la vision, il est difficile d'admettre l'hypothèse d'une simple coïncidence.

AMBLYOPIES DANS LES INTOXICATIONS PROVOQUÉES PAR L'ATROPINE, LA MORPHINE, ETC.

Tout le monde connaît aujourd'hui l'action particulière exercée par l'*atropine*, l'*hyoscyamine* et quelques autres alcaloïdes extraits des *solanées vireuses* instillés en solution dans le cul-de-sac conjonctival. Le sphincter de l'iris se relâche, les fibres radiées, au contraire, se contractent de telle sorte que la pupille atteint sa dilatation maximum et devient immobile.

Le muscle ciliaire innervé par la troisième paire subit également l'influence de ces diverses substances ; il est paralysé, et la fonction de l'accommodation se trouve, par suite, nécessairement abolie. Dès lors, la vision de près devient extrêmement confuse, et si le sujet est hypermétrope, la vision à distance se trouve aussi notablement amoindrie.

Les mêmes symptômes s'observent quand ces divers alcaloïdes, au lieu d'être appliqués localement, sont donnés à l'intérieur à titre de médicament, ou bien absorbés par mégarde. L'atropine à dose modérée, avant même de provoquer les symptômes bien connus de l'intoxication, c'est-à-dire la sécheresse et l'amertume de la gorge, la fréquence et la dureté du pouls, les vertiges, etc., a déjà produit la dilatation de la pupille et la réduction de l'amplitude de l'accommodation.

L'*opium* et quelques-uns de ses alcaloïdes, tels que la morphine, etc., pris à dose toxique, produisent des effets opposés à ceux de l'atropine, et déterminent le rétrécissement de la pupille et le spasme du muscle ciliaire. De là l'idée toute naturelle, à laquelle on doit de nombreux succès, d'utiliser dans la pratique les propriétés antagonistes de ces deux substances.

Le *sulfate de quinine*, aux doses habituelles, détermine rapidement des troubles fonctionnels du côté de l'ouïe. Il survient des tintements, des bourdonnements d'oreille, et parfois même une surdité passagère. L'action de cette substance sur l'organe de la vision est beaucoup moins marquée ; il est rare qu'elle produise des troubles fonctionnels si la dose de 1 gramme à 1ᵍ,50 par jour n'est pas dépassée ; mais à dose plus forte, ce médicament peut provoquer une amaurose plus ou moins grave. Briquet a observé, à la suite de l'administration pendant plusieurs jours consécutifs de 3 à 5 grammes de sulfate de quinine, une amaurose passagère qui disparut dès que l'usage de ce médicament fut suspendu. Guersant a rapporté l'histoire d'une femme qui, forcée par son mari, atteint d'aliénation mentale, d'absorber une dose considérable de sulfate de quinine, perdit l'ouïe et la vue. De Græfe a publié des faits analogues.

La *santonine* exerce une influence remarquable sur la perception des couleurs. La rétine devient insensible à l'action des rayons violets, et les objets sont vus avec une teinte *jaune*, couleur complémentaire du violet. Administrée à haute dose, cette substance détermine une dilatation de la pupille et de l'amblyopie.

AMAUROSES CONSÉCUTIVES AUX HÉMORRHAGIES ABONDANTES.

Nous avons déjà vu (p. 88) que la plupart des cas de cécité subite dont la pathogénie était jadis fort énigmatique, et que de Græfe attribuait à une inflammation rétro-bulbaire du nerf optique, doivent être considérés comme provenant d'hémorrhagies vaginales ou interstitielles des nerfs optiques.

On peut rapprocher de ces faits les amauroses graves, le plus souvent définitives, qui surviennent dans un espace de temps relativement très-court, à la suite de pertes sanguines abondantes, hématémèse, melæna, hémorrhagies puerpérales, et dont la nature intime, en dépit des hypothèses émises dans ces derniers temps, reste encore bien obscure.

Samœlsohn (1), qui s'est beaucoup occupé de cette question, a proposé l'explication suivante, qui s'appliquerait aux amauroses survenues après une perte de sang considérable. Au moment où l'hémorrhagie se produit, une partie du sang renfermé dans la cavité crânienne sort de cette cavité à parois inextensibles ; le vide ainsi déterminé est comblé par l'arrivée de la lymphe des gaînes lymphatiques des vaisseaux et par le liquide céphalo-rachidien. Plus tard, quand les mouvements du cœur reprennent leur énergie et que la masse du sang est de nouveau augmentée, celui-ci est restitué au cerveau. La pression s'accroissant alors de nouveau dans la cavité crânienne, la lymphe est chassée entre les gaînes externes et internes du nerf optique, qui communiquent, comme on sait (Schwalbe), avec l'espace arachnoïdien. Le liquide ainsi accumulé autour du tronc des nerfs optiques les comprime et détermine la cécité.

Quelques expériences récentes sur les animaux tendraient à confirmer cette manière de voir.

Gæthgens, en injectant, sous une pression assez forte, du sang chaud défibriné dans la carotide d'un cheval, a constaté que la lymphe recueillie à l'un des gros lymphatiques du cou s'écoulait en plus grande abondance au fur et à mesure qu'on poussait l'injection. Toutefois, l'appel du liquide céphalo-rachidien, à la suite de la diminution de la quantité du sang dans la cavité crânienne, c'est-à-dire, la première partie de l'hypothèse, reste encore à démontrer. Samœlsohn a entrepris des recherches dans le but de combler ce désidératum, mais il attend pour les publier qu'elles soient plus complètes.

La cause de la cécité qui survient parfois quelques jours après des hémorrhagies stomacales ou intestinales d'intensité moyenne, semble encore beaucoup plus énigmatique. Mettant à profit des travaux récents de physiologie, Samœlsohn admet qu'il existe en pareil cas des lésions cérébrales qui sont à la fois la cause déterminante et de l'hémorrhagie et de la perte de la vision. On sait en effet que, d'après Lussana, les thalami optici joueraient le rôle de centres présidant à la tonicité des vaisseaux de l'estomac et du côlon. Brown-Séquard a également signalé l'apparition d'hémorrhagies dans les organes des cavités pleurales et abdominales par suite de lésions de certains points déterminés de l'encéphale.

(1) *Archiv für Ophthalmologie,* t. XVIII, 2e partie.

Ollivier a signalé des apoplexies pulmonaires et pleurales à la suite d'hémorrhagie cérébrale. Schiff, Nothnagel, Ebstein, en détruisant les tubercules quadrijumeaux antérieurs, ont provoqué l'apparition d'hémorrhagies nombreuses à la surface de la muqueuse stomacale. Pour Samœlsohn, cette dernière expérience serait surtout démonstrative, puisqu'elle prouve que la lésion des régions cérébrales considérées comme les centres de perception de la vision, sont suivies d'hémorrhagies viscérales.

Quelques observations récentes , où l'examen ophthalmoscopique a pu être pratiqué peu de jours après l'hémorrhagie, ont fourni des renseignements fort intéressants et capables d'élucider la pathogénie si obscure de ces cas de cécité. Biermer, ayant examiné un jeune homme douze jours après une hématémèse abondante qui avait été suivie d'une diminution considérable de la vision, trouva que la rétine présentait, tout autour de la papille, une *teinte bleuâtre laiteuse* comparable à celle de l'embolie de l'artère centrale ; mais la macula n'avait pas la tache rougeâtre qu'on observe dans cette dernière affection, et le trouble diffus de la rétine occupait plutôt le pourtour du nerf optique que le voisinage du pôle postérieur. Il y avait aussi, sur les parties infiltrées de la rétine, de petites extravasations sanguines. Au bout de quelques jours, la résorption s'effectua, le fond de l'œil commença à s'éclaircir, et les membranes profondes reprirent leur état normal.

Chez un autre malade, examiné huit jours après une hématémèse abondante, Schweigger trouva également un *trouble diffus rétinien* péripapillaire et quelques hémorrhagies. L'image ophthalmoscopique du fond de l'œil semble donc indiquer qu'en pareil cas il se fait une *imbibition séreuse* de la rétine. Ce phénomène s'expliquerait par les changements qui surviennent nécessairement dans la composition du sang peu de temps après une hémorrhagie abondante ; il importe de remarquer que les troubles de la vue, en pareil cas, n'apparaissent pas immédiatement, mais seulement au bout de quelques jours, précisément au moment où le sang est devenu plus séreux.

AMAUROSES D'ORIGINE INCONNUE.

Dans les chapitres précédents nous avons passé en revue les différentes affections qui déterminent des troubles graves de la vue, sans altérations caractéristiques à l'ophthalmoscope, mais dans lesquelles, bien que la lésion échappe à nos investigations, nous con-

naissons tout au moins la cause principale. Mais quelquefois, rarement il est vrai, on observe des amauroses dont rien, dans l'état
général du sujet, ne peut nous faire soupçonner l'origine.

J'ai eu l'occasion d'en observer deux cas qui se sont présentés
dans des conditions à peu près identiques.

Mme X***, âgée de vingt-huit ans, d'une excellente constitution, et
ayant toujours joui d'une excellente santé, s'aperçoit un jour, à son réveil, de quelque chose d'insolite dans sa vue, elle examine avec anxiété
l'état de ses yeux et constate que la vision de l'œil gauche est complète-
ment abolie. Elle s'empresse, sur les conseils de son médecin, de se rendre
à Paris, et vient me consulter le surlendemain de l'accident. Les yeux ont
leur aspect normal, la pupille de l'œil gauche est pourtant beaucoup plus
dilatée que celle de l'œil droit, la perte de la vision de ce côté est complète, absolue, il n'existe même pas de perception lumineuse quantitative,
et, dans une chambre obscure, Mme X*** ne voit pas à 1 pied de distance
la flamme d'une lampe dont elle sent la chaleur. A l'ophthalmoscope il
n'existe aucune lésion appréciable dans les membranes profondes. La papille a sa teinte rosée habituelle, le calibre de ses vaisseaux est intact ; en
un mot le fond de l'œil de ce côté est identique à celui du côté opposé où
l'acuité visuelle est normale.

Mme X*** n'accuse aucune maladie, elle est bien réglée, pourtant elle
me fait remarquer que c'est au moment d'une époque, qui ne présente du
reste rien d'anormal dans son cours, que la perte de la vision est survenue ;
sauf, peut-être, un très-léger sentiment de pesanteur dans la région tem-
poro-pariétale gauche, elle n'éprouve ni douleur de tête, ni vertiges, ni
quelque trouble cérébral que ce soit. Toutes les fonctions s'accomplissent régulièrement, tous les organes semblent sains ; en un mot, la santé
paraît parfaite.

Le traitement consista dans l'application de ventouses Heurteloup à la
tempe gauche, l'emploi de l'électricité 'et les injections sous-cutanées de
strychnine.

Après la première ventouse la perception quantitative de la lumière
revint ; les séances d'électricité eurent lieu tous les jours pendant cinq
minutes, et les injections furent faites tous les deux jours à la dose de
1 milligramme de strychnine.

Une seconde ventouse fut appliquée dix jours après la première, l'amélioration continua à se faire progressivement, et au bout d'un mois et demi
la vision était complétement rétablie.

Dans le second cas, plus récent, l'analogie avec le précédent
était complète. Il s'agissait également d'une femme âgée de trente-
cinq ans ; mais, chez elle, la cécité sur un œil survint brusquement
dans l'intervalle des règles. Instruit par l'expérience, je portai un

pronostic favorable et, sous l'influence du même traitement, au bout d'un mois la guérison était complète.

AMBLYOPIE CONGÉNITALE.

On rencontre à chaque instant, dans la pratique ophthalmologique, des personnes atteintes d'une diminution congénitale de la vision, dont la véritable cause est parfois fort difficile à déterminer. L'examen ophthalmoscopique est négatif, en ce sens qu'il nous montre des milieux transparents et un fond d'œil d'*apparence normale ;* l'état de la réfraction, recherché soit à l'ophthalmoscope, soit à l'aide des verres correcteurs, dénote le plus souvent de l'hypermétropie compliquée d'astigmatisme, d'autres fois de la myopie et même de l'emmétropie, et néanmoins, le vice de réfraction une fois constaté et corrigé, c'est à peine si l'acuïté visuelle s'améliore, elle reste toujours très-faible, et généralement inférieure à 1/3 ou 1/4. Ce défaut de vision, d'ordinaire unilatéral, est désigné sous le nom vague d'*amblyopie congénitale*.

Avant la découverte de l'hypermétropie et de l'astigmatisme, les prétendus cas d'amblyopie congénitale étaient encore plus fréquents, un certain nombre d'entre eux appartenant à ces anomalies de la réfraction alors méconnues. Aujourd'hui, bien que leur nombre ait notablement diminué, il est encore considérable; on doit même ajouter que beaucoup d'entre eux passent inaperçus, parce que, cette affection étant généralement limitée à un seul œil, il faut qu'une circonstance fortuite vienne révéler aux malades l'existence de leur infirmité en les forçant à se servir de l'œil amblyope. D'autres connaissent parfaitement leur état, mais ne réclament aucun soin, se contentant d'une bonne vision monoculaire.

De Græfe, frappé de la fréquence de l'amblyopie dans le strabisme monolatéral, s'efforça d'établir qu'elle résultait de l'habitude prise de neutraliser l'image rétinienne de l'œil déviée (*Nicht gebrauch*) ; aussi, après avoir obtenu la correction par la ténotomie, obligeait-il les strabiques à se servir chaque jour, pendant quelques instants, de l'œil redressé.

Les objections contre cette théorie sont nombreuses et faciles à établir, et je crois pouvoir démontrer que la véritable cause de l'amblyopie congénitale doit être cherchée ailleurs.

Tout d'abord il est rare que chez les opérés de strabisme, même d'un âge peu avancé, on arrive par l'exercice à une amélioration notable de la vision, ce qui devrait être si l'amblyopie était réellement due au défaut d'exercice de l'œil dévié. J'ai opéré souvent des enfants atteints de strabisme avec amblyopie, et bien qu'ayant fait fonctionner régulièrement l'œil amblyope après l'opération, j'ai rarement obtenu une amélioration sensible. Je puis citer en particulier un enfant que j'ai délouché à l'âge de cinq ans, au moment où il commençait à déchiffrer les caractères de l'alphabet. La correction fut satisfaisante. Les parents, très-soucieux de mes recommandations, firent faire des exercices journaliers à l'œil amblyope, pendant *un an environ*, et néanmoins aujourd'hui, c'est-à-dire trois ans après, la vision de cet œil est toujours aussi mauvaise qu'auparavant.

Par contre, chez les personnes affectées de cataracte congénitale et opérées à un âge assez avancé, on arrive parfois à obtenir une acuïté visuelle excellente, et pourtant n'est-il pas incontestable alors que l'œil opéré n'a jamais fonctionné ?

Enfin, et cette dernière objection a sans contredit une valeur décisive, cette forme particulière d'amblyopie n'est pas exclusivement propre au strabisme ; elle se rencontre fréquemment chez des personnes ayant des axes optiques parfaitement parallèles et dont les mouvements de convergence nécessaires à la vision binoculaire s'accomplissent normalement.

Si l'on cherche à bien préciser la nature du trouble fonctionnel dans l'amblyopie congénitale, on ne tarde pas à reconnaître qu'il consiste uniquement dans une *diminution de la vision centrale*. La vision périphérique reste normale. Voici comment j'ai procédé pour établir ce fait : un individu possédant une acuïté visuelle normale est placé devant le périmètre de Forster, dont le curseur est disposé de telle sorte qu'on peut mettre sur la plaque mobile des caractères de différentes grandeurs (ceux de l'échelle de Suellen). En les rapprochant peu à peu du centre, on arrive facilement, par des épreuves successives, à déterminer ainsi l'acuïté des portions périphériques de la rétine. Cette acuïté est très-faible et décroît très-rapidement à mesure que l'on s'éloigne de la région de la macula. Après avoir déterminé ainsi la grandeur des caractères perçus à une certaine distance du centre par un œil normal, je faisais répéter la même épreuve à l'œil atteint d'amblyopie congénitale.

Dans quinze cas environ, j'ai constaté que la vision périphérique était sensiblement la même; les limites du champ visuel, recherchées d'une façon analogue, s'étendent aussi loin que dans les conditions physiologiques. Enfin, la perception des couleurs est généralement intacte.

Le trouble fonctionnel consistant exclusivement dans une diminution de la vision centrale, s'il y a une malformation anatomique correspondante, elle doit siéger dans la région de la macula; j'espère pouvoir établir qu'il en est réellement ainsi.

En étudiant la distribution topographique des fibres du nerf optique à son entrée dans le globe oculaire, on constate que son épanouissement ne se fait pas d'une façon uniforme, le nombre des fibres situées du côté *temporal* de la papille est de beaucoup inférieur au nombre des fibres du côté *nasal*, et les plus gros faisceaux se dirigent en haut et en bas suivant la distribution et le trajet des vaisseaux rétiniens, décrivant comme eux des courbes à concavité inférieure et supérieure.

Il existe du reste, normalement, une différence marquée à l'ophthalmoscope entre la moitié temporale de la papille et la moitié nasale; la première est beaucoup plus blanche et réfléchit plus fortement la lumière que la seconde, ce qui tient à l'absence de vaisseaux et à ce que, vu le petit nombre des fibres nerveuses de ce côté, on aperçoit plus facilement le disque tendineux de la lame criblée.

En examinant attentivement l'aspect de la papille chez les malades atteints d'amblyopie congénitale, j'ai constaté dans la très-grande généralité des cas une disposition tout autre des vaisseaux et des fibres nerveuses. La différence si nette à l'état physiologique entre les deux moitiés de la papille l'est ici beaucoup moins; l'aspect général est plus uniforme, la teinte rosée s'étend à toute sa surface et non plus seulement à la portion nasale.

Le système vasculaire n'affecte plus une distribution aussi régulière que dans les conditions habituelles; les vaisseaux, au lieu de se diviser en deux troncs principaux dirigés verticalement en haut et en bas, sortent *irrégulièrement* du centre de la papille pour se disperser *dans tous les sens*. Le côté temporal en renferme un certain nombre d'un calibre notable qui se rendent dans la région de la macula.

Cette différence d'aspect de la papille est surtout facile à constater lorsque l'affection n'existe que d'un côté, ce qui est la règle, car la comparaison avec le côté opposé la fait alors mieux ressortir. Bien qu'il y ait une très-grande variété dans le mode de distribution physiologique des vaisseaux de la papille et dans son image ophthalmoscopique, les modifications énoncées ci-dessus ne sont jamais aussi accentuées que dans l'amblyopie congénitale.

La coloration rosée de la moitié temporale de la papille, l'impossibilité d'apercevoir la lame criblée et l'anneau sclérotical, la présence de vaisseaux dans cette région permettent de supposer que dans l'amblyopie congénitale les fibres nerveuses sont *plus nombreuses dans la moitié temporale* de la papille qu'à l'état normal. Dès lors, n'est-il pas admissible qu'un certain nombre d'entre elles, plus superficielles, traversent la région de la macula pour se rendre dans les parties périphériques et que la présence de ces fibres au-devant de la région si sensible de la macula, où elles font défaut d'habitude, doit contribuer à la diminution de la vision centrale.

DYSCHROMATOPSIE.

Un grand nombre de personnes, souvent douées d'une vue d'ailleurs excellente, éprouvent une difficulté plus ou moins grande à distinguer une ou plusieurs des couleurs du spectre solaire. Dalton le premier reconnut sur lui-même cette anomalie, d'où le nom de *daltonisme* sous lequel elle est encore désignée par quelques auteurs.

La physiologie pathologique de cette curieuse affection est intimement liée à l'étude des fonctions de la rétine. Nous ne reviendrons pas sur ce que nous avons déjà dit à propos de la structure et des propriétés de cette membrane. Qu'il nous suffise de rappeler que, suivant la théorie de Young et d'Helmholtz, on admet généralement l'existence de trois ordres de fibres nerveuses dont l'excitation spéciale correspondrait aux trois couleurs fondamentales, le *rouge*, le *vert* et le *violet*, et dont l'excitation simultanée nous donnerait la notion de toutes les autres couleurs ou nuances composées.

Holmgren a fait remarquer que la sensation du jaune étant due, dans cette hypothèse, à une excitation simultanée à peu près égale des fibres du vert et des fibres du rouge, les individus qui ne voient plus le rouge devraient voir le jaune vert ; or il a trouvé que les personnes privées de la perception du rouge à la suite de certaines affections rétiniennes, nomment au contraire jaunes les tons réellement jaunes et les tons verts. Mais Leber, réfutant plusieurs objections du même genre, fait remarquer « qu'elles n'atteignent que l'application qu'on a voulu faire de cette théorie à la cécité des couleurs, en supposant que celle-ci était déterminée par l'absence ou l'insensibilité d'une ou deux espèces de fibres nerveuses, mais qu'elle subsiste tout entière si l'on admet que dans la dyschromatopsie les diverses catégories de fibres existent et fonctionnent, mais que leur irritabilité pour certaines longueurs d'onde est diminuée ou pervertie (1).

La dyschromatopsie est très-rarement complète. On ne connaît que quelques cas rapportés par Huddart (2), Rosier (3) et Galezowski (4) dans lesquels il y ait eu absence de perception de toutes les couleurs à la fois ou *achromatopsie*. Les sujets ainsi affectés ne distinguent que le noir, le blanc et les tons gris intermédiaires. Ils ne reconnaissent les objets que par leur forme, leur étendue et leur teinte plus ou moins foncée, mais restent forcément insensibles à tous les charmes de la couleur.

Le plus souvent, la dyschromatopsie ne porte que sur une seule des couleurs fondamentales; suivant que le rouge, le vert ou le violet cesse d'être perçu, on lui donne le nom d'*anérythropsie*, d'*achloropsie* ou d'*anianthinopsie*. Les couleurs composées à la formation desquelles contribue la couleur absente subissent forcément des altérations parallèles, mais le trouble visuel n'est jamais aussi absolu qu'on pourrait le croire. Les fibres chargées de la perception d'une couleur ne sont pas en effet exclusivement affectées à celle-ci; les autres fibres sont excitées en même temps, bien qu'à un degré beaucoup moindre, de sorte qu'il est impossible en réalité de rencontrer la cécité pour une couleur tout à fait pure.

Voici, comme exemple de ce qui se passe dans la pratique, la description que Dalton lui-même nous a laissée de son infirmité (5). Un jour, j'examinais une fleur de *geranium zonale* à la lumière d'une bougie. Cette fleur, qui, au jour, me paraissait *bleue* et qui, en réalité, est *violette*, me parut d'une couleur *rouge*, tout à fait opposée au *bleu*. Ce changement n'était point apparent pour les autres personnes. Cette observation m'ayant appris que ma vue était, pour les couleurs, différente de celle des autres, j'examinai le spectre solaire et me convainquis bientôt qu'au lieu de sept couleurs du spectre je n'en voyais que trois : le *jaune*, le *bleu* et le *pourpre*. Mon *jaune* contient le *rouge*, l'*orangé*, le *jaune* et le *vert* de tout le monde ; mon *bleu* se confond tellement avec le *pourpre*, que je ne reconnais là presque qu'une seule et même couleur. La partie du spectre qu'on appelle *rouge* me semble à peine quelque chose de plus qu'une ombre ou qu'une absence de

(1) *Annales d'oculistique*, t. LXXIV, p. 19.
(2) *Philosophical Transactions*, t. LVII, p. 260. 1777, Londres.
(3) *Observations sur la physiologie et l'histoire naturelle*, t. XIII, p. 87, 1779.
(4) *Diag. des mal. des yeux par la chromatopsie rétinienne*, p. 145. 1868.
(5) *Annales d'oculistique*, t. LXXIV, p. 33.

lumière. Le *jaune*, l'*orangé* et le *vert* sont pour moi la même couleur, à différents degrés d'intensité. Le point du spectre où le *vert* touche au *bleu* m'offre un contraste extrêmement frappant et une différence des plus tranchées. Au jour, le *cramoisi* ressemble au *bleu* auquel on aurait mêlé un peu de brun foncé. Une tache d'encre ordinaire sur du papier est pour moi de la même couleur que la figure d'une personne florissante de santé. Le *sang* ressemble au *vert* foncé des bouteilles. A la lumière d'une bougie, le *rouge* et l'*écarlate* deviennent plus brillants et plus vifs. Le *vert*, au jour, me semble peu différent du *rouge*. L'*orangé* et le *vert* se ressemblent aussi beaucoup ; le *vert* le plus agréable pour moi est le *vert* très-saturé ; je le distingue d'autant mieux qu'il tire davantage sur le *jaune*. Quant au *jaune* et à l'*orangé*, ma vision est absolument la même que celle de tout le monde. »

Il arrive souvent que les personnes atteintes de dyschromatopsie ne doivent qu'à une circonstance fortuite de connaître leur infirmité ; mais, une fois l'attention attirée de ce côté, il est impossible de confondre cette anomalie avec aucun autre trouble visuel. Le diagnostic de la cécité pour les couleurs est donc des plus faciles ; mais, si l'on veut analyser la nature et l'étendue de l'altération, on éprouve des difficultés considérables. On ne peut se fier aux réponses des malades, qui emploient un peu au hasard les mots trop nombreux pour eux par lesquels ils entendent désigner les différentes couleurs. Pour obtenir des résultats précis, il est nécessaire de donner aux individus soupçonnés des séries de morceaux de papier ou de laine de différentes nuances, et de les leur faire grouper suivant les teintes d'un spectre naturel ou artificiel. Les personnes à vue normale feront ce groupement avec la plus grande facilité, tandis que les aveugles pour une ou plusieurs couleurs révéleront par leurs méprises la nature du trouble de leur vision.

Il faut savoir, dans cette recherche, que l'*intensité de l'éclairage* influe sur l'impression fournie par les couleurs dans la dyschromatopsie encore plus qu'à l'état normal.

La perversion de la notion des couleurs est un symptôme important de certaines maladies du fond de l'œil. Nous avons insisté sur sa marche et sa valeur diagnostique dans les atrophies du nerf optique, où elle existe presque constamment dès le début ; nous savons qu'elle est rare au contraire dans les diverses formes de chorio-rétinite.

Le docteur Favre l'a vue se développer sous l'influence de fatigues exagérées ou bien à la suite de lésions traumatiques de l'œil ou du crâne. Dans le premier cas, un repos de quelques jours suffisait à la faire disparaître ; dans le second cas, au contraire, elle ne diminuait que très-lentement et persistait même quelquefois.

Rappelons encore que la cécité pour les couleurs joue le principal rôle dans l'amblyopie hystérique.

Enfin, certaines substances toxiques peuvent produire ce trouble de la vision. La santonine, entre autres, jouit du singulier privilége de provoquer une anianthinopsie passagère. L'extrémité violette du spectre cesse d'être perçue ; les objets éclairés sont vus en jaune verdâtre et les surfaces obscures en violet.

La dyschromatopsie n'a, dans la vie ordinaire, aucun inconvénient sérieux. Elle emprunte toute sa gravité aux circonstances particulières dans lesquelles se trouvent placées certaines personnes.

Les aveugles pour les couleurs sont naturellement exclus de l'exercice de certaines professions, telles que celle de peintre, de tapissier, etc. ; mais ils deviennent véritablement dangereux quand ils sont chargés de certaines fonctions où il est nécessaire d'interpréter des signaux colorés. Dans la marine, comme sur presque toutes les voies ferrées, les signaux verts indiquent le ralentissement du vaisseau ou du train, et les signaux rouges l'arrêt immédiat. Or, ces deux couleurs sont précisément celles qui sont le plus souvent confondues.

Favre (1), médecin de la compagnie de Paris à Lyon et à la Méditerranée, a trouvé 42 daltoniens sur 728 employés âgés de dix-huit à soixante ans ; sur ce nombre, 9 ne connaissaient pas le rouge. Il y a donc là un danger sérieux auquel il importe de parer. Dans ce but, il est nécessaire de soumettre les candidats aux emplois actifs dans les chemins de fer à un examen préalable sur les couleurs, de renouveler cet examen après toute maladie grave, tout traumatisme de la tête ou de l'œil, et d'exclure impitoyablement tout individu qui ne distinguerait pas d'une façon tout à fait nette le vert et le rouge.

De plus, il serait avantageux de remplacer ces deux couleurs par le jaune et le bleu, par exemple, qui sont beaucoup moins souvent confondus et dont la réunion ne donne en aucun cas de la lumière blanche, comme cela a lieu dans certaines conditions pour le vert et le rouge. Des expériences précises, faites par Tyndall, ont montré que cette confusion avait réellement lieu quelquefois sur les chemins de fer.

(1) Note lue à la douzième section du congrès pour l'avancement des sciences, Lyon, 1873.

Favre a trouvé la dyschromatopsie beaucoup plus fréquente chez l'enfant encore que chez l'adulte. Sur 146 écoliers de sept à seize ans, examinés à ce point de vue, 35 se sont trompés, à différents degrés, sur les couleurs.

Cette différence tiendrait, suivant cet observateur, à ce que la chromatopseudopsie est due à un défaut d'éducation du sens chromatique. Dans les cas où il ne se corrige pas spontanément, il serait possible, suivant lui, d'y remédier en apprenant méthodiquement aux daltoniens à distinguer les couleurs.

Dans ce but, il a remis aux instituteurs cinq paquets de laine composés de trois nuances chacun : trois nuances de *rouge*, trois de *jaune*, trois de *vert*, trois de *bleu* et trois de *violet*, plus un paquet de laine *blanche* et un de laine *noire*. Ces enfants ont été appelés successivement à nommer ces couleurs ; ceux qui se sont trompés ou qui ont hésité ont été rappelés dans des séances subséquentes, où le maître leur a montré et leur a fait répéter, en les accompagnant, les noms de couleurs douteuses. Ces expériences ont été continuées jusqu'à l'établissement complet de la notion des couleurs.

Les résultats obtenus jusqu'ici par cette méthode sont encourageants et méritent de fixer l'attention. Les 35 enfants qui s'étaient trompés sur les couleurs ont été traités par deux instituteurs : l'un les a guéris tous dans un espace de temps de deux semaines à six mois ; l'autre n'avait plus, au bout du même temps, que 2 malades sur 11.

Le même traitement a été appliqué avec un certain succès à l'adulte : 6 daltoniens endurcis ont été soumis par M. Favre à un exercice méthodique, à l'aide des couleurs franches ; chez 3, les résultats ont été très-satisfaisants ; chez les trois autres, ils ont été à peu près nuls.

AMAUROSE SIMULÉE.

Le désir de se soustraire aux obligations du service militaire est une des causes les plus fréquentes de simulation. D'autres fois, ce sont des individus qui, pour être admis dans des établissements de bienfaisance ou obtenir des secours, feignent un affaiblissement de la vue ; ou bien encore certaines personnes, à la suite d'une lésion traumatique d'un œil, exagèrent les conséquences de l'accident dans l'espoir d'obtenir des dommages-intérêts plus considérables.

Enfin, la simulation n'est pas très-rare chez les femmes nerveuses, hystériques, et chez les enfants ; les premières simulent des amauroses sans raison, par caprice, par fantaisie ; chez les écoliers, la cause est facile à trouver : il s'agit le plus souvent d'un peu de paresse et d'éviter d'aller à l'école.

Généralement, les individus qui simulent se plaignent de troubles de la vue de l'un des deux yeux seulement et n'accusent qu'une diminution plus ou moins considérable de la vision et non une cécité absolue. Si par hasard ils voulaient faire croire à une amaurose *complète*, il suffirait de projeter subitement sur l'œil prétendu malade un faisceau lumineux pour s'assurer de la simulation. En effet, dans le cas d'amaurose complète, l'iris ne doit pas réagir sous l'influence de la lumière, tandis que la pupille se contracte encore quand il reste de la perception lumineuse. Il faut avoir bien soin, dans cet examen, de fermer l'œil sain et d'éviter qu'il soit impressionné par les rayons lumineux, car il y a simultanéité d'action entre les deux iris, et sans cette précaution on serait induit en erreur.

Il pourrait se faire que le malade, pour mieux tromper le médecin, ait instillé dans son œil quelques gouttes d'atropine, dont l'action empêcherait la contraction des fibres circulaires de l'iris ; mais il existe dans ce cas deux caractères qui permettront encore de découvrir la fraude. D'abord si l'on a affaire à une mydriase provoquée par l'atropine, comme cette substance a la propriété non-seulement de paralyser les fibres circulaires, mais d'exciter aussi les fibres radiées de l'iris, les dimensions de l'ouverture pupillaire seront beaucoup plus considérables que si la paralysie est sous la dépendance d'un état pathologique. En second lieu, en projetant de la lumière sur *l'œil sain,* la pupille du côté malade restera immobile, ce qui n'aurait pas lieu si la mydriase était la conséquence du défaut de sensibilité de la rétine.

Il est un procédé très-simple qui permet de démasquer rapidement la simulation de l'amaurose monoculaire. Après avoir examiné le sujet à l'ophthalmoscope et s'être assuré que l'œil prétendu malade ne présente aucune lésion, on place devant *l'œil sain* un prisme de 10 degrés, dont la base est tournée en haut ou en bas. Si l'autre œil est réellement amaurotique, l'image de l'objet fixé, malgré l'interposition du prisme, est *simple ;* mais si l'amaurose est simulée, il se produit deux images que le sujet examiné indique nettement, car il les attribue à l'action du prisme sur l'œil sain. En se servant comme objet de fixation de caractères de différentes grandeurs, on arrivera aisément, si la faiblesse de la vision existe réellement, à en déterminer le degré.

Si la simulation ne porte que sur un seul œil, elle sera toujours facilement mise en évidence au moyen des appareils suivants.

Celui qui est représenté figure 34, et qui a été inventé par Fles, consiste en une boîte percée de deux trous sur l'une de ses faces et contenant deux miroirs inclinés de telle sorte que l'œil placé en face du trou gauche voit un objet placé à droite et réciproquement. En haut, la boîte est fermée par un verre dépoli qui laisse pénétrer la lumière tout en empêchant de voir à l'intérieur. On place dans les angles C, C' deux objets différents quelconques et l'on fait regarder l'individu à l'intérieur de la boîte à travers les deux ouvertures pratiquées à la paroi TT'. L'image de l'objet C, réfléchie sur la glace M', sera vue par l'œil *gauche*, D, tandis que l'image de l'objet C' sera vue par l'œil *droit*, E. Or, l'individu qui simule, supposant que l'image F de

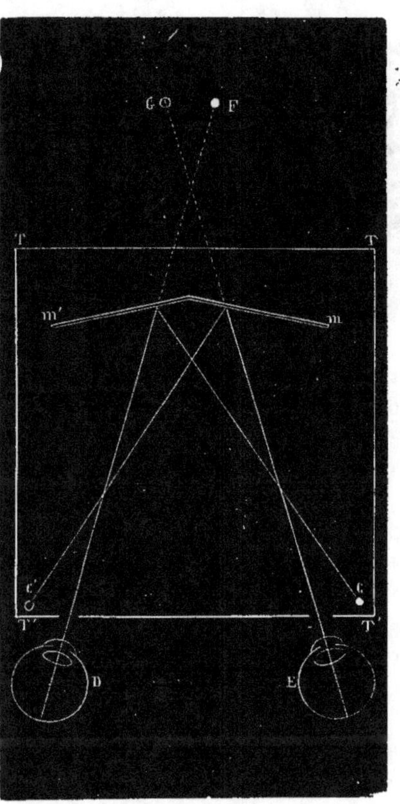

Fig. 34. Appareil de Fles pour découvrir l'amaurose simulée.

l'objet C, vue à droite, doit être aperçue par l'œil droit, qu'il prétend être amaurotique, déclare ne voir que l'image G, située à sa gauche, c'est-à-dire celle qui est vue par cet œil soi-disant perdu.

Un autre appareil beaucoup plus répandu que celui de Fles, et peut-être préférable à ce dernier, le *stéréoscope*, peut aussi servir à dévoiler la simulation. Il a l'avantage de donner en même temps la mesure de l'acuité visuelle. On fait regarder à l'individu supposé amaurotique un carton de stéréoscope composé comme le montre la figure 35 ; s'il possède la vision binoculaire, il verra les deux lettres placées l'une au-dessus de l'autre comme dans la figure 36.

Si au contraire il ne voit que de l'œil gauche ou de l'œil droit, il n'apercevra que la lettre A ou la lettre B. Dans le cas même où le simulateur aurait connaissance de cette expérience, il ne pourrait toujours deviner quelle est la position réelle des deux lettres

Fig. 35.   Fig. 36.

et donnerait infailliblement, après quelques épreuves, des réponses contradictoires.

De plus, en diminuant progressivement la grosseur des caractères inscrits sur le carton, on arrivera à mesurer l'acuïté visuelle

ANOMALIES DE LA RÉFRACTION.

L'ŒIL ENVISAGÉ COMME INSTRUMENT D'OPTIQUE. — ACCOMMODATION. — ŒIL SCHÉ-
MATIQUE DE LISTING, D'HELMHOLTZ. — ŒIL RÉDUIT. — THÉORIE ÉLÉMENTAIRE
DES LENTILLES. — DES LUNETTES. — AMPLITUDE D'ACCOMMODATION.

L'ŒIL CONSIDÉRÉ COMME INSTRUMENT D'OPTIQUE.

Les premières données véritablement scientifiques sur l'optique
physiologique de l'œil remontent à la fin du seizième siècle. A cette
époque Maurolycus, abbé de Messine, étudiant la structure de l'œil
humain, affirma que le cristallin doit agir sur les rayons lumineux
à la manière d'une véritable lentille convergente. Mais il s'arrêta
sur la voie de cette belle découverte en rejetant la formation des
images sur la rétine. Ces images sont renversées ; or, dit-il, avec
de pareilles images il est impossible que la vision soit droite et
distincte.

Quelques années plus tard, Porta découvrait et construisait la
chambre obscure. Tout le monde connaît aujourd'hui ce précieux instrument d'optique : c'est un espace clos de tous côtés
par des parois opaques. Les rayons lumineux y pénètrent à travers
un trou ou une fente très-étroite pratiquée sur l'une des parois.
Un écran vertical, placé sur le trajet de ces rayons lumineux, reçoit une image renversée des objets extérieurs. Porta fut naturellement amené à comparer l'œil humain à son instrument, à la
chambre obscure. Il n'alla pas plus loin et s'en tint à cette donnée
sans doute très-exacte, mais trop générale.

C'est à Képler que revient l'honneur d'avoir le premier appliqué
à l'œil les lois de la réfraction et nettement formulé la marche des
rayons lumineux à travers les milieux transparents. Ce grand phy-
sicien reconnut que l'image des objets extérieurs se peint réellement sur la rétine, membrane comparable à un véritable écran,
mais à un écran sensible ; que l'image est toujours renversée ; et
qu'il faut absolument, pour que la vision soit distincte, que l'écran
rétinien réponde au foyer principal du système dioptrique. Si cet
écran se trouve en arrière de ce foyer, l'image ne se peint plus

sur la rétine et la vision devient confuse : c'est le cas de l'œil myope. Si l'écran se trouve en avant du foyer, ce sont des cercles de diffusion qui se peignent sur la rétine, la vision est encore indistincte, confuse : c'est le cas de l'œil hypermétrope. Képler distingua très-bien ces diverses anomalies du système réfringent de l'œil ; bien plus, il en découvrit le traitement rationnel : l'emploi des verres concaves et convexes. C'est en effet de Képler que date la théorie des lunettes.

Il était réservé à Descartes de fournir une démonstration expérimentale de la formation des images sur la rétine, vérité que Képler affirmait théoriquement au nom des lois de la physique Sur un œil d'animal récemment tué, sur un œil de bœuf, par exemple, il enleva avec soin une rondelle de la sclérotique et de la choroïde au point où le nerf optique pénètre dans ces membranes. L'œil ainsi préparé fut placé derrière le trou d'une chambre noire, et l'on vit alors très-distinctement, sur la rétine intacte et transparente, se peindre une image réelle et renversée des objets extérieurs.

Ces découvertes successives avaient une portée considérable. Sans doute elles auraient conduit rapidement à une connaissance exacte et complète de l'optique physiologique, si l'expérience curieuse de Mariotte n'était venue tout remettre en question. Une partie du fond de l'œil est complétement insensible aux rayons lumineux : voilà le fait que Mariotte démontra par une expérience très-simple et certainement très-concluante. Marquez deux points à la craie blanche sur un tableau noir. Un œil étant fermé, le gauche, par exemple, fixez avec l'autre le point *gauche*. Si vous rapprochez ou éloignez successivement la tête du tableau, vous arriverez bientôt à donner à votre œil une position telle que le point *droit* n'est plus visible. Or, dans cette position, une ligne droite partant de ce point et passant par le centre optique de l'œil tombe précisément sur la papille du nerf optique. Donc la papille est insensible aux rayons lumineux : c'est une tache aveugle, un *punctum cæcum*. Mais la rétine n'est que l'expansion du nerf optique au-devant de la choroïde ; si les fibres de ce nerf sont insensibles dans la papille, où elles sont réunies en grand nombre en un point limité, elles le seront *à fortiori* dans toutes les parties périphériques de la rétine, où elles sont moins nombreuses et beaucoup plus espacées. Ainsi raisonnait Mariotte avec quelque apparence de raison, et de là un discrédit considérable jeté sur les remarquables travaux de Porta et de Képler.

En réalité, le fait d'observation de Mariotte est exact, mais les conclusions qu'il en tirait sont tout à fait erronées. Pour reu-

verser cette théorie si funeste au progrès de l'optique physiologique, il fallait une étude histologique de la structure des membranes profondes. Le premier, Brücke distingua deux couches dans
la rétine : l'une, interne, renfermant les fibres du nerf optique et les
vaisseaux ; l'autre, externe, dépourvue de vaisseaux, et constituée
par des éléments spéciaux auxquels leur forme a fait donner les
noms de *cônes* et de *bâtonnets*. Depuis, un grand nombre d'histologistes ont étudié la structure de cette membrane, et nous avons vu
(p. 103) les diverses couches qu'ils y ont décrites. Mais Brücke n'en
avait pas moins compris déjà toute l'importance physiologique de sa
découverte. Au point de vue de leur fonction, il y a, dit-il, dans la
rétine deux éléments nerveux tout à fait distincts : l'un, la fibre
nerveuse du nerf optique, est, comme le voulait Mariotte, insensible à l'action directe des rayons lumineux : ce n'est qu'un con-
ducteur ; mais l'autre, le cône ou le bâtonnet, représente l'appareil sensoriel par excellence : c'est dans cette couche externe des
cônes et des bâtonnets que se forme l'image rétinienne ; c'est là
que les vibrations lumineuses de l'éther se transforment et deviennent le point de départ des sensations lumineuses.

Grâce à ces connaissances précises sur la structure de la rétine,
il est facile aujourd'hui de réfuter la théorie de Mariotte. S'il existe
un punctum cæcum, si la papille du nerf optique est insensible
aux rayons lumineux, c'est que cette partie de la rétine est absolument dépourvue de cônes et de bâtonnets, seuls éléments sensibles de cette membrane.

ACCOMMODATION.

I

Les rayons lumineux venant de l'infini et parallèles à l'axe
principal du système dioptrique de l'œil viennent, après avoir
traversé les milieux transparents, se réunir au foyer principal, et
ce foyer répond à l'écran rétinien. Donc, l'image d'un point lumineux placé à l'infini se peindra nettement sur l'appareil sensoriel
et sera nettement perçue. Si la source lumineuse se rapproche de
l'œil, si les rayons viennent d'une distance finie, les conditions
changent : le foyer de ces rayons se fait sur l'axe principal, en arrière du précédent, en arrière de l'écran rétinien. Ce n'est pas
l'image d'un point qui se peint sur la rétine, mais bien un cercle de
diffusion. Si, au lieu d'un point, il s'agit d'un objet lumineux, c'est-

à-dire d'une série de points, tous les cercles de diffusion empiètent
les uns sur les autres, et la vision devient plus indistincte encore.
L'image nette s'éloignera d'autant plus de l'écran rétinien, et le
cercle de diffusion sera d'autant plus grand que l'objet ou le point
lumineux se rapprochera davantage de l'œil.

Pour que l'image reste sur la rétine et que la vision soit distincte, il faudra satisfaire à l'une ou l'autre de ces deux conditions : reporter en arrière sur l'axe principal l'écran rétinien à mesure que la source lumineuse se rapproche de l'œil, ou bien
augmenter le pouvoir réfringent du système dioptrique. Les dimensions du globe oculaire sont fixes ou à peu près ; l'axe antéro-
postérieur est invariable : la première condition ne peut donc être
réalisée. D'autre part, il est certain que la vision reste distincte
pour des positions très-différentes d'un objet observé. Il faut en
conclure que la réfringence du système dioptrique est susceptible
de variations, que le foyer principal peut en être déplacé sur l'axe
principal. Or, cette faculté que possède l'œil de déplacer le foyer
de son système dioptrique, de voir distinctement à des distances
diverses, c'est la *faculté d'accommodation*.

Ce serait une étude sans intérêt pratique que celle des erreurs,
des théories et des hypothèses dont est encombrée l'histoire de
l'accommodation. A Descartes remonte la première idée de la
théorie scientifique généralement acceptée aujourd'hui. Il soup-
çonna même que la modification subie par l'appareil dioptrique
pendant l'accommodation consiste en un changement de courbure
du cristallin ; mais ce n'était là qu'une hypothèse sans démonstration expérimentale. Quelques années plus tard, Thomas Young fit
observer que les opérés de cataracte perdent tout à fait le pouvoir
d'accommodation. C'était prouver indirectement que le cristallin
est l'organe de l'accommodation.

Langenbeck, en 1842, démontra, par une expérience restée
célèbre, que dans la vision de près la courbure de la face antérieure
du cristallin augmente sensiblement. Depuis, l'expérience fut répétée par Crammer, auquel quelques auteurs l'ont attribuée, mais
à tort. Si l'on projette la flamme d'une bougie à travers la pupille,
et qu'on examine l'œil latéralement, on aperçoit très-distinctement
l'image de cette flamme dans le champ pupillaire. Cette image est
produite par la cristalloïde antérieure agissant à la manière d'un
véritable miroir convexe. Or, c'est une loi d'optique que les miroirs
convexes donnent des images petites, virtuelles et droites des objets,
et d'autant plus petites que la courbure du miroir est plus prononcée. On choisit un sujet dont les pupilles sont naturellement dila-

tées et permettent une observation facile des images cristalliniennes. L'œil observé fixe d'abord une source lumineuse, la flamme
d'une bougie placée à 20 pieds de distance : l'observateur domine
latéralement le champ pupillaire avec une loupe ; il y découvre
l'image fournie par la cristalloïde antérieure, image dont il apprécie les dimensions. La bougie est rapprochée, l'œil du sujet observé
fixant toujours la flamme ; on constate alors que l'image que donne
la cristalloïde antérieure est plus petite que précédemment, preuve
évidente que le miroir convexe représenté par la cristalloïde antérieure est devenu plus convexe et que la courbure du cristallin s'est
sensiblement augmentée.

Avec l'ophthalmomètre, appareil dont les résultats sont à la fois
très-exacts et très-délicats, Helmholtz a pu déterminer les rayons
des courbures de la cornée et du cristallin. Si l'on mesure le
rayon de courbure de la face antérieure du cristallin dans la vision
distincte à des distances diverses, on constate qu'il diminue dans
la vision de près.

Le fait du changement de courbure du cristallin pendant l'accommodation est désormais acquis, incontestable. Mais comment,
par quel mécanisme se produit cette modification ? La théorie la
plus satisfaisante, et d'ailleurs généralement acceptée, est celle
d'Helmholtz ; elle découle des recherches de Brücke, Bowman, Arlt
et Müller sur la structure de la zone ciliaire.

Les anciens anatomistes ne voyaient dans cette zone ciliaire
qu'un appareil ligamenteux ; Brücke y découvrit des fibres musculaires lisses ; il montra que ces fibres s'associent en faisceaux parallèles à l'axe antéro-postérieur ; ceux-ci, intermédiaires à la choroïde et à la sclérotique dans le voisinage des procès ciliaires,
s'amincissent en arrière et finissent par se perdre insensiblement
dans le stroma choroïdien. L'ensemble de ces faisceaux représente
un véritable muscle aplati, étalé en membrane : c'est le muscle
de Brücke.

Depuis, Arlt et Müller ont découvert de nouveaux faisceaux musculaires dans la partie la plus interne de la zone ciliaire. Ces faisceaux ont une direction précisément inverse de celle des faisceaux
de Brücke : ils sont perpendiculaires à l'axe antéro-postérieur et
représentent un muscle annulaire, une sorte de sphincter : c'est là
le muscle de Müller. Si le cristallin est bien l'organe de l'accommodation, ce muscle ciliaire avec ses deux portions distinctes constitue l'agent actif de cette importante fonction.

Lorsque les faisceaux de Brücke se contractent, cette contraction
détermine une tension plus ou moins marquée des parties posté-

rieures de la choroïde et un relâchement des parties antérieures, surtout de la zonule. A l'état de repos, par exemple lorsque l'appareil dioptrique est adapté pour la vision à l'infini, la zonule est tendue ; cette tension se communique aux deux cristalloïdes an-

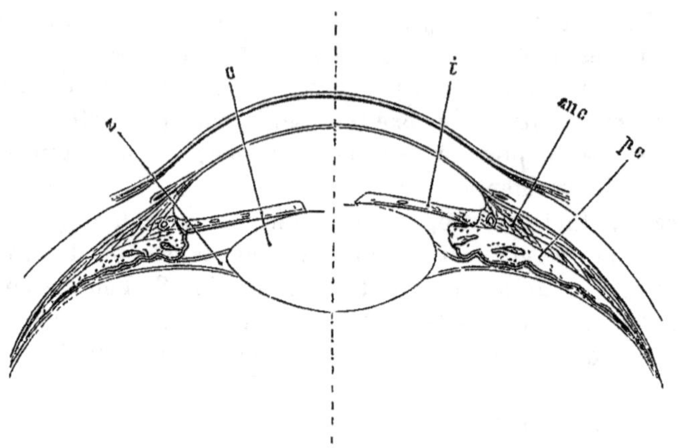

Fig. 37. Changements de courbure du cristallin pendant l'accommodation. Dans la moitié droite de la figure, le cristallin a augmenté de courbure sous l'influence de la contraction du muscle ciliaire. Dans la moitié gauche, il est représenté l'accommodation étant en repos. *mc.* muscle ciliaire ; *pc*, procès ciliaires ; *i*, iris ; *c*, cristallin ; *z*, zonule de Zinn.

térieure et postérieure, membranes enveloppantes du cristallin, auxquelles s'insère et adhère très-intimement la zonule : il en résulte une tendance des deux cristalloïdes à se rapprocher, par conséquent un aplatissement du cristallin suivant l'axe antéro-postérieur. Dès que la zonule est relâchée, la pression des deux cristalloïdes cesse, le cristallin est abandonné à son *élasticité propre*, d'autant plus complétement que le relâchement de la zonule est plus marqué ; il tend à prendre ainsi une forme de plus en plus sphérique ; et la courbure de ses faces, notamment celle de la face antérieure, s'accentue davantage. Dans cet état la lentille est plus convergente et les rayons divergents qui la traversent sont suffisamment réfractés pour former leur foyer sur l'écran rétinien immobile : l'œil s'est accommodé pour la vision de près.

Telle est, dans toute sa simplicité, la théorie d'Helmholtz. Elle s'appuie sur l'élasticité propre du tissu cristallinien, propriété dont nous avons aujourd'hui des preuves bien convaincantes. Il y a longtemps que les anatomistes ont constaté ce fait : le cristallin est plus convexe sur le cadavre que sur le vivant. D'autre part, l'expérience de Hensen et Wolkers démontre nettement l'existence des contractions d'un muscle intrinsèque dans l'œil. On plante de fines aiguilles dans la sclérotique d'un animal dont on électrise les nerfs ciliaires; l'aiguille exécute un petit mouvement, preuve manifeste de la contraction du muscle ciliaire, tenseur de la choroïde. Le phénomène connu sous le nom de *phosphène de Czermak* dépose dans le même sens : si l'on fixe pendant un certain temps un objet rapproché, et que brusquement on relâche l'accommodation, on éprouve une sensation lumineuse plus ou moins vive, une sorte d'éblouissement. Ce fait ne peut s'expliquer que par le tiraillement brusque des parties postérieures de la rétine au moment des contractions du muscle ciliaire.

II

Le docteur Hjort, de Christiania, ayant eu récemment (1) l'occasion d'observer un malade atteint d'iridérémie traumatique, s'est livré à quelques expériences dans le but d'étudier le rôle des procès ciliaires dans l'acte de l'accommodation. Avant d'indiquer les résultats nouveaux obtenus dans ses recherches, cet ophthalmologiste rappelle en quelques mots les opinions diverses, souvent contradictoires, émises sur le même sujet par ses devanciers.

Dans un cas analogue, chez un individu atteint d'iridérémie traumatique, de Græfe avait constaté que pendant l'accommodation les procès ciliaires ne viennent pas se mettre en contact avec le bord équatorial du cristallin, et, quel qu'ait été le soin apporté à cet examen, il n'observa aucun changement dans leur forme et leur situation.

Dans un travail sur la même question, le docteur Becker avait établi, par des recherches sur des yeux d'albinos :

1° Que les procès ciliaires présentent des changements de volume en rapport avec les changements de diamètre de la pupille. Quand celle-ci se dilate, pendant le repos de l'accommodation, ils s'avancent vers l'axe optique; ils subissent au contraire un mouvement de retrait vers le corps ciliaire quand elle se rétrécit et que le muscle ciliaire se contracte;

2° Que les procès ciliaires ne touchent jamais le bord du cristallin ;

3° Que pendant l'effort d'accommodation ou sous l'influence de la calabarine, le bord équatorial du cristallin s'élargit; qu'il s'a-

(1) *Klinische Monatsblätter für Augenheilkunde*, t XIV, p. 205.

mincit pendant le relâchement de l'accommodation et sous l'influence de l'atropine.

De son côté, Coccius, après une série d'expériences analogues sur des malades opérés d'iridectomie, avait formulé quelques propositions, dont plusieurs, entre autres la suivante, sont en oppotion absolue avec celles de Becker :

« Pendant l'accommodation, les procès ciliaires augmentent de volume et se dirigent en bas et en avant en se rapprochant de l'axe optique. »

Hjort, apportant le plus grand soin dans ses observations, s'est proposé de trouver la raison d'être de ces contradictions. Il examina le bord du cristallin et les procès ciliaires à l'éclairage oblique et par lumière transmise au moyen du miroir de l'ophthalmoscope, et il fit usage d'une *loupe de Brucke*, qui donnait un fort grossissement. Voici les principaux résultats de ces observations.

Pendant l'accommodation pour une distance de 6 à 8 pouces (sans calabarine) :

1° Le bord sombre du cristallin devient manifestement plus large ;

2° Les procès ciliaires se rapprochent de l'axe optique et paraissent se gonfler ;

3° La distance qui sépare la crête des procès ciliaires du bord équatorial du cristallin reste la même.

Ces changements ne se font pas instantanément, mais exigent un certain temps, très-court, il est vrai, pour se produire ; quand la détente de l'accommodation s'opère, c'est progressivement aussi que tout revient en place.

En instillant de la calabarine, on observe les mêmes phénomènes, mais ils sont alors beaucoup plus nets et beaucoup plus accusés. Les procès ciliaires deviennent tellement proéminents qu'on aperçoit la base des sillons qui séparent leurs crêtes ; le bord du cristallin est aussi manifestement plus large, mais la distance qui le sépare des procès ciliaires reste toujours la même.

Vient-on au contraire à instiller de l'atropine, de façon à paralyser l'accommodation, les procès ciliaires ne font plus qu'une saillie insignifiante à peine appréciable, malgré l'emploi d'instruments grossissants.

Hjort pense que si de Græfe n'avait observé aucun changement dans les procès ciliaires pendant l'accommodation, c'est parce qu'il n'avait fait usage ni d'un grossissement suffisant ni de la calabarine. Il explique de même les résultats contradictoires de Becker, qui, sans aucun doute, n'avait eu à sa disposition qu'une solution faible ou altérée de calabarine, et qui s'était contenté d'un examen à l'œil nu. Hjort, s'étant placé depuis dans les mêmes conditions d'expérience que Becker, c'est-à-dire ayant opéré sur des albinos, a obtenu des résultats absolument identiques à ceux qu'il avait trouvés avec son malade atteint d'iridérémie. S'appuyant sur ces données nouvelles, Hjort formule ainsi la théorie de l'accommodation :

Au moment de sa contraction, le muscle ciliaire devient plus épais et son pourtour se rapproche de l'axe optique ; les fibres circulaires aussi bien que les longitudinales se déplacent nécessairement dans le même sens ; mais, comme leur point fixe d'insertion est situé en avant et en dehors, il en résulte que les procès ciliaires se trouvent entraînés dans ce mouvement et s'avancent aussi vers l'axe optique ; en même temps ils paraissent subir une légère augmentation de volume. La zonule, attirée aussi en avant et en dedans, se détend, et le cristallin, grâce à son élasticité, change de courbure et devient plus convexe, son bord périphérique s'élargit et diminue d'étendue pendant que son diamètre antéro-postérieur augmente.

Comme la largeur de la zone qui sépare la crête des procès ciliaires du bord équatorial du cristallin reste la même pendant le repos ou l'activité du muscle ciliaire, il faut en conclure que le rapetissement du cristallin correspond précisément à l'augmentation de volume des procès ciliaires.

Le cristallin subissant un changement de forme et non de volume, il en résulte que les milieux qui l'entourent doivent se prêter avec la plus grande facilité à cette transformation, et si pendant l'accommodation la face antérieure devient plus bombée que la postérieure, cela tient à ce que l'humeur aqueuse, plus fluide, se laisse plus facilement déplacer que le corps vitré.

ŒIL SCHÉMATIQUE, ŒIL RÉDUIT.

L'œil constitue un système dioptrique composé de plusieurs surfaces et de plusieurs milieux réfringents, dont le premier est l'air et le dernier le corps vitré. Pour arriver à connaître la marche des rayons lumineux dans ce système, il faut déterminer préalablement certaines *constantes* optiques. Celles-ci diffèrent un peu avec chaque individu, mais Listing et Helmholtz ont calculé leurs valeurs moyennes par un certain nombre de mensurations faites sur des yeux emmétropes possédant une acuïté parfaite.

Ces constantes optiques sont :

1° L'indice de réfraction de la cornée, de l'humeur aqueuse et du corps vitré, 1,3365 ;

2° L'indice de réfraction du cristallin, 1,4371 ;

3° Le rayon de courbure de la cornée, 7^{mm},829 ;

4° Le rayon de courbure de la face antérieure du cristallin, 10 millimètres ;

5° Le rayon de courbure de la face postérieure du cristallin, 6 millimètres ;

6° La position de la face antérieure du cristallin par rapport au sommet de la cornée, 3^{mm},6 ;

7° L'épaisseur du cristallin, 3^{mm},6.

Une fois ces constantes optiques connues, il est facile d'obtenir, au moyen des formules connues, les *points cardinaux* de ce système dioptrique composé et d'arriver, par conséquent, à tracer la marche des rayons lumineux à travers ce système et à construire les images des objets extérieurs. Les points cardinaux d'un tel système se composent, comme l'on sait, des points *principaux*, des points *nodaux* et des foyers *principaux*.

Le *premier foyer principal* est placé de telle sorte que les rayons qui en émanent sortent après leur dernière réfraction parallèles à l'axe principal ; réciproquement, c'est vers ce point que convergent les rayons venus en sens inverse parallèlement à l'axe.

Le *second foyer principal* occupe une position telle que les rayons parallèles à l'axe principal en avant de la première surface réfringente s'y réunissent après leur dernière réfraction. Inversement, les rayons qui en partent deviennent parallèles à leur sortie du côté opposé.

Les deux *points principaux* sont liés par cette relation que le second est précisément l'image du premier, c'est-à-dire que les rayons lumineux partis d'un point lumineux coïncidant avec le premier vont se réunir et former image à l'endroit où se trouve le second.

Quant aux *points nodaux*, les propriétés dont ils jouissent peuvent être ainsi formulées : Tout rayon lumineux qui, avant de rencontrer la première surface réfringente, est dirigé vers le premier point nodal, sort, après avoir traversé tout le système, avec une direction telle qu'il reste parallèle à sa première direction et qu'il semble provenir du second point nodal.

La connaissance des points nodaux est surtout importante pour la construction des images.

Les points cardinaux occupent sur l'axe principal du système des positions respectives liées entre elles par certaines relations.

La distance qui sépare le premier foyer principal du premier point nodal est appelée *deuxième distance focale principale*. La distance qui sépare le second point nodal du second foyer principal est dite *première distance focale principale*. L'écartement des deux points principaux l'un de l'autre est le même que celui des deux points nodaux.

Les deux distances focales principales sont entre elles comme les indices de réfraction du premier et du dernier milieu.

Le premier point principal de l'œil est situé à $1^{mm},7532$ en arrière du sommet de la cornée ;

Le second point principal, à $2^{mm},1101$.

Les deux points principaux sont par conséquent situés dans la chambre antérieure à la distance de $0^{mm},3569$ l'un de l'autre.

Les deux points nodaux dans le système dioptrique de l'œil ne coïncident pas avec les points principaux, parce que le dernier milieu traversé par les rayons lumineux, qui est le corps vitré, n'a pas le même indice de réfraction que le premier, qui est l'air.

Le premier point nodal est situé à $6^{mm},9684$ derrière le sommet de la cornée, et comme la distance qui sépare les deux points nodaux est la même que celle qui sépare les deux points principaux,

$$6^{mm},9684 + 0^{mm},3569 = 7^{mm},3253,$$

représente la distance du second point nodal au sommet de la cornée. La surface postérieure du cristallin étant, comme on l'a vu plus haut, à $7^{mm},2$ de la cornée, nous voyons d'après les chiffres précédents que le premier point nodal est situé dans les couches postérieures du cristallin, tandis que le second point nodal est en arrière de la cristalloïde postérieure et lui est presque contigu.

Les points cardinaux étant ainsi connus et déterminés, le système dioptrique de l'œil est parfaitement déterminé et il est facile de connaître la marche des rayons lumineux et la grandeur des images des objets extérieurs.

La figure 38 représente la position des points cardinaux à un grossissement de 3 diamètres. Le second foyer principal se trouve sur la rétine.

La ligne visuelle G'G'', qui va de l'objet au centre de la macula, ne coïncide pas avec l'axe optique F'F''', qui, du centre de la cornée, se rend au pôle postérieur de l'œil. Ces deux lignes forment entre elles un certain angle qu'on désigne, en ophthalmologie, sous le nom d'*angle α*. L'étendue et la position de cet angle, qui joue un rôle important dans les anomalies de la réfraction et dans le strabisme apparent, sont sujettes à de nombreuses variations. Situé en dedans du côté nasal dans l'œil emmétrope, il est dit alors *positif* et son ouverture est d'environ 4 à 5 degrés. Chez l'hy-

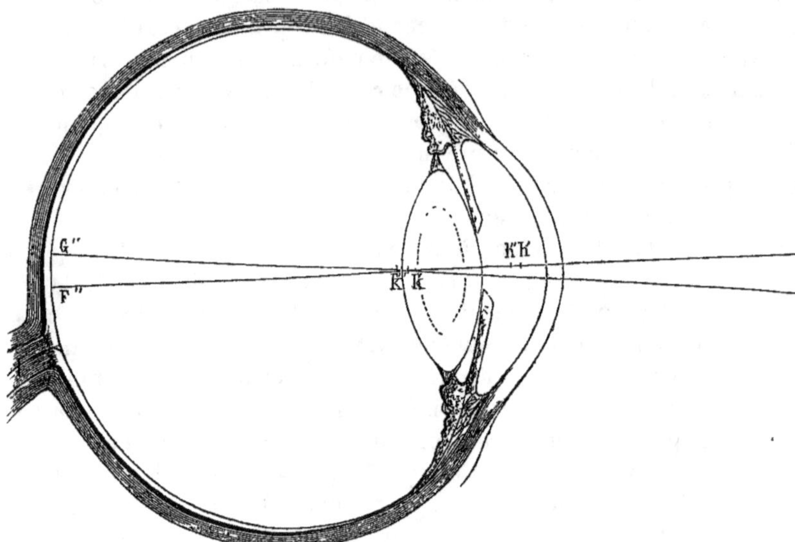

Fig. 38. OEil schématique d'Helmholtz. F'F'', axe optique ; h'h'', points principaux, K'K'', points nodaux ; G'G'', ligne visuelle.

permétrope, il reste positif, mais il devient plus considérable et atteint quelquefois 8 à 9 degrés. Chez le myope, au contraire, il diminue, se réduit à 0 degré, quelquefois même devient négatif, et la ligne visuelle forme alors au dehors de l'axe optique un angle qui peut aller jusqu'à 3 ou 4 degrés.

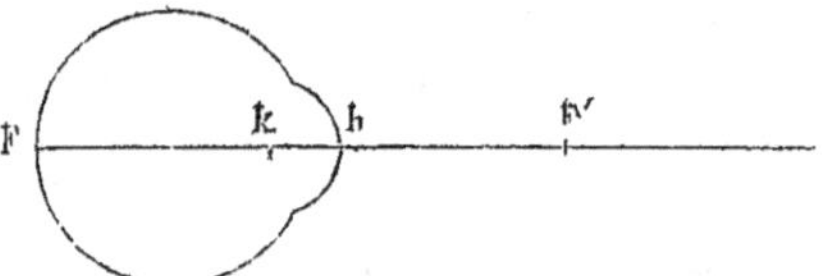

Fig. 39. OEil réduit.

L'œil schématique de Listing et d'Helmholtz a été encore notablement simplifié. On peut sans erreur trop sensible assimiler sa force dioptrique à celle d'une seule surface réfringente, dont le rayon de courbure serait de 5 millimètres et devant laquelle se trouverait de l'air et derrière de l'eau. Les surfaces dioptriques étant ainsi réduites à une seule, les deux points principaux se confondent en un seul ; il en est de même pour les points nodaux. Les deux points principaux coïncident avec le sommet de la surface courbe, les deux points nodaux avec le centre de courbure.

Sur un tel œil, la distance focale antérieure, c'est-à-dire la distance du foyer principal antérieur au sommet de la surface réfringente = 15 millimètres ; la distance focale postérieure, c'est-à-dire la distance du sommet de la surface réfringente au foyer principal postérieur = 20 millimètres ; cette longueur représente aussi celle de l'axe antéro-postérieur. Sur un œil ainsi constitué les rayons parallèles à l'axe viennent se réunir en foyer sur la rétine.

ANOMALIES DE LA RÉFRACTION, DÉFINITIONS.

Nous avons vu que l'œil est comparable à une chambre obscure.

À l'état normal, la disposition de cette chambre obscure est telle que l'écran rétinien se trouve précisément au foyer du système dioptrique. L'œil ainsi construit est dit *emmétrope* (ἐν μέτρον, dans la mesure ; ὤψ, œil). Or, cette adaptation parfaite de la structure de l'œil aux lois de l'optique ne se rencontre pas toujours. Il peut arriver que l'écran rétinien ne se trouve point au foyer du système dioptrique et que les rayons réfractés convergent en *avant* ou *en arrière* de la rétine. Ce sont là deux anomalies de la réfraction qu'on rencontre souvent dans la pratique : la *myopie* et l'*hypermétropie*.

Dans la myopie, la puissance réfringente

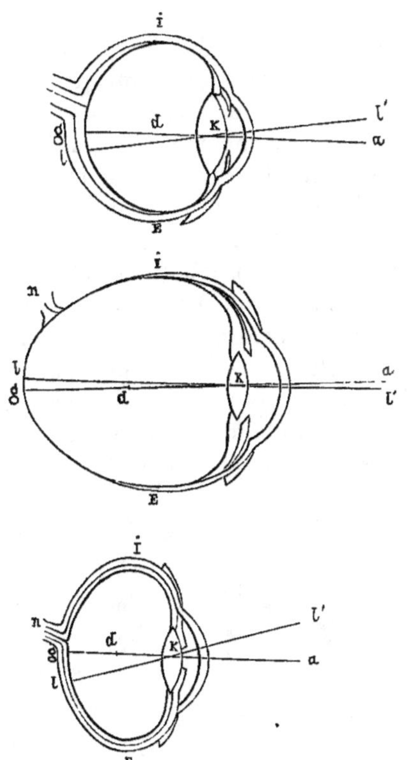

Fig. 40, représentant l'œil emmétrope, l'œil myope et l'œil hypermétrope. — Dans l'œil emmétrope, la ligne visuelle *ak* forme, avec l'axe optique *l'k*, un angle *akl'* (angle *a*) en dedans ou *positif*. — Dans l'œil myope, ce même angle *akl'* peut être situé en dehors de l'axe optique et être *négatif*. — Chez l'hypermétrope, cet angle *akl'* est encore plus grand que chez l'emmétrope, tout en restant *positif*.

de l'œil est trop considérable, ou l'axe antéro-postérieur trop long,
de telle sorte que les rayons lumineux s'entre-croisent trop près
de la cornée ; la mesure est trop courte, aussi Donders avait-il proposé d'appeler cet état *brachymétropie* (βραχύς, court ; μέτρον, mesure ; ὤψ, œil), mais cette dénomination n'a pas prévalu, et ce
vice de réfraction a conservé son ancien nom de myopie (μύειν,
cligner).

Dans l'hypermétropie la puissance réfringente de l'œil est trop
faible ou l'axe antéro-postérieur trop court, les rayons lumineux
se réunissent en foyer trop loin de la cornée. Ce point est au-delà
de la mesure (ὑπέρ, au-delà ; μέτρον, mesure ; ὤψ, œil).

THÉORIE ÉLÉMENTAIRE DES LENTILLES.

Nous avons cru devoir exposer ici la théorie élémentaire des
lentilles. Le système dioptrique complexe de l'œil peut en effet
être assimilé, sans erreur trop sensible, à une lentille biconvexe
d'une force réfringente déterminée. La formation des images des
objets extérieurs sur la rétine peut donc se déduire de la connaissance de la théorie des lentilles. Nous verrons aussi que la connaissance de la marche des rayons lumineux à travers ces corps réfringents est indispensable pour l'étude des anomalies de la réfraction.

Les lentilles sont des corps réfringents limités par des surfaces
sphériques. Malgré les formes diverses qu'elles peuvent affecter,
on les a classées en deux groupes, en raison des effets optiques
qu'elles exercent. Le premier groupe comprend les lentilles qui
ont la propriété de provoquer la convergence des rayons qui les
traversent ; elles ont reçu le nom de *lentilles convergentes*. La

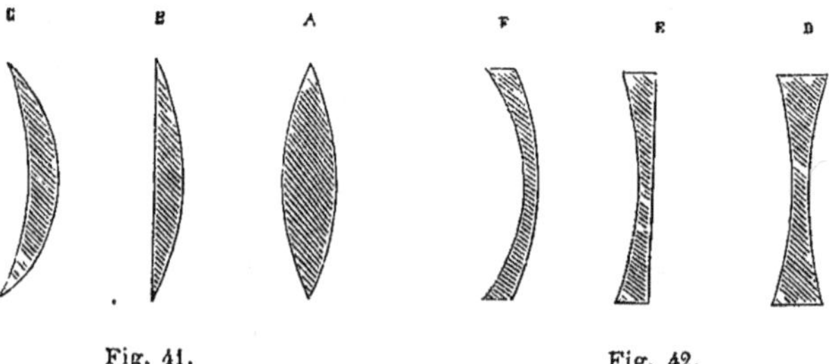

Fig. 41.   Fig. 42.

figure 41 représente les coupes de quelques-unes d'entre elles ; la
lentille de la figure A est biconvexe ; celle de la figure B, plan-
convexe ; la dernière C, qui est concave-convexe, se nomme

ménisque convergent ; elles ont pour caractère commun d'être plus epaisses au centre que sur leurs bords.

Les lentilles du second groupe, au contraire, appelées *divergentes*, augmentent la divergence des rayons qui les traversent ; elles sont plus minces au centre que sur les bords. Dans la figure 42, on voit également des lentilles biconcave, plan-concave, ménisque divergent.

LENTILLES CONVERGENTES.

Propriétés des lentilles convergentes. — Soient C et C' (fig. 43) les centres des surfaces sphériques qui limitent la lentille LL' ; la ligne droite XX' qui passe par ces deux points, et par rapport à laquelle la lentille est évidemment symétrique, est appelée l'*axe principal*. L'expérience et le calcul prouvent que tous les rayons lumineux qui arrivent sur une lentille parallèlement à l'axe principal viennent, après la réfraction, se réunir sensiblement en un même point de cet axe ; ce point, F, est appelé *foyer principal*. Il est évi-

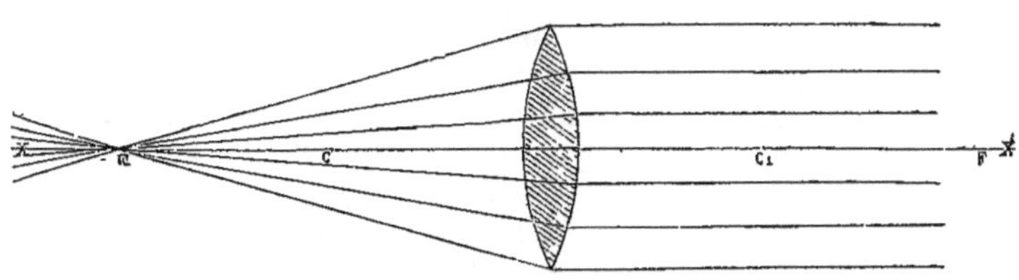

Fig. 43.

dent que si les deux surfaces de courbure de la lentille sont identiques, en la retournant face à face on trouvera un autre foyer principal F', et ces deux foyers F et F' sont situés à égale distance de la lentille.

Des expériences analogues à celles qui servent à déterminer les foyers principaux démontrent également que tous les rayons émer-

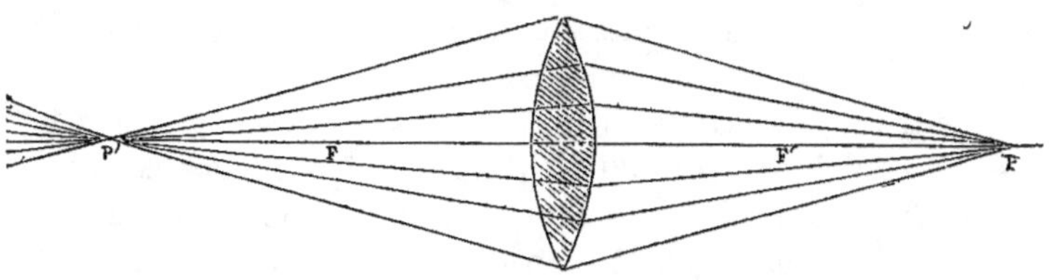

Fig. 44.

gents partis d'un même point P situé sur l'axe principal se rencontrent tous après avoir traversé la lentille en un même point P' situé

sur cet axe et au-delà du foyer principal. Ce second point P' est appelé le *foyer conjugué* du point P. Ces deux points P et P' sont unis
dans un tel rapport l'un à l'autre, que si un point lumineux est
placé en P', les rayons partis de ce point iront, après leur réfraction à travers la lentille, converger en P. La lumière, en effet, suit
toujours dans sa marche rétrograde le chemin par lequel elle était
venue tout d'abord.

Un rayon lumineux qui suit la direction de l'axe principal traverse la lentille sans subir de déviation ; la même chose a lieu
toutes les fois qu'un rayon lumineux trouvera la lentille en passant
par deux éléments de sa surface M et M' parallèles entre eux. Si
l'épaisseur de la lentille n'est pas très-considérable, les rayons IM'
et MR peuvent être considérés comme situés sur le prolongement
l'un de l'autre ; on pourra admettre aussi, sans erreur sensible, que
la direction d'une ligne XX$_1$, très-voisine de IM' et de MR, puisse
être prise pour la route commune suivie par ces deux rayons ;

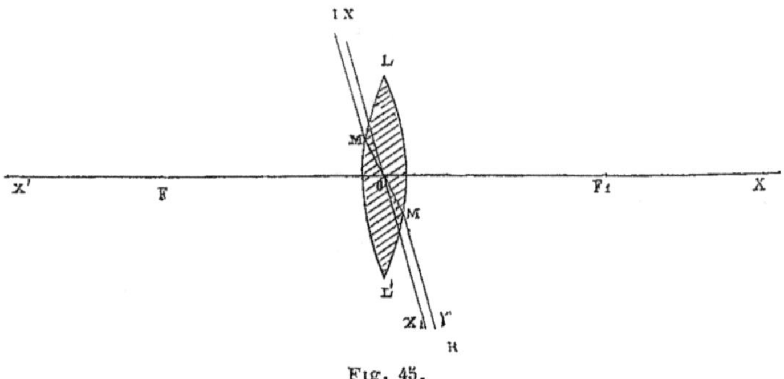

Fig. 45.

cette ligne XX$_1$, s'appelle un *axe secondaire ;* elle passe par le
point O, où le rayon MM' rencontre l'axe principal XX' de la lentille.

On démontre aisément que le point O, qu'on appelle le *centre
optique* de la lentille, est le même pour toutes les droites, telles que
MM', qui joignent les points d'entrée et de sortie des rayons non
déviés.

Ce centre optique O, par lequel passent tous les axes secondaires,
est situé dans l'intérieur de la lentille si elle est biconvexe, et si ses
deux surfaces ont la même courbure, il occupe le milieu de son
épaisseur. Dans une lentille plan-convexe, il est au point de rencontre de l'axe principal et de la surface convexe ; c'est en effet
le seul point où la face convexe soit parallèle à la face plane.

L'expérience donne exactement les mêmes résultats pour les

points situés sur l'axe principal ou sur les axes secondaires. Soit P un point situé sur un axe secondaire POP'; les rayons émanés de P

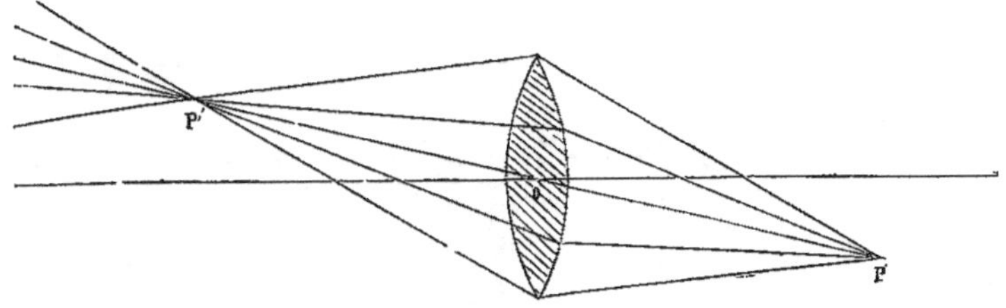

Fig. 46.

viennent tous, après leur réfraction à travers la lentille, se réunir en un même point P'. Si les rayons incidents sont parallèles à cet axe secondaire, ils se réuniront, après leur passage à travers la lentille, en un point qui est un foyer principal. De même que l'axe principal, chaque axe secondaire a deux foyers, tous deux placés à une distance du centre optique sensiblement égale à celle des mêmes foyers sur l'axe principal.

Ceci établi, il est facile à présent de trouver l'image d'un objet placé devant une lentille. Soit la lentille O, dont les deux foyers principaux se trouvent en F et F_1, et soit AB l'objet placé devant cette lentille. Si l'on mène l'axe secondaire AO, tous les rayons émanés de A doivent, après avoir traversé la lentille, converger sur cette ligne, où ils iront former l'image de A. Or, il est un rayon émané aussi du point A et dont la marche est facile à tracer, c'est le rayon AI, parallèle à l'axe principal, qui, après sa sortie de la

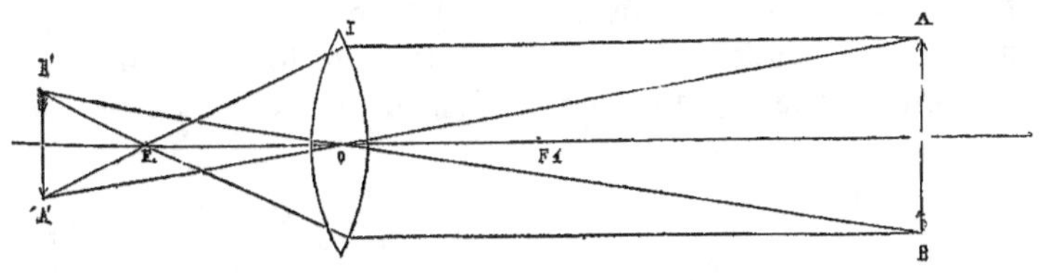

Fig. 47.

lentille, doit passer, comme nous le savons, par le foyer principal F, et qui, continuant sa marche, rencontre l'axe secondaire en A'. Tous les rayons émanés de A iront donc se réunir en A', où sera l'image de A.

De même l'image du point B se formera en B'; on obtiendra de la même façon l'image A'B' des points intermédiaires.

Cette image, ainsi que l'indique la construction, est toujours renversée; sa position et sa grandeur changent, du reste, selon la distance de l'objet à la lentille. Quand l'objet est très-loin, l'image est très-petite et très-près du foyer principal. A mesure que l'objet s'approche, son image grandit, et quand il se trouve au double de

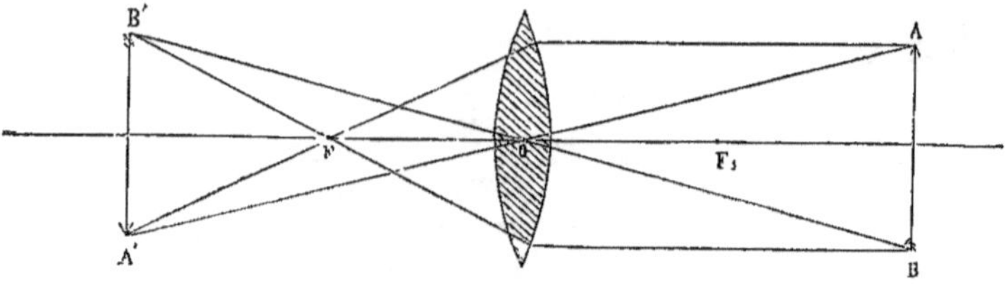

Fig. 48.

la distance focale de la lentille (fig. 48), l'image est à la même distance et sa grandeur est la même que celle de l'objet. L'objet continuant à s'approcher, son image devient de plus en plus grande et s'éloigne de plus en plus, et quand il est très-près du foyer principal (fig. 49), son image est très-grande et très-éloignée ; enfin, quand il arrive en F_1, les divers points de l'objet peuvent être considérés comme coïncidant avec les foyers de l'axe principal et des

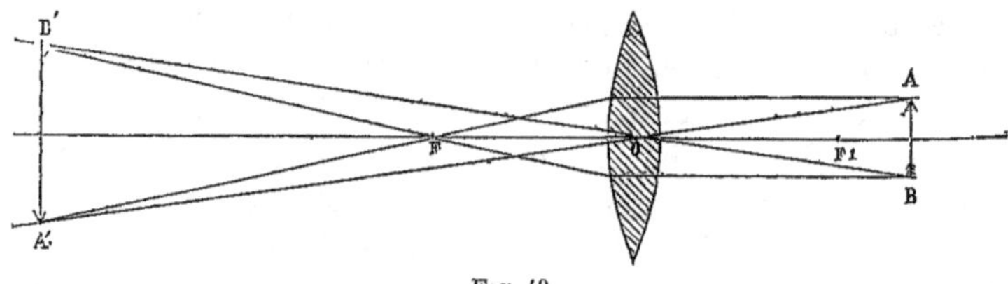

Fig. 49.

axes secondaires ; les rayons lumineux émanés de ces divers points sortent de la lentille à l'état de parallélisme et ne se rencontrent qu'à l'infini ; l'image de l'objet peut être considérée comme étant infiniment grande et infiniment éloignée.

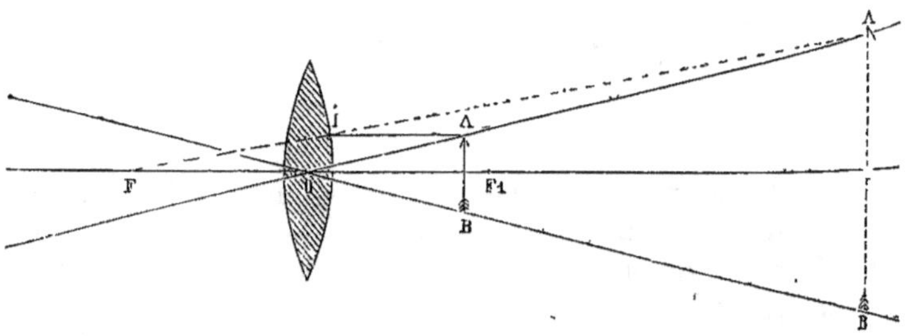

Fig. 50.

Supposons à présent que l'objet dépasse le foyer principal F_1 et qu'il soit placé entre F et la lentille ; ici le rayon IF ne rencontre pas AX (voy. fig. 50), car dans le trapèze AIFO la distance A,I étant plus petite que F_1O, est aussi plus petite que FO, égale à la précédente ; par conséquent, les deux lignes AO, IF ne se rencontreront que sur leurs prolongements en A' ; mais, pour l'œil placé en X, tout se passera comme si les rayons émergents émanaient de A', de telle sorte qu'on verra en A'B' une *image droite virtuelle et agrandie* de AB. Dans ces conditions, la lentille agit comme *loupe*.

Une formule générale, déduite de considérations mathématiques fort élémentaires, donne la relation qui existe entre l'objet et son image.

Considérons, en effet, la figure 47 ; les deux triangles semblables AIA', oFA' donnent l'égalité $\dfrac{AA'}{AI} = \dfrac{oA'}{oF}$; mais AI peut être regardé sans erreur sensible comme approximativement égal à Ao, car l'axe secondaire AoA' est peu incliné, par rapport à l'axe principal AI ; il peut donc être considéré comme égal à la distance p de l'objet à la lentille. Les mêmes raisons nous autorisent à admettre sans erreur sensible que $oA' = p'$, distance de l'image à la lentille. Si on pose enfin l'égalité $oF = f$, l'égalité précédente devient $\dfrac{p+p'}{p} = \dfrac{p'}{f}$; divisant les deux nombres de l'égalité par p', on a $\dfrac{p+p'}{pp'} = \dfrac{1}{f}$, et finalement $\dfrac{1}{p'} + \dfrac{1}{p} = \dfrac{1}{f}$.

Telle est la formule qui exprime nettement la relation entre la distance de l'objet et celle de son image au centre optique de la lentille.

Quant aux relations qui existent entre la grandeur de l'objet et celle de son image, elle est aussi facile à obtenir ; les deux triangles (figure 47) AoB, A'oB' étant semblables, on a l'égalité $\dfrac{A'B'}{AB} = \dfrac{p'}{p}$.

Si on pose A'B', grandeur de l'image $= g'$, et AB, grandeur de l'objet $= g$, on a $\dfrac{g'}{g} = \dfrac{p'}{p}$.

<h2 style="text-align:center">LENTILLES DIVERGENTES.</h2>

Les lentilles divergentes jouissent de la propriété de provoquer un écart des rayons qui tombent sur leur surface ; elles augmentent la divergence de ceux qui sont déjà divergents, elles diminuent la

convergence de ceux qui concourent vers un même point. Elles
sont limitées également par des surfaces sphériques, mais leur
centre est plus mince que leurs bords.

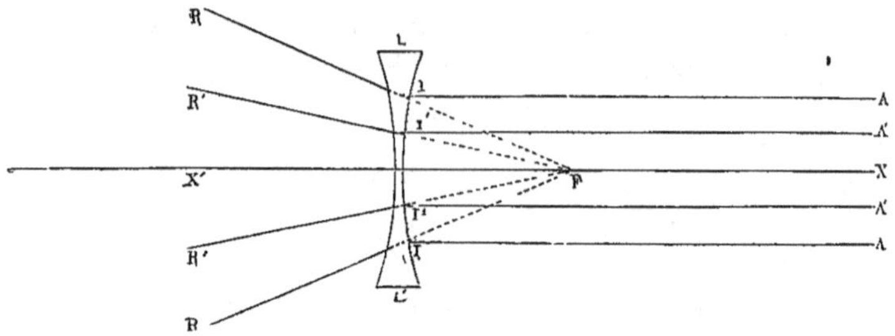

Fig. 51.

De même que pour les lentilles convexes, l'axe principal est la
ligne passant par les centres de courbure. Lorsque des rayons AI,
AI', parallèles à l'axe principal, rencontrent la lentille, ils sont
rendus divergents à leur sortie et ils s'écartent tous, comme s'ils
venaient d'un même point F situé en avant de la lentille. Ce point
est le foyer principal. C'est un *foyer virtuel*, car c'est le point où
concourent non les rayons émergents eux-mêmes, mais leurs *prolongements imaginaires.*

De même les rayons parallèles à tout axe secondaire ont un *foyer
virtuel* placé à la même distance de la lentille que le foyer principal. Lorsqu'un cône de rayons lumineux partant d'un même
point P traverse une lentille divergente, les rayons émergents forment un nouveau cône plus ouvert que le premier, et dont le sommet P' est placé du même côté que ce point lumineux et plus rapproché de la lentille ; le point P' est le *foyer conjugué virtuel* du
point P.

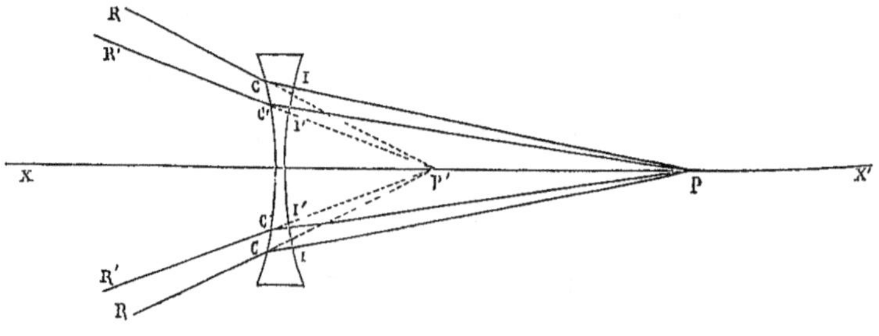

Fig. 52.

Tout ce qui a été dit sur le centre optique et les axes secondaires des lentilles convergentes s'applique également aux lentilles

divergentes, sauf que les foyers principaux, au lieu d'être réels,
sont virtuels. Il est facile, d'après ces données, de construire
l'image d'un objet lumineux.

Soit AB l'objet placé devant la lentille ; l'image du point A doit
se trouver quelque part sur l'axe AoX_1 ; d'autre part, le rayon lu-

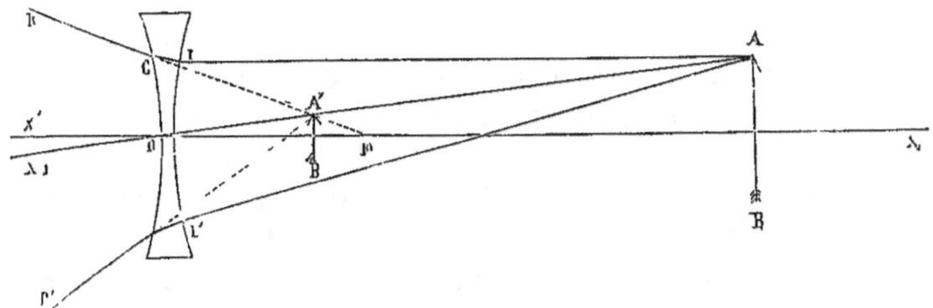

Fig. 53.

mineux AI, parallèle à l'axe, émerge de la lentille suivant FR,
F étant le foyer principal, et son prolongement coupe AX_1 en A' ;
c'est donc en ce point que se formera l'image de A ; on aurait
de même l'image de B'. Cette construction nous montre que
l'image A'B' est droite et plus voisine de la lentille que l'objet AB,
et aussi plus petite.

Les triangles AIA', oFA' étant semblables, on a l'égalité $\dfrac{AA'}{AI} = \dfrac{A'o}{oF}$.

En appelant p la distance de l'objet au centre optique o de la lentille, p' la distance de l'image au même point o, et f la distance
focale oF, et si on admet, de plus, ce qui est à peu près exact, que
$Ao = p$ et $A'o = p'$, l'égalité précédente devient $\dfrac{p - p'}{p} = \dfrac{p'}{f}$, ou
bien, en divisant par p', $\dfrac{p - p'}{p'} = \dfrac{1}{f}$, et finalement $\dfrac{1}{p'} - \dfrac{1}{p} = \dfrac{1}{f}$.

De même que pour les lentilles convergentes, la grandeur de
l'image est donnée par le rapport $\dfrac{A'B'}{AB} = \dfrac{p'}{p}$ ou $\dfrac{g'}{g} = \dfrac{p'}{p}$.

DES LUNETTES.

Nous allons maintenant étudier l'influence exercée par les
lentilles placées au devant de l'œil et agissant comme *lunettes*. On
peut les considérer, ou bien comme destinées à modifier la
direction des rayons lumineux arrivant sur la surface de la cornée,
ou bien comme surajoutées au système dioptrique de l'œil et com-

binées avec celui-ci de façon à le rendre plus fort ou plus faible suivant que leur pouvoir réfringent est positif ou négatif, c'est-à-dire qu'elles sont convexes ou concaves. Képler le premier a compris et expliqué les modifications apportées à la marche des rayons lumineux par l'interposition des lentilles au-devant de l'œil, et c'est à lui par conséquent que nous devons la véritable théorie des lunettes.

Examinons d'abord l'influence exercée par les lentilles convexes. Il est facile de prouver que, grâce à ces verres, un œil dont le système dioptrique ou dont l'accommodation est insuffisante peut arriver néanmoins à distinguer aussi nettement les objets rapprochés que les objets éloignés.

Supposons un œil *emmétrope* ayant son accommodation relâchée, les rayons parallèles se réunissent en foyer sur la rétine. Mais si cet œil veut fixer un point rapproché, les rayons émanés de ce point, étant divergents, n'iront pas se réunir en foyer sur la rétine, mais *au-delà* de cette membrane (voy. fig. 54), de sorte que le point *p* ne sera pas vu nettement, en supposant toujours, bien entendu, que le système dioptrique de l'œil ne se modifie pas et que le muscle ciliaire reste en repos. Mais si nous plaçons au-devant de cet œil une lentille biconvexe dont la distance focale soit égale à la distance qui sépare le point *p* de l'œil, les rayons venant de *p foyer principal de cette*

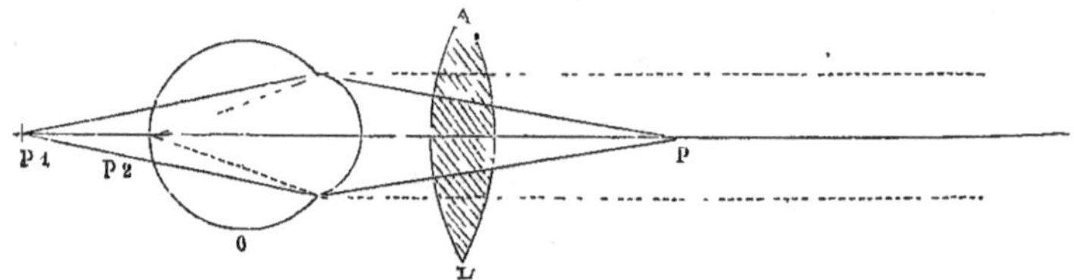

Fig. 54.

lentille deviendront parallèles après l'avoir traversée, et, ayant acquis cette direction, ils iront se réunir en foyer sur la rétine : donc, grâce à l'interposition de ce verre, le point *p* sera vu nettement sans que l'œil ait eu besoin de faire aucun effort d'accommodation.

On peut encore expliquer autrement l'action de la lentille, en la considérant comme faisant partie intégrante de l'appareil dioptrique de l'œil.

Soit *p* un point lumineux dont les rayons émergents, au lieu d'aller converger sur la rétine, vont au delà en p_1, parce que la puissance dioptrique de l'œil est trop faible. Si l'on place devant l'œil la lentille L, dont la force réfringente vient s'ajouter à celle de l'œil,

il est clair que l'image ne se fait plus en p_1, elle se rapproche
de la rétine, et pour une valeur déterminée de L elle se fera sur la
rétine en p_2.

De même les verres concaves permettent à l'œil myope de voir
au loin.

Supposons que la puissance dioptrique d'un œil soit telle qu'il

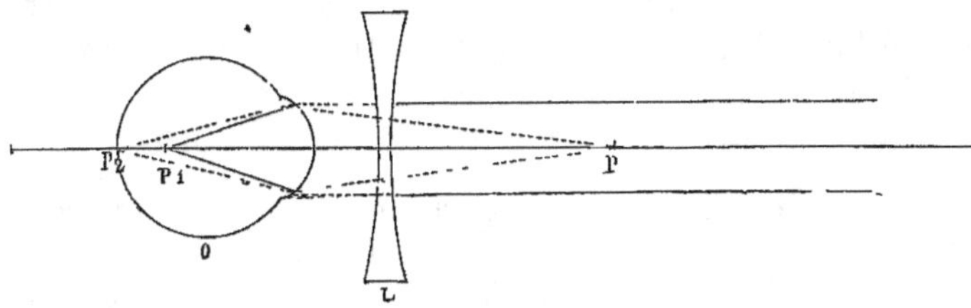

Fig. 55.

ne puisse distinguer que les objets situés à peu de distance, en p par
exemple (fig. 55) ; les rayons venant d'un objet situé à l'infini,
étant parallèles, iront se réunir *en avant* de la rétine et formeront par
conséquent sur cette membrane des cercles de diffusion, et la vision
sera confuse. Mais, si on place au-devant de cet œil une lentille
concave de p pouces de foyer, les rayons parallèles tombant sur
cette lentille sortiront en *divergeant comme s'ils venaient réellement
du point p*, foyer virtuel de la lentille, et dès lors ils iront après réfraction se réunir sur la rétine.

On peut aussi expliquer autrement l'influence exercée sur la
vision par un verre concave placé devant l'œil. Les rayons lumineux émanés d'un point situé à l'infini, au lieu d'aller se peindre sur la rétine, vont se réunir, en raison de l'excès de réfraction de l'œil, en avant de la rétine, en p_1 ; mais l'interposition d'un
verre concave, qui peut être considéré comme faisant partie intégrante du système dioptrique, diminue la force de ce système;
dès lors l'image du point p se recule, et pour une force déterminée du verre concave elle va se former sur la rétine en p_2.

Les lentilles sont d'autant *plus fortes*, c'est-à-dire ont une puissance dioptrique d'autant plus considérable que leur distance
focale (le double du rayon de courbure) est *plus petite;* c'est ce
qu'on exprime en disant que le pouvoir réfringent d'une lentille
est l'inverse de sa distance focale.

Prenons un exemple : une lentille convexe de 4 pouces de
foyer possède un pouvoir réfringent représenté par $\dfrac{1}{4}$; cela veut

dire qu'il est le quart de celui d'une lentille de 1 pouce de foyer, dont la puissance est de $\frac{1}{1}$; d'une façon générale, d étant la longueur de la distance focale d'une lentille, $\frac{1}{d}$ représente son pouvoir réfringent.

Deux lentilles convexes, juxtaposées l'une à l'autre, équivalent à une lentille unique dont le pouvoir réfringent est la *somme* des pouvoirs réfringents des deux autres.

Ainsi, une lentille de 2 pouces de foyer, dont le pouvoir réfringent est par conséquent $\frac{1}{2}$, accolée à une seconde lentille dont le pouvoir est également $\frac{1}{2}$, équivaut à une lentille unique dont le pouvoir réfringent $\frac{1}{2}+\frac{1}{2}=\frac{1}{1}$ et dont la distance focale est de 1 pouce.

Si c'est une lentille concave qui est surajoutée à une lentille convexe, la puissance dioptrique du système est égale à la *différence* des puissances dioptriques des deux lentilles. Si elles sont égales, elles se neutralisent.

Une lentille convexe dont la force réfringente est $\frac{1}{2}$, combinée à une lentille concave dont la force est $\frac{1}{4}$, équivaut à une lentille dont la force est $\frac{1}{2}-\frac{1}{4}=\frac{1}{4}$.

Si c'est la lentille concave qui est la plus forte, le signe négatif conservé devant la différence indique que le pouvoir dioptrique exprimé par ce chiffre s'applique à une lentille concave. Ainsi une lentille convexe $\frac{1}{4}$, ajoutée à une lentille concave $\frac{1}{2}$, correspond à une lentille dont le pouvoir est $\frac{1}{4}-\frac{1}{2}=-\frac{1}{4}$, c'est-à-dire une lentille *concave* de 4 pouces de foyer.

En général, les verres concaves et convexes doivent être montés de telle sorte que leurs centres coïncident avec ceux des ouvertures pupillaires ; pourtant, quand ils sont destinés uniquement à la vision de près, il est bon de les rapprocher afin qu'ils se trouvent en face des lignes visuelles convergentes. Dans certains cas, chez les myopes d'un fort degré atteints d'insuffisance musculaire des droits internes, les verres concaves, devant agir comme prismes, seront *décentrés* en dehors; du reste, nous reviendrons sur ce sujet à propos de la myopie.

Wollaston a recommandé l'emploi des verres *périscopiques*, formés de ménisques biconvexes. Ceux-ci ont un certain avantage, l'aberration de sphéricité y est très-faible et les lignes visuelles peuvent les traverser en dehors du centre sans qu'il en résulte une influence fâcheuse sur la correction qu'ils doivent produire. Mais, en raison de leur poids assez considérable, on ne peut en faire usage que lorsque leur numéro est peu élevé. Franklin a imaginé pour les personnes qui sont obligées de porter des verres différents pour la vue de loin et de près des verres à *double foyer* (verres à la Franklin). La moitié supérieure correspond au numéro nécessaire à la vision de loin, la moitié inférieure à celui qui doit servir à la vision de près. Ces lunettes sont très-utiles aux peintres atteints à la fois d'hypermétropie et de presbytie.

Les verres *cylindriques* sont obtenus en coupant un cylindre par un plan parallèle à son axe. Ces verres jouissent de propriétés remarquables; les rayons lumineux contenus dans les plans *parallèles* à l'axe les traversent sans subir de modifications dans leur marche et leur direction; cela est évident, puisque les sections du verre cylindrique par des plans parallèles à son axe sont des lignes droites. Par contre, si les rayons lumineux sont contenus dans un plan qui coupe le cylindre *perpendiculairement* à son axe, comme la section est alors un arc de cercle, la marche des rayons sera modifiée comme s'ils traversaient des verres sphériques. On comprend très-bien qu'avec ces verres on puisse corriger la courbure défectueuse d'un des méridiens de la cornée sans altérer la puissance réfringente des autres. Il suffira pour cela de placer l'axe du cylindre *perpendiculairement* au méridien anormal et parallèlement à celui qui est normal. Ces verres cylindriques sont employés dans l'*astigmatisme,* vice de réfraction qui consiste précisément dans une inégalité de courbure des méridiens de la cornée.

Les verres sphériques et les verres cylindriques peuvent être associés les uns aux autres; on peut ou bien les juxtaposer par leurs faces planes, s'ils sont plans-sphériques et plans-cylindriques, ou bien prendre un morceau de verre et tailler l'une des faces suivant une courbure sphérique déterminée et l'autre suivant une courbure cylindrique.

Les *prismes* ont la propriété de dévier vers leur base les rayons lumineux qui les traversent; par conséquent, l'image d'un objet vu à travers ces corps réfringents, se trouvant sur le *prolongement* de ces rayons lumineux, paraît déplacée vers le *sommet* du prisme.

Cette propriété des prismes a été utilisée par les ophthalmologistes dans un certain nombre de circonstances, pour combattre par exemple la *diplopie* qui survient à la suite de paralysie des muscles de l'œil. Lorsque la ligne visuelle de l'un des deux yeux est dirigée comme il convient et que l'autre, au contraire, s'écarte de l'objet fixé, l'image rétinienne de ce côté ne se fait plus sur la macula, d'où apparition de la diplopie; mais, au moyen d'un prisme convenablement disposé, on peut ramener l'image de cet œil sur la macula, bien que la ligne visuelle conserve une position vicieuse.

Nous verrons plus loin que les verres prismatiques sont aussi employés dans les forts degrés de myopie pour combattre *l'insuffisance des muscles droits internes.*

Dans la pratique, l'emploi des verres prismatiques se trouve nécessairement limité. On ne peut guère faire usage de ceux dont l'angle dièdre dépasse 4 à 5 degrés. Au delà de ce chiffre, la lumière qui les traverse est décomposée et les contours des objets apparaissent irisés ; en outre, en raison de leur poids ils deviennent par trop gênants.

Les lunettes *sténopéiques* introduites par Donders en ophthalmologie consistent en des disques opaques percés d'ouvertures plus ou moins petites ou de fentes plus ou moins étroites. Elles sont fort utiles pour le diagnostic des anomalies irrégulières de la réfraction, car, placées au-devant de l'œil et ne laissant pénétrer les rayons qu'à travers une très-faible ouverture, elles annihilent l'influence fâcheuse exercée sur la vision par les surfaces réfringentes défectueuses. C'est ainsi que dans les leucomes, les staphylomes, les cataractes commençantes, les luxations incomplètes du cristallin, elles augmentent sensiblement l'acuïté visuelle. Malheureusement, dans la pratique, leur emploi est fort restreint, au moins pour la vue de loin, car elles produisent un tel rétrécissement du champ visuel que l'orientation devient difficile. Mais, combinées à des verres convexes, elles diminuent la grandeur des cercles de diffusion et peuvent être très-utiles pour la lecture.

L'usage des lunettes dites *conserves* est très-répandu dans le public. Ce sont simplement des verres plans légèrement teintés, servant à protéger les yeux contre l'action d'une trop vive lumière, mais n'ayant aucune action sur la marche des rayons lumineux.

Les conserves n'offrent par conséquent aucun avantage quand

il s'agit de remédier à une anomalie de l'accommodation et de la réfraction. Elles n'ont leur raison d'être que lorsqu'il existe une hyperesthésie rétinienne essentielle ou symptomatique d'un état pathologique de l'œil, et même, en pareil cas, l'on doit éviter de s'y habituer, sans quoi à la longue on ne peut plus s'en passer et la rétine devient incapable de supporter la lumière blanche, qui est pourtant son stimulant normal.

Les conserves, au lieu d'avoir des verres *plans*, qui ne protégent l'œil que de la lumière arrivant de face et laissent pénétrer celle qui vient de côté, auront des verres *bombés* sans foyer, en forme de verres de montre. Comme teinte, on doit choisir de préférence le noir de fumée ou le bleu, dont la nuance sera proportionnée à l'intensité de la photophobie.

AMPLITUDE D'ACCOMMODATION.

AMPLITUDE ABSOLUE DE L'ACCOMMODATION.

Dans l'œil emmétrope à l'état de repos, le point le plus éloigné de la vision distincte (*punctum remotum*) se trouve à l'infini, puisque les rayons parallèles venant de l'infini vont se réunir en foyer sur la rétine ; mais, à mesure que l'objet fixé se rapproche, la force d'accommodation entre en jeu, et il arrive un moment où cette force atteint sa limite, et dès lors la vision devient confuse. Le point p, le plus rapproché de la vision distincte (*punctum proximum*), se trouve, dans le jeune âge et chez l'emmétrope, à 3 pouces et demi ou 4 pouces environ au-devant de l'œil.

La distance qui sépare le point r, punctum remotum, du point p, punctum proximum, représente le *parcours* de l'accommodation. Cela veut dire que dans toute cette étendue l'œil jouit de la faculté de distinguer nettement les objets. Le parcours de l'accommodation varie avec la puissance du muscle ciliaire, la souplesse du cristallin et la conformation du globe oculaire. La distance qui sépare le punctum remotum, r, du centre optique de l'œil est désignée habituellement par la lettre R ; celle qui sépare le punctum proximum du centre optique est représentée par P.

Supposons que l'œil soit accommodé d'abord pour le point r, le plus éloigné de la vision distincte, et que, grâce à des efforts successifs de l'accommodation, il arrive ensuite à voir nettement le point p. Pour atteindre ce but, le cristallin a nécessairement changé de courbure ; sa force dioptrique a augmenté d'une certaine quantité, qui, mesurée par une lentille dont la puissance réfringente $= \frac{1}{A}$, représente *l'amplitude de l'accommodation.*

La puissance réfringente de cette lentille, $\frac{1}{A}$, nous est donnée par la formule $\frac{1}{A} = \frac{1}{P} - \frac{1}{R}$, dans laquelle P et R représentent les distances du punctum proximum et du punctum remotissimum.

Chez l'*emmétrope*, le point le plus éloigné de la vision distincte étant à l'infini, la formule précédente devient $\frac{1}{A} = \frac{1}{P} - \frac{1}{\infty} = \frac{1}{P}$.

Elle est alors facile à démontrer.

Supposons, en effet, qu'un œil emmétrope, ayant d'abord son accommodation relâchée, c'est-à-dire étant accommodé pour l'infini, arrive à distinguer nettement, avec le maximum d'effort d'accommodation, à la distance de 4 pouces. Ici, $R = \infty$, $P = 4$ pouces. $\frac{1}{A} = \frac{1}{P} = \frac{1}{4}$, c'est-à-dire que l'augmentation de courbure du cristallin, pour passer du punctum remotum au punctum proximum, correspondra à une lentille d'une puissance dioptrique $\frac{1}{4}$, ayant par conséquent 4 pouces de foyer. Or, si l'œil était resté en repos, accommodé pour l'infini, pour que la vision du point *p* fût devenue distincte, il eût fallu placer au-devant de l'œil une lentille convexe de P pouces de foyer, de 4 pouces dans notre exemple. En effet, les rayons émanés de *p*, foyer principal de cette lentille, en sortent à l'état de parallélisme et viennent dès lors converger sur la rétine. Donc, dans les deux cas, soit que l'œil fasse un effort d'accommodation pour voir le point *p*, soit qu'il reste en repos, mais qu'on lui surajoute une lentille de P pouces de foyer, la puissance réfringente est la même ; $\frac{1}{A}$ est donc bien égal à $\frac{1}{P}$.

Chez l'*hypermétrope*, le point le plus éloigné de la vision distincte n'est plus à l'infini, car les rayons parallèles ne se réunissent pas sur la rétine, mais *au delà*. Pour que les rayons qui tombent sur la surface de la cornée se réunissent après réfraction sur l'écran rétinien, il faut qu'ils aient déjà *une certaine convergence*, convergence d'autant plus grande que le degré de l'hypermétropie est plus élevé ; le point *p*, correspondant au punctum remotum, se trouve alors *en arrière* du centre optique ; s'il est, par exemple, à 10 pouces, cela veut dire que les rayons incidents doivent, pour se réunir après réfraction sur la rétine, avoir au préalable une convergence telle, que, prolongés, ils iraient rencontrer l'axe optique à 10 pouces en arrière du centre optique. La distance R, qui sépare le punctum remotum, r, du centre optique, o, est alors *négative*, et dans la formule $\frac{1}{A} = \frac{1}{P} - \frac{1}{R}$, il faudra tenir compte de ce signe. Ainsi, prenons un exemple.

Supposons un hypermétrope dont le punctum remotum soit à 12 pouces en arrière du centre optique, et dont le punctum proximum correspondant à l'effort plus considérable de l'accommodation soit à 6 pouces.

La formule

$$\frac{1}{A} = \frac{1}{P} - \frac{1}{R} \text{ devient } \frac{1}{A} = \frac{1}{6} - \left(-\frac{1}{12}\right) \text{ ou bien } \frac{1}{A} = \frac{1}{6} + \frac{1}{12} = \frac{3}{12} = \frac{1}{4}.$$

Ce changement de signe de $\frac{1}{R}$ dans la formule qui donne l'amplitude de l'accommodation chez l'hypermétrope se comprend et se justifie aisément. Celui-ci, en effet, avant d'être dans les mêmes conditions que l'emmétrope, c'est-à-dire de voir distinctement à l'infini, est déjà obligé de faire un effort d'accommodation représenté par $\frac{1}{R}$; car précisément une lentille de R pouces de foyer placée devant l'œil donne aux rayons parallèles une convergence telle, qu'ils vont se réunir à R pouces *au-delà* de la lentille. Puis, pour passer de l'accommodation des rayons parallèles à l'accommodation pour le point p, l'hypermétrope est obligé de faire un nouvel effort représenté par $\frac{1}{P}$. Il est évident que ces deux efforts doivent être ajoutés l'un à l'autre pour représenter l'amplitude totale de l'accommodation, $\frac{1}{A} = \frac{1}{P} - \left(\frac{1}{-R}\right) = \frac{1}{P} + \frac{1}{R}.$

Chez le *myope*, R, le point le plus éloigné de la vision distincte, n'est plus à l'infini, mais à une distance R déterminée, située *au-devant* de l'œil. R a alors une valeur positive dans la formule $\frac{1}{A} = \frac{1}{P} - \frac{1}{R}$. Supposons que chez un myope le punctum remotum, r, soit à 4 pouces, et le punctum proximum, p, à 2 pouces ; l'amplitude d'accommodation $\frac{1}{A} = \frac{1}{2} - \frac{1}{4} = \frac{1}{2}.$

Remarquons la différence qui existe entre le *parcours* et l'*amplitude* d'accommodation. Le parcours de l'accommodation représente une distance qui n'a aucun rapport avec l'amplitude, qui représente une puissance réfringente. Ainsi, chez l'emmétrope dont le punctum remotum est à l'infini et le punctum proximum à 4 pouces, le parcours de l'accommodation, c'est-à-dire la distance qui sépare ces deux points, est infinie, tandis que l'amplitude d'accommodation, $\frac{1}{A} = \frac{1}{4} - \frac{1}{8} = \frac{1}{4}$, est représentée par une lentille de 4 pouces de foyer.

AMPLITUDE BINOCULAIRE DE L'ACCOMMODATION.

Supposons que les lignes visuelles des deux yeux convergent vers un point p_2 situé à 4 pouces sur la ligne médiane. Ce point est vu nettement à la condition que la puissance dioptrique des deux yeux soit assez forte pour que les rayons émanés de ce point aillent se réunir sur la rétine. Mais à 4 pouces la limite de convergence des axes optiques n'est pas encore atteinte ; ceux-ci, grâce à une conraction énergique des droits internes, arrivent à s'entre-croiser en x, point plus rapproché, et situé, par exemple, à 3 pouces de l'œil ; mais, comme à une si courte distance la courbure du cristallin ne peut plus augmenter en proportion de la convergence, la vision binoculaire pour ce point est confuse. Le point le plus rapproché de la vision distincte *binoculaire* ne correspond donc pas au maximum de convergence, ni au point le plus rapproché de la vision *monoculaire* ; l'amplitude d'accommodation binoculaire, étant représentée par $\frac{1}{A_2}$, est donnée par la formule $\frac{1}{A_2} = \frac{1}{P_2} - \frac{1}{R_2}$, dans laquelle P_2 et R_2 représentent les distances des punctums proximum et remotum, vus *binoculairement*, au centre optique de l'œil.

AMPLITUDE RELATIVE DE L'ACCOMMODATION.

Quand les deux yeux fonctionnent *simultanément*, l'accommodation se comporte autrement que dans la vision avec un seul œil. Porterfield (1) et Jean Muller (2) ont établi cette loi fondamentale qu'il existe une *relation fonctionnelle* entre *les contractions du muscle*

(1) *A Treatise on the Eye*, t. I, p. 410, Edimbourg, 1759.
(2) *Vergleichende Physiologie des Gesichtssines*, 1826, p. 216.

ciliaire et celles des muscles droits internes, en d'autres termes, qu'à un effort défini de l'accommodation correspond une convergence déterminée des axes optiques, et réciproquement. Quand les lignes visuelles sont parallèles, le muscle ciliaire se trouve en repos ainsi que les muscles droits internes; mais, dès que nous commençons à fixer un objet rapproché, malgré nous, sans que nous en ayons conscience, le muscle ciliaire se contracte de telle sorte que l'accommodation s'effectue précisément pour le point où s'entre-croisent les axes optiques. Néanmoins ces deux forces, convergence et accommodation, bien que liées l'une à l'autre dans une certaine mesure, ne sont pas en corrélation absolue, c'est-à-dire que si par exemple les axes optiques convergent vers un objet situé à 12 pouces, la vision peut être nette. bien que l'effort de l'accommodation se fasse pour une distance un peu plus ou un peu moins grande que 12 pouces.

Wolkmann (1) et Donders ont démontré ce fait d'une façon fort simple en plaçant au-devant des yeux *maintenus* en convergence vers un point rapproché de faibles verres convexes ou concaves. Dans ces conditions la vision reste nette ; or, dans le premier cas, l'accommodation se relâche par le fait de l'interposition du verre convexe ; dans le second, au contraire, la présence du verre concave exige un effort plus considérable. Inversement, quand les yeux font un effort d'accommodation déterminée pour apercevoir un objet situé à une certaine distance, les axes optiques peuvent se déplacer légèrement en avant ou en arrière du point de fixation sans que la vision devienne confuse.. En effet, si on interpose pendant la fixation des prismes d'un faible degré à base externe ou interne, le point lumineux est dévié vers le sommet du prisme ; il se rapproche, dans le premier cas, il s'écarte dans le second, l'effort d'accommodation restant le même, et pourtant il ne cesse pas pour cela d'être vu nettement.

Pour une convergence donnée, l'accommodation peut donc varier dans de certaines limites, augmenter ou diminuer sans que la vision se trouble. A une convergence donnée correspond donc une certaine amplitude d'accommodation, qui reçoit le nom d'*amplitude relative d'accommodation.*

En représentant par $\dfrac{1}{A_1}$ l'amplitude relative de l'accommodation,

elle est donnée par la formule $\dfrac{1}{A_1} = \dfrac{1}{P_1} - \dfrac{1}{R_1}$.

(1) *Neue Beiträge zur Physiologie des Gesichtsinnes.* 1836, p. 148.

Dans cette formule, P_1 et R_1 représentent les distances pour lesquelles les yeux possèdent la faculté de voir distinctement tout en restant accommodés pour un point intermédiaire entre P_1 et R_1.

L'amplitude relative de l'accommodation $\dfrac{1}{A_1}$ comprend deux parties distinctes, l'une *positive*, l'autre *négative*.

La partie négative de l'amplitude relative d'accommodation est celle qui a été déjà utilisée pour arriver à fixer un point déterminé ; elle est mesurée par les verres *convexes* les plus forts qui permettent de voir encore nettement à cette même distance. Ces verres convexes, en effet, équivalent à l'augmentation de courbure que le cristallin avait subie pendant l'effort d'accommodation, effort qui devient inutile dès que ces lentilles sont en place.

Quant à la partie positive de l'amplitude relative d'accommodation, elle est donnée par les verres *concaves* les plus forts avec lesquels la vision de l'objet fixé reste encore nette. Pour neutraliser l'effet de ces verres concaves, l'œil est forcé d'user toute l'accommodation dont il peut encore disposer.

Or, fait important à connaître, la vision *binoculaire* ne peut s'effectuer aisément que pour les distances où la partie positive de l'amplitude relative d'accommodation l'emporte sur la négative.

Pour les objets éloignés, la partie positive de l'amplitude relative de l'accommodation est sensiblement supérieure à la partie négative. Aussi la vision binoculaire s'accomplit sans la moindre fatigue ; mais, à mesure que l'objet fixé se rapproche de l'œil, le muscle ciliaire se contractant de plus en plus énergiquement, l'excès de contraction qu'il est en mesure de fournir devient de moins en moins considérable, et la partie positive de l'amplitude de l'accommodation diminue de plus en plus, tandis que la partie négative augmente ; c'est ce qui nous explique pourquoi la vision binoculaire devient de plus en plus pénible ; à un moment donné, elle finit même par être complétement impossible.

DÉTERMINATION DU PUNCTUM REMOTUM ET DU PUNCTUM PROXIMUM.

Pour déterminer l'amplitude d'accommodation, il est nécessaire de connaître le point r le plus éloigné (*punctum remotum*) et le point p le plus rapproché de la vision distincte (*punctum proximum*). Pendant la recherche du point r, les lignes visuelles doivent être parallèles, car c'est dans ces conditions seulement que l'accommodation reste en repos, elle entre en jeu à la moindre convergence des axes optiques; on fera donc fixer un objet, les lettres de l'échelle de Snellen, par exemple, à la distance d'au moins 5 mètres. L'œil sera reconnu emmétrope et le punctum remotum à l'infini, c'est-à-dire que les rayons parallèles à l'axe optique se réuniront en foyer sur la rétine lorsqu'en plaçant de faibles verres convexes ou concaves, l'acuïté visuelle au lieu d'augmenter s'abaissera. Mais, supposons que l'œil soit hypermétrope, les rayons parallèles à l'axe vont se réunir *au-delà* de la rétine, l'axe antéro-postérieur de l'œil étant trop court. Pour qu'ils forment foyer sur la rétine, il faut qu'ils aient une certaine convergence, convergence telle que leurs prolongements aillent couper l'axe optique en un point *r* (*punctum remotum*) situé *en arrière* du centre optique. La position de ce point *r* sera obtenue en plaçant successivement devant l'œil du sujet examiné des verres convexes de plus en plus forts. A un moment donné, quand le foyer de la lentille essayée coïncidera précisément avec *r*, les rayons parallèles à l'axe se réuniront sur la rétine et la vision sera parfaitement distincte. Le point *r* est situé, dans ce cas, en arrière de l'œil, et sa distance au centre optique doit être considérée comme *négative ;* on voit qu'elle correspond à la distance focale du verre convexe qui donne le maximum d'acuïté. Si l'on trouve, par exemple, qu'une lentille convexe n° 40 donne le maximum d'acuïté, cela veut dire que l'œil possède un degré d'hypermétropie tel, que les rayons incidents doivent aller couper l'axe à 40 pouces en arrière de l'œil pour que réfractés ils se réunissent sur la rétine.

Chez le myope, au contraire, le punctum remotum n'est plus à l'infini, il se rapproche de l'œil, les rayons parallèles se réunissent en avant de la rétine, et il faut qu'ils soient divergents pour que leur foyer se forme sur l'écran rétinien. Supposons que le point *r*, situé à une distance finie, égale à *d*, soit le punctum remotum d'un œil myope : si l'on place devant cet œil un verre concave de *d* pouces de foyer, les rayons parallèles venus d'un objet situé *à l'infini* divergeront comme s'ils venaient du foyer principal de cette lentille et se réuniront sur la rétine ; donc le numéro de la lentille concave qui rend la vision nette à distance nous donnera la distance du punctum remotum de l'œil myope.

La détermination du point *p* le plus rapproché de la vision distincte (*punctum proximum*), s'obtient au moyen d'un petit instrument consistant dans un petit châssis contenant des fils fins tendus verticalement. On les approche de l'œil jusqu'à ce que leurs bords perdent leur netteté et qu'ils apparaissent avec un double contour. A ce moment, on mesure la distance qui les sépare de l'œil au moyen d'un ruban métrique et l'on a ainsi la distance du punctum proximum. Les résultats obtenus varient dans une certaine limite et selon que les personnes sont habituées ou non à mettre en jeu ou à relâcher à volonté leur accommodation.

Le punctum proximum peut encore être déterminé avec une approximation suivante au moyen de l'expérience de Scheiner.

Cette expérience consiste à fixer un objet de petite dimension, tel qu'un cheveu ou un point lumineux à travers un écran percé de deux trous rapprochés, et dont l'écartement est *moindre que le diamètre de la pupille*. Comme écran, on peut se servir d'un morceau de carton percé de deux trous avec une épingle.

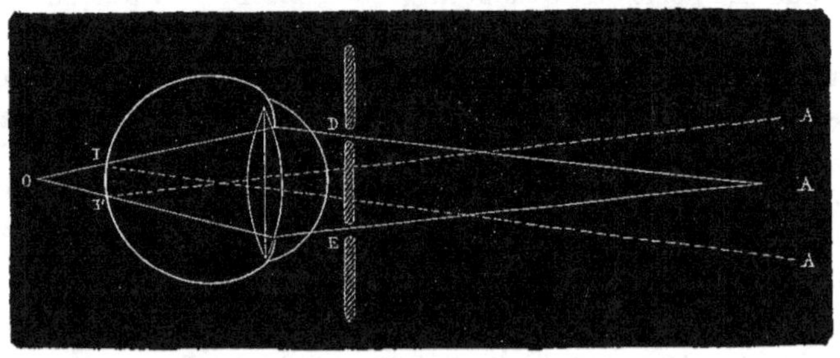

Fig. 56.

L'écran étant placé devant l'œil en expérience, tant que l'objet fixé est situé à une distance pour laquelle l'accommodation est encore possible, il est vu simple ; mais si on le rapproche peu à peu il arrive un moment où il est vu *double ;* or, c'est à ce moment précis que la limite de la vision distincte est franchie. Jetons en effet un coup d'œil sur la figure 56.

Dès que le point lumineux A dépasse la limite pour laquelle l'œil est capable d'accommoder, les rayons lumineux A D, A E, au lieu d'aller se réunir en un même point sur la rétine, vont se joindre au delà en O. Chacun d'eux rencontrera donc isolément la rétine en I, I', et l'objet sera vu double en A', A″, sur le prolongement des lignes I A', I A″, qui passent par le centre optique de l'œil.

Une fois le punctum proximum ainsi déterminé, si l'on éloigne de nouveau le petit objet qui sert à l'expérience, il reparaît simple et si l'œil est emmétrope il restera simple quel que soit son éloignement. Mais s'il s'agit d'un myope chez lequel le punctum remotum se trouve à une distance finie, à partir de ce point, l'objet reculé encore sera vu double. La figure 57 le démontre clairement : les rayons A D, A E, se rejoignant en O, en avant de la rétine, rencontrent cette membrane en deux points I, I'. Mais remarquons

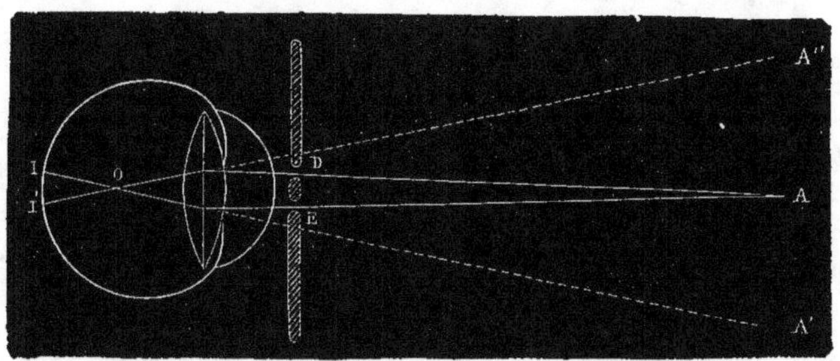

Fig. 57.

qu'ici les positions des images par rapport aux trous de. l'écran sont inverses aux précédentes.

On trouvera plus loin la description d'instruments spéciaux connus sous le nom d'*optomètres*, qui servent également à déterminer le punctum proximum et le punctum remotum.

HYPERMÉTROPIE.

DE L'ŒIL HYPERMÉTROPE. — DIAGNOSTIC DE L'HYPERMÉTROPIE. — VISION DES HYPERMÉTROPES. — ORIGINES ET CAUSES DE L'HYPERMÉTROPIE. — ASTHÉNOPIE ACCOMMODATIVE. — RAPPORT ENTRE LE STRABISME CONVERGENT ET L'HYPERMÉTROPIE. — CHOIX DES VERRES CORRECTEURS. — APHAKIE.

DE L'ŒIL HYPERMÉTROPE.

L'hypermétropie se caractérise ainsi : les rayons lumineux venant de l'infini, au lieu de se réunir, comme dans l'œil emmétrope, sur la rétine, se réunissent *en arrière* de cette membrane. Il est bien entendu que cette définition, comme d'ailleurs les considérations suivantes, s'applique à l'œil *dans un état de repos parfait*, à l'œil dont l'accommodation ne fonctionne pas. Les contractions du muscle ciliaire modifiant la forme et par conséquent la réfringence du cristallin, il faut les annihiler pour apprécier exactement la puissance de réfraction résultant de la structure de l'œil lui-même.

Or, deux modifications anatomiques différentes peuvent rendre l'œil hypermétrope : 1° l'axe antéro-postérieur est *plus court* qu'à l'état normal et la rétine placée par conséquent en avant du foyer principal du système dioptrique ; c'est la cause la plus fréquente de ce vice de réfraction ; 2° le système dioptrique possède une puissance de réfraction moindre qu'à l'état normal.

On conçoit très-bien que l'aplatissement de la cornée, le déplacement en arrière du cristallin, l'absence de cette lentille après l'opération de la cataracte, soient autant de causes capables de diminuer le pouvoir réfringent des milieux transparents et par conséquent de produire une hypermétropie, à laquelle, en raison de son origine, on donne le nom d'*hypermétropie de courbure*. Quant au raccourcissement de l'axe antéro-postérieur, il est très-souvent, congénital, et résulte d'une construction particulière du globe oculaire. Dans ce cas, l'hypermétropie est dite *axile*.

Dans l'œil hypermétrope, des rayons parallèles venus de l'infini tombant sur la cornée, traversent les milieux transparents et vont se réunir au foyer principal, où ils donnent l'image d'un point. Mais comme la rétine se trouve placée entre le système dioptrique de l'œil et le foyer principal, il en résulte évidemment que ce n'est plus un point qui vient se peindre sur cette membrane, mais bien un cercle de diffusion. Supposez qu'un certain nombre de points lumineux placés à l'infini envoient chacun un faisceau de rayons lumineux dans cet œil hypermétrope : autant de points lumineux, autant de cercles de diffusion empiétant plus ou moins les uns sur les autres ; de là mélange d'images différentes, vision confuse, et d'autant plus confuse que les cercles de diffusion seront plus grands, c'est-à-dire que la rétine sera plus éloignée du foyer principal de l'œil ou, ce qui est la même chose, que l'hypermétropie sera plus prononcée.

DES DIFFÉRENTS DEGRÉS D'HYPERMÉTROPIE.

L'hypermétropie se présente à des *degres divers*, qu'il est très-important de pouvoir apprécier exactement dans la pratique. D'après ce qui précède, il est évident que pour un œil hypermétrope la vision nette à l'infini, sans accommodation, est impossible : l'image des objets éloignés sera toujours confuse sur la rétine, puisqu'elle s'y représente par des cercles de diffusion.

Pour obtenir la netteté de la vision, il faut que l'écran soit porté en arrière, au foyer principal, ou bien que le pouvoir réfringent des milieux transparents soit augmenté. La première condition ne saurait être réalisée : la longueur de l'axe antéro-postérieur et par conséquent la position de la rétine sur cet axe restent invariables. La réfringence du système dioptrique peut au contraire subir des modifications importantes : ou, ce qui conduit au même résultat définitif, on peut faire que les rayons, au lieu d'arriver à l'œil *parallèles* tombent sur la cornée avec un *certain degré de convergence* suffisant pour que, après avoir été réfractés, ils se réunissent sur la rétine.

Plus prononcée sera l'hypermétropie, plus prononcée aussi devra être la convergence des rayons tombant sur la cornée. On peut donc considérer ce degré de convergence comme proportionnel à l'hypermétropie, et, si nous pouvons le mesurer, nous aurons une détermination du degré de l'hypermétropie.

Prenons quelques exemples. Dans la figure 58, les rayons AB, CD tombent sur la cornée avec un certain degré d'incidence, grâce auquel ils peuvent, après réfraction, se réunir sur la rétine. Ces rayons, prolongés suivant leur direction primitive, vont couper l'axe antéro-postérieur de l'œil à 24 pouces en arrière du centre optique en P. Sauf une très-légère différence, la convergence que possèdent ces rayons au moment où ils pénètrent dans l'œil équivaut à celle que donnerait à des rayons parallèles une lentille conver-

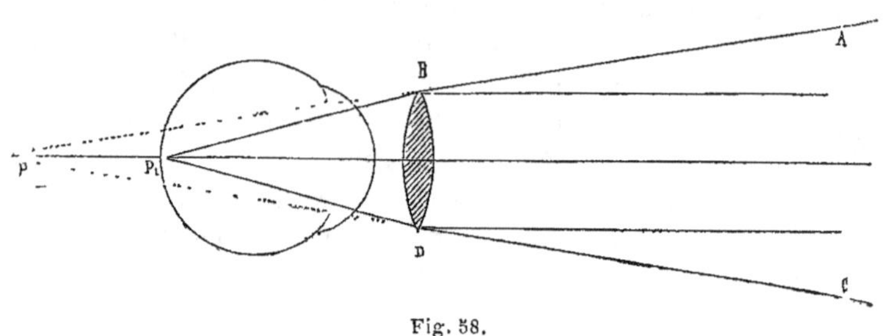

Fig. 58.

gente de 24 pouces de foyer. Voilà la mensuration de l'incidence des rayons ; n'est-il pas clair que c'est aussi la détermination du degré de l'hypermétropie ? Si, pour faire image sur la rétine, les rayons doivent tomber sur la cornée ayant subi déjà la réfraction d'une lentille de 24 pouces de diamètre, c'est évidemment que le pouvoir réfringent du système dioptrique est trop faible d'une quantité représentée par le pouvoir réfringent d'une lentille de 24 pouces de foyer.

Autre exemple : des rayons convergents pénètrent dans un œil ; pour qu'ils se réunissent sur la rétine, il faut que, prolongés suivant leur direction primitive, ils aillent couper l'axe à 8 pouces en arrière du centre optique. Dans ce cas, l'hypermétropie sera représentée par $\frac{1}{8}$. Elle est compensée par une lentille convexe de 8 pouces de foyer.

Nous possédons donc un moyen très-simple de rendre distincte la vision confuse de l'hypermétrope. Il suffit de placer devant son œil une lentille biconvexe donnant aux rayons parallèles la convergence nécessaire pour que, après avoir subi la réfraction des milieux transparents, ils aillent se réunir sur l'écran rétinien. Ainsi, dans le premier exemple cité, une lentille biconvexe de 24 pouces de foyer, et, dans le second, une lentille du même genre de 8 pouces, rempliront parfaitement les conditions indiquées.

Réciproquement, l'usage des lentilles biconvexes conduit à la détermination des degrés de l'hypermétropie. Si un œil voit distinctement à l'infini avec une lentille biconvexe de 24 pouces de foyer, cela prouve que, pour se réunir sur la rétine, les rayons qui pénètrent dans cet œil doivent converger vers un point situé à 24 pouces en arrière de son centre optique ; cet œil est donc atteint d'une hypermétropie égale à $\frac{1}{24}$. Voici comment on procédera dans la pratique.

Le sujet à examiner est placé à 20 pieds de l'échelle de Snellen. A cette distance, tout œil emmétrope dont l'acuïté visuelle est intacte. lit distinctement les caractères de l'échelle de Snellen jusqu'au n° XX. L'accommodation étant paralysée par l'atropine, il s'agit d'examiner le système dioptrique à *l'état statique*. Le sujet cherche à distinguer les caractères de l'échelle. La vision reste confuse. C'est une preuve que l'œil possède quelque anomalie de réfraction. Devant cet œil nous plaçons alors successivement la série des verres convexes (1), en commençant par les plus faibles : par exemple, ceux de 48, 42, 36 pouces de foyer, etc. A un moment donné, la vision, qui s'est améliorée progressivement, cesse d'être confuse et le malade lit distinctement les caractères de l'échelle, comme si son œil était réellement emmétrope. Le verre qui donne ce maximum d'acuïté visuelle mesure le défaut de réfraction du système dioptrique ; en d'autres termes, le numéro de ce verre indique le degré de l'hypermétropie.

Pour un degré déterminé d'hypermétropie, un seul verre est capable de fournir le maximum d'amélioration de la vision. Un verre trop faible ne compense pas suffisamment le défaut de réfringence des milieux transparents : les rayons incidents se réunissent encore en arrière de la rétine et ce sont des cercles de diffusion qui se peignent sur cette membrane. Inversement, le verre est-il trop fort, les rayons pénètrent dans l'œil avec une convergence exagérée ; ils se réunissent au-devant de la rétine, qui ne reçoit encore que des cercles de diffusion : l'œil se trouve dans les conditions d'un œil myope. Donc, toute lentille biconvexe qui rendra distincte la vision confuse d'un œil hypermétrope mesurera, et mesurera seule, le degré d'hypermétropie de cet œil.

Nous ferons remarquer que dans l'œil emmétrope le point le plus éloigné de la vision distincte (ponctum remotum) est à l'infini. Chez l'hypermétrope il se trouve en arrière de l'œil. C'est le point où les rayons doivent couper l'axe pour qu'après réfraction ils

(1) Les numéros des verres convexes et concaves qui se trouvent habituellement dans les boîtes d'essai sont les suivants : 72, 60, 48, 42, 36, 30, 24, 20, 18, 16, 15, 14, 13, 12, 11, 10, 9, 8, 7, 6 $\frac{1}{2}$, 6, 5 $\frac{1}{2}$, 5, 4 $\frac{1}{2}$, 4, 3 $\frac{1}{2}$, 3 $\frac{1}{4}$, 3, 2 $\frac{3}{4}$, 2 $\frac{1}{2}$, 2 $\frac{1}{4}$, 2.

forment foyer sur la rétine. Sa distance au centre optique correspond donc à la longueur focale de la lentille capable de faire converger vers ce point les rayons parallèles à l'axe optique, lentille
qui donne précisément le degré de l'hypermétropie.

Inversement, il est évident que si l'on connaît la position de ce
punctum remotum on connaîtra le degré de H.

DES DIFFÉRENTES FORMES D'HYPERMÉTROPIE.

Nous venons d'étudier la vision de l'hypermétrope à l'état statique.
Les choses ne se passent pas tout à fait ainsi dans les conditions
habituelles de la vision : l'accommodation jouit en réalité de toute
son énergie, et cette fonction modifie plus ou moins la réfringence
du système dioptrique. Quand un œil emmétrope regarde à l'infini,
la vision est distincte et le muscle ciliaire reste au repos. Pour
l'œil hypermétrope, la vision est confuse, mais le muscle ciliaire se
contracte aussitôt, et le résultat de cette contraction, c'est d'augmenter d'une quantité suffisante la réfringence des milieux transparents pour rendre la vision nette. La courbure de la face antérieure du cristallin devient plus forte et c'est ainsi que l'œil hypermétrope réalise instinctivement ce que nous obtenons artificiellement par l'emploi de la lentille biconvexe.

Tandis que l'œil emmétrope reste au repos complet et peut ainsi
regarder à l'infini sans nulle fatigue, conservant intacte toute
l'énergie de son accommodation, l'œil hypermétrope fait appel à
cette fonction, dépense une partie de sa puissance et par conséquent se fatigue déjà : c'est là évidemment une condition d'infé-
riorité. Supposez que le pouvoir d'accommodation soit identique
pour ces deux yeux, l'un emmétrope, l'autre hypermétrope. A
mesure que les objets se rapprochent, les efforts d'accommodation
augmentent. Il arrive un moment où la contraction du muscle
ciliaire de l'hypermétrope est épuisée, tandis que celle de l'emmétrope peut encore disposer d'une certaine énergie et permettre par
conséquent la vision d'objets plus rapprochés. De là cette conclusion : le point le plus rapproché de la vision distincte (punctum
proximum) est plus éloigné pour l'hypermétrope que pour l'emmétrope.

L'accommodation intervient donc dans la vision de loin chez l'hypermétrope. Dans un âge peu avancé, lorsque le muscle ciliaire jouit
de toute sa contractilité et le cristallin d'une très-grande élasticité,
cette fonction peut suppléer à tout ce que présente de défectueux la

réfringence du système dioptrique. Beaucoup de jeunes sujets dont l'œil possède une structure évidemment hypermétropique, placés devant l'échelle de Snellen à 20 pieds de distance, en lisent distinctement tous les caractères. L'accommodation peut donc masquer complétement l'hypermétropie. Dans ces cas, l'hypermétropie est dite *latente*. Chez les adultes, l'accommodation, déjà moins puissante, ne dissimule qu'une partie du défaut de réfraction : l'hypermétropie est alors *manifeste*. Enfin, dans les degrés extrêmes de l'hypermétropie, quels que soient les efforts d'accommodation, la vision reste toujours confuse : l'hypermétropie est *absolue*.

VISION DES HYPERMÉTROPES.

La vision des hypermétropes se comporte différemment suivant le degré de l'hypermétropie et suivant que l'hypermétropie est latente, manifeste ou absolue.

Dans l'hypermétropie *latente*, la puissance d'accommodation est telle, qu'elle supplée à l'insuffisance du pouvoir réfringent de l'œil. Grâce à l'énergie du muscle ciliaire et à l'élasticité du cristallin, la vision continue à s'effectuer dans de bonnes conditions, absolument comme chez l'emmétrope. C'est principalement chez les jeunes enfants, dont le cristallin possède encore une souplesse parfaite, que l'hypermétropie se maintient latente, et n'entraîne aucun trouble visuel appréciable.

Du reste, la structure du muscle ciliaire, chez l'hypermétrope, favorise beaucoup les efforts d'accommodation et contribue à maintenir quelquefois pendant fort longtemps l'hypermétropie à l'état latent.

D'après les recherches d'Iwanoff, la disposition du muscle ciliaire diffère, en effet, chez l'emmétrope, l'hypermétrope et le myope. L'on sait que Brucke, Müller, Arlt, Bowman, etc., ont décrit deux parties distinctes dans ce muscle, l'une composée de fibres circulaires, l'autre de fibres longitudinales. Les premières ont un rôle prépondérant dans l'acte de l'accommodation, leur contraction a pour résultat de détendre la zonule en rapprochant la périphérie du centre, tandis que les fibres longitudinales agiraient surtout sur la choroïde à la façon d'un muscle tenseur.

Chez l'hypermétrope, ainsi que le montre la figure suivante, les faisceaux de fibres circulaires prédominent aux dépens des fibres longitudinales, par conséquent l'effort d'accommodation doit s'ac-

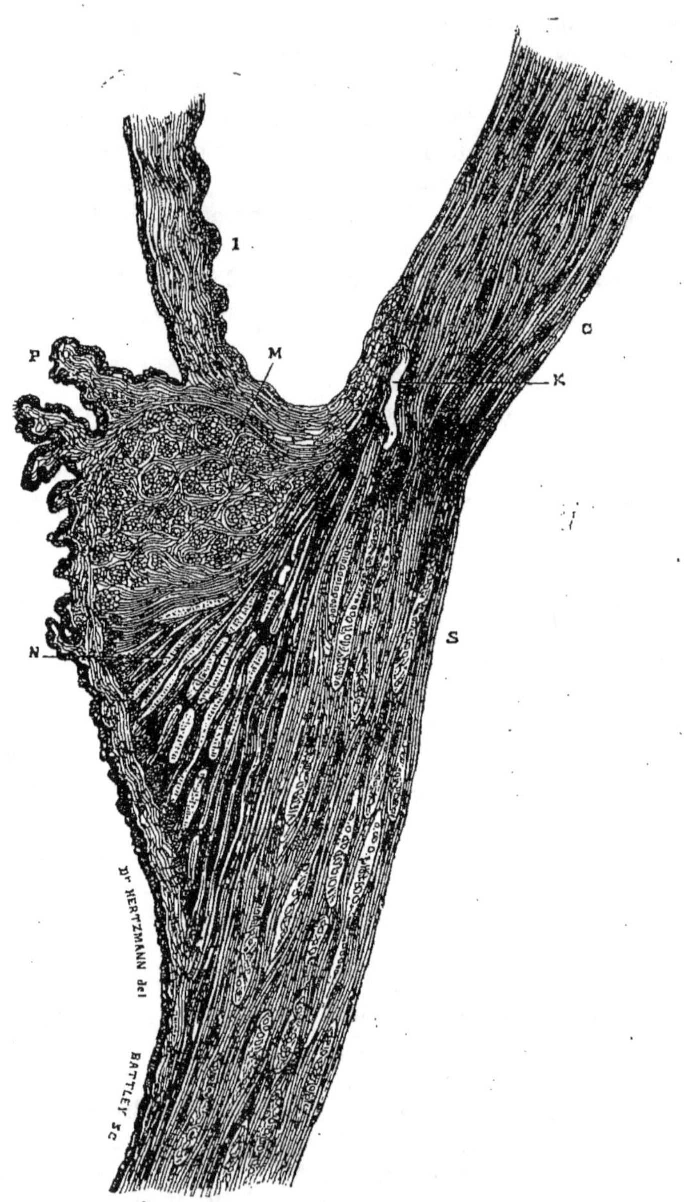

Fig. 59. Muscle ciliaire chez un hypermétrope. M, fibres circulaires très-nombreuses et hypertrophiées ; N, fibres longitudinales atrophiées ; C, cornée ; S, sclérotique ; I, iris ; K, plexus veineux de Schlemm ; P, procès ciliaires ; M, portion circulaire du muscle ciliaire ; N, portion radiée du muscle ciliaire.

complir plus facilement que chez l'emmétrope. Chez le myope, au contraire, comme nous le verrons plus tard, ce sont les fibres longitudinales qui sont les plus nombreuses, les fibres circulaires faisant presque défaut, aussi la puissance d'accommodation est-elle chez eux relativement faible.

A la longue, quand le muscle ciliaire vient à s'affaiblir, quand le cristallin commence à se scléroser, la vision subit des modifications qui caractérisent l'hypermétropie *manifeste*. Celle-ci s'accompagne de troubles subjectifs qui permettent de la reconnaître aisément. La vision de près devient pénible, fatigante, le sujet a de la tendance à éloigner instinctivement les objets qu'il fixe. Les caractères n° 1, n° 2, du livre de Jæger ne sont plus lus qu'avec une extrême difficulté ou même ne sont plus déchiffrés, parce que le diamètre des cercles de diffusion, en s'agrandissant, devient plus large que l'espace qui sépare ces caractères les uns des autres. A la longue, la fatigue de la vision augmente et si l'hypermétrope ne se résigne pas à porter des verres correcteurs convenables, il éprouve tous les symptômes de l'*asthénopie accommodative*, sur lesquels nous aurons à revenir plus tard.

Dans l'hypermétropie manifeste, la vision des objets éloignés commence également à être confuse : à 20 pieds de l'échelle de Snellen, le numéro XX n'est plus déchiffré qu'avec peine, grâce à un effort considérable de l'accommodation. Les verres convexes placés devant l'œil améliorent tout de suite la vision et restituent l'acuïté normale.

Dans l'hypermétropie *absolue* la vision est confuse, et de loin et de près, quel que soit l'effort de l'accommodation, les objets ne se peignent jamais exactement sur la rétine, et les verres convexes sont indispensables pour toutes les distances.

Contrairement à ce qu'on serait en droit de supposer, quelques hypermétropes d'un *fort degré* voient plus distinctement de près qu'à une certaine distance, et ils parviennent ainsi, en les rapprochant de l'œil, à lire des caractères qu'ils n'auraient pu déchiffrer à la distance de la vision distincte. Au premier abord, ces cas d'hypermétropie pourraient être pris pour de l'amblyopie ou de la myopie ; mais on remarquera toutefois que ces hypermétropes, quand ils fixent ainsi de près, ont la précaution de cligner les paupières de façon à diminuer l'ouverture pupillaire et par suite l'étendue des cercles de diffusion. En outre, leur vue éloignée est toujours relativement bonne, tandis que les myopes et les amblyopes ouvrent largement les paupières en lisant de près et voient toujours mal à distance.

De Græfe a expliqué pourquoi ces hypermétropes ont avantage à regarder de près les objets de petites dimensions, il a démontré qu'en pareil cas la grandeur des cercles de diffusion augmente moins rapidement que la *grandeur de l'image rétinienne*, de telle sorte que celle-ci, tout en restant confuse, il est vrai, devient beaucoup plus grande et est distinguée plus facilement. Néanmoins ces considérations ne sont pas suffisantes pour rendre compte de l'amélioration notable que certains hypermétropes éprouvent en fixant les objets de près ; le rétrécissement de la pupille qui se produit en pareille circonstance y est aussi pour quelque chose. Enfin il est incontestable que l'habitude joue ici un grand rôle : grâce à une espèce d'éducation, les cercles de diffusion sont plus facilement neutralisés, et la preuve, c'est que dans l'hypermétropie acquise ce résultat s'obtient beaucoup moins aisément que dans l'hypermétropie congénitale.

ORIGINES ET CAUSES DE L'HYPERMÉTROPIE.

L'hypermétropie reconnaît deux origines distinctes : ou bien elle résulte d'une *diminution de la puissance réfringente* de l'œil, l'axe antéro-postérieur conservant la longueur normale de l'œil emmétrope, auquel cas elle est dite *hypermétropie de courbure;* ou bien, les surfaces et les milieux réfringents n'ayant subi aucun changement, c'est l'*axe antéro-postérieur qui est devenu trop court, hypermétropie axile.* Enfin, ces deux causes peuvent se trouver réunies, surajouter leurs effets l'une à l'autre et produire ainsi un degré considérable d'hypermétropie.

Dans la première catégorie, parmi les causes susceptibles de diminuer le pouvoir réfringent de l'œil, nous trouvons l'aplatissement de la cornée ou du cristallin, le déplacement de cette lentille en arrière, son extraction, les modifications de l'indice de réfraction des diverses lamelles dont elle est constituée.

A la suite des kératites ulcéreuses, suppuratives, où une certaine partie du tissu cornéen a été remplacée par du tissu cicatriciel rétractile, il n'est pas rare d'observer un fort degré d'hypermétropie. Cette anomalie de la réfraction est, en pareil cas, associée à l'astigmatisme irrégulier de la cornée, de telle sorte que les verres convexes, tout en améliorant notablement la vision, la rendent rarement parfaite.

L'aplatissement de la cornée est provoqué quelquefois artificiellement par certains myopes ou astigmates, qui, en pressant avec le doigt sur le globe oculaire, réussissent ainsi à compenser dans une certaine mesure leur vice de réfraction.

Quand la pression intra-oculaire augmente, le globe oculaire tend à prendre une forme de plus en plus sphérique, la sphère étant la figure géométrique qui renferme le plus grand volume sous la plus petite surface. L'angle obtus formé par la jonction de la sclérotique avec la cornée tend à s'effacer de plus en plus, et la courbure de cette membrane diminue. Ainsi s'explique l'hypermétropie qu'on observe dans le glaucome.

Sauf dans ce dernier cas, où le cristallin lui-même peut être comprimé ou aplati, ce qui contribue encore à augmenter l'hypermétropie, il est peu de maladies oculaires dans lesquelles on observe pareil changement de forme de cette lentille..

Pourtant Jacobson a signalé dans le cours de la paralysie de l'accommodation d'origine diphthéritique l'existence d'un certain degré d'hypermétropie, qui disparaissait une fois la guérison complète obtenue, et qu'on ne pouvait plus retrouver même en instillant une forte solution d'atropine. Peut-être l'anomalie de la réfraction, en pareil cas, devrait-elle être attribuée à ce que dans la paralysie pathologique le relâchement des fibres du muscle ciliaire était plus complet que dans la paralysie provoquée par l'atropine.

Avec le temps, le cristallin *change de forme;* chez le nouveau-né, il est beaucoup plus sphérique que chez l'adulte, et à mesure qu'on avance en âge, il s'aplatit. Cette modification de courbure joue un grand rôle dans l'apparition de l'hypermétropie *sénile*, qui, d'après les recherches de Donders, se manifeste presque toujours sur les yeux emmétropes à partir de cinquante ans.

Du reste, cette diminution de courbure du cristallin marche de pair avec d'autres changements survenus dans l'indice de réfraction de ses diverses couches et qui ont aussi pour résultat d'affaiblir sa puissance dioptrique. Le cristallin est composé d'un noyau entouré de diverses lamelles superposées dont l'indice de réfraction augmente progressivement de la périphérie vers le centre, de sorte que la ligne suivie par un rayon lumineux qui les traverse est beaucoup plus courbe, et par conséquent la puissance réfringente de cet organe est beaucoup plus considérable que si toutes ses lamelles avaient le même indice de réfraction et ne formaient qu'une masse homogène. Or, dans les altérations séniles, le noyau durcit, il est vrai, son indice de réfraction augmente. Mais, comme les couches corticales durcissent à leur tour et que leur indice de réfraction se rapproche de celui du noyau, finalement la puissance dioptrique du cristallin diminue et l'œil devient hypermétrope.

Enfin l'extraction du cristallin diminuant considérablement la puissance dioptrique de l'œil, entraîne nécessairement un degré d'hypermétropie considérable. Cet état particulier de la réfraction, désigné sous le nom d'*aphaxie*, sera étudié plus loin avec tous les détails nécessaires.

L'hypermétropie provoquée non plus par un changement survenu dans la puissance réfringente du système dioptrique, mais par un raccourcissement de l'axe antéro-postérieur de l'œil, est celle qu'on rencontre le plus fréquemment dans la pratique ; elle est alors d'*origine congénitale*.

Le globe oculaire présente dès la naissance une conformation spéciale, qui révèle quelquefois au premier coup d'œil l'anomalie de la réfraction. Son volume est moindre, il semble enfoncé dans l'orbite ; examiné de profil pendant que le sujet regarde fortement en dedans, il semble aplati dans le sens antéro-postérieur, et par suite de cet aplatissement la courbure du méridien au niveau de de l'équateur paraît exagérée. Dans les cas extrêmes d'hypermétropie, le rapetissement du globe oculaire est tel, qu'il y a réellement de la *microphthalmie*.

La diminution de l'axe antéro-postérieur suivie d'hypermétropie peut avoir lieu aussi dans certains états morbides de l'œil ou des parties adjacentes.

Ainsi les tumeurs rétro-bulbaires, proéminant d'arrière en avant, peuvent modifier la situation de la rétine. Des exsudats infiltrés entre cette membrane et la choroïde dans la région de la macula produisent quelquefois le même résultat ; mais presque toujours, en pareil cas, l'acuïté visuelle est sensiblement réduite, et il existe de la *micropsie* (voy. p. 176). Donders a signalé le fait d'une jeune fille de quinze ans, atteinte d'une myopie $\frac{1}{2\,1/2}$, qui subitement s'écria un jour avec joie qu'elle distinguait les personnes à une grande distance. Il s'était produit un décollement de la rétine, et trois jours après la vision de cet œil était complétement perdue.

ASTHÉNOPIE ACCOMMODATIVE.

On décrivait jadis sous les noms de *kopiopie*, *hebetudo visus*, *amblyopie presbytique*, etc., un trouble particulier de la vision qui se manifeste pendant la fixation des objets rapprochés. L'œil présente un aspect parfaitement normal, l'acuïté visuelle à distance reste intacte, et néanmoins la lecture, l'écriture, les travaux minutieux, provoquent une fatigue considérable et deviennent impossibles au bout de quelques instants.

Pendant longtemps cette perturbation fonctionnelle a été attribuée aux causes les plus diverses : pour les uns, elle provenait d'une altération propre de la rétine ; pour les autres, d'une fatigue spéciale du nerf optique. Bonnet (1), Pétrequin (2) et Sichel (3) commencèrent pourtant à débrouiller le chaos des affections englobées sous des dénominations si diverses : ils placèrent la cause principale de ce trouble visuel dans le système musculaire de l'œil, et particulièrement dans le muscle accommodateur. Enfin les remarquables travaux de Donders ont démontré jusqu'à la plus complète évidence que ce trouble fonctionnel dépend presque toujours d'un certain degré d'hypermétropie. Chez les hypermétropes, en effet, les efforts d'accommodation devant être plus considérables que chez l'emmétrope, l'accomplissement de cette fonction entraîne une fatigue considérable du muscle ciliaire. De là l'apparition d'un ensemble de symptômes auquel on donne aujourd'hui le nom d'*asthénopie accommodative.*

Les yeux sont sains en apparence, la convergence des lignes visuelles s'effectue sans difficulté, l'acuïté visuelle à distance est normale ou peu s'en faut ; mais, dès que les hypermétropes atteints d'asthénopie veulent lire, écrire ou se livrer à un travail minutieux, au bout de quelques instants leur vue devient confuse, les lettres paraissent moins noires, leurs contours sont flous, puis ce trouble s'accentue progressivement, au point que le travail commencé doit être forcément interrompu. Après un repos de quelques instants, la fixation des objets rapprochés est de nouveau possible, la vision redevient nette ; mais, si le malade reprend ses occupations après un laps de temps plus court que le précédent, les mêmes phénomènes se reproduisent et nécessitent encore une nouvelle interruption. Lorsque le repos est prolongé, après le dimanche, par exemple, il se produit une amélioration sensible, mais elle est de courte durée, et les accidents ne tardent pas à apparaître.

Les personnes atteintes d'asthénopie veulent-elles s'obstiner à travailler, elles éprouvent bientôt une sensation de fatigue fort pénible ; persistent-elles quand même, de véritables douleurs ocu-

(1) *Gazette médicale de Paris,* 4 septembre 1841.
(2) *Annales d'oculistique,* t. V, p. 250.
(3) *Des lunettes et des états pathologiques consécutifs à leur usage irrationnel.*

laires et péri-orbitaires les forcent malgré tout à suspendre leurs occupations. Souvent, à la suite de ces efforts, faits dans le but de vaincre et de surmonter la fatigue visuelle, l'œil s'injecte, devient rouge, larmoyant, sensible à la lumière, et l'ophthalmoscope révèle l'existence d'une hypérémie de la papille. Chose remarquable et tout à fait caractéristique de l'asthénopie accommodative, la fatigue, la douleur disparaissent spontanément et la vision reprend sa netteté dès que les yeux *cessent de fixer* des objets rapprochés.

La connaissance exacte de la structure de l'œil hypermétrope nous rend compte de la cause intime qui engendre l'asthénopie accommodative. Chez l'hypermétrope, l'axe antéro-postérieur de l'œil est trop court; aussi, pour que les rayons lumineux se réunissent sur la rétine, l'effort d'accommodation doit-il être considérable; à la longue, le muscle ciliaire n'est plus en mesure de fournir la quantité de travail nécessaire pour maintenir la courbure voulue du cristallin, et c'est à ce moment que la vision devient confuse; la fatigue et les douleurs apparaissent plus tard, parce que, pour remédier à cet état, le muscle ciliaire se contracte outre mesure.

Il est clair que l'asthénopie accommodative doit se présenter de préférence dans les *forts degrés d'hypermétropie*. Pourtant, les degrés les plus élevés font quelquefois exception à cette règle. Nous avons vu, en effet, qu'en pareil cas l'œil hypermétrope, ayant un certain avantage à rapprocher les objets pour les voir sous un plus grand angle, s'habitue aux cercles de diffusion et ne cherche pas à faire des efforts exagérés d'accommodation.

Du reste, l'asthénopie accommodative dépend aussi de l'élasticité du cristallin et de la puissance du muscle ciliaire, de telle sorte qu'avec un même degré d'hypermétropie on l'observera chez tel individu, alors qu'elle fera défaut chez tel autre. Rare chez les enfants, elle ne se manifeste guère avant dix-huit à vingt ans; la raison en est simple : chez les enfants, le cristallin, possédant une souplesse, une élasticité parfaites, sa forme se modifie à la moindre contraction du muscle ciliaire ; mais, à mesure que l'on avance en âge et que la sclérose envahit les fibres cristalliniennes, celles-ci perdent une partie de leur élasticité, et dès lors, toutes choses égales d'ailleurs, la contraction du muscle ciliaire doit être plus énergique pour obtenir le même effet.

L'asthénopie des hypermétropes pourrait être confondue avec l'asthénopie *musculaire*, symptomatique de l'insuffisance des muscles droits internes qu'on observe parfois dans les degrés élevés de myopie. Sans vouloir insister ici sur les signes différentiels qui séparent nettement ces deux formes d'asthénopie, étude clinique qui trouvera sa place à propos des complications de la myopie, nous nous contenterons de faire observer que la simple recherche de l'état de la réfraction permettra d'éviter toute confusion, l'asthénopie accommodative appartenant *exclusivement à l'hypermétropie* et l'asthénopie musculaire presque toujours à la *myopie.*

Le traitement de l'asthénopie accommodative découle naturellement de ce qui précède. Jadis on se sentait désarmé en présence de ces troubles singuliers de la vision d'origine énigmatique, contre lesquels on prescrivait un peu à tort et à travers, tantôt le repos absolu, tantôt des exercices répétés ; les uns recommandant un traitement antiphlogistique, les autres, au contraire, un régime tonique reconstituant, etc... Aujourd'hui, il est clair qu'il suffit de déterminer le degré de l'hypermétropie et de corriger cette anomalie en se conformant aux préceptes qui sont formulés plus loin, pour que la fonction visuelle revienne à l'état normal. Quelquefois cependant, lorsque les accidents persistent déjà depuis quelque temps, les contractions trop répétées et trop prolongées du muscle ciliaire déterminent un véritable spasme, et pour que l'accommodation reprenne son jeu régulier, il est nécessaire de paralyser complétement, pendant quelques jours, le muscle ciliaire au moyen d'instillations répétées d'une solution concentrée d'atropine, 10 centigrammes pour 10 grammes.

TROUBLES VISUELS NERVEUX SIMULANT L'ASTHÉNOPIE ACCOMMODATIVE.

L'importante découverte, due surtout à Donders, de la relation qui existe entre l'asthénopie accommodative et l'hypermétropie fut accueillie par tous les ophthalmologistes avec une faveur méritée. On crut dès lors connaître définitivement la cause de tous ces troubles fonctionnels bizarres, sans *lésion* et sans *amblyopie*, qu'on rencontre à chaque instant dans la pratique ophthalmologique ; mais, il faut bien l'avouer, on alla trop loin dans cette voie. Ainsi, dans ces derniers temps, chaque fois qu'un malade, possédant une acuïté normale, et n'ayant aucune altération du fond de l'œil, se plaignait de troubles de la vision de près, le diagnostic d'hypermétropie, qualifiée de *latente* quand elle échappait à nos moyens d'investigation, était porté aussitôt et on se contentait de prescrire des verres convexes.

Depuis quelque temps déjà j'avais constaté à plusieurs reprises, et chez les femmes en particulier, des symptômes oculaires ayant

quelque analogie avec ceux de l'asthénopie accommodative et
pour lesquels les verres convexes n'avaient procuré aucun soulagement. J'en étais arrivé à considérer ces phénomènes comme
des troubles réflexes d'origine spinale, car, plusieurs fois, j'avais
trouvé chez ces malades l'existence d'un ou plusieurs *points douloureux* le long de la colonne vertébrale, ainsi que des troubles
marqués de l'innervation vaso-motrice, rougeur de la face, vertiges,
surtout après les repas, etc... Mais en parcourant un travail publié
récemment par le docteur Fœrster (1), j'ai vu que, de son côté, le
professeur de Breslau, s'étant occupé du même sujet, était parvenu
à démontrer que ces troubles visuels réflexes avaient pour point
de départ une inflammation chronique de l'utérus ou de ses
annexes.

Tous les faits que nous avions déjà notés et ceux que nous avons
observés depuis confirment pleinement l'opinion mise en avant
par cet ophthalmologiste distingué. Comme ce sujet très-important
est encore nouveau, nous croyons bien faire de nous y arrêter as
sez longuement et de donner un résumé de l'excellent travail
dont nous venons de parler.

Les troubles fonctionnels en question que Fœrster désigne sous
le nom de *kopiopie hysterique*, présentent bien une certaine ressemblance avec ceux qu'on observe dans l'asthénopie accommodative.
mais il existe entre ces deux états des différences essentielles. Dans
l'asthénopie des hypermétropes le trouble de la vision pendant
les efforts de l'accommodation est le symptôme fondamental, qui
s'exagère ou disparaît complétement. selon que le malade se
livre à un travail assidu ou à un repos absolu. Les douleurs oculaires n'existent également que pendant l'acte de l'accommodation
longtemps soutenu. Enfin l'examen de la réfraction, fait au moyen
de l'atropine, si cela est nécessaire (hypermétropie latente), révèle
une structure hypermétropique de l'œil.

Dans la kopiopie hystérique, tantôt la douleur se fait sentir
autour du globe dans le sillon orbito-oculaire, tantôt dans le front,
le maxillaire ; elle est plutôt sourde, térébrante, que vive et lanci-
nante ; d'autres fois ce sont des *picotements*, des *brûlures*, la sensation de grains de sable, de corps étrangers retenus dans le cul-
de-sac conjonctival.

Ces phénomènes douloureux sont sujets à des *rémissions* et à
des *exacerbations;* celles-ci se produisent le plus souvent quand
les malades s'astreignent à des travaux minutieux, ou s'exposent

____

(1) *Handbuch der Gesammten Augenheilkunde*, 7ᵉ vol., p. 88.

à une vive lumière, enfin sous l'influence de toutes les causes susceptibles de déprimer le système nerveux, fatigue corporelle, émotions pénibles, etc.

Ce caractère irrégulier, essentiellement variable, des douleurs, les distingue nettement des névralgies du trijumeau, qui revêtent presque toujours un certain caractère de périodicité, et dans lesquelles on retrouve des points douloureux à la pression au niveau de l'émergence des rameaux de la cinquième paire. Dans la kopiopie hystérique on peut appuyer impunément sur le sus et sous-orbitaire sans augmenter la douleur ; de plus, jamais l'on n'y observe l'hypérémie de la conjonctive, l'hypersécrétion des larmes, le gonflement des paupières, qui accompagnent presque toujours les véritables douleurs névralgiques.

Incommodés, fatigués par cet état morbide et l'insuccès des diverses médications qu'on leur impose, ces malades sont enclins à exagérer la gravité des symptômes et l'intensité des douleurs. Celles-ci sont en réalité supportables et ne les mettent jamais dans l'impossibilité d'aller et venir et de vaquer à leurs occupations habituelles.

La *sensibilité exagérée à la lumière* ne fait presque jamais défaut dans la kopiopie hystérique. Cette hyperesthésie rétinienne, toujours plus marquée pour la lumière artificielle que pour la lumière solaire, présente des degrés variables. Presque insignifiante dans quelques cas, elle atteint d'autres fois des proportions telles qu'elle rend insupportable la présence d'une lampe allumée, ou le séjour dans un lieu bien éclairé.

La lecture, l'écriture, les travaux d'aiguille deviennent des plus pénibles, non pas que la vision *soit confuse* comme dans l'hypermétropie, mais parce que des *douleurs* ciliaires, orbitaires, frontales, apparaissent au bout de quelques instants et obligent à suspendre tout travail.

Une des particularités les plus caractéristiques de cette affection, ce sont les changements spontanés qu'elle présente. Il y a des jours où ces malades se trouvent tout à fait bien, supportant la lumière, lisant sans fatigue, n'éprouvant aucune douleur, tandis que le lendemain, sans cause appréciable en apparence, sans qu'ils soient astreints à faire usage de leurs yeux pour la vision de près, les mêmes troubles recommencent et viennent les tourmenter de nouveau.

Malgré ces douleurs fréquentes, malgré la perturbation qui se produit par moments dans la vision de près et quelquefois même dans la vision éloignée, l'examen le plus attentif ne révèle aucun changement appréciable dans les parties extérieures de l'œil.

Le professeur Freund, collègue de Fœrster, chargé du service des femmes à l'hôpital de Breslau, ayant eu l'occasion de faire quelques autopsies de malades atteintes de cette affection, a trouvé constamment le tissu cellulaire périutérin altéré et présentant tous les caractères de l'inflammation chronique.

Il est donc aujourd'hui hors de doute que ces troubles visuels sont en rapport avec un état morbide de l'utérus ou de ses annexes, et cette relation est même assez étroite, pour que leur présence permette de conclure avec certitude à une affection utérine.

D'après Freund le début du processus morbide est marqué par l'hypertrophie du tissu cellulaire qui entoure le col de l'utérus, hypertrophie suivie bientôt de la période de rétraction. Cette rétraction se propage de proche en proche au tissu cellulaire voisin, qui remplit le ligament large ; il en résulte des déviations, des adhérences anormales entre l'utérus et les organes adjacents, vessie, rectum, des déplacements du ligament rond, de l'ovaire et de la trompe ; les vaisseaux et nerfs utérins sont tiraillés.

Les désordres qui se produisent ainsi dans les organes que renferme la cavité pelvienne se manifestent par des troubles de la menstruation ; les règles sont profuses et irrégulières, il existe aussi habituellement des troubles de la miction, de la constipation. En explorant les culs-de-sac du vagin, on sent quelquefois des brides fibreuses, douloureuses au toucher ; on constate des déviations ou des inflexions de l'utérus, et dans certains cas tous les signes de la métrite chronique, ulcérations du col, catarrhe utérin, etc.

En même temps, surviennent des phénomènes nerveux réflexes de plusieurs ordres, qui se traduisent par de l'anesthésie, de l'hyperesthésie, des troubles de la motilité, de la contracture ; d'autres fois, par des phénomènes cérébraux, névralgies du trijumeau, migraines et l'ensemble des symptômes que nous avons décrits du côté de l'appareil de la vision.

CHOIX DES VERRES CORRECTEURS DANS L'HYPERMETROPIE.

Le choix des verres dans l'hypermétropie doit varier suivant la forme et le degré de cette anomalie de réfraction.

Chez les enfants, et tant que l'hypermétropie, complétement latente, ne se révèle ni par aucun symptôme d'*asthénopie accommodative*, ni par un léger *strabisme* intermittent, il n'y a pas lieu de s'en préoccuper, ni de la corriger. Le cristallin, grâce à son élasticité parfaite à cet âge, est en mesure de satisfaire à tous les efforts d'accommodation exigés de lui. Mais, si le degré de l'hypermétropie est considérable, elle peut se manifester même chez les jeunes sujets et il est nécessaire alors de choisir des verres correcteurs.

Comme nous l'avons déjà vu, Donders a fait la remarque que le *dénominateur* de la fraction exprimant le degré d'hypermétropie correspond précisément à *l'âge* auquel l'hypermétropie devient manifeste. Ainsi, une hypermétropie égale à $\frac{1}{10}$ commence à se manifester à l'âge de dix ans.

Nous avons, par conséquent, déjà là un point de repère pour le choix des verres correcteurs.

Chez les sujets qui présentent des troubles asthénopiques, on cherchera, soit par le procédé de Donders (emploi des verres convexes pour la vision à distance), soit à l'ophthalmoscope, à déterminer le degré d'hypermétropie *manifeste*, c'est-à-dire à trouver le verre convexe le plus fort avec lequel la vision de loin est encore distincte. Ce verre suffit rarement pour faire disparaître toute fatigue, car il est loin de corriger l'hypermétropie *totale*, qui se compose de l'hypermétropie *manifeste,* plus l'hypermétropie *latente*. On donnera donc des verres un peu plus forts que ceux qui neutralisent l'hypermétropie manifeste, sans toutefois corriger complétement d'emblée l'hypermétropie totale ; plus tard, si les symptômes d'asthénopie n'ont pas complétement disparu, leur force sera augmentée.

Ainsi, par exemple, a-t-on affaire à une hypermétropie manifeste $\frac{1}{24}$, on donnera des verres convexes n° 20 ; puis, s'ils sont insuffisants, les verres n° 18, et enfin n° 16 si cela devient nécessaire. En moyenne, Donders conseille les vers qui corrigent l'hypermétropie manifeste, plus le $\frac{1}{4}$ environ de l'hypermétropie latente.

Chez l'adulte, les symptômes d'asthénopie se rencontrent plus fréquemment, et sont plus faciles à reconnaître que chez l'enfant. L'hypermétropie n'a pas besoin d'être très-prononcée pour devenir gênante ; pourtant, à moins qu'elle ne soit considérable, il sera inutile de prescrire des verres correcteurs pour la vision à distance, on se contentera de donner des verres appropriés à la vision de près.

Pour choisir ceux-ci, on cherchera par tâtonnement, tout en se guidant sur les règles précédentes, les verres convexes qui procureront la meilleure acuïté et permettront sans fatigue la lecture à la même distance que si l'œil était emmétrope. Voici comment je procède pour m'assurer qu'ils conviennent : je les place dans la lunette d'essai, et le sujet examiné s'en sert, pour lire à *la lampe*, pendant une demi-heure environ. Comme c'est à la lumière arti_ ficielle que les symptômes d'asthénopie deviennent surtout apparents, s'il subit cette épreuve sans que la vision se trouble, il y a tout lieu de supposer que les verres seront suffisants.

Il vaut mieux donner tout d'abord des verres un peu faibles, dont on augmentera par suite la force s'ils deviennent insuffisants, que de donner d'emblée un verre qui dépasse le degré de l'hypermétropie. Dans le premier cas, en effet, le muscle ciliaire n'a plus à se contracter outre mesure, tout en étant obligé toujours de fournir une certaine somme de travail qui entretient son activité. Dans le second cas, au contraire, ses contractions n'étant plus nécessaires, sa puissance s'affaiblit rapidement, et l'hypermétropie devient de plus en plus manifeste.

Dans les forts degrés d'hypermétropie, et lorsqu'en raison de l'âge du sujet, la *presbytie* vient encore s'y joindre, on devra prescrire des verres correcteurs pour la vue de loin et pour la vue de près.

Les premiers sans lesquels la vision à distance est confuse et exige des efforts continuels d'accommodation seront ceux qui neutraliseront exactement l'hypermétropie manifeste. Quant aux verres pour la vision de près, ils devront être généralement très-forts, pour corriger à la fois la presbytie et l'hypermétropie. Ils seront choisis comme précédemment, c'est-à-dire qu'on prendra ceux qui permettent de déchiffrer les plus fins caractères du livre de Snellen à la distance *proportionnelle correspondante*. On est sûr qu'ils remplissent le but quand ils font cesser tout symptôme d'asthénopie et que l'hypermétrope n'est pas obligé de reculer instinctivement la tête pour mieux apercevoir les objets rapprochés. Si, par contre, celui-ci pouvait fixer impunément à une distance plus rapprochée que celle de la vision distincte sans que la vision se troublât, ce serait une preuve que le verre donné serait trop fort.

En terminant, nous dirons d'une façon générale qu'un verre correcteur, procurant déjà une amélioration notable de la vision, une fois déterminé, il ne faudra pas hésiter à augmenter constamment sa force à mesure que, par suite des progrès de l'âge et de la réduction de l'amplitude d'accommodation, l'hypermétropie qui était restée encore latente se transformera en hypermétropie manifeste. Jadis, au contraire, en raison des opinions erronées qu'on avait sur la cause de l'asthénopie, quand on prescrivait des verres convexes, on conseillait d'en diminuer graduellement la force, dans l'espoir de permettre au malade de pouvoir s'en passer. N'est-il pas clair que de cette façon on ne pouvait obtenir que quelque soulagement passager et jamais durable ?

RAPPORT ENTRE LE STRABISME CONVERGENT ET L'HYPERMÉTROPIE.

Une relation intime existe entre le *strabisme convergent* et l'*hypermétropie*. Ce fait d'une importance capitale, et dont la découverte appartient encore à Donders, est aujourd'hui tout à fait incontestable et d'ailleurs accepté par tous les ophthalmologistes. Bien que cette découverte importante tende à se vulgariser de jour en jour, plus d'une obscurité règne encore, à ce sujet, dans les ouvrages classiques.

Rappelons d'abord la loi fondamentale qui règle la vision binoculaire. Lorsque les deux yeux fixent un objet placé à une certaine distance, deux phénomènes se produisent simultanément : 1° un mouvement de convergence des deux globes oculaires, grâce auquel les deux axes visuels, ramenés dans la direction de l'objet observé, s'entre-croisent précisément au point qu'occupe cet objet dans l'espace ; 2° un effort d'accommodation qui permet à l'appareil optique de l'œil de faire converger tous les rayons venus de l'objet extérieur sur l'écran rétinien. Or, non-seulement ces deux phénomènes se produisent simultanément, mais ils sont encore l'un à l'autre dans des rapports déterminés qui ne varient que dans d'étroites limites. A tel degré de convergence correspond tel effort d'accommodation ; et réciproquement, toutes les fois que l'accommodation entre en fonction avec énergie, les lignes visuelles convergent fortement.

Dans l'exercice de la vision binoculaire, pour les objets rapprochés, la contraction des muscles adducteurs du globe et la contraction du muscle ciliaire sont donc rattachées par un lien physiologique indissoluble ; il semble que l'influx nerveux se partage fatalement en proportions déterminées entre les deux groupes musculaires.

Bien entendu, toutes ces considérations ne s'appliquent qu'à la vision binoculaire des objets rapprochés. Lorsque les deux yeux regardent ensemble à l'infini, les axes optiques étant parallèles,

tout effort d'accommodation disparaît. Si l'objet observé vient à
se déplacer et si les deux yeux le suivent, ce ne sont plus les deux
adducteurs qui se contractent, mais bien l'adducteur d'un œil avec
l'abducteur de l'autre. C'est là un tout autre mécanisme, et cette
vision binoculaire à l'infini n'est point du tout comparable à celle
des objets rapprochés.

De même, dans la vision *monoculaire* de près, les contractions
du droit interne ne sont plus aussi étroitement liées aux efforts
d'accommodation et réciproquement : le muscle adducteur d'une
part, le muscle ciliaire de l'autre, recouvrent leur indépen-
dance.

Etudions maintenant la vision de près binoculaire chez l'hypermétrope. Pour une même distance d'un objet cet œil doit exécuter
un effort d'accommodation plus considérable que l'œil emmétrope.
C'est une condition indispensable pour que la vision soit distincte.
Or, l'énergie plus grande de la contraction du muscle ciliaire entraîne inévitablement, nous l'avons déjà vu, un mouvement de
convergence plus prononcée. De cette convergence exagérée il
résultera bien évidemment que les deux lignes visuelles ne s'entre-
croiseront plus au point même où se trouve l'objet observé, mais en
avant, plus près de l'observateur. La ligne droite partant de l'objet
extérieur, et passant par le centre optique de chaque œil, viendra
tomber sur la rétine en dedans de la macula, et c'est en ce point
que se peindra l'image de l'objet. Dans ces conditions, les deux
images cessent d'être perçues simultanément; il y a *diplopie*.
Quant à la nature de cette diplopie, elle est homonyme; les
images formées en dedans de la macula sont extériorées de chaque
côté dans la partie externe du champ visuel.

Avec un fort degré d'hypermétropie, la vision binoculaire de
près n'est donc pas possible sans une diplopie prononcée. Comment faire disparaître cette diplopie? Le malade n'a à sa disposition d'autre moyen que la suppression de la vision binoculaire
elle-même; aussi ne se servira-t-il plus que d'un seul œil, en général du meilleur, de celui dont l'acuïté visuelle est la plus élevée. Ainsi délivré de la diplopie que lui infligeait inévitablement
la vision binoculaire, il pourra, pour rendre sa vision distincte,
faire les efforts d'accommodation nécessaires, sans que simultanément se produisent des mouvements de convergence exagérés.

Mais, pour exclure de la vision binoculaire le plus mauvais des
deux yeux, il faudra forcément lui faire subir une déviation considérable, soit en dedans, soit en dehors. Chez l'hypermétrope la
déviation dans le premier sens est beaucoup plus facile; elle est

inévitable dans les conditions ordinaires de l'hypermétropie. Le droit interne , par l'exercice répété que produisent les efforts d'accommodation, acquiert une énergie plus grande ; il participe de l'innervation exagérée que reçoit le muscle ciliaire. D'autre part, chez l'hypermétrope l'axe visuel passe généralement en dedans du centre de la cornée (voir fig. 40) ; l'angle α est interne. De la position de cet angle α il résulte que, pour dévier suffisamment l'axe visuel, l'arc à décrire est beaucoup plus court en dedans qu'en dehors. Dans cette direction, la position de l'image appartenant à l'œil dévié, s'écartant de plus en plus de la macula, s'affaiblira aussi de plus en plus ; elle finira bientôt par être neutralisée, et à ce moment, la diplopie disparaîtra.

APHAKIE.

CHOIX DES VERRES CORRECTEURS DANS L'APHAKIE.

L'absence du cristallin, éloigné artificiellement du champ pupillaire, comme dans l'opération de la cataracte, ou déplacé spontanément, comme dans les luxations traumatiques, a pour résultat de produire une hypermétropie considérable et de supprimer complétement l'accommodation. L'œil se trouve alors dans des conditions tout à fait spéciales, dans un état particulier, auquel Donders a donné le nom d'*aphakie* (ἀ, privatif ; φακός, lentille).

Dans cette anomalie de la réfraction, le globe oculaire ne possède plus qu'un système dioptrique des plus simples, tout à fait comparable à celui de l'œil réduit. La seule surface réfringente est la cornée, qui, en raison de son peu d'épaisseur, peut être considérée comme ayant la même courbure sur ses deux faces. En outre, l'indice de réfraction de cette membrane peut, sans erreur sensible, être assimilé à celui de l'humeur aqueuse et du corps vitré, dont les coefficients sont aussi égaux. Il en résulte que, pour déterminer les *points cardinaux* d'un tel système, il suffit de connaître le rayon de courbure de la cornée et l'indice de réfraction de l'humeur aqueuse. On trouve alors au moyen de calculs fort simples qu'un tel œil privé de cristallin devrait avoir une longueur d'environ 30 millimètres pour réunir en foyer sur la rétine les rayons parallèles à l'axe optique. Or, comme la longueur moyenne de l'axe antéro-postérieur chez l'emmétrope est d'environ 22 millimètres, on voit de suite combien le degré d'hypermétropie d'un tel œil doit être considérable. D'autre part, il est facile, étant don-

née la longueur de l'axe antéro-postérieur d'un œil privé de cristallin, de calculer la puissance dioptrique de la lentille capable
de réunir en foyer, sur la rétine, les rayons parallèles. Les travaux
de Donders, à ce sujet, nous ont donné les chiffres suivants :

Un œil privé de cristallin et ayant un axe antéro-postérieur de
21^{mm},5 a besoin, pour voir nettement au loin, d'un verre convexe dont la *puissance focale* est $\dfrac{1}{2\,1/2}$.

Longueur de l'œil.	Puissance focale du verre convexe nécessaire.
21^{mm},5	$\dfrac{1}{2\frac{1}{2}}$
22^{mm} 9	$\dfrac{1}{3}$
23^{mm},9	$\dfrac{1}{3\frac{1}{2}}$
24^{mm},6	$\dfrac{1}{4}$
25^{mm},7	$\dfrac{1}{2}$
26^{mm},5	$\dfrac{1}{5}$
28^{mm},1	$\dfrac{1}{10}$
30^{mm},58	$\dfrac{1}{8}$

Nous voyons d'après ce tableau que plus l'axe antéro-postérieur de l'œil opéré sera *long*, plus le verre correcteur devra être
faible. Aussi chez les myopes opérés de cataracte faudra-t-il tenir
compte du vice de réfraction qui [existait avant l'opération, et les
verres choisis devront être toujours moins forts que chez l'emmétrope ; il peut arriver même qu'un haut degré de myopie soit
entièrement compensé par l'ablation du cristallin et que les
verres deviennent inutiles. Par contre, si avant l'extraction l'œil
était déjà hypermétrope, l'ancien déficit de la puissance réfringente vient s'ajouter au nouveau et la force des verres doit être
augmentée.

Conformément aux calculs précédents, l'expérience clinique a
démontré que l'œil emmétrope atteint d'aphakie a besoin, pour voir
au loin, de verres convexes dont la force varie entre 3 1/2 et 4.

Dans la pratique, pour déterminer les verres correcteurs, on
placera le sujet à la distance de 20 pieds devant le tableau de Snellen et on fera passer successivement dans la monture des lunettes

des verres convexes de force progressive, jusqu'à ce que le maximum d'acuïté visuelle soit atteint. S'il s'agit d'un sujet emmétrope
avant l'opération, on commencera par les verres convexes n° 6,
puis 5, 5 1/2, etc. ; habituellement, c'est le numéro 4 qui donne la
vision la plus nette et qui est le mieux supporté. S'il s'agit, au contraire, d'un myope, on essayera des verres convexes d'autant plus
faibles que le degré de myopie était jadis plus fort. Enfin, soupçonne-t-on une hypermétropie ancienne, on cherchera les verres
convexes correcteurs parmi les plus élevés.

L'accommodation n'existant plus dans l'aphakie, des verres
différents sont nécessaires suivant les distances auxquelles la vision a besoin d'être nette. Un opéré de cataracte devrait donc
avoir un nombre infini de lunettes pour suppléer à l'absence
d'accommodation. Dans la pratique, on se contente d'en donner
deux paires, les unes pour voir de loin, les autres pour la lecture. Les premières ayant été déterminées comme nous l'avons
indiqué précédemment, il s'agit de choisir celles qui conviennent
pour la vision de près. Connaissant les unes, il est facile de trouver les autres. Supposons, par exemple, qu'un opéré voie distinctement de loin avec un verre convexe n° 3, quel est le verre qu'il
lui faudra pour voir à 9 pouces ?

Il est évident que, pour remplacer la force d'accommodation
nécessaire pour porter la vision distincte de l'infini à 9 pouces, il
faudra au verre déjà employé en surajouter un autre de 9 pouces de foyer. En effet, les rayons venant du foyer de cette lentille, situé à 9 pouces de l'œil, sortiront à l'état de parallélisme,
et, comme l'œil déjà muni d'un verre n° 3 est apte à réunir les
rayons parallèles sur sa rétine, l'objet situé à 9 pouces sera vu
distinctement ; la force du verre pour la vision de près sera donc :

$$\frac{1}{2} + \frac{1}{3} = \frac{4}{6} = \frac{1}{2\frac{1}{4}},$$

Le verre qui conviendra sera donc le numéro 2 1/4.

D'après ce qui précède, on voit que, d'une façon générale, pour
obtenir le verre qui convient pour la vision distincte à p pouces,
il faut ajouter $\dfrac{1}{p}$ à la fraction qui exprime la puissance réfringente
du verre correcteur déjà employé pour la vision de loin.

DIMINUTION DE L'ACUITÉ VISUELLE DANS L'APHAKIE.

Dans l'aphakie l'*acuité visuelle* a généralement diminué d'une façon sensible, ce qui tient à plusieurs causes. D'abord même après des opérations fort bien faites, alors que la pupille paraît complétement noire à l'œil nu, on aperçoit souvent à l'éclairage oblique, en s'aidant du grossissement de la loupe, de minces debris capsulaires, occupant le champ pupillaire et apportant un obstacle considérable à la vision. Si ces vestiges de la cristalloïde parcourent la pupille sous forme de filaments, divisant celle-ci en plusieurs secteurs, leur présence peut provoquer de la *polyopie monoculaire*. Il se passe en effet dans ce cas quelque chose d'analogue à l'expérience bien connue de Scheiner (fig. 55) : les rayons émanés d'un point lumineux, traversant plusieurs ouvertures distinctes, en pénétrant dans l'œil, forment autant de faisceaux isolés qu'il y a d'ouvertures ; or, comme ces faisceaux, si l'œil n'est pas accommodé pour ce point, au lieu d'aller se réunir en un foyer commun sur la rétine, vont converger au delà, ils rencontrent l'écran rétinien isolément, d'où la formation, d'autant d'images confuses.

Dans l'aphakie la vision est en général d'autant plus imparfaite que la pupille est plus grande, car le diamètre des cercles de diffusion, dépend de celui de l'ouverture pupillaire. Cet inconvénient disparaît, il est vrai, en partie, quand on fait usage de verres correcteurs ; mais il ne faut pas oublier que, le pouvoir d'accommodation étant aboli dans l'aphakie, les verres ne donnent des images distinctes que pour une *distance déterminée ;* en deçà ou au delà, les objets sont vus avec des cercles de diffusion proportionnels à la grandeur de la pupille.

Aussi, dans le cas même où des débris capsulaires ou des masses corticales formeraient presque une cataracte secondaire, la vision sera excellente, pourvu qu'une petite ouverture *parfaitement nette* laisse passer les rayons lumineux.

La déformation de courbure de la cornée consécutive à la rétraction cicatricielle de la plaie produit souvent un certain degré *d'astigmatisme*, qui contribue encore à diminuer l'acuité visuelle dans l'aphakie ; aussi ne faut-il jamais négliger, quand l'acuité visuelle paraît abaissée outre mesure, malgré l'usage des verres convexes, de chercher si les verres cylindriques ne parviennent pas à l'augmenter.

Enfin il ne faut pas perdre de vue que la cataracte survient assez souvent sur des yeux dont les membranes profondes sont déjà altérées, que souvent, à défaut de lésions véritables, il existe des métamorphoses séniles qui contribuent puissamment à affaiblir la sensibilité de la rétine et du nerf optique.

On doit conclure de ce qui précède, qu'après l'opération de cataracte la plus habilement exécutée et la mieux réussie, le résultat doit être considéré comme satisfaisant si, après la correction au moyen des verres sphériques et cylindriques, l'acuïté visuelle atteint $\frac{2}{3}$ ou même $\frac{1}{2}$.

L'ACCOMMODATION EXISTE-T-ELLE ENCORE DANS L'APHAKIE?

Nous avons exposé p. 265 la théorie de l'accommodation basée sur les changements de courbure que subit le cristallin à mesure que l'œil fixe à des distances de plus en plus rapprochées. Or si cette théorie, généralement adoptée aujourd'hui, est exacte, l'accommodation doit faire complétement défaut dans l'aphakie ; c'est ce que tous les cliniciens ont admis jusqu'ici ; aussi quel n'a pas été notre étónnement de voir un ophthalmologiste de la valeur de Fœrster (1) soutenir que les opérés de cataracte étaient encore en état *d'accommoder* dans de certaines limites.

Personne n'estime plus que nous les recherches de Fœrster, toujours inspirées par un véritable esprit scientifique ; mais sa sagacité habituelle a été ici mise en défaut et la question est tellement importante qu'il nous semble opportun d'opposer des objections formelles aux conclusions formulées dans son travail.

Fœrster publie le résumé de vingt-deux opérations de cataracte, après lesquelles il a recherché si une certaine puissance d'accommodation existait encore. Dans ces vingt-deux cas il a pu constater que quelques mois après l'opération les malades possédaient réellement une certaine *amplitude* d'accommodation, et qu'ils pouvaient lire par exemple les numéros 1 1/2 de Snellen à des distances trèsdifférentes. Ainsi, dans son tableau, le malade n° 1, âgé de onze ans, avec un verre n° 2 1/2, lit le n° 1 1/2 de Snellen, depuis la distance de 3″ jusqu'à 13″. De même pour quelques autres malades ; seulement, en jetant un coup d'œil sur ce tableau, on voit (ce que du reste l'auteur fait remarquer avec soin) que cette amplitude d'accommodation chez les opérés de cataracte est d'autant moindre que leur âge est plus élevé.

(1) *Klinische Monatsblätter für Augenheilkunde* (février et mars 1872).

Les faits ont été notés avec beaucoup de soin et sont incontestables, mais sont-ils bien interprétés? Fœrster est-il autorisé à en conclure que les opérés de cataracte ont encore une *certaine puissance d'accommodation*? Non; à notre avis, les faits invoqués ne démontrent qu'une chose, c'est que certains opérés de cataracte peuvent lire avec le même verre correcteur à des distances différentes, mais ils ne prouvent nullement que le phénomène a lieu par un *effort d'accommodation, c'est-à-dire par un changement survenant dans le système dioptrique* de l'œil.

Fœrster, à la fin de son travail, émet bien l'hypothèse que des modifications se produisant dans la courbure de la cornée pourraient expliquer ce qu'il considère comme de l'amplitude d'accommodation; mais c'est une simple supposition, qu'il eût été du reste facile de vérifier en mesurant directement, au moyen de l'ophthalmomètre, les rayons de courbure de la cornée pendant la vision aux diverses distances.

Si nous n'acceptons pas la théorie de Fœrster, comment comprendre cette possibilité de voir distinctement à diverses distances qui appartient incontestablement à un certain nombre d'opérés de cataracte? Quoi qu'en dise l'auteur que nous citons, nous croyons que l'habitude de neutraliser les cercles de diffusion a bien une certaine importance, puisque ce n'est qu'au bout d'un certain temps, et bien après que l'acuïté visuelle a gagné tout ce qu'elle pouvait gagner, que cette prétendue puissance d'accommodation se développe et atteint son maximum. Cependant nous concédons volontiers que cette explication est trop commode, et qu'on est toujours prêt à résoudre, grâce à elle, toutes les difficultés de l'optique physiologique. Aussi n'insistons-nous pas davantage sur ce côté de la question.

Mais Fœrster passe sous silence dans son mémoire un point qui nous semble avoir la plus haute imporance, et qui peut expliquer peut-être d'une façon satisfaisante le phénomène en question: nous voulons parler de l'influence *exercée par l'iris et les mouvements de la pupille*.

Fœrster dit dans son article : « Le principal argument sur lequel je m'appuie pour attribuer la vision distincte à différentes distances dans l'aphakie à l'existence d'une certaine puissance d'accommodation se trouve dans ce fait: que, de même que dans les conditions normales, cette puissance d'accommodation est plus grande chez les jeunes sujets que chez les autres. » Nous ferons remarquer que chez les jeunes sujets dont il s'agit avaient été tous opérés par *discision sans iridectomie*, et par suite que le jeu pupillaire avait conservé son intégrité parfaite. D'autre part, nous savons, d'après les travaux d'Otto Becker, Donders, Coccius, que l'ouverture pupillaire s'agrandit dans la vue de loin, diminue au contraire dans la vue de près. Ce phénomène, d'une importance peut-être secondaire dans la vision normale, peut en acquérir une considérable quand le cristallin vient à manquer. Il est évident que le rétrécissement de l'ouverture pupillaire, au fur et à mesure que l'objet fixé se rapproche, a pour effet de diminuer la grandeur des cercles de diffusion, et comme *l'angle visuel sous lequel est vu l'objet augmente*, la vision est possible dans une certaine étendue, *déterminée surtout par la limite* du rétrécissement de l'ouverture pupillaire. C'est ainsi, à notre avis, que doivent être interprétés les faits observés, sans qu'il soit nécessaire de porter atteinte à la théorie moderne de l'accommodation, vérité scientifique si péniblement conquise.

MYOPIE

DES DIFFÉRENTS DEGRÉS DE MYOPIE. — DIAGNOSTIC DE LA MYOPIE. — VISION DES MYOPES. — ÉTIOLOGIE DE LA MYOPIE. — CAUSES DE LA PROGRESSION DE LA MYOPIE. — COMPLICATIONS DE LA MYOPIE. — PROPHYLAXIE. — CHOIX DES VERRES CORRECTEURS CHEZ LES MYOPES.

DE L'ŒIL MYOPE.

L'œil myope est un œil tel que les rayons parallèles venus de l'infini vont former leur image *en avant* de la rétine, au lieu de se réunir directement sur cette membrane comme dans l'œil emmétrope ; ce qui revient à dire que chez le myope le foyer principal du système dioptrique de l'œil se trouve en avant de la rétine. Deux conditions anatomiques différentes peuvent donner naissance à cette anomalie de la réfraction : ou bien par suite d'une exagération de courbure des surfaces transparentes de l'œil, leur puissance réfringente est devenue trop considérable (*myopie de courbure*), ou bien le système dioptrique restant normal, c'est la rétine qui est située trop en arrière par excès de longueur de l'axe antéro-postérieur (*myopie axile*).

Pendant des siècles, on avait cru que la myopie était due à un excès de courbure du cristallin et de la cornée. Envisagée d'une façon générale, cette opinion est erronée ; en effet, le système dioptrique est le même chez le myope et l'emmétrope, ainsi qu'on a pu le vérifier au moyen de l'ophthalmomètre, instrument qui a permis de mesurer les rayons de courbure de la cornée et du cristallin et de s'assurer que leur longueur est la même sur les yeux atteints d'anomalies de la réfraction que sur l'œil normal.

Néanmoins, dans certains états morbides (*kératocone, spasme de l'accommodation*, etc.), l'œil devient myope, parce que sa puissance réfringente est trop considérable ; mais ces faits, d'abord regardés comme formant la règle, sont en réalité exceptionnels ; par des mensurations directes d'yeux énucléés sur le cadavre, Arlt a prouvé d'une manière irréfutable que dans l'immense majorité des cas la myopie est causée par un allongement de l'axe antéro-postérieur de l'œil.

DIAGNOSTIC DES DIFFÉRENTS DEGRÉS DE MYOPIE.

Nous envisagerons d'abord la myopie à l'*état statique*, c'est-à-dire l'accommodation étant en repos. Quand, dans ces conditions, un myope regarde un point situé à l'infini, les rayons lumineux qui en émanent et qui traversent le cristallin vont se réunir en avant de la rétine, tandis que leurs prolongements forment sur cette membrane un cercle de diffusion ; le point fixé ne peut donc être vu nettement.

Plus l'axe antéro-postérieur de l'œil sera allongé, plus la rétine sera éloignée du foyer principal, plus seront grands les cercles de diffusion, et, par suite, plus la vision sera confuse à distance.

La myopie peut donc présenter différents *degrés*. Si la rétine est très-près du foyer principal, les rayons lumineux venant de l'infini se réuniront suivant un petit cercle de diffusion et la vision de loin sera presque distincte. Ces myopies d'un faible degré ont été longtemps méconnues, on ne considérait jadis comme myopes que les individus dont la vision nette ne s'étendait qu'à une très-faible distance.

Par le fait de sa conformation spéciale l'œil myope ne peut distinguer nettement les objets situés à l'infini, mais à mesure que ceux-ci se rapprochent, les rayons lumineux qu'ils envoient devenant de plus en plus divergents, vont se réunir de plus en plus loin en arrière du centre optique de l'œil, et il arrive un moment où ils forment foyer sur la rétine, dès lors ces objets sont vus distinctement. *La distance à laquelle la vision devient nette indique précisément le degré de la myopie.*

Supposons une myopie de 12 pouces ou de $\frac{1}{12}$, cela veut dire qu'un tel œil ne commence à distinguer les objets que quand ils

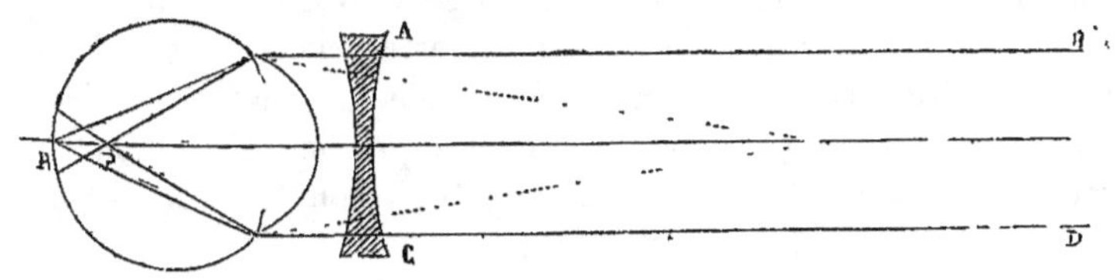

, Fig. 60.

sont à la distance de 12 pouces ; or si devant cet œil on place une lentille *concave* de 12 pouces de foyer (fig. 60), les rayons parallèles à l'axe qui se seraient réunis en P en avant de la rétine, étant réfractés par la lentille divergeront comme s'ils venaient de son foyer principal *virtuel*, c'est-à-dire de 12 pouces en avant de l'œil, et leur image se fera en P_1. Avec une lentille de cette force le myope pourra donc réuuir sur sa rétine les rayons venant de l'infini. Il les verra comme s'ils venaient d'une distance de 12 pouces. Un simple regard jeté sur la figure 60 nous montre que réciproquement, si un verre concave de 12 pouces de foyer mis devant un œil lui permet de voir nettement à l'infini, cela indique précisément que la myopie est de $\dfrac{1}{12}$.

Comment procède-t-on dans la pratique pour corriger la myopie et connaître son degré? On y arrive par tâtonnement, en essayant successivement la série des verres concaves en commençant par les plus faibles. Le malade est placé devant l'échelle de Snellen, sa vision plus ou moins confuse le rend incapable d'en déchiffrer les dernières lignes. On essaye les verres faibles de la boîte; les convexes augmentent le trouble de la vision, les concaves au contraire l'améliorent; c'est une preuve que l'œil est myope. On passe alors successivement à des verres de plus en plus forts jusqu'à ce que l'acuïté visuelle atteigne son maximum; le verre concave le *plus faible* qui amène ce résultat corrige complétement la myopie et *indique son degré.*

Le degré de myopie peut encore être déterminé approximativement en cherchant la distance du punctum remotum. Dans ce but le myope est invité à fixer un objet de petite dimension (par exemple les fins caractères du livre de Snellen), tenu tout d'abord assez loin et rapproché ensuite peu à peu jusqu'à ce qu'il soit vu nettement. La distance à laquelle l'objet se trouve à ce moment nous donne approximativement le dégré de la myopie. Si le punctum remotum est à 10 pouces le degré de myopie est $\dfrac{1}{10}$. Ce procédé extrèmement simple peut être employé en premier lieu, il nous fournit des renseignements utiles sur la force des verres correcteurs qui doivent convenir. Si la vision ne devient nette qu'à 10 pouces, au lieu de commencer l'essai des verres concaves par les plus faibles, on commencera tout d'abord par le numéro 14 ou 13 et on augmentera progressivement comme précédemment.

La myopie peut présenter tous les dégrés depuis les plus légers, dont le sujet n'a pas même conscience, tant le trouble de la vue est insignifiant, jusqu'aux plus forts, qui exigent des verres concaves n° 2 et au-dessus et dans lesquels la longueur de l'axe antéro-postérieur dépasse 33 millimètres. Généralement la myopie est considérée comme *faible* quand elle est au-dessous de $\frac{1}{15}$; elle est *moyenne* de $\frac{1}{15}$ à $\frac{1}{3}$; elle devient *forte* au-delà de ce chiffre.

CAUSES D'ERREURS DANS LA DÉTERMINATION DE LA MYOPIE.

Dans la recherche de la myopie quelques causes d'erreurs sont à éviter. Il faut d'abord tenir compte de ce fait qu'un myope possédant une bonne accommodation voit encore aussi bien avec un verre plus fort que celui qui lui convient exactement. Ce verre trop fort compensant au-delà l'excès de réfraction de l'œil le rend, il est vrai, hypermétrope ; mais il suffit d'un certain effort d'accommodation à cet œil ainsi modifié pour que sa vision redevienne nette. On aura donc toujours soin de choisir, comme donnant le degré de la myopie, le verre concave *le plus faible*, procurant le maximum d'acuïté.

Les rayons parallèles réfractés par un verre concave paraissent provenir d'un point situé au-devant du verre et à une distance égale à sa distance focale. Ce point se trouve donc distant de l'œil d'une longueur égale à cette même distance focale plus la distance du verre à l'œil. Ainsi un verre concave $-\frac{1}{8}$ tenu à un pouce de l'œil équivaut à un verre $-\frac{1}{9}$ placé immédiatement devant la cornée. Ceci nous donne un moyen simple de savoir si le verre choisi est trop fort ou trop faible. L'éloigne-t-on de l'œil et la vision s'améliore-t-elle, cela prouve qu'il est trop fort. Inversement, si la vision devient plus confuse, cela indique qu'il est trop faible.

Dans certains cas les verres concaves faibles améliorent la vision *sans qu'il y ait pourtant de myopie*. C'est ce que nous observons par exemple chez les malades atteints d'opacités nuageuses de la cornée. Le *rétrécissement* de la pupille qui se produit alors pendant l'acte de l'accommodation devenue nécessaire pour compenser l'hypermétropie provoquée par l'interposition du verre concave, diminue la grandeur des cercles de diffusion et rend la vision plus nette. Pour que cette amélioration soit très-sensible, l'opacité doit être placée de telle sorte qu'elle trouble surtout la vision quand la pupille est dilatée. Le verre concave diminuant indirectement l'ouverture pupillaire agit dans ce cas à la façon d'une lunette sténopéique.

Une autre cause d'erreur sur laquelle nous aurons à revenir, c'est le *spasme de l'accommodation*, complication assez fréquente chez les myopes et qui contribue à augmenter sensiblement le degré de leur myopie. En présence d'une contracture du muscle ciliaire on instillera quelques gouttes d'atropine de façon à paralyser complétement l'accommodation, et les verres correcteurs qui conviendront alors seront beaucoup plus faibles que ceux qui avaient été choisis tout d'abord.

De même quelquefois le degré de myopie déterminé en faisant fixer à distance avec *les deux yeux* est un peu plus élevé qu'en excluant un œil. Cela tient à ce que certains myopes atteints d'insuffisance musculaire des droits internes sont obligés, pour amener les lignes visuelles à l'état de parallélisme dans la vision de loin de faire des efforts de convergence et par suite des efforts d'accommodation qui augmentent le degré de la myopie.

VISION DES MYOPES.

Par suite de la puissance réfringente trop considérable de leurs yeux, les myopes ne peuvent voir distinctement qu'à partir d'une certaine distance. En supposant, bien entendu, que leur anomalie ne soit pas corrigée par des verres concaves.

Tandis que chez l'emmétrope le punctum remotum se trouve à l'*infini* et chez l'hypermétrope en *arrière* du centre optique, chez le myope il est situé à une distance finie *au-devant* de l'œil et au-delà de ce point la vision devient confuse. Chez lui, la vision éloignée est d'autant plus mauvaise que le diamètre de la pupille est généralement plus grand que chez l'emmétrope, et l'on sait que la grandeur des cercles de diffusion dépend de la grandeur de la pupille. Pour cette même raison, l'atropine fait baisser sensiblement son acuïté visuelle, tandis que la calabarine la fait remonter.

Dans le but d'amoindrir l'ouverture pupillaire et par suite l'étendue des cercles de diffusion, les myopes prennent l'habitude de cligner les paupières, et à la longue ce mouvement finit par devenir spasmodique, involontaire ; chez eux la ligne visuelle coupe quelquefois la cornée en dehors du centre (angle α négatif), ce qui produit un strabisme convergent apparent et donne à leur physionomie quelque chose de caractéristique.

Si le myope a l'inconvénient de ne pas voir aussi nettement que l'emmétrope à de grandes distances, par contre il a l'avantage sur lui de pouvoir vieillir sans être obligé de faire usage de verres convexes pour la vision de près. Dès que la myopie atteint $\frac{1}{8}$, comme la vision est toujours possible à cette distance sans que l'accommodation entre en jeu, peu importe que cette fonction s'affaiblisse, la presbytie n'est plus à craindre.

Quand la myopie dépasse $\frac{1}{10}$, $\frac{1}{8}$, les myopes ont une tendance marquée à rapprocher les objets, et à incliner la tête en les regardant; ils aiment à lire les petits caractères, l'écriture fine, ce qui s'explique, car ils peuvent ainsi embrasser plus d'étendue à la fois, et éviter les mouvements de la tête et des yeux, forcément nécessaires avec de gros caractères.

La possibilité de pouvoir atteindre un âge avancé sans qu'il soit utile de recourir aux lunettes a fait considérer la myopie comme un vice de réfraction ayant plutôt des avantages que des inconvénients. De plus, bien des personnes croient que la myopie diminue avec le temps et que la vision va constamment en s'améliorant. Il est bon de s'expliquer une fois pour toutes sur ce sujet et de faire ressortir tout ce qu'il y a d'erroné dans un préjugé si universellement répandu.

Les faibles degrés de myopie peuvent à la rigueur être considérés comme sans inconvénients ; mais il n'en est plus de même pour les degrés moyens et élevés. Loin de s'atténuer la myopie a toujours de la tendance à augmenter, et quand elle dépasse une certaine limite, des complications graves, ramollissement du corps vitré, décollement de la rétine, etc..., sont toujours à redouter. Aussi ces yeux-là sont véritablement malades et exposés à des dangers qu'on ne peut prévenir que par des soins assidus et en usant des plus grands ménagements. La seule chose vraie, c'est qu'avec l'âge le *rétrécissement* de la pupille augmente un peu l'acuité visuelle ; la sclérose du cristallin vient aussi compenser en partie l'excès de longueur de l'axe antéro-postérieur ; mais ce sont là de minces avantages comparés aux lésions du fond de l'œil, qui ont toujours de la tendance à faire des progrès menaçants.

Les myopes se plaignent fréquemment de *mouches volantes* ; celles-ci peuvent être *objectives*, c'est-à-dire visibles à l'ophthalmoscope ; elles dépendent alors de lésions déjà connues, scléro-choroïdite, ramollissement, hémorrhagies du corps vitré, etc. Mais souvent elles sont purement *subjectives*, et les corps flottants qui leur donnent naissance sont tellement ténus, qu'ils échappent à l'exploration la plus minutieuse. La fréquence plus grande des mouches volantes subjectives chez les myopes tient à la conformation spéciale de leurs yeux, l'ombre portée sur la rétine par les corpuscules qui flottent dans le corps vitré étant plus apparente que dans l'œil normal.

Sauf dans les faibles degrés de myopie où l'*acuité visuelle* est souvent parfaite, elle est en général diminuée, et cela d'autant plus que la myopie est plus forte ; c'est surtout quand la myopie atteint $\frac{1}{5}$ et au delà que l'acuité visuelle se réduit d'une façon très-sensible. En dehors des lésions spéciales qui se produisent en pareil cas et qui ont été décrites dans plusieurs chapitres (sclérochoroïdite postérieure, troubles du corps vitré), le seul fait de l'expansion du même nombre d'éléments sensibles de la rétine sur une plus large surface doit évidemment amoindrir la sensibilité de cette membrane. Chez le myope, en effet, le nerf optique possède les mêmes dimensions que chez l'emmétrope et par suite de l'ectasie du globe il se développe sur une étendue beaucoup plus grande.

Les myopes ont une *puissance d'accommodation* qui, dans les faibles degrés et chez les jeunes sujets, est à peu près la même que chez l'emmétrope ; mais dans les forts degrés, où les faisceaux circulaires du muscle ciliaire sont aplatis et atrophiés, la puissance d'accommodation diminue considérablement et finit par être nulle; du reste, dans ces hauts degrés, cette fonction n'a jamais besoin d'entrer en jeu.

Il importe de faire remarquer que l'*amplitude relative* d'accommodation du myope est bien différente de celle de l'emmétrope. Alors que ce dernier ne peut faire un effort de convergence sans faire un effort d'accommodation correspondant, le myope, au contraire, a la faculté de fixer un objet rapproché sans contracter son muscle ciliaire. Comme nous le verrons plus tard, cette considération doit être toujours présente à l'esprit quand il s'agit de donner aux myopes des verres correcteurs. Si, en effet, par des verres neutralisant exactement la myopie, on rend l'œil emmétrope, comme cet œil ainsi transformé n'est plus en état de faire l'effort d'accommodation désormais nécessaire, pour une convergence donnée, sa vue se fatigue et il lui est impossible de continuer à se servir de ses lunettes pour le travail de près.

ETIOLOGIE DE LA MYOPIE.

La myopie, ainsi que l'a constaté plusieurs fois Jæger sur des enfants en bas âge, peut être congénitale et se maintenir telle pendant toute la durée de l'existence. Mais, dans l'immense majorité des cas, on doit admettre qu'il y a simplement *prédisposition congénitale* et que le développement progressif de ce vice de réfraction n'a lieu qu'ultérieurement. Il est probable qu'au niveau du segment postérieur les enveloppes de l'œil n'ont pas leur épaisseur et leur résistance normales, et que sous l'influence des causes occasionnelles diverses qui vont être passées en revue, le globe oculaire se distend et l'axe antéro-postérieur s'allonge.

Quelques ophthalmologistes veulent admettre qu'en dehors même de toute prédisposition congénitale, l'acte répété de l'accommodation et de la convergence suffit *à lui seul* pour modifier la puissance réfringente de l'œil et l'augmenter. Mais comment, expliquer, alors, que parmi un grand nombre d'individus soumis aux mêmes influences pernicieuses, c'est-à-dire à un travail exagéré, les uns deviennent myopes, tandis que les autres restent emmétropes ou même hypermétropes?

L'observation journalière démontre d'une façon incontestable que la myopie est souvent *héréditaire;* tantôt, et c'est le cas le plus fréquent, elle est transmise en ligne directe; tantôt elle n'existe que dans les lignes collatérales; quelquefois enfin, une génération est épargnée et il faut remonter chez les grands-parents pour en retrouver des exemples.

Jæger a eu plusieurs fois l'occasion de voir, chez des nouveaux-nés, un staphylome postérieur semblable à celui qui existait chez le père ou la mère.

Hasner a prétendu que la myopie épargnait quelquefois les aînés pour se transmettre plus volontiers aux enfants venus les derniers, mais cette affirmation n'a pas été confirmée par d'autres ophthalmologistes.

La myopie est donc le plus souvent un vice de réfraction d'origine congénitale; mais il n'en est pas moins vrai que le travail assidu, que la fixation constante d'objets trop rapprochés exerce aussi une influence incontestable sur le développement de cette anomalie. Que d'individus seraient peut-être restés emmétropes qui sont devenus myopes par suite d'une application trop continue! Ce point d'étiologie jadis hypothétique est aujourd'hui indiscutable, grâce aux laborieuses recherches entreprises récemment de divers côtés dans cette direction.

Nous nous contenterons de rapporter ici les statistiques de F. Erismann, de Saint-Pétersbourg (1). Ce sont, croyons-nous, les plus importantes qui aient été publiées sur ce sujet.

Elles portent sur le nombre considérable de 4 358 enfants, pris dans sept écoles russes diverses et quatre écoles allemandes. Dans les premières, l'âge variait de dix à vingt et un ans ; il était de huit à vingt ans dans les secondes. La détermination de la réfraction était faite par le procédé ordinaire, au moyen des tables de Snellen ; pour chacun des sujets on notait l'âge, le nombre d'années d'étude, l'éclairage employé et le nombre total d'heures de travail.

Voici les principaux résultats obtenus :

Sur 4358 sujets en tout, il y avait :

Myopes.	1347 soit 30,2	p. 100
Emmétropes.	1122 — 26	—
Hypermétropes.	1889 — 43,3	—
Amblyopes.	20 — 0,5	—

Sur 3 266 garçons, on trouva :

Myopes.	1017 soit 31,1	p. 100
Emmétropes.	867 — 26,5	—
Hypermétropes.	1369 — 42	—
Amblyopes.	13 — 0,4	—

Sur 1 092 filles :

Myopes.	300 soit 27,5	p. 100
Emmétropes.	265 — 24,2	—
Hypermétropes.	520 — 47,7	—
Amblyopes.	7 — 0,6	—

Sur 2534 élèves russes, il y avait :

Myopes.	866 soit 34,2	p. 100
Emmétropes.	654 — 25,8	—
Hypermétropes.	1003 — 39,5	—
Amblyopes.	13 — 0,5	—

Sur 1 824 élèves allemands, il y avait :

Myopes.	451 soit 24,7	p. 100
Emmétropes.	478 — 26,2	—
Hypermétropes.	886 — 48,6	—
Amblyopes.	9 — 0,5	—

Ainsi les garçons, généralement soumis à des travaux plus assi-

(1) *Recherches sur les yeux de 4 358 écoliers*, in *Archiv für Ophthalmologie* et *Annales d'oculistique*, 1871.

dus et plus sérieux, donnaient une proportion de 31,1 myopes pour 100, tandis que les filles ne donnaient que 27,5 pour 100. De plus, la différence entre les écoles russes, avec 34,2 pour 100 de myopes, et les écoles allemandes, avec 24,7 pour 100 seulement, était très-marquée, ce qui doit être attribué à ce que les premières renfermaient exclusivement des pensionnaires, et les autres exclusivement des externes. En effet, ces derniers sont soustraits dans une certaine mesure à l'influence de l'école ; ils sont d'habitude moins surchargés de travail, et se trouvent placés dans de meilleures conditions hygiéniques générales ; enfin, et surtout, ils passent chaque jour un certain nombre d'heures en plein air, et peuvent relâcher complétement leur accommodation, tandis que les pensionnaires, toujours enfermés dans des salles d'étude, ou dans des cours plus ou moins étroites, ne fixent jamais les yeux que sur des objets rapprochés, et ne peuvent à aucun moment détendre tout à fait leur muscle ciliaire.

L'influence fâcheuse de l'internat a, du reste, été établie directement. Dans une même école, sur 397 pensionnaires, on trouva 167 myopes, c'est-à-dire 42,1 pour 100, tandis que sur 918 externes on n'en trouva que 325, c'est-à-dire 35,4 pour 100.

Le docteur Erismann ne s'est pas arrêté à ces résultats généraux : divisant les sujets par classe et par âge, il a constaté que dans les classes inférieures, chez les enfants de six à sept ans, le nombre des hypermétropes allait jusqu'à 76 à 78 pour 100. L'hypermétropie est donc l'état normal et physiologique à cet âge ; un enfant de six à sept ans, placé à 20 pieds du tableau de Snellen, et lisant couramment le numéro 20 de ce tableau, le lit encore presque toujours malgré l'interposition de verres convexes faibles. L'emmétropie et la myopie sont, au contraire, l'exception.

Bientôt les proportions changent ; quelques-uns restent hypermétropes, la plupart deviennent emmétropes, pour rester en cet état ou devenir myopes un peu plus tard. A mesure qu'on s'élève dans les classes supérieures, la myopie devient plus fréquente et atteint un plus fort degré ; nous savons qu'elle est extrêmement répandue dans les écoles d'enseignement supérieur, auxquelles on ne parvient que par un travail excessif et un véritable surmenage de la vue. Giraud-Teulon cite une promotion de l'École polytechnique qui contenait 35 myopes d'un fort degré sur 100 conscrits.

Le docteur Erismann a complété ses intéressantes recherches en déterminant d'une manière systématique l'acuïté visuelle chez les myopes examinés. Il l'a trouvée en moyenne plus faible que chez les hypermétropes et les emmétropes du même âge. La différence,

peu appréciable dans les faibles degrés de myopie, devient frappante à mesure qu'on arrive aux degrés élevés, au-delà de $\frac{1}{12}$ par
exemple. Il en est de même des lésions du fond de l'œil ; à partir
du même degré il y a toujours un peu d'atrophie choroïdienne de
la partie externe de la papille, et ce staphylome augmente rapidement à mesure que la myopie devient plus forte.

Les relevés antérieurs du docteur Hermann Cohn, de Breslau,
avaient déjà donné des résultats analogues. Toutes les écoles dans
lesquelles cet auteur a fait ses recherches renfermaient des myopes ; mais dans les écoles de village la proportion était beaucoup
moindre que dans celles des villes. Dans ces dernières la proportion s'élevait en raison du degré d'instruction.

Ecoles primaires.	6,7	myopes p. 100
Ecoles moyennes.	10 3	— —
Ecoles normales	19,7	— —
Gymnases.	26,2	— —

Cohn a constaté, de plus, que le degré de myopie s'élève assez
régulièrement de deux en deux ans dans les diverses écoles ; il a
trouvé peu de myopes parmi les élèves qui n'avaient pas un demi-
semestre révolu de scolarité.

CAUSES DE LA PROGRESSION DE LA MYOPIE.

Parmi les principales causes susceptibles d'augmenter momentanément la pression intra-oculaire, d'agir conséquemment sur la
distension des enveloppes de l'œil et de contribuer au développement de la myopie, nous devons signaler en première ligne la *congestion* des vaisseaux de l'œil, les *efforts d'accommodation* et ceux de
convergence.

Des expériences de physiologie ont démontré que la réplétion
mécanique des vaisseaux de l'œil provoque une augmentation
de la tension intra-oculaire ; rien d'étonnant, dès lors, si l'*inclinaison de la tête* pendant le travail et la congestion du globe oculaire qui en est la conséquence, exerce, chez les myopes, une
influence si fâcheuse sur le développement de leur infirmité.
Nous verrons, à propos du traitement, quelles sont les précautions
à prendre à cet égard.

Le rôle que joue l'accommodation dans les forts degrés de
myopie mérite d'être pris en considération, non pas tant par les
changements de pression que cet acte physiologique détermine

dans l'œil, que par l'irritation qu'il provoque dans son segment postérieur.

Hensen et Völckers ont démontré par d'ingénieuses expériences que lorsque le muscle ciliaire se contracte, la choroïde se déplace et se trouve entraînée en avant. Les tiraillements répétés de cette membrane, se faisant sentir principalement au niveau de son insertion fixe autour de la papille, sont une des causes les plus actives du développement de la scléro-choroïdite postérieure et de l'amincissement des enveloppes de l'œil à ce niveau. De plus, le muscle ciliaire du myope (voyez fig. 61), ainsi que l'ont montré les belles recherches d'Iwanoff, possède une structure spéciale qui augmente encore cette traction en avant de la choroïde. Les fibres longitudinales prédominent aux dépens des fibres circulaires, et comme les premières vont s'insérer et se perdre dans l'épaisseur de la choroïde, leur contraction a pour résultat d'exagérer le déplacement en avant de cette membrane.

Dans les efforts de convergence, les muscles droits internes, par le seul fait de la forme ovoïde allongée du globe oculaire, sont obligés de se contracter énergiquement. Quant aux droits externes, appliqués fortement contre la sclérotique et tiraillés par le fait de la convergence excessive, ils brident l'œil, le compriment et en augmentent nécessairement la tension.

Pendant cette rotation exagérée du globe oculaire vers le côté nasal, le pôle postérieur se déplace en sens inverse du centre de la cornée, c'est-à-dire en dehors ; la distance qui sépare la macula du nerf optique augmente nécessairement à chaque effort de convergence, et comme ce tronc nerveux jouit d'une fixité relative, la distension qui se produit à ce niveau a pour résultat de séparer, de disjoindre les feuillets fibreux de la sclérotique qui sont la continuation des deux gaînes du nerf. Cette dissociation des enveloppes s'accomplit peu à peu et a pour résultat d'affaiblir leur résistance dans cette région et de favoriser le développement de l'ectasie.

D'autres causes, moins accusées, il est vrai, que les précédentes, peuvent contribuer encore aux progrès de la myopie. Ainsi, nous devons citer toutes les lésions des milieux transparents ou des membranes profondes, affaiblissant l'acuïté visuelle et provoquant un certain degré d'amblyopie. Il est clair, en effet, que la nécessité, en pareil cas, de rapprocher les objets très-près pour arriver à les distinguer nettement, oblige précisément à ces efforts d'accommodation et de convergence exagérés dont l'influence nuisible vient d'être démontrée.

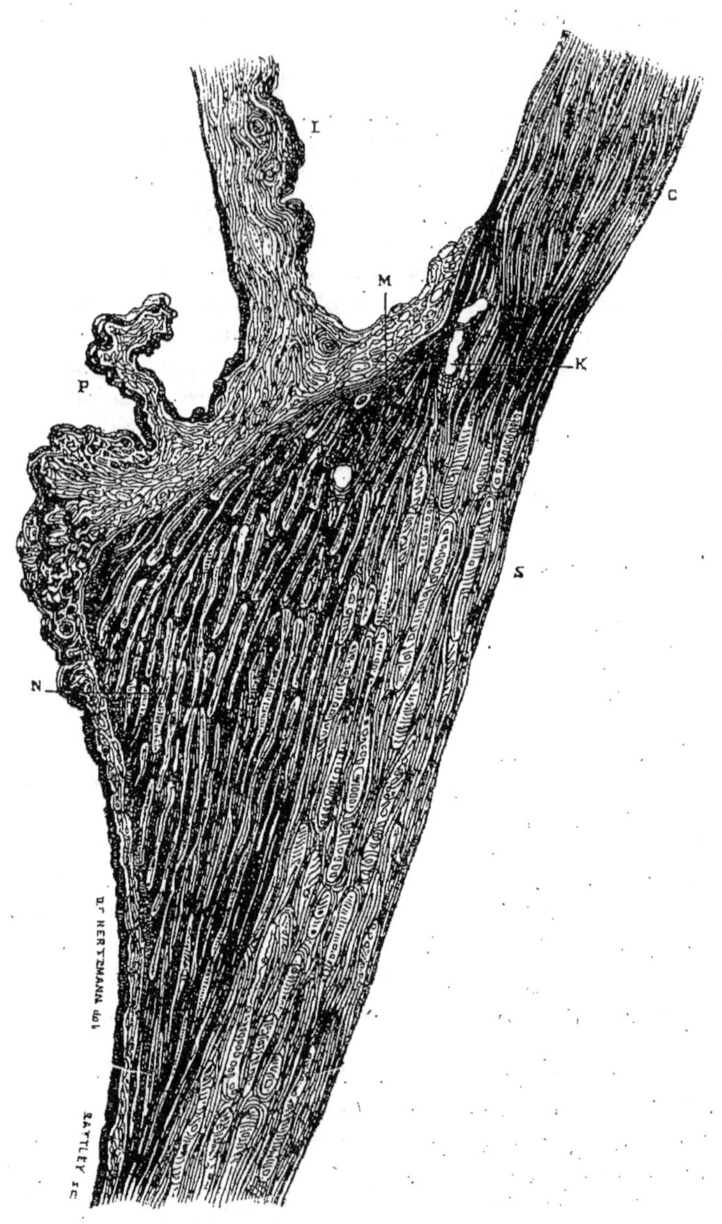

Fig. 61. Muscle ciliaire chez un myope. M, fibres circulaires en petit nombre et atrophiées; N, fibres longitudinales, très-nombreuses et hypertrophiées. Le reste de l'explication comme à la figure 56.

Mannhart a fait remarquer que plus la distance qui sépare les *centres optiques* des deux yeux d'un côté à l'autre de la face est grande, plus la fixation des objets rapprochés doit être pénible.

La situation et la grandeur de l'angle α (voyez fig. 40) ont aussi une certaine importance. La ligne visuelle passe-t-elle en dehors du centre de la cornée, le muscle droit interne sera obligé de se contracter énergiquement pour l'amener sur le point fixé, et cet effort musculaire devra être d'autant plus considérable, que cet écart de la ligne visuelle sera lui-même plus accusé.

Tant que la myopie ne dépasse pas $\frac{1}{12}$, elle ne présente que de légers inconvénients, le sujet n'est pas forcé d'incliner la tête pour lire et la convergence n'a rien d'exagéré. Mais, au-dessus de ce degré, les conditions de la vision de près commencént à devenir défavorables, et plus la myopie est forte, plus l'acte de la vision binoculaire s'accomplit difficilement, et plus les diverses causes énumérées ci-dessus font sentir leur influence pernicieuse ; enfin, à un moment donné, quand la myopie s'élève au-delà de $\frac{1}{3}$, le plus souvent un des yeux est exclu pendant la fixation et le sujet évite ainsi des efforts de convergence devenus impossibles.

PROPHYLAXIE. — CHOIX DES VERRES CORRECTEURS.

PROPHYLAXIE.

Nous avons vu que la myopie est héréditaire ; aussi chez les enfants issus de parents ayant déjà ce vice de réfraction, on ne saurait prendre trop de précaution pour lutter de bonne heure contre une infirmité dont le développement est presque fatal. C'est surtout au moment où les écoliers entrent dans les classes un peu élevées, qui exigent, pour être suivies avec fruit, une somme de travail considérable, que les efforts d'accommodation et de convergence commencent à produire chez eux leurs funestes effets. Aussi à ce moment faudra-t-il veiller à ce que les jeunes gens se trouvent dans les meilleures conditions hygiéniques possibles.

Occupons-nous d'abord de l'éclairage des salles d'école. Il est évident que la lumière devra toujours y être abondante ; si elle est insuffisante, ce qui arrive malheureusement trop souvent, l'enfant, obligé de regarder de très-près pour distinguer les caractères de son livre ou de son écriture, fait des efforts continuels d'accommodation et de convergence dont nous connaissons les inconvénients.

Les fenêtres devront donc être larges et hautes ; la meilleure disposition consistera à les percer sur un des côtés longs des salles et à disposer les tables de travail perpendiculairement de ce côté de façon que la lumière arrive vers la gauche des élèves. On a quelquefois conseillé de ranger les tables en face des fenêtres ; mais ce mode d'éclairage est en réalité des plus mauvais. Les enfants, éblouis par la lumière vive qui leur frappe directement les yeux, inclinent instinctivement la tête en avant pour les abriter à l'ombre de leur front et de leurs sourcils, ou bien ils se placent de côté dans une position plus ou moins vicieuse ; enfin leur livre se transformant en écran aussitôt qu'ils l'inclinent un peu obliquement, reste forcément horizontal, ce qui est toujours très-défavorable.

Quant à la lumière qui vient du côté droit, elle est moins avantageuse que celle qui vient du côté gauche, parce que la main qui écrit fait ombre sur le point que l'on doit regarder.

S'il était impossible d'adopter la disposition la meilleure, on compenserait toujours jusqu'à un certain point la position défectueuse des fenêtres par leur élévation ; la lumière qui vient de haut est en effet celle dont la distribution est la plus uniforme, quel que soit le côté d'où elle arrive.

Le soir on apportera le plus grand soin au choix et à la bonne répartition de l'éclairage. Si on le peut, on préférera la lampe à huile, dont la lumière, riche en rayons jaunes, est aussi éclairante, tout en étant moins éblouissante que la lumière trop blanche du gaz. Si l'on emploie celui-ci, on aura soin d'entourer chaque bec d'un cylindre de verre qui rendra la flamme plus fixe et de le munir d'un réflecteur disposé de façon que la lumière éclaire aussi bien que possible les tables de travail, mais ne frappe pas directement les yeux ; enfin on fera en sorte qu'elle arrive pour chaque élève latéralement et du côté gauche.

La forme défectueuse du mobilier scolaire ordinaire (1), absence des dossiers, écartement exagéré du siége et du pupitre, défaut de proportion entre la hauteur du siége et celle du pupitre, enfin et surtout le défaut d'inclinaison des pupitres, contribuent aussi dans une large mesure au développement de la myopie.

Il est nécessaire de munir les bancs d'une pièce de bois de

____

(1) Liebreich, *l'École et son Influence sur la vue* (*Revue scientifique*).

10 centimètres de largeur environ, placée au-dessus des hanches au
niveau des reins, pour que les enfants soient toujours soutenus
en lisant et même en écrivant ; mais il faut donner à ces dossiers
une direction verticale et non les incliner en arrière, si l'on veut
que les elèves ne soient pas obligés de cesser tout travail pour s'y
appuyer en se renversant comme dans un fauteuil. Les bancs auront une largeur suffisante pour soutenir presque toute la longueur de la cuisse et seront disposés de façon que la plante du
pied repose naturellement sur une planchette destinée à la recevoir. Enfin le bord des pupitres se trouvera au niveau du bord
antérieur du banc, et sa hauteur sera telle que le coude s'y
place naturellement sans que le corps soit obligé de s'incliner en
avant ou que les épaules soient repoussées en haut. Ces diverses
dispositions contribueront à maintenir toujours l'écolier dans une
bonne position ; elles empêcheront sa taille de se dévier et de se
voûter et soustrairont les yeux aux effets de la congestion passive
provoquée par l'inclinaison de la tête en avant.

Mais c'est surtout la *pente* à donner aux pupitres qui a une importance capitale au point de vue du développement de la myopie
acquise.

Dans un travail sur ce sujet, Heymann a conseillé d'avoir des
tables inclinées, parce que, dit-il, le raccourcissement des caractères placés sur une surface plane horizontale, diminuant la grandeur apparente des lettres, oblige l'œil à faire un effort exagéré et
partant nuisible. Ce n'est là cependant, à notre avis, qu'une cause
de fatigue tout à fait accessoire ; en réalité, les tables peu inclinées
sont nuisibles parce qu'elles nous forcent à maintenir l'œil dans
une position instable.

Les six muscles extrinsèques de chaque œil ne sont en effet indépendants que dans une certaine mesure. Ils ne peuvent produire
qu'un certain nombre de mouvements déterminés d'avance. Les
deux droits internes par exemple agissent instinctivement pour
faire converger les axes optiques sur les objets rapprochés, tandis
qu'il est impossible de contracter simultanément les deux droits
externes de façon à obtenir la divergence. De plus, si certaines
positions des globes oculaires sont stables et pour ainsi dire natu-
relles, il en est d'autres qui, tout en étant possibles, ne peuvent
être maintenues longtemps sans mettre tous les muscles dans un
état de tension violente qui entraîne la compression de l'œil et à la
longue l'allongement de son axe antéro-postérieur. Ainsi nous ne
pouvons forcer le regard en haut sans faire des efforts bientôt
très-pénibles ; c'est ce qui arrive quand nous regardons la voûte

du ciel ou la décoration d'un plafond. De même, dans une galerie de peinture, les tableaux les plus élevés sont les plus difficiles à voir; de même, encore quand nous regardons un objet rapproché, nous le plaçons toujours en face des deux yeux et un peu en bas, et non pas en haut ou tout à fait en bas; eh bien, c'est précisément dans cette position intermédiaire où la fatigue et la tension musculaire sont au minimum qu'il faut placer le livre de l'écolier.

Dans ce but on donnera au pupitre une inclinaison de 40 à 45 degrés au moins au-dessus de l'horizontale; mais des raisons mécaniques rendant l'écriture impossible avec une pente aussi marquée, on s'arrangera pour que les tables puissent s'abaisser à 20 degrés quand l'enfant voudra écrire; ou bien encore on leur donnera cette dernière inclinaison et on munira chaque place d'un support destiné à maintenir le livre à 45 degrés pendant la lecture.

Les différentes dispositions que nous venons d'indiquer paraîtront peut-être difficiles à réaliser dans nos écoles. Le principal écueil est qu'un mobilier bien fait doit toujours être exactement proportionné à la taille des élèves auxquels il est destiné. En Amérique on résout la question en donnant à chaque écolier un siége et une table faits à sa mesure; en Suisse un mobilier de sept grandeurs différentes suffit également à tous les besoins.

Si l'on veut diminuer autant que possible les inconvénients du travail scolaire, on tiendra compte aussi de certaines conditions accessoires que nous ne ferons que signaler ici.

On ne donnera aux enfants que des livres imprimés en caractères assez gros et parfaitement nets. Les lettres grêles et allongées, le papier rugueux et grisâtre, le défaut de netteté de l'impression obligent l'écolier à diminuer la distance entre ses yeux et le livre, entraînent des efforts inutiles d'accommodation et ont les mêmes effets qu'un éclairage insuffisant.

On multipliera autant que possible les promenades au dehors et surtout à la campagne, afin que les enfants placés dans un espace largement découvert puissent au moins de temps en temps relâcher complétement leur accommodation. Sous aucun prétexte on ne privera les enfants de ces sorties si nécessaires à leur santé. Enfin on se gardera de donner aux classes et aux études une longueur exagérée; chaque heure de travail assidu devra être suivie d'un repos de dix minutes, qui permettra au muscle ciliaire de se détendre et de se reposer, en même temps qu'il rafraîchira l'attention.

D'habitude on reconnaît l'apparition de la myopie chez les en-

fants, non pas à ce qu'ils rapprochent leur livre pour mieux
lire, mais parce qu'ils se plaignent de ne pas voir distinctement
de loin les figures tracées sur le tableau par le professeur. Si la
myopie semble faire des progrès rapides, et qu'il y ait lieu de
supposer une influence héréditaire, quelques précautions deviendront aussitôt nécessaires. Le travail le soir à la lumière
sera rigoureusement défendu. Au moindre signe d'irritation et
de spasme de l'accommodation, on instillera de l'atropine de
façon à placer pendant quelque temps le muscle ciliaire dans un
repos absolu.

CHOIX DES VERRES CORRECTEURS.

Quand on se dispose à choisir des verres correcteurs à un myope,
chose importante, qui, selon qu'elle est bien ou mal faite, peut
exercer l'influence la plus heureuse, ou avoir des conséquences
funestes pour les progrès de la myopie, il faut toujours avoir présent à l'esprit que l'amplitude *relative* de l'accommodation dans
cette anomalie n'est pas du tout la même que chez l'emmétrope. Ce
dernier, en effet, possède le pouvoir d'accommoder fortement, alors
que les lignes visuelles n'ont qu'une faible convergence; le myope,
au contraire, par le fait de la puissance dioptrique considérable de
son œil et de la structure spéciale de son muscle ciliaire, n'accommode que très-faiblement, même quand les lignes visuelles
s'entre-croisent sur un objet très-rapproché. De sorte que si l'on
vient à corriger *complétement* la myopie en la neutralisant par un
verre concave, qui rend l'œil emmétrope, cet œil ainsi modifié va
être obligé de faire des efforts d'accommodation dont il est incapable, et par suite la vision de près, au moyen de ces verres,
deviendra très-pénible, sinon impossible.

Dans les cas de myopie très-légère, $\frac{1}{60}$, $\frac{1}{48}$, et même $\frac{1}{24}$, on
peut laisser le malade complétement libre de se servir de lunettes
ou de n'en pas porter.

Quand la myopie atteint $\frac{1}{15}$, $\frac{1}{10}$, si le sujet est *jeune*, on
essayera de neutraliser complétement sa myopie par des verres
appropriés; on réussira ainsi souvent à modifier de bonne heure
son amplitude d'accommodation, et à le placer tout à fait dans les
conditions de l'emmétrope; aussi les verres choisis à ce moment
lui deviendront indispensables et lui permettront de voir de loin
comme de près. Il faudra en pareil cas avoir bien soin que les

verres prescrits correspondent exactement au degré de myopie
(voir page 324), car s'ils étaient trop forts, l'œil serait rendu hypermétrope, et son accommodation serait constamment mise en jeu
d'une façon exagérée.

Quand on a affaire, et ce sont les cas les plus habituels dans la
pratique, à des individus dont le degré de myopie varie entre $\frac{1}{10}$
et $\frac{1}{4}$ environ, et qui, n'ayant jamais porté de lunettes pour la lecture, possèdent depuis longtemps l'amplitude relative d'accommodation spéciale à l'œil myope, il sera le plus souvent impossible
de corriger leur vice de réfraction avec une seule paire de lunettes.
Aussi on leur prescrira un pince-nez avec des verres neutralisant
complétement leur myopie et dont ils ne se serviront que pour *voir*
au loin; pour lire ils en auront d'autres plus faibles. Le choix de
ces derniers sera fait par tâtonnement, et en cherchant quels sont
les verres qui à 8 pouces environ favorisent le mieux la lecture.
On comprend qu'aucune règle précise ne puisse être donnée, car
on ne sait pas à l'avance dans quelle mesure chaque myope a modifié son amplitude d'accommodation.

Quand la myopie atteint $\frac{1}{3}$ et s'élève au-dessus de ce chiffre,
les difficultés augmentent, et les indications ne peuvent plus
être formulées d'une manière générale ; elle varient pour ainsi
dire avec chaque cas particulier. Dans ces degrés élevés, l'insuffisance des droits externes existe presque toujours, et devient
quelquefois une complication redoutable, dont il faut à tout prix
atténuer les fâcheux effets. Le meilleur moyen d'y réussir serait
de donner des verres qui, en permettant la lecture à la distance
habituelle de la vision distincte, c'est-à-dire à 8 ou 10 pouces, évi-
teraient des efforts pénibles de convergence ; mais de tels verres
placés devant des yeux dont l'accommodation n'a presque jamais
fonctionné sont difficilement supportés.

Ici encore on procédera par tâtonnements; il faudra rechercher
si ces yeux sont susceptibles de faire des efforts d'accommodation et
si ces efforts sont moins préjudiciables que ceux de convergence. La
puissance d'accommodation disponible ne pourra être appréciée que
par l'essai des verres concaves qui corrigent ou à peu près le degré
de myopie. Si ces verres sont bien supportés, s'ils ne provoquent
aucune gêne, si en outre il n'existe ni scléro-choroïdite postérieure étendue, ni lésions de la macula, ni aucune autre contre-
indication formelle à la mise en jeu de l'accommodation, on les

prescrira définitivement en vue de soulager les muscles droits internes affaiblis.

Si l'insuffisance musculaire est légère, et si l'accommodation a conservé encore une certaine amplitude, on combinera avec les verres concaves des verres prismatiques ; à un verre concave *plus faible* que celui qui permet la lecture à la distance de la vision distincte, on surajoutera de faibles prismes à *base interne* de 2 degrés. Le même effet peut encore être obtenu en *décentrant* un peu en dehors les verres concaves choisis, et en augmentant ainsi leur écart ; l'épaisseur du verre, plus considérable sur les bords qu'au centre, fait qu'ils agissent alors à la manière de faibles prismes. Mais s'il y a à la fois impuissance du muscle ciliaire et des droits internes, des verres prismatiques seuls pourront être supportés. Il suffit de jeter un coup d'œil sur la figure pour voir l'effet obtenu au moyen des prismes à base interne ; les rayons

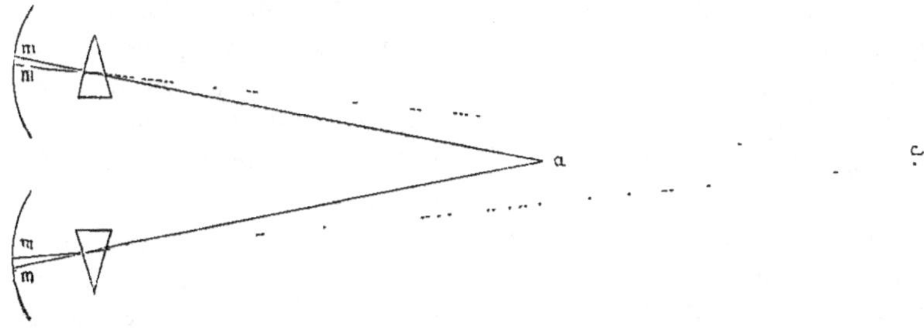

Fig. 62.

lumineux émanés d'un point *a*, au lieu d'aller former leur image en *m* sur la macula, vont se réunir en *m'* en dedans de la macula ; dès lors, pour éviter la diplopie, les droits externes se contractent et amènent de chaque côté la macula de *m* en *m'* et le point lumineux est vu absolument comme s'il se trouvait en *a'*. Malheureusement dans la pratique on ne peut guère faire usage que de verres prismatiques dont l'angle dièdre ne dépasse pas 3 degrés ; au-delà de cette force leur poids devient fort gênant, et les rayons lumineux qui les traversent étant décomposés les contours des objets apparaissent irisés.

Ce moyen est-il encore insuffisant, on aura recours à la ténotomie des droits externes ; enfin, si la divergence d'un des yeux est telle, que cette opération elle-même ne soit plus praticable, la vision binoculaire est désormais impossible, et la vision de près s'effectuera uniquement avec un seul œil, pendant que l'autre, généralement amblyope, restera dévié en dehors. Des lunettes en pareil cas seraient tout à fait inutiles; on se contentera de donner un monocle, dont le malade ne se servira que pour regarder les objets éloignés.

SPASME DE L'ACCOMMODATION CHEZ LES MYOPES.

Le *spasme de l'accommodation* se rencontre fréquemment dans la myopie même d'un faible degré; l'excès de réfraction qui résulte alors de l'augmentation de courbure du cristallin s'ajoute à celui que possède déjà l'œil et qui dépend de l'allongement de son axe antéro-postérieur. La cause de cette contracture du muscle ciliaire n'a pas reçu encore d'explication satisfaisante; peut-être faut-il la considérer comme étant due précisément à la structure particulière de ce muscle chez les myopes. Les fibres circulaires qui agissent le plus puissamment pendant l'accommodation faisant presque défaut, ainsi que l'a prouvé Iwanoff, le muscle tout entier aurait besoin de se contracter avec énergie, même pour produire un faible travail, et resterait facilement contracturé. D'autres ophthalmologistes font dépendre cet état tétanique du muscle de l'irritation provoquée par la distension de la choroïde, avec laquelle il affecte des rapports intimes.

Le spasme de l'accommodation pourra être quelquefois reconnu par l'ophthalmoscope, quand la réfraction déterminée avec cet instrument (pendant que le sujet observé a le regard vague, et relâche son accommodation) présentera un degré de myopie plus faible que celui qui est indiqué par les verres correcteurs. Un moyen de diagnostic meilleur encore consiste à instiller pendant plusieurs jours quelques gouttes d'une forte solution d'atropine, au $\frac{1}{100}$ environ. Malgré l'énorme dilatation de la pupille qui devrait porter un préjudice considérable à la vision, celle-ci se trouve notablement améliorée, et les verres correcteurs nécessaires seront moins forts que ceux qui étaient indispensables auparavant.

Les myopes atteints de spasme de l'accommodation ont souvent une *dilatation exagérée* de la pupille, dont les mouvements sont lents et paresseux. Du reste, cette dilatation de la pupille est un fait commun chez eux; on a voulu la faire dépendre de la distension générale des enveloppes de l'œil, qui imprimerait un mouvement de retrait à l'insertion ciliaire de l'iris; mais on peut objecter à cette hypothèse que c'est principalement dans les degrés moyens de myopie que la dilatation pupillaire atteint son maximum, et non dans les degrés les plus élevés.

Le spasme de l'accommodation ne se révèle par aucun symptôme *subjectif* appréciable; quelquefois, il est vrai, d'autres signes manifestes d'irritation rétinienne lui sont associés, mais ceux-ci peuvent exister en dehors de toute contracture du muscle ciliaire. Cette complication, aujourd'hui bien connue, qui a pour résultat d'augmenter la myopie, nous rend compte de certains faits en apparence extraordinaires, relatés de divers côtés dans ces derniers temps. Nous voulons parler de la *diminution spontanée* de la myopie, non pas de cette diminution qui survient à un âge avancé et qui est le résultat des altérations séniles du cristallin (aplatissement, changement d'indice de réfraction, etc.), mais de ces modifications *subites* qui se produisent quelquefois chez l'adulte, et dans lesquelles, sans cause apparente, la myopie s'abaisse quelquefois de plusieurs degrés, et nous oblige à changer les verres correcteurs. Il est probable qu'en pareil cas un spasme, persistant quelquefois depuis plusieurs années, vient à cesser tout à coup, ce qui diminue d'autant la puissance dioptrique de l'œil.

DE L'ASTHÉNOPIE MUSCULAIRE CHEZ LES MYOPES.

Quelques myopes accusent parfois un certain nombre de symptômes que nous allons décrire et dont l'ensemble est désigné sous le nom d'*asthénopie musculaire*.

Depuis quelque temps le travail de la lecture est devenu pour eux très-fatigant, parfois même impossible avec les deux yeux; s'ils veulent s'obstiner et vaincre l'obstacle ressenti pendant la vision de près, ils ne tardent pas à éprouver une douleur sourde, dont l'intensité augmente rapidement, et qui finit par devenir très-pénible. Cette douleur a le plus souvent un siége constant; elle existe de chaque côté au niveau de *l'angle interne* de l'œil et de la racine du nez; elle cesse dès que le malade interrompt son travail, pour reparaître de nouveau dès qu'il le reprend. Un repos de quelques instants permet de recommencer à lire sans fatigue; mais bientôt les lettres vacillent, se *déplacent* les unes sur les autres, quelquefois elles sont vues *doubles*, et la douleur particulière déjà signalée ne tardant pas à se faire de nouveau sentir, le malade se voit forcé encore une fois d'interrompre ses occupations.

Tous ces symptômes, restés longtemps d'une explication difficile, sont aujourd'hui parfaitement connus et rattachés à leur véritable cause, c'est-à-dire à l'insuffisance musculaire des droits internes.

Il est aisé d'expliquer pourquoi et comment ces troubles d'équilibre musculaire apparaissent principalement dans la myopie progressive, et nous retrouvons ici les causes principales déjà signalées à ce sujet : d'abord les variations de grandeur de *l'angle α*, toujours très-petit, souvent nul, parfois même négatif chez le myope (voyez fig. 40). Il est évident que si les lignes visuelles coupent la cornée en dehors de l'axe antéro-postérieur de l'œil, les muscles droits internes auront un plus grand effort à faire pour maintenir la convergence dans la vision de près.

Mais l'obstacle principal tient précisément à la disposition anatomique de l'œil myope. L'axe antéro-postérieur, en effet, se trouvant allongé, les muscles droits s'insèrent plus obliquement que si le globe de l'œil était exactement sphérique. En outre, comme la rotation en dedans de cet ovoïde se fait autour du petit axe vertical et que c'est le grand axe antéro-postérieur qui doit être déplacé, la résistance à vaincre devient plus considérable et augmente proportionnellement au degré de myopie. Enfin, on doit toujours tenir compte des différences individuelles et des dispositions congénitales ; quelquefois des malades placés dans les conditions en apparence les plus défavorables ne présentent aucun symptôme d'asthénopie musculaire, tandis que d'autres dont les yeux ne présentent qu'un faible allongement en sont atteints.

L'asthénopie musculaire pourrait être confondue avec l'asthénopie *accommodative*, dont nous avons parlé plus haut à propos de l'hypermétropie. Mais il est quelques caractères différentiels qui permettent de distinguer ces deux états morbides.

Dans l'asthénopie accommodative la vision se trouble et devient *confuse*, le contour des lettres semble flou. Dans l'asthénopie musculaire les caractères restent nets, mais paraissent se *déplacer* latéralement les uns sur les autres, il y a tendance à la diplopie. La douleur de l'asthénopie des hypermétropes occupe l'arcade sourcilière, le front; celle de l'asthénopie des myopes est localisée à l'insertion des muscles droits, au niveau du grand angle de l'œil de chaque côté. Enfin, l'examen de l'insuffisance musculaire des droits internes fait au moyen d'un prisme, comme nous l'expliquons dans les lignes suivantes, éclaircira tous les doutes.

Quand les muscles droits internes sont devenus insuffisants pour maintenir la convergence nécessaire dans la vision binoculaire à courte distance, il se produit un *strabisme latent,* désignation parfaitement juste que nous allons tâcher de faire comprendre.

DU STRABISME LATENT.

Un myope, accommodant dans les limites de sa vision binoculaire, peut arriver par un excès d'innervation envoyé aux muscles droits internes à suppléer à leur insuffisance et maintenir ainsi le degré de convergence nécessaire à chaque œil pour la fusion des images. Il accomplit cet acte malgré lui, parce que les avantages que procure la vision binoculaire cesseraient d'exister si la force d'abduction des droits externes n'était pas contrebalancée. La prépondérance de ces derniers muscles existe bien en réalité, mais elle est *latente,* elle est masquée par l'excès d'innervation qui est envoyé aux droits internes pour maintenir l'équilibre. Que faudra-t-il pour la rendre manifeste ? Supprimer simplement l'acte de la vision binoculaire ; qu'on vienne à cacher en effet un œil sous un *verre dépoli,* et l'on verra alors immédiatement cet œil, qui n'est plus maintenu en place par le besoin de fixation, se dévier en dehors sous l'influence de l'excès de puissance du droit externe.

Le même phénomène se produit encore dans d'autres circonstances ; si par exemple nous approchons peu à peu un objet des yeux d'un myope atteint d'insuffisance musculaire, à mesure que la distance diminue, les efforts de convergence deviennent de plus en plus considérables, il arrive un moment où ils ne peuvent plus lutter contre la force d'abduction des droits externes, et alors l'un des yeux se dévie en dehors. Nous nous expliquons ainsi pourquoi dans les hauts degrés de myopie les malades ne se servent plus pour voir de près de la vision binoculaire, et ne lisent qu'avec un seul œil.

De Græfe a donné un autre moyen très-ingénieux pour reconnaître facilement l'insuffisance musculaire et en déterminer le degré, question d'une haute importance, puisqu'elle fournit, comme nous le verrons un peu plus loin, des indications pour la thérapeutique et une règle de conduite pour le chirurgien.

Sur une feuille de papier blanc est tracée une ligne noire très-fine sur laquelle est placé un gros point noir exactement traversé par son milieu. Cette feuille étant tenue devant le sujet à la distance de la vision distincte, celui-ci *regarde avec les deux yeux* la ligne et le point. Pendant que son attention est ainsi attirée et que la vision binoculaire s'accomplit, on place devant un œil un prisme à base inférieure de 12 degrés environ ; aussitôt, par suite du dédoublement de l'image dans le sens vertical, l'acte de fusion est supprimé et les mouvements des yeux sont désormais livrés aux puissances musculaires telles qu'elles existent en réalité.

Si les droits internes et externes se font réellement équilibre, l'image
n'est dédoublée qu'en hauteur ; par conséquent, les deux lignes se
confondent et le malade n'aperçoit qu'une seule ligne et deux points
superposés. Si au contraire la puissance du droit externe est supérieure à celle du droit interne, l'œil se déviera en dehors, et immédiatement deux lignes et deux points apparaîtront. Ces deux
images seront croisées, et d'autant plus écartées l'une de l'autre,
que le strabisme sera plus considérable.

DES INDICATIONS DE LA TÉNOTOMIE DANS LE STRABISME LATENT.

Pour comprendre combien l'insuffisance musculaire porte atteinte
à la vision binoculaire, il suffit de lire pendant quelques instants
avec de faibles verres prismatiques à base externe : la fatigue ne
tarde pas à devenir considérable. Cette exagération continuelle de
la tension des droits internes exerce, comme nous l'avons vu, une
influence des plus fâcheuses sur le développement de la myopie
progressive. C'est pour remédier à ces inconvénients que de Græfe
a eu l'idée de combattre l'insuffisance de ces muscles par la ténotomie de leurs antagonistes : intervention délicate pour laquelle
il importe de donner des règles précises. Pour que l'opération soit
justifiée, l'insuffisance doit exister non-seulement dans la vision de
près, mais encore dans la vision éloignée, et le reculement du
muscle le plus fort doit être proportionnée à sa prépondérance
fonctionnelle.

Voici comment de Græfe a posé les indications de ce qu'il
appelle le *dosage* de l'opération : pour connaître de combien la
puissance du droit externe dépasse celle du droit interne dans
la vision éloignée, il met devant l'œil soupçonné atteint d'insuffisance musculaire un prisme à *base interne,* un peu fort, de
18 degrés environ ; puis il place une bougie allumée à la distance
de la vision distincte, pour l'éloigner ensuite petit à petit. A un
moment donné, quand la déviation vers l'arête du prisme, allant
toujours en augmentant au fur et à mesure qu'on écarte la bougie
et que la convergence diminue, n'est plus compensée par la déviation du globe de l'œil en dehors, produite par la contraction
exagérée du droit externe, le sujet accuse des *images doubles homonymes.* Il est évident que, moins grande sera la puissance d'abduction, plus la distance à laquelle apparaîtront les images doubles
sera courte. Aussi, si avec un prisme de 18 degrés le dédoublement
s'opère à 5 pieds, on recommencera l'épreuve avec un de 16 degrés ; si c'est à 3 pieds, avec un de 14 degrés, et ainsi de suite jus-

qu'à ce qu'on atteigne le prisme le plus faible (*prisme limite*), qui donnera alors la valeur du strabisme latent pour l'éloignement.

Pour éviter ces essais successifs de verres prismatiques de plus en plus faibles, M. Crétès a eu l'ingénieuse idée de construire un prisme mobile à axe constant (fig. 63) dont voici le mécanisme :

Deux prismes étant superposés, base sur base (fig. 1), leurs réfractions s'ajoutent, 8°+8°=16°.

S'ils sont placés base sur arête, elle s'annule (fig. 2) ; entre ces deux extrêmes, on peut obtenir une série ascendante de réfractions prismatiques.

Dans une monture disposée à cet effet, sont placés les deux prismes, qui peuvent tourner l'un sur l'autre en sens inverse et d'une quantité égale ; cette disposition permet d'avoir l'axe du prisme, obtenu par la combinaison, dans une direction constante (AB).

Quand l'indicateur est au point zéro, les deux prismes sont placés verticalement comme à la figure 2 ; si l'on pousse le bouton, une des bases s'abaisse, l'autre se relève jusqu'à ce qu'arrivées au point B elles s'additionnent et produisent le maximum de réfraction, après avoir passé par une série dont les résultats se lisent sur l'échelle graduée.

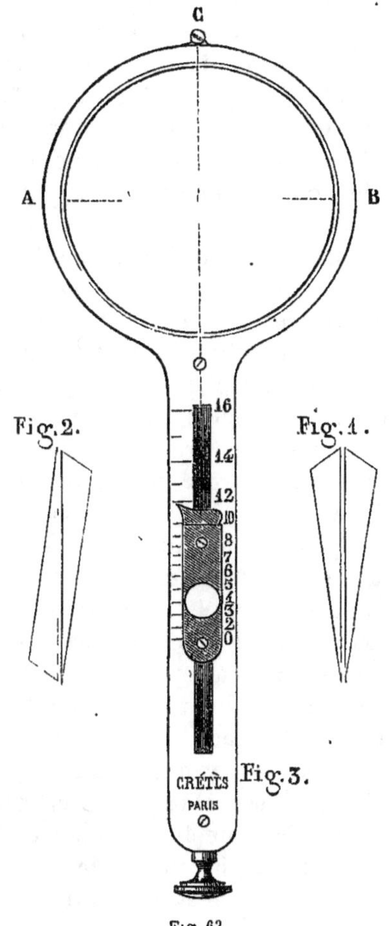

Fig. 63.

Quand le degré du prisme limite sera inférieur à 8 degrés, on devra s'abstenir d'opérer ; l'insuffisance musculaire sera combattue par des verres prismatiques à base interne.

Le numéro du prisme qui mesure la prépondérance fonctionnelle pour l'éloignement, est-il supérieur à 8 degrés, la ténotomie des droits externes devient nécessaire, et voici comment on procédera :

La ténotomie simple faite dans les conditions habituelles, et en se conformant aux règles qui seront exposées à propos du strabisme, correspond à peu près à un prisme limite de 16 degrés. Par conséquent, si le pouvoir d'abduction pour la vision éloignée neutralise seulement un prisme de 14 degrés ou au-dessous, le reculement du muscle devra être modéré par une suture conjonctivale ; d'après la disposition de la suture, on peut rendre l'effet de la ténotomie nul et même négatif ; nous avons là par conséquent le vrai moyen d'obtenir les réductions voulues.

L'action de la suture dépend de sa direction, de la quantité de conjonctive qu'elle comprend, enfin de l'énergie avec laquelle elle est serrée. Avec un prisme limite de 10 degrés, elle doit comprendre 1 millimètre et demi de conjonctive, et sa direction doit être oblique. Avec un prisme de 9 et 8 degrés, il faut donner à la suture une direction presque horizontale, comprendre 2 millimètres de conjonctive et serrer énergiquement, mais sans rapprocher toutefois jusqu'au contact. Comme il ne faut pas en général opérer avec un prisme au-dessous de 8 degrés, les corrections comme celles que nous venons de décrire seront rarement employées ; néanmoins il peut arriver qu'avec une divergence de 14 degrés ou même de 13 degrés, on veuille répartir l'effet opératoire sur *les deux yeux* pour obtenir une symétrie parfaite. Dans ce cas, pour que la correction de chaque côté ne dépasse pas celle qui doit correspondre à un prisme de 7 ou 6 degrés, il faut comprendre dans l'anse de fil un pont conjonctival de 4 à 6 millimètres de large vers la commissure externe et serrer jusqu'à contact intime des points de suture.

Si le prisme limite a plus de 18 degrés, il vaut mieux répartir l'effet sur les deux yeux, d'après les principes de la ténotomie ordinaire. Il peut y avoir néanmoins des circonstances exceptionnelles dans lesquelles il est préférable de concentrer tout l'effet sur un œil ; par exemple, si celui-ci est très-faible ou bien si le malade redoute beaucoup une opération sur son meilleur œil. On augmentera alors l'effet, en débridant largement le tissu conjonctif le long des deux bords du tendon et en facilitant ainsi sa rétraction.

Quant à l'importance et à l'utilité de l'opération, nous dirons que dans quatre-vingts cas observés par de Græfe dans l'espace de six ans, cet éminent chirurgien a obtenu les résultats suivants :

Six fois seulement la myopie montra une tendance marquée à progresser ; quatre autres fois la même tendance fut peu accentuée après l'opération. Enfin, dans tous les autres cas la myopie resta stationnaire.

PRESBYTIE

CAUSES DE LA PRESBYTIE. — PRESBYTIE DANS LES ANOMALIES DE LA RÉFRACTION. — CHOIX DES VERRES CORRECTEURS DANS LA PRESBYTIE. — INÉGALITÉ DE RÉFRACTION DES DEUX YEUX (ANISOMÉTROPIE).

CAUSES DE LA PRESBYTIE.

La puissance de l'accommodation s'affaiblit avec l'âge ; le punctum proximum de la vision distincte s'éloigne de plus en plus de l'œil, et il survient, par conséquent, une diminution dans l'*amplitude de l'accommodation*.

Le reculement du punctum proximum ne se fait guère sentir avant quarante ans ; mais, pourtant, une recherche précise de l'état de l'accommodation, faite à différents âges, démontre que celle-ci commence à diminuer de très-bonne heure. A vingt ans, par exemple, elle diffère déjà notablement de ce qu'elle était à quinze ans.

La presbytie (πρέσϬυς, vieux ; ὤψ, œil) a été considérée longtemps comme le résultat de l'affaiblissement du muscle ciliaire ; aujourd'hui les preuves s'accumulent pour réfuter cette théorie. Comment admettre, en effet, que ce muscle commence à perdre sa force à un moment où les autres muscles de l'organisme ont encore conservé leur puissance presque intacte ? Comment expliquer la réduction de l'amplitude d'accommodation qui se fait sentir dès la jeunesse ? Est-il admissible qu'à vingt-cinq ans la puissance musculaire soit moindre qu'à quinze ? N'est-il pas plus rationnel d'attribuer la cause de la presbytie à la sclérose du cristallin, qui perd très-vite son élasticité, et qui, dès lors, réagit moins sous l'influence des contractions du muscle ciliaire ? Chez l'enfant, cette lentille possède une souplesse extrême qui lui permet de prendre une forme convexe très-prononcée ; le tissu cristallinien est presque homogène, sa densité étant à peu près la même au centre qu'à la périphérie ; mais bientôt le durcissement s'opère, le noyau devient plus dense, plus résistant, et dès ce moment l'amplitude d'accommodation commence à diminuer.

La presbytie ne devient manifeste et n'exige des verres correcteurs que vers l'âge de quarante-cinq ans environ, mais déjà à

trente ans l'œil normal emmétrope n'aime pas les fins caractères
d'imprimerie. Tandis que dans la jeunesse la distance qu'on préfère pour distinguer les petits objets est de 6 pouces environ, cette
distance augmente et atteint bientôt 8 à 10 pouces. A quarante
ans, on commence à tenir le livre qu'on lit à 14 pouces, on recherche une vive lumière, on cligne les paupières de façon à obtenir une diminution de l'ouverture pupillaire et, par suite, des
cercles de diffusion. Néanmoins, la lecture et l'écriture sont encore possibles ; mais, si une circonstance fortuite oblige à regarder des objets de très-petite dimension, on reconnaît la nécessité
d'aller chez l'opticien.

PRESBYTIE DANS LES ANOMALIES DE LA RÉFRACTION.

L'œil *hypermétrope* et l'œil *myope* peuvent aussi devenir presbytes. Chez l'hypermétrope, la presbytie se manifeste lorsque, malgré
les verres correcteurs, qui neutralisent complétement son anomalie,
le punctum proximum commence à reculer et se trouve au delà de
12 pouces. Il ne faut pas perdre de vue qu'avec l'âge l'œil emmétrope a de la tendance à devenir à la fois hypermétrope et pres-
byte ; ces deux anomalies surajoutent leurs effets pour produire un
trouble considérable de la vision et réclament des verres convexes,
qui corrigent à la fois l'insuffisance de la puissance dioptrique de
l'œil et celle de l'accommodation.

La presbytie pourrait être confondue avec l'hypermétropie
pour différencier ces deux états, on tiendra compte de ce fait, que
dans la presbytie l'usage de faibles verres convexes rend la vision
des petits objets *plus nette*, tandis que dans l'hypermétropie, à
moins qu'elle ne soit déjà manifeste, les verres convexes viennent
en aide au muscle ciliaire et soulagent les efforts de l'accommo-
.dation, mais sans augmenter pour cela l'*acuïté visuelle*. La parésie ou paralysie de l'accommodation provoque évidemment les
mêmes troubles fonctionnels que la presbytie ; nous verrons plus
loin quels sont les signes qui permettent de distinguer cet état
pathologique du muscle ciliaire de la presbytie résultant de la
sclérose du cristallin.

Chez les myopes, la presbytie ne peut survenir que si le degré
de myopie est inférieur à 1/8. En effet, dès que la myopie atteint
ce chiffre, il est clair que, sans le moindre effort du muscle ciliaire et quelle que soit la réduction de l'amplitude d'accommodation, la vision restera toujours distincte à la distance de 8 pouces.

Mais, s'il s'agit d'un degré inférieur à $\frac{1}{8}$, la presbytie se manifeste plus tardivement, il est vrai, que chez l'emmétrope, en raison de la plus grande puissance dioptrique du myope, mais avec les mêmes caractères et exigeant aussi, pour être corrigée, l'emploi de verres convexes.

Ainsi, règle générale, quand un individu ayant atteint l'âge de cinquante ans vante l'excellence de sa vue et se trouve en état de lire sans lunettes à la distance de 10 pouces, on peut affirmer, à coup sûr, qu'il avait jadis un faible degré de myopie. Si on interroge ces personnes, elles se récrient et affirment avoir toujours eu une bonne vue de loin, imbues de ce préjugé, que les myopes ne peuvent distinguer qu'à une très-faible distance. Mais, placées devant l'échelle de Snellen, elles sont tout étonnées de ne pouvoir déchiffrer les dernières lignes qu'avec le secours de verres concaves. Il est facile de les convaincre ainsi et de mettre en évidence leur faible degré de myopie.

CHOIX DES VERRES CORRECTEURS DANS LA PRESBYTIE.

C'est un préjugé généralement répandu qu'il ne faut faire usage de lunettes que le plus tard possible. Et pourtant il y a certainement beaucoup plus d'inconvénients que d'avantages à se fatiguer inutilement la tête et les yeux en faisant des efforts exagérés d'accommodation. Les verres convexes doivent être employés dès que l'on se trouve dans la nécessité de reculer l'objet fixé au delà du *punctum proximum* habituel, c'est-à-dire plus loin que 8 à 10 pouces. A ce moment, du reste, la vision de près commence à devenir confuse, les presbytes sont incapables de lire les plus fins caractères du livre de Snellen. Au début, alors que ces troubles de la vue sont presque insignifiants, on prescrira d'abord les verres les plus faibles, soit le numéro 60 environ ; puis, au fur et à mesure que ceux-ci deviendront insuffisants, ce qu'on reconnaîtra à ce que le sujet commencera de nouveau à éloigner l'objet fixé et à éprouver les mêmes troubles, on les changera en suivant la série progressive.

Donders, qui s'est livré à de nombreuses recherches sur ce sujet, a dressé le tableau suivant, dans lequel on trouve les verres qui correspondent en moyenne à un âge déterminé :

A 48 ans......................	N° 60
50 ans......................	40
55 ans......................	30

A 58 ans...................... ... N° 22
60 ans......................... 18
62 ans......................... 14
65 ans......................... 13
70 ans......................... 10
75 ans......................... 9
78 ans......................... 8
80 ans......... 7

Ces chiffres s'appliquent à un œil normal emmétrope, mais ils doivent être modifiés selon certaines circonstances que nous allons indiquer.

D'abord, chez l'emmétrope qui est encore en état de déchiffrer la dernière ligne du tableau de Snellen à 20 pieds de distance et qui possède par conséquent une acuïté visuelle normale et une structure emmétropique de l'œil, les verres prescrits seront les *plus faibles verres convexes* qui permettront la lecture des différents caractères du livre de Snellen aux distances correspondantes.

S'il existe de l'hypermétropie, il y a une double correction à faire. Supposons, par exemple, que, chez un homme de soixante-cinq ans, on trouve une hypermétropie de $\frac{1}{12}$ et qu'il y ait en plus une presbytie exigeant un verre n° 12 : on doit prescrire deux verres correspondant à $\frac{1}{12} + \frac{1}{12} = \frac{1}{6}$; c'est-à-dire un verre convexe n° 6.

Cette règle s'applique, quelle que soit la variété d'hypermétropie à laquelle on a affaire, aussi bien à celle qui est congénitale et qui a existé dès l'enfance qu'à l'hypermétropie acquise résultant des transformations séniles de l'œil.

Nous avons vu que la presbytie ne peut exister avec une myopie d'un degré supérieur à $\frac{1}{8}$: un tel œil, en effet, peut toujours voir distinctement à la distance de 8 pouces sans faire le moindre effort d'accommodation. La myopie, pour si faible qu'elle soit, compense toujours dans une certaine mesure la presbytie qui se produit avec l'âge ; mais, si la myopie n'est que d'un faible degré, il arrive un moment où elle ne contrebalance plus la presbytie qui ne fait que progresser, et à ce moment il faut choisir des verres correcteurs.

Supposons une myopie de $\frac{1}{40}$ à cinquante-huit ans, la presbytie est d'ordinaire de $\dfrac{1}{20}$, il faudra donc des verres correspondant

à $\dfrac{1}{20} - \dfrac{1}{40} = \dfrac{1}{40}$, c'est-à-dire des verres *convexes* nº 40.

Certaines influences morbides, affaiblissant le muscle ciliaire, font diminuer l'amplitude d'accommodation et augmentent la presbytie ; ainsi agissent une anémie prononcée, une faiblesse générale, l'augmentation de la tension intra-oculaire au début du glaucôme. La parésie ou la paralysie du muscle ciliaire s'observe aussi à la suite de la diphthérie.

Enfin, au début de la cataracte, la sclérose que subit le cristallin lui faisant perdre sa souplesse et s'opposant aux changements de courbure, provoque presque toujours une presbytie considérable.

La distance de la vision distincte est en rapport intime avec l'acuité visuelle. Quand celle-ci diminue, les objets doivent être plus rapprochés de l'œil, et former sur la rétine une image plus grande pour être vus nettement, mais ce rapprochement des objets exige de plus grands efforts d'accommodation et par conséquent l'usage de verres convexes. Ces verres convexes ont encore l'avantage d'augmenter le grossissement de l'image rétinienne. Néanmoins, on doit être très-circonspect dans leur emploi. On les défendra dans toutes les amblyopies qui relèvent d'un état inflammatoire de l'œil à la période d'état, mais on pourra les prescrire avec avantage dans les leucomes de la cornée, la cataracte commençante, l'amblyopie congénitale, etc. Pourtant, dans le choix des verres grossissants, il ne faut pas dépasser une certaine limite, sinon l'amplitude d'accommodation devient tellement restreinte, qu'il faut tenir constamment l'objet à une distance déterminée au-delà ou en-deçà de laquelle la vision est confuse : de là une lassitude extrêmement pénible ; de plus les inconvénients déjà signalés de l'inclinaison de la tête dans la vision très-rapprochée ne tardent pas à se produire, aussi est-il souvent préférable en pareil cas de se servir d'une loupe tenue à la main.

Chez les hypermétropes atteints de presbytie, qui ont besoin de verres moins forts, pour voir de loin que pour la lecture, on pourra donner avec avantage des verres à *double foyer* (verres à la Franklin) ; ces lunettes sont particulièrement utiles aux peintres qui peuvent regarder au loin, à travers la moitié supérieure du verre, les personnes ou le paysage, et qui, à travers la moitié inférieure, voient distinctement la toile sur laquelle ils peignent.

DIFFÉRENCE DE RÉFRACTION DANS LES DEUX YEUX.
ANISOMÉTROPIE.

Les deux yeux possèdent généralement la même réfraction, et, s'ils sont atteints d'anomalies, celles-ci existent à peu près au même degré sur chacun d'eux. Cette règle, toutefois, souffre quelques exceptions.

Tant que la différence, entre la puissance des deux yeux, est peu considérable et ne dépasse pas $\frac{1}{60}$ ou $\frac{1}{48}$, elle ne cause aucune gêne, mais il n'en est plus de même quand cette différence atteint un chiffre plus élevé.

Les combinaisons les plus diverses peuvent alors se produire : avec un œil emmétrope, l'autre est quelquefois myope ou hypermétrope, ou bien les deux yeux sont myopes ou hypermétropes, mais à des degrés divers ; enfin, la myopie peut être associée à l'hypermétropie.

L'anisométropie est d'ordinaire congénitale, mais on la voit survenir aussi, tantôt à la suite d'une maladie, ulcération, ramollissement de la cornée, paralysie de l'accommodation, glaucôme, etc.; tantôt après une opération, celle de la cataracte par exemple. Quelle que soit la différence de réfraction entre les deux yeux, les deux muscles ciliaires recevant le même influx nerveux, l'accommodation entre en jeu de part et d'autre, avec la même énergie; il en résulte que, pour une position donnée de l'objet fixé, un seul des deux yeux reçoit sur la rétine une image nette, l'autre ne pouvant se trouver accommodé en même temps pour la même distance; dans ces conditions, si l'on vient à dédoubler les deux images en hauteur, au moyen d'un prisme à base inférieure, on constate en effet que l'une d'elles est beaucoup plus confuse que l'autre.

Règle générale, l'œil exactement accommodé pour le point fixé est celui dont l'accommodation se fait le plus aisément et exige le moins d'efforts. Ainsi, si les deux yeux sont : l'un myope, l'autre emmétrope ou hypermétrope, ce sera toujours l'œil myope qui entrera en fixation et recevra l'image la plus nette.

Du reste, en pareil cas, quand la vision binoculaire s'accomplit encore, c'est-à-dire quand les deux lignes visuelles s'entre-croisent exactement sur le centre de l'objet, l'image la moins nette ne gêne pas l'autre, et les malades ont plus d'avantages que d'inconvénients à voir avec les deux yeux qu'avec un seul.

Quand les deux yeux sont atteints d'*anomalies de la réfraction* à des degrés inégaux, les verres correcteurs les mieux appropriés sont ceux qui correspondent à l'œil dont le vice de réfraction est le moins accusé, et dont l'acuïté visuelle est du reste presque toujours la meilleure. On donnera alors les mêmes verres de chaque côté, et le malade, habitué à l'image confuse de l'œil le plus défectueux, les préférera à ceux qui neutraliseraient complétement le vice de réfraction de chaque œil.

Pourtant, il n'en est pas toujours ainsi : dans certains cas, il y a réellement avantage à neutraliser exactement par des verres appropriés, et de force quelquefois très-différente, l'anomalie aussi bien à droite qu'à gauche.

En somme, dans l'anisométropie, le choix des verres correcteurs ne peut pas être soumis à des règles précises, absolues, et l'expérience seule doit décider, dans un cas donné, s'il est plus avantageux de donner les mêmes verres ou des verres différents de chaque côté.

Quand la vision binoculaire n'existe plus, et que l'un des deux yeux est dévié ou possède une acuïté visuelle très-faible, on tâchera, avant tout, d'améliorer la vision de cet œil.

Le strabisme, fréquent en pareil cas, sera d'abord corrigé par une opération. Puis une fois le parallélisme des lignes visuelles rétabli, et la vision binoculaire devenue possible, le vice de réfraction sera combattu d'après les règles indiquées. De plus, on astreindra l'œil le plus mauvais à des exercices méthodiques en le faisant lire dix minutes ou un quart d'heure par jour isolément avec des verres convenablement choisis.

Nous devons avouer toutefois que ces exercices, préconisés pourtant par la plupart des ophthalmologistes, nous ont donné rarement des résultats en rapport avec les ennuis et la perte de temps qu'ils occasionnent.

ASTIGMATISME

IMAGE D'UN POINT LUMINEUX DANS L'ŒIL ASTIGMATE.

Chez un certain nombre d'individus la réfraction n'est pas la
même dans les divers méridiens de l'œil. Cette asymétrie existe
même normalement à un faible degré, sans que la netteté de la
vision en souffre d'une façon sensible, mais quand elle devient considérable, elle occasionne un préjudice notable à l'acuïté visuelle, et
il devient nécessaire de la corriger au moyen de verres spéciaux.

L'asymétrie des méridiens de l'œil a reçu le nom d'*astigmatisme*
(*a* privatif ; στίγμα point), parce que dans cette anomalie l'image
d'un point lumineux ne se peint jamais sur la rétine sous forme
d'un point.

L'astigmatisme peut être *régulier* ou *irrégulier ;* dans la première
variété, les méridiens, présentant le maximum de différence réfringente, sont perpendiculaires l'un à l'autre, et leurs courbures respectives restent régulières, ils sont dits *méridiens principaux.* Cette
anomalie peut être corrigée au moyen de verres cylindriques.

Dans la deuxième variété, non-seulement les méridiens ont des
puissances focales différentes, mais dans un même méridien les
diverses parties de la courbe ont des foyers différents.

Young, qui, le premier, décrivit l'astigmatisme, avait placé son
siége dans le cristallin. Atteint lui-même de cette anomalie, il
avait reconnu qu'en plongeant son œil dans un petit récipient en
verre rempli d'eau, et en supprimant ainsi l'influence dioptrique
de la cornée, son astigmatisme restait le même.

Mais depuis, les recherches ophthalmométriques de Knapp et de
Donders ont prouvé que, dans l'immense majorité des cas, l'astigmatisme est dû à une inégalité de courbure des différents méridiens de la cornée.

Généralement, le méridien vertical est celui qui a la courbure
maximum, et l'horizontal la courbure minimum, mais cette règle

présente de nombreuses exceptions, il peut même arriver que le maximum de courbure corresponde à peu près au méridien horizontal, et le minimum au vertical.

Supposons que VV′ et HH′ soient les méridiens vertical et horizontal d'un œil astigmate, et soit O un point lumineux qui envoie

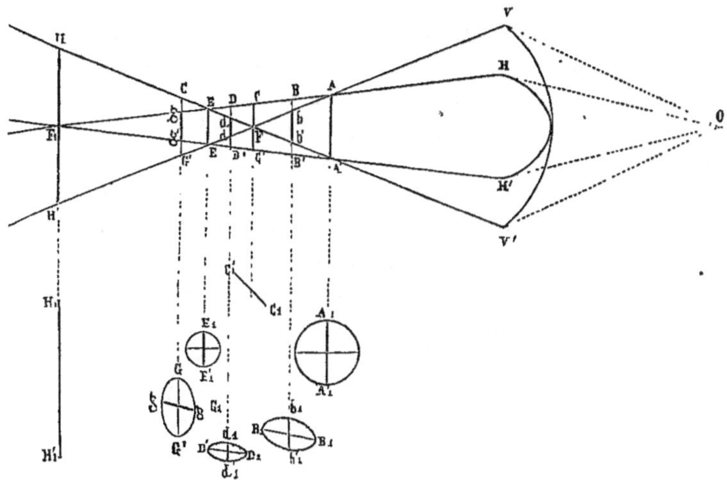

Fig. 64.

des rayons divergents dans tous les sens. Considérons, parmi ces rayons : 1° ceux qui sont contenus dans le plan vertical OVV′ et qui arrivent par conséquent sur le méridien vertical de la cornée VV′ ; 2° ceux qui, contenus dans le plan horizontal HOH′, tombent sur le méridien horizontal HH′. Ces deux méridiens ayant des courbures différentes, leurs foyers principaux se trouvent aussi en des points différents : F, pour le méridien vertical ; $F_{,,}$ pour l'horizontal.

Supposons que l'écran chargé de recueillir les rayons émanés de O et réfractés par les deux méridiens se trouve en AA′, l'image du point sur cette surface aura lieu suivant deux lignes perpendiculaires de grandeur AA′ projetées au-dessous de la figure suivant les deux lignes AA′. Si, entre ces deux méridiens extrêmes, il s'en trouve d'autres intermédiaires constituant une surface courbe dont la courbure se modifie insensiblement, l'image du point O, réfracté par cette surface courbe, se peindra sur l'écran suivant le cercle projeté en AA′. L'écran chargé de recevoir l'image du point lumineux se déplace-t-il en BB′, l'image du point se transforme, elle devient une ellipse projetée en $B_{,}B′_{,,}$, et dont le diamètre horizontal est BB′ et le diamètre vertical bb′. L'écran est-il encore reculé en CC′, l'image du point n'est plus

qu'une ligne horizontale projetée en C, C′₁, au delà en DD′ l'i-
mage redevient une ellipse à diamètre vertical *dd′* à diamètre horizontal DD′; en EE′, l'image est de nouveau un cercle, puis sa
forme se modifiant encore, elle se transforme en ellipse à *grand axe
vertical* jusqu'à ce qu'en HH′ ce soit de nouveau une ligne verticale H₁H₁′.

Sturm, à qui l'on doit des études importantes sur la marche de
la lumière à travers des surfaces réfringentes, telle que la précédente, désignait l'intervalle compris entre A et E, points où l'image
se peint suivant un cercle, sous le nom d'*espace focal*; dans son
esprit, tant que l'image rétinienne se faisait dans cet espace, les
cercles de diffusion étaient relativement petits et l'œil était accommodé, tandis qu'au delà ou en deçà les cercles de diffusion deve-
naient plus considérables et la vision était nécessairement confuse.
Nous savons aujourd'hui que la théorie de l'accommodation est
bien différente de ce qu'il croyait.

Dans l'œil, l'écran destiné à recevoir l'image, c'est-à-dire la
rétine, ne se déplace point, il est vrai, mais quand le point lumineux change de place, de telle sorte que la convergence des
rayons arrivant sur la cornée augmente ou diminue, ou, ce qui
revient au même, quand l'accommodation intervient et change
la puissance réfringente de l'œil, l'image du point se modifie
absolument comme si l'écran se déplaçait. Par conséquent l'image
d'un point se peint sur la rétine sous forme d'un cercle, d'une
ellipse, dont le grand axe varie, d'une ligne, mais jamais sous
forme d'un point.

La dénomination d'astigmatisme est donc parfaitement justifiée.
Nous ferons remarquer que, si au lieu d'un point le foyer lumineux
était un cercle, son image sur la rétine, en se modifiant, devien-
drait une ellipse dont le grand axe serait tantôt horizontal, tantôt
vertical, selon la position du foyer lumineux.

Or, comme la lumière suit le même chemin en sortant de l'œil
qu'en y pénétrant, il résulte de ce qui précède que chez l'astigmate l'image de la papille doit changer de forme quand elle est vue
à des distances différentes ou avec des verres donnant des grossissements variables. Cette remarque importante sera utilisée, comme
nous le verrons plus tard, quand nous nous occuperons du diagnostic de l'astigmatisme au moyen de l'ophthalmoscope.

SYMPTOMES ET DIAGNOSTIC DE L'ASTIGMATISME.

L'astigmatisme donne naissance à des troubles fonctionnels qui diffèrent de ceux qu'on observe dans la myopie et l'hypermétropie.

Dans ces deux anomalies, en effet, la vision est indistincte pour certaines distances déterminées, l'image des objets extérieurs se formant en avant ou en arrière de la rétine; mais, dès qu'on rapproche les objets dans la myopie, ou qu'on fait des efforts suffisants d'accommodation dans l'hypermétropie, la vision devient parfaitement nette. Il n'en est plus de même dans l'astigmatisme ; la netteté de la vision ne peut jamais être parfaite, et le trouble fonctionnel persiste, quelle que soit la distance à laquelle regarde le malade.

Les astigmates, dans le but d'améliorer leur vision, prennent quelquefois des attitudes particulières qui peuvent mettre sur la voie du diagnostic de leur anomalie. Tantôt ils inclinent la tête, de façon à placer tel ou tel méridien de la cornée dans une position favorable; tantôt ils regardent de côté, se servant de la saillie du nez pour rétrécir l'ouverture pupillaire, et diminuer ainsi la grandeur des cercles de diffusion, ou bien ils clignent les paupières à la façon des myopes, toujours dans le même but.

Ceux qui portent des lunettes en tordent instinctivement la monture, de façon à incliner obliquement les verres, corrigeant ainsi d'eux-mêmes leur astigmatisme. Souvent ils accusent des particularités bizarres dans leur vision; quand ils examinent un dessin, certaines parties sont vues nettement, d'autres apparaissent confuses.

La diminution de l'acuïté visuelle qui résulte de ce vice de réfraction a plusieurs conséquences fâcheuses. D'abord les malades sont obligés de rapprocher les objets, ce qui nécessite des efforts plus considérables d'accommodation ; de plus, leur vision restant toujours plus ou moins indistincte, ils ressentent à la longue un sentiment pénible, une fatigue particulière, analogue à celle de l'asthénopie accommodative.

L'existence des symptômes précédents, chez un individu qui n'est ni myope ni hypermétrope, doit faire songer à l'astigmatisme. On est encore en droit de soupçonner cette anomalie lorsque, malgré l'amélioration obtenue par l'emploi des verres sphériques, l'acuïté visuelle reste très-mauvaise.

Voici comment on procédera pour établir le diagnostic d'une

façon certaine. Le sujet sera placé à 20 pieds d'une figure semblable à celle représentée ci-dessous (fig. 65). Celle-ci, comparable à celle qui est connue sous le nom de rose des vents, se compose d'une série de lignes passant toutes par un même point *o*, et séparées les unes des autres par une distance angulaire de 15 degrés.

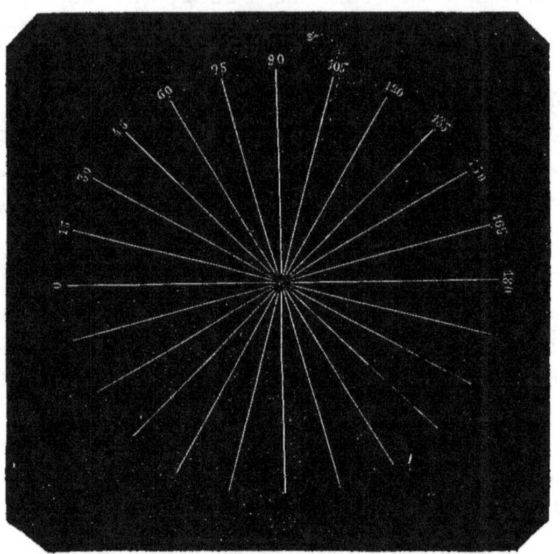

Fig. 65.

Un œil normal aperçoit toutes les lignes avec la même netteté. Il n'en est plus de même si l'œil est astigmate, les lignes ne paraissent plus également distinctes. Il y en a une parmi elles qui se détache bien moins nettement que les autres, qui semble plus large, dont la couleur est plus claire et dont les bords sont plus diffus. Le méridien le plus défectueux de la cornée est *précisément perpendiculaire* à la direction de cette ligne-là. Cette règle fondamentale pour le diagnostic de l'astigmatisme se démontre d'une façon très-simple par les figures suivantes.

Soit AOB (fig. 66) une ligne verticale placée au-devant du méridien vertical M'M. Soit RR' un plan représentant l'écran rétinien, et supposons que le méridien MM' étant hypermétrope, par exemple son foyer principal soit en *o*, au-delà de la rétine. Examinons comment la ligne AOB ira se peindre sur la rétine, et pour cela prenons quelques-uns de ces points, O, A, B. Tous les rayons émanés du point O, tels que OM' et OM, iront après réfraction se réunir en *o*, ils rencontreront le plan rétinien suivant la droite *o'o''*, qui sera l'image du point *o*. Les rayons lumineux partis du point A, allant de même se réunir en *a* au-delà du plan rétinien, coupent ce dernier suivant la ligne droite *a'a''*. Le point B se peindra évidemment aussi sur la rétine suivant la ligne *b'b''*. L'i-

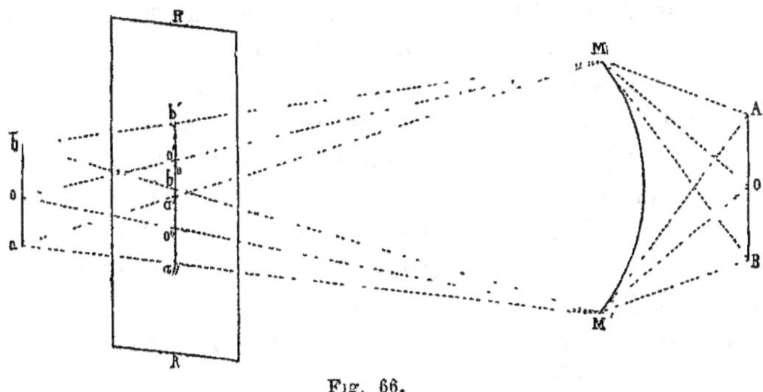

Fig. 66.

mage rétinienne de chacun des points de la ligne verticale est donc une petite ligne verticale ; mais toutes ces lignes sont *superposées* et se *confondent* de telle sorte que finalement l'image de la droite verticale est aussi une ligne verticale, *a''b''*, agrandie seulement dans le sens de sa longueur, car sa dimension réelle serait *ab* si la rétine était placée au foyer du méridien. Il résulte de ce qui pré-

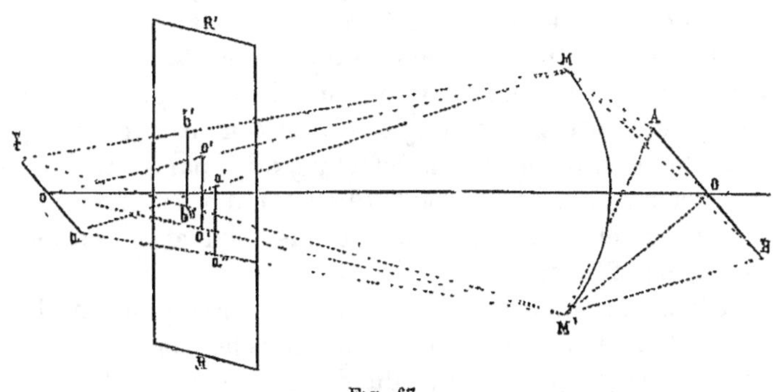

Fig. 67.

cède que les lignes verticales vues à travers un méridien vertical défectueux sont nettes; elles paraissent simplement agrandies dans le sens de leur longueur.

Examinons à présent (fig. 67) ce qui se passe pour les lignes horizontales.

Soit AOB une ligne horizontale. Les rayons lumineux venus du point O se réunissent en *o* au foyer principal du méridien. Ils rencontrent par conséquent la rétine, qui est située en avant du foyer principal, suivant la ligne verticale *o'o''*; de même pour le point B, dont l'image focale est *b*, l'image rétinienne sera la ligne verticale *b'b''*; enfin les rayons émanés de A suivent la même marche et coupent la rétine suivant *a'a''*. Ainsi de suite pour chacun des points de la ligne horizontale, dont les images sont toutes de petites lignes *verticales*; l'ensemble de ces lignes verticales *juxtaposées* les unes près des autres forme *une large ligne horizontale* sur la rétine. La ligne horizontale ne sera donc pas vue nettement, elle paraîtra diffuse et élargie, puisque son image rétinienne, au lieu d'être une ligne composée d'une série de points, comme cela aurait lieu, si la rétine était en *a* au foyer du méridien, est composée d'une série de lignes verticales.

On voit donc que le méridien défectueux est perpendiculaire à la ligne, qui est vue trouble.

Ceci posé, il sera facile d'arriver à la détermination de l'astigmatisme. Quel est le problème à résoudre, en effet. Il s'agit de déterminer d'abord *la direction du méridien défectueux*, et en second lieu de reconnaître si ce méridien est myope ou hypermétrope.

Ce qui précède rend très-facile la détermination de sa direction; car le raisonnement que nous avons suivi pour le méridien vertical s'applique évidemment, quelle que soit l'inclinaison du méridien, aussi quand un œil astigmate regarde la figure représentant la rose des vents, le méridien le plus défectueux étant précisément perpendiculaire à la direction de la ligne vue la plus trouble, il suffira d'ajouter 90 degrés à l'angle de direction de cette ligne, pour avoir l'inclinaison du méridien défectueux. Si, par exemple, c'est la ligne correspondant à 30 degrés (fig. 65) qui n'est pas vue nettement, le méridien à corriger possède une inclinaison de 30+90, c'est-à-dire de 120 degrés.

Une fois la direction du méridien à corriger connue, un disque noir percé d'une fente, et monté sur un manche, sera placé devant l'œil de telle sorte que la fente du disque soit parallèle au méridien défectueux. De cette façon la réfraction à travers tous les autres méridiens se trouve supprimée, et l'œil ne voit plus qu'à travers celui qui doit être corrigé; on procédera, pour déterminer la myopie ou l'hypermétropie de ce méridien, selon les règles déjà exposées, c'est-à-dire qu'on essayera la série des verres concaves ou convexes, jusqu'à ce qu'on ait obtenu le maximum d'acuité visuelle. Le numéro du verre auquel on s'arrête indique le degré d'amétropie du méridien.

On aura de la sorte la direction d'un des méridiens principaux et le degré de son anomalie. De même, en plaçant la fente du disque dans une position perpendiculaire à la précédente, on déterminera la réfraction du second méridien principal. La différence entre les réfractions de ces deux méridiens donnera précisément le degré de l'astigmatisme.

CHOIX DES VERRES CORRECTEURS DANS L'ASTIGMATISME.

Nous distinguerons, d'après Donders, plusieurs formes d'astigmatisme:

1° Astigmatisme simple;

2° Astigmatisme composé;

3° Astigmatisme mixte.

Dans l'astigmatisme simple, l'un des méridiens principaux est myope ou hypermétrope, tandis que l'autre est emmétrope; cette variété sera corrigée au moyen d'un simple verre cylindrique dont l'axe sera placé *parallèlement au méridien normal*, et dont la courbure concave ou convexe sera en rapport avec le degré de myopie ou d'hypermétropie du méridien amétrope.

Pour déterminer la direction de l'axe du verre cylindrique, la monture des lunettes d'essais, qui présente la forme d'un demi-cercle, est divisée en degrés depuis 0 jusqu'à 180 degrés. La direction de l'axe du cylindre étant représentée par une petite raie tracée dans le verre, il suffit, pour donner l'inclinaison voulue, de placer celle-ci sur le numéro qui exprime le nombre de degrés correspondant. Nous avons déjà expliqué, p. 283, comment un verre cylindrique placé devant un œil astigmate, n'a d'influence que sur la réfraction du méridien auquel il est perpendiculaire.

Ainsi, par exemple, un œil dont un méridien principal incliné de 15 degrés est emmétrope, tandis que le méridien perpendiculaire, incliné de 105 degrés possède une myopie d'un douzième, sera corrigé par un verre cylindrique concave—12, dont l'axe sera incliné de 15 degrés.

La prescription du verre sera formulée ainsi :

Cylindre 15 degrés — 12.

Si le méridien principal emmétrope a une inclinaison de 45 degrés, et que le second méridien principal ait une hypermétropie $\frac{1}{16}$, le verre correcteur sera :

Cylindre 45 degrés +16.

Dans l'astigmatisme composé, les deux méridiens sont amétropes. Ils sont tous les deux myopes, ou tous les deux hypermétropes.

Dans ce cas l'on corrigera avec un verre cylindrique le plus myope ou le plus hypermétrope des deux méridiens, de façon à lui donner la même puissance réfringente qu'à l'autre ; puis, la réfraction étant ainsi égalisée, la correction sera complétée au moyen des verres sphériques concaves ou convexes appropriés.

Supposons que l'un des méridiens principaux, incliné de 30 degrés, possède une myopie $\frac{1}{12}$, et que le second méridien incliné de 120 degrés, ait une myopie $\frac{1}{24}$.

L'on cherchera à diminuer la myopie du premier et à la ramener à $\frac{1}{24}$; cela fait, tous les méridiens ayant dès lors même réfraction, il suffira d'ajouter un verre concave sphérique n° 24.

La différence de myopie des deux méridiens égale $\frac{1}{12}$ moins $\frac{1}{24}$, c'est-à-dire $\frac{1}{24}$. Pour corriger une myopie $\frac{1}{24}$ sur le premier méridien, sans modifier l'autre; il faut placer au-devant de l'œil un verre cylindrique concave, incliné à 120 degrés, de 24 pouces de foyer :

Cylindre 120 degrés — 24.

L'œil muni d'un tel verre n'a plus qu'une myopie uniforme $\frac{1}{24}$ dans ses divers méridiens : il suffit, dès lors, d'ajouter, pour neutraliser complétement l'anomalie, un verre sphérique concave — 24.

La prescription sera ainsi formulée :

Sphérique — 24 + Cylindre 120 degrés — 24.

Supposons les deux méridiens principaux hypermétropes. L'un avec une inclinaison de 45 degrés, et une hypermétropie de $\frac{1}{6}$, l'autre avec une inclinaison de 135 degrés et une hypermétropie

$\frac{1}{12}$. Il faut ramener le premier à n'avoir qu'une hypermétropie $\frac{1}{12}$ sans modifier la réfraction du second. La différence d'hypermétropie entre ces deux méridiens égale $\frac{1}{6} - \frac{1}{12}$, c'est-à-dire $\frac{1}{12}$; en plaçant donc au-devant de l'œil un verre cylindrique convexe n° 12, dont l'axe est incliné de 135 degrés, on arrivera à donner aux deux méridiens la même réfraction, c'est-à-dire une hypermétropie $\frac{1}{12}$. Puis, ajoutant au verre cylindrique un verre sphérique + 12, on corrigera l'amétropie totale de l'œil.

L'ordonnance du verre sera :

Sphérique + 12 + Cylindre 135 degrés + 12.

Dans l'astigmatisme mixte, c'est-à-dire quand l'un des méridiens principaux est myope et l'autre hypermétrope, il faut avoir recours à deux verres cylindriques superposés à angle droit.

Supposons, par exemple, un méridien principal vertical d'une myopie $\frac{1}{18}$ et un second méridien horizontal avec hypermétropie $\frac{1}{24}$. L'anomalie du premier sera corrigée par un verre cylindrique concave $\frac{1}{18}$ à axe horizontal et celle du second par un verre convexe n° 24, à axe vertical.

APPARÉIL DE JAVAL.

Javal a imaginé un appareil ingénieux qui permet à la fois de reconnaître l'astigmatisme et de déterminer les verres correcteurs appropriés.

Soit une boîte en bois, de forme rectangulaire (voir fig. 68), ouverte à sa partie supérieure ; sur la planchette qui forme la paroi antérieure sont enchâssées deux lentilles O, O' convexes de 5 pouces du foyer, l'écartement de leurs centres est égal à l'écartement moyen des centres optiques des yeux. Dans l'intérieur de la boîte se trouve une cloison verticale fixe qui sépare la boîte en deux compartiments, et une cloison horizontale mobile C qui, placée d'abord au foyer principal des lentilles, c'est-à-dire à 5 pouces, peut être reculée ou avancée au moyen du bouton à crémaillère E. Cet instrument, comme on le voit, n'est autre chose, dans sa partie fondamentale, qu'un optomètre binoculaire.

Autour de l'une des deux lentilles, sur la face antérieure de la planchette, se trouve enchâssé un cadran horaire où sont marquées les heures et les demies ; ce cadran n'est autre chose par conséquent qu'un cercle divisé de 15 en 15 degrés.

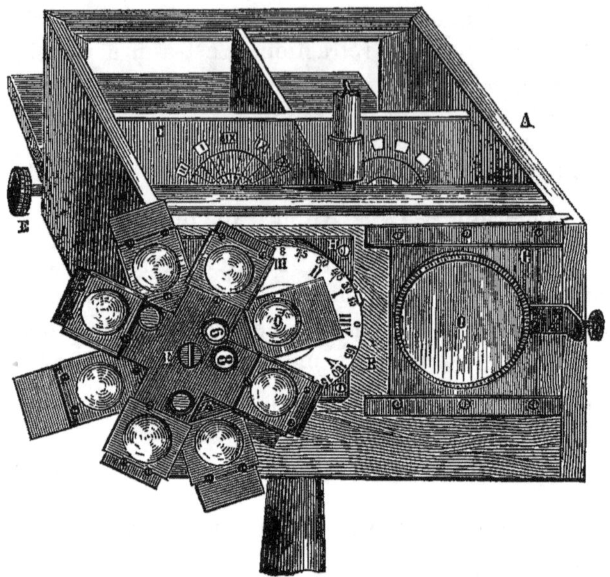

Fig. 68.

En dehors du centre de la lentille se trouve fixée une pièce F, composée de plusieurs croix métalliques, armées de verres cylindriques concaves à l'extrémité de chacun de leurs bras ; ces croix métalliques sont mobiles les unes sur les autres, de telle sorte que leurs verres cylindriques peuvent être *superposés*. On comprend qu'avec un nombre limité de verres cylindriques ainsi combinés, on aura une série nombreuse de verres d'essai. Ainsi un verre cylindrique concave n° 24 placé devant un autre verre cylindrique n° 12, leurs axes étant parallèles, donnent une combinaison équivalente à un verre cylindrique concave n° 8 :

$$\text{Car } \frac{1}{24} + \frac{1}{12} = \frac{3}{24} = \frac{1}{8}.$$

La pièce qui supporte le système des croix est mobile, à frottement doux autour d'un axe horizontal. Elle peut prendre telle direction qu'on veut et est munie d'un indicateur faisant connaître celle qu'on lui a donné par la position qu'il occupe sur le cadran horaire. Les choses sont disposées de telle façon que, lorsque les verres cylindriques concaves sont amenés au-devant de la lentille, leurs axes sont toujours parallèles à l'indicateur.

Ceci posé, indiquons la manière de procéder pour déterminer l'astigmatisme au moyen de cet instrument. Un carton horaire fixé à l'écran mobile C de l'appareil est placé d'abord au foyer principal des lentilles, et un des bras de la première croix, qui est muni d'un verre plan, est placé en face de la lentille. Le sujet ne fixant alors qu'à travers la lentille O', *relâche complétement son accommodation* et aperçoit nettement l'image du carton, puisque celui-ci, placé au foyer principal de la lentille, envoie des rayons qui arrivent sur l'œil parallèlement à l'axe optique. Cela fait, on recule, au moyen du bouton E, l'écran mobile, jusqu'à ce que toutes les lignes du cadran horaire soient confuses, ce qui arrive dès que l'objet situé bien au-delà du foyer principal de la lentille, les rayons qui en partent pénètrent dans l'œil avec une convergence trop grande. En rapprochant alors doucement le cadran horaire, les lignes deviennent peu à peu plus distinctes jusqu'à ce qu'enfin une d'entre elles apparaisse plus nette que les autres ; à ce moment on s'arrête, on est au foyer du méridien qui a la plus *faible puissance réfringente*, et dont la direction est *perpendiculaire* à la ligne vue nettement. En effet, au fur et à mesure que le carton se rapproche du foyer principal de la lentille O', les rayons qui la traversent arrivent dans l'œil avec une convergence de moins en moins grande, et bientôt le méridien le moins réfringent est en état de les réunir sur la rétine.

La direction de la ligne vue nettement la première indique donc l'un des méridiens principaux, celui qui a la plus faible courbure. L'on fait tourner alors le système S autour de son axe de façon à placer l'indicateur sur le cadran horaire qui entoure la lentille, dans une direction correspondant à la ligne vue nettement. Nous savons que les axes des verres cylindriques en arrivant au-devant de la lentille O' seront dans une position parallèle au méridien à courbure minimum. On les fait passer successivement au-devant de l'œil en tournant les branches des croix jusqu'à ce que toutes les lignes soient devenues également distinctes. Dès lors nous connaissons le verre correcteur de l'astigmatisme. Supposons que l'indicateur soit incliné de 30 degrés et que le verre cylindrique qui donne le maximum de netteté soit composé des verres cylindriques — 24 et —12 superposés, le verre correcteur qui ramènera tous les méridiens à avoir la puissance réfringente du méridien à courbure minimum sera un verre à axe cylindrique incliné de 30 degrés et dont le numéro sera égal à $\dfrac{1}{24} + \dfrac{1}{12} = \dfrac{1}{8}$, soit un verre cylindrique concave n° 8.

Dans l'appareil de Javal, la correction ne s'obtient qu'au moyen des verres *cylindriques concaves*, et comme dans certains cas il est plus avantageux d'employer des verres cylindriques convexes que concaves, il faut savoir opérer cette substitution des uns aux autres.

Supposons par exemple que, pour un opéré de cataracte, on ait trouvé comme verre correcteur :

Cylind. 90° — 16 + sphérique $4\frac{1}{2}$, au lieu du verre cylindrique — 16, nous pouvons employer le verre cylindrique + 16, mais remarquons que ce verre doit être mis à angle droit sur la position qu'occupait le précédent. En effet, en le plaçant ainsi, au lieu de diminuer de $\dfrac{1}{16}$ la puissance réfringente d'un méridien, nous augmentons de $\dfrac{1}{16}$ celle du méridien perpendiculaire. L'astigmatisme disparaît encore, puisque la force de réfraction devient égale dans tous les méridiens, mais pour chacun d'eux elle se trouve augmentée de $\dfrac{1}{16}$.

Dès lors, le verre sphérique qui conviendra ne sera plus $4\frac{1}{2}$, mais bien $\dfrac{1}{4\frac{1}{2}} - \dfrac{1}{16} =$ environ $\dfrac{1}{6\frac{1}{2}}$

c'est-à-dire le n° $6\frac{1}{2}$ plus faible que le précédent, et au lieu du premier verre, on prescrira le suivant : Cylind. 180° + 16 + sphérique $6\frac{1}{2}$.

LENTILLE DE STOKES.

Pour déterminer le *degré* de l'astigmatisme, Stokes a imaginé un petit instrument qui a reçu le nom de *lentille de Stokes*. Cet appareil se compose de deux lentilles cylindriques, l'une plan *convexe* de $+\dfrac{1}{10}$, l'autre plan *concave* de $-\dfrac{1}{10}$. Ces deux lentilles, adossées par leur face plane et fixées dans des montures circulaires, peuvent tourner l'une sur l'autre autour d'un axe commun. Sur l'un des cercles qui sert de monture est gravée une flèche qui sert d'indicateur, tandis que l'autre cercle porte des divisions en degrés, qui donnent la mesure de l'angle de rotation des cylindres l'un sur l'autre. Quand l'indicateur marque 0 degré ou 180 degrés, les axes des cylindres sont parallèles et leurs effets dioptriques s'annulent. Si, au contraire, l'indicateur correspond à 90 degrés ou 270 degrés, les axes des verres cylindriques sont perpendiculaires, et le système a alors un maximum d'action astigmatique ; dans l'un des méridiens l'astigmatisme produit est de $+\frac{1}{10}$, dans l'autre $-\frac{1}{10}$ et le degré d'astigmatisme total est de $\frac{1}{10} - \left(-\frac{1}{10}\right) = \frac{1}{5}$. Une rotation de 0 à 90 degrés fait donc monter l'astigmatisme de 0 à $\frac{1}{5}$, quant au degré d'astigmatisme correspondant aux positions intermédiaires, il est calculé à l'avance et marqué sur l'instrument.

On pourrait adapter les deux verres cylindriques à la monture imaginée par Crétès (fig. 63), pour mesurer l'insuffisance musculaire. Le mécanisme de l'instrument resterait le même et son maniement serait plus facile.

PROCÉDÉ PRATIQUE POUR LA DÉTERMINATION DE L'ASTIGMATISME.

La détermination de l'astigmatisme au moyen du disque sténopéique, en recherchant la réfraction dans chacun des méridiens principaux, exige un temps assez long. L'appareil de Javal est coûteux et d'un maniement délicat. Aussi, pour la pratique, nous nous contentons habituellement du procédé suivant, qui est très-simple et très-suffisant : le sujet étant placé à 20 pieds devant l'échelle de Snellen, on prendra un faible verre cylindrique $-\frac{1}{30}$ par exemple, et, le plaçant devant l'œil observé, on le fera tourner doucement, de manière à placer successivement l'axe du cylindre devant les divers méridiens de la cornée; si le sujet est astigmate, il indique très-bien la position du cylindre pour laquelle sa vision est la plus nette ; on note à ce moment l'inclinaison de l'axe, en lisant sur la monture graduée des lunettes le nombre de degrés correspondant et l'on remplace ce verre par un autre plus fort, dont on met l'axe dans la même direction que le premier; on continue ainsi tant qu'il y a de l'amélioration. Le dernier verre choisi est celui qui corrige l'astigmatisme.

La première épreuve sera faite avec un verre cylindrique concave, puis avec un cylindrique convexe de même force. Si ce dernier, incliné d'une certaine façon, donnait une meilleure vision que le concave, ce serait la série des verres cylindriques convexes qu'il faudrait essayer, en suivant les mêmes règles relativement à la position de l'axe.

ASTIGMATISME IRRÉGULIER.

L'astigmatisme *irrégulier* est une cause fréquente d'*amblyopie*. Cette anomalie est généralement provoquée par des déformations de courbure de la cornée consécutives aux divers processus pathologiques qui intéressent cette membrane. Chez la plupart des malades atteints de cette infirmité, on retrouve des vestiges d'inflammations anciennes, sous forme de leucomes superficiels, visibles encore à l'éclairage oblique et à l'ophthalmoscope.

Les images des objets extérieurs réfléchies sur la surface irrégulière de la cornée sont déformées. A l'ophthalmoscope le fond de l'œil ne présente aucune lésion, mais la papille paraît *tiraillée*, s'allongeant tantôt dans un sens, tantôt dans un autre, au moindre déplacement du miroir. Enfin, ni les verres convexes, ni les concaves, ni les cylindriques n'améliorent la vision. Le disque sténopéique, seul, percé d'un petit trou, augmente la netteté des images rétiniennes, mais au détriment du champ visuel, qui devient notablement restreint.

Ces divers signes nous permettront de différencier cliniquement cette affection des amblyopies dues à d'autres causes. Quant aux moyens d'en atténuer les fâcheux effets, ils sont à peu près nuls.

DIAGNOSTIC DES ANOMALIES DE LA RÉFRACTION

OPTOMÉTRIE.

DIAGNOSTIC DE L'HYPERMÉTROPIE AU MOYEN DE L'OPHTHALMOSCOPE.

Le procédé indiqué page 297 pour déterminer le degré de l'hypermétropie exige une vision encore assez nette, car les caractères de l'échelle de Snellen doivent être déchiffrés à 20 pieds de distance ; cet examen suppose aussi une entière franchise dans les réponses du sujet examiné. En outre, si le diagnostic doit être établi avec un certain degré de précision, il est nécessaire de paralyser l'accommodation par l'instillation de quelques gouttes d'atropine pour démasquer la partie latente de l'hypermétropie.

Or, comme ces conditions ne sont pas toujours réalisées, il est de la plus haute importance de pouvoir reconnaître cette anomalie de la réfraction d'une façon purement *objective*.

On y arrive aisément, par un peu d'exercice et avec une approximation suffisante pour la pratique, en se servant *uniquement* de l'*ophthalmoscope*.

Voici le raisonnement qui doit nous guider dans cette étude clinique.

La rétine étant située au foyer principal du système dioptrique dans l'œil emmétrope, les rayons qui en émanent prennent à leur sortie de la cornée une direction parallèle à l'axe optique. Quand un observateur également emmétrope, et dont l'accommodation est relâchée, examine un tel œil avec le simple miroir de l'ophthalmoscope (procédé de l'image droite), comme il est en mesure de réunir en foyer sur sa rétine les rayons parallèles, il voit distinctement le fond de l'œil placé devant lui. Mais supposons maintenant que l'œil observé soit hypermétrope, ce qui revient à dire que la rétine se trouve située entre le foyer principal et le centre optique : dans ces conditions, les rayons qui en émergent sont divergents (voyez fig. 50) et l'observateur supposé emmétrope n'est plus à même de les réunir sur sa rétine. Pour y parvenir il faut qu'il place au-devant de son œil un verre convexe destiné à rendre parallèles les rayons divergents, ou bien encore qu'il fassse un certain effort d'accommodation approprié à la distance d'où semblent venir ces rayons.

La réciproque de cette proposition est vraie, c'est-à-dire que, si les rayons provenant de la rétine de l'œil observé en sortent à l'état de divergence, c'est parce que cette membrane se trouve entre le foyer principal et le centre optique ; donc toutes les fois que l'observateur ne pourra distinguer nettement l'image de la papille qu'au moyen de verres convexes ou en faisant un certain effort d'accommodation, ce sera une preuve certaine que l'œil observé est hypermétrope.

Il s'agit à présent de déterminer le *degré* de l'hypermétropie. Les rayons provenant de l'œil hypermétrope divergent d'autant plus que le degré d'hypermétropie est plus élevé. A-t-on affaire, par exemple, à une hypermétropie $\frac{1}{6}$, cela veut dire que les rayons à leur sortie de l'œil ont la même direction que s'ils étaient issus d'un point situé à 6 pouces en arrière de son centre optique.

Pour rendre ces rayons parallèles et les faire converger sur la rétine de l'observateur, il faut donc que celui-ci place au-devant de son œil (supposé un instant en contact avec l'œil observé) un verre convexe de 6 pouces de foyer. En effet, les rayons, tombant sur cette lentille avec la même incidence que s'ils émanaient de son foyer principal, deviendront parallèles après l'avoir traversée.

De même, évidemment, pour rendre parallèles les rayons lumineux sortant d'un œil ayant une hypermétropie $\frac{1}{8}$, il faudrait faire usage d'une lentille convexe de 8 pouces de foyer, et ainsi de suite.

Donc, d'une façon générale, le degré d'hypermétropie est donné par la puissance focale de la lentille convexe, qui permet à l'observateur d'apercevoir nettement le fond de l'œil observé. Il y a pourtant ici une cause d'erreur dont il faut tenir compte. Pour simplifier l'exposé qui précède, nous avons supposé que l'œil de l'observateur était en contact avec l'œil observé ; en réalité il en est toujours à une certaine distance, 2 pouces environ.

Soit une hypermétropie $\frac{1}{6}$, les rayons sortant de cet œil semblent provenir d'un point situé à 6 pouces en arrière de son *centre optique;*

donc, pour les rendre parallèles, il faudrait que la lentille convexe de
6 pouces de foyer fût placée précisément au centre optique lui-même.
En réalité, elle en est distante d'au moins 2 pouces, puisqu'elle se
trouve devant l'œil de l'observateur; dès lors, elle est à 6 + 2 pouces
du point d'où les rayons lumineux commencent à diverger ; et pour
rendre ceux-ci parallèles, elle doit avoir une distance focale égale
à 6 + 2 pouces, c'est-à-dire égale à 8 pouces. La longueur focale
de la lentille qui rend les rayons de sortie parallèles doit donc être
diminuée de la distance qui sépare les yeux des deux sujets au
moment de l'examen, et le degré d'hypermétropie est par conséquent toujours un peu *plus fort* que
celui qui est exprimé par la puissance focale de la lentille, qui permet
d'apercevoir nettement le fond de
l'œil observé. Dans l'exemple choisi
la puissance réfringente de la len-
tille était de $\frac{1}{8}$ et l'hypermétropie $\frac{1}{6}$.

Comme il serait fort long et fort in-
commode, quand on recherche la réfraction au moyen de l'ophthalmoscope, de placer devant l'œil, les uns
après les autres, tous les verres des
boîtes d'essai, M. Crétès, opticien
à Paris, a construit sur les indications du docteur de Wecker un ophthalmoscope (désigné sous le nom
d'ophthalmoscope à réfraction) qui
porte avec lui tous les verres nécessaires pour la détermination de la
réfraction. Cet instrument, représenté fig. 69, se compose du miroir
ordinaire, sur la face postérieure
duquel se trouve adapté un disque
circulaire muni d'ouvertures ; une
seule est libre, les autres sont gar-
nies de verres convexes et concaves
de force progressive. Ce disque,

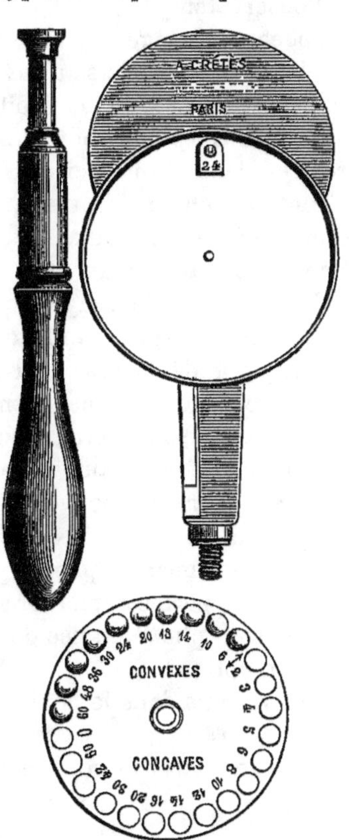

Fig. 69. Ophthalmoscope à réfraction
de de Wecker.

mobile autour d'un axe horizontal, est disposé de telle sorte
qu'en le faisant tourner, chacun des verres vient successivement
se placer derrière le trou du miroir et par conséquent devant l'œil
de l'observateur.

Quand il ne s'agit que de reconnaître l'hypermétropie sans en mesurer *exactement* le degré, les verres convexes et les ophthalmoscopes spéciaux deviennent inutiles ; il suffit de regarder à travers le trou du miroir ordinaire et de constater que l'image du fond de l'œil observé est *droite, agrandie* et *virtuelle :* c'est une preuve certaine que la rétine est située entre le centre optique et le foyer principal (voir fig. 50).

L'image du fond de l'œil est droite, quand, en exécutant avec la tête des mouvements de déplacement latéraux, elle semble se déplacer relativement à l'ouverture pupillaire, dans le même sens que l'observateur.

En effet, si l'image des vaisseaux du fond de l'œil est agrandie, virtuelle et droite, elle se trouve *derrière le plan de l'iris.* Imaginons, par la pensée, deux droites qui, partant de l'œil de l'observateur, rasent les deux bords droit et gauche de l'ouverture pupillaire ; ces deux droites circonscrivent évidemment dans le plan horizontal le champ de vision occupé par l'image virtuelle de la rétine et de ses vaisseaux.

Supposons, à présent, que l'observateur se déplace légèrement vers la droite : les deux lignes qui se rendent à son œil se déplacent avec lui vers la droite, tandis que le champ de vision qu'elles circonscrivent se déplacera, au contraire, vers la gauche. Les vaisseaux seront donc successivement cachés par le bord de la pupille du côté où se portera l'observateur, tandis que du côté opposé apparaîtront de nouveaux vaisseaux auparavant invisibles. Ceux-ci sembleront donc se mouvoir devant l'observateur dans le même sens que lui.

Dans cet examen, la papille paraîtra d'autant *moins grande* que le degré d'hypermétropie sera *plus considérable,* c'est-à-dire que la rétine sera plus éloignée du foyer principal et plus rapprochée du centre optique.

Nous verrons dans le chapitre suivant que, dans la myopie, où l'image est *réelle, renversée et située en avant* de l'iris, l'image semble se déplacer en sens *inverse* de l'observateur.

DIAGNOSTIC DE LA MYOPIE AU MOYEN DE L'OPHTHALMOSCOPE.

Le diagnostic de la myopie et de son degré peut être fait au moyen de l'ophthalmoscope. Ce procédé présente les mêmes avantages que pour l'hypermétropie. Il nous permet d'apprécier cette anomalie de la réfraction, alors même que l'acuïté visuelle est mauvaise, et sans avoir recours aux réponses du sujet examiné.

Supposons, pour fixer les idées, qu'il s'agisse d'une myopie $\frac{1}{8}$; les rayons lumineux émanés de la rétine d'un tel œil sortent, en convergeant, à 8 pouces en avant, de sorte que si l'observateur se trouve placé à 2 pouces de cet œil, ces rayons tomberont sur sa cornée dans une direction telle, que, prolongés au delà, ils iraient se réunir à 6 pouces en arrière. Or, si l'observateur supposé emmétrope place devant son œil un verre concave de 6 pouces de foyer (voir fig. 51), il verra distinctement le fond de l'œil, car les rayons incidents, après avoir traversé cette lentille, deviendront parallèles, et se réuniront dès lors exactement sur la rétine.

En supposant donc que l'observateur soit emmétrope, et que son accommodation, ainsi que celle du sujet examiné, reste relâchée, le diagnostic du degré de la myopie sera facilement établi quand on connaîtra le numéro du verre concave qui permet d'apercevoir nettement le fond de l'œil observé, ainsi que la distance qui sépare ce verre de cet œil. En désignant par $\frac{1}{a}$ la puissance dioptrique d'un tel verre, et par d sa distance à l'œil observé, le degré de myopie sera exprimé par la fraction $\frac{1}{a+d}$.

Dans l'exemple choisi tout à l'heure, la force du verre $\frac{1}{a}$ ait $\frac{1}{6}$; sa distance à l'œil, d, était égale à 2 pouces; la myopie était

$$\frac{1}{6+2}=\frac{1}{8}.$$

Dans les forts degrés de myopie, on peut encore arriver à une détermination approximative suffisante sans le secours de verres concaves, et en se servant uniquement d'un simple miroir d'ophthalmoscope. Pour cela, il suffit d'apprécier la distance à laquelle l'image de la papille se trouve au-devant de l'œil. Supposons, par exemple, une myopie $\frac{1}{3}$, cela indique que l'image *réelle, renversée* et *agrandie* du fond de l'œil (l'accommodation étant toujours supposée relâchée) se forme à 3 pouces en avant de l'œil, au punctum remotum, foyer conjugué de la rétine relativement au système dioptrique de l'œil. Si donc l'observateur se trouve placé à la distance de sa vision distincte de cette image, c'est-à-dire à 8 pouces environ, il la verra nettement. D'une façon générale, le degré de myopie s'obtiendra en retranchant de la distance qui sépare les deux observateurs au moment où l'image réelle et ren-versée est vue nettement la distance ordinaire de la vision distincte, c'est-à-dire 8 pouces.

Pour s'assurer pendant cet examen que l'image qu'on a sous les yeux est renversée, preuve incontestable que le foyer principal de l'œil observé se trouve en avant de la rétine (voir fig. 49), il suffit de se déplacer légèrement dans un sens ou dans l'autre, l'image semble se déplacer en sens *opposé*. En effet, l'image se trouvant *en avant* de la pupille, les deux lignes droites qui cir-conscrivent, à droite et à gauche, le champ de vision de cette image, et qui de l'œil de l'observateur vont s'appuyer sur les bords droit et gauche de la pupille, coupent cette image *entre* l'observateur et la pupille. Donc, quand l'observateur se déplace à droite, le champ de la vision se déplace aussi à *droite*, le point de pivotement, qui est la pupille, se trouvant en *arrière* de l'image.

Dans le mouvement de l'observateur vers la droite, ce sont les parties de l'image située à droite qui apparaissent, celles de gau-che qui disparaissent ; l'image semble donc se déplacer de droite à *gauche*, c'est-à-dire en sens inverse de l'observateur.

DIAGNOSTIC DE L'ASTIGMATISME AU MOYEN DE L'OPHTHALMOSCOPE.

Un objet situé entre une lentille et son foyer principal (loupe) (fig. 50) est vu avec un grossissement d'autant plus considérable que la puissance réfringente de la lentille est plus forte. Si cet objet se trouve placé derrière un système réfringent dont la puis-sance dioptrique n'est pas la même dans tous les méridiens, il est évident qu'il ne paraîtra pas agrandi uniformément dans tous les sens ; ses proportions seront augmentées dans le sens du méridien qui possède la plus grande puissance réfringente. Dans un œil astigmate, la papille examinée à l'image *droite* sera donc ovale, son plus grand diamètre correspondant au méridien dont la courbure est la plus forte.

Inversement, quand un objet, au lieu d'être situé entre la lentille et le foyer principal, se trouve en arrière de ce dernier point, son image *réelle* et *renversée* se forme de l'autre côté de la lentille à une distance d'autant plus rapprochée et avec des dimensions d'autant *plus petites* que la puissance réfringente de la lentille est plus forte. Si donc un objet se trouve situé *en arrière* du foyer principal d'un système dioptrique de puissance réfringente inégale dans ses divers méridiens, son image de l'autre côté de ce système sera déformée, les dimensions se trouvant réduites dans les parties correspondantes au méridien de courbure maximum.

Aussi, examinée à l'image *renversée*, la papille d'un œil astigmate, au lieu d'être circulaire, sera ovale, *son plus petit diamètre* correspondant au méridien de courbure maximum (1).

Dans ces deux examens successifs de la papille à l'image droite et renversée la forme de la papille sera diamétralement opposée : si elle semble ovale dans le sens vertical à l'image droite, elle sera ovale dans le sens horizontal à l'image renversée. Schweigger a mis à profit cette ingénieuse observation pour différencier la déformation apparente due à l'astigmatisme de celle qui est le résultat d'une malformation congénitale de la papille. Si le disque nerveux, au lieu d'être rond, est en réalité ovale, il conservera sa forme propre dans les deux modes d'examen, au lieu de prendre des aspects différents.

Quelques précautions sont nécessaires pour rendre très-apparentes ces déformations de la papille. L'agrandissement dans un sens ou dans l'autre est d'autant plus considérable que l'observateur se trouve plus éloigné de l'œil observé. De très-près, c'est à peine s'il est possible de constater la déformation ; mais, quand on se recule, les changements des dimensions de l'image s'exagèrent dans tous les sens, et deviennent vite appréciables ; malheureusement, si la pupille est étroite, le champ de vision est rapidement rétréci et ne permet bientôt plus d'embrasser toute l'étendue de la papille.

L'ophthalmoscope permet donc de reconnaître l'astigmatisme, de se renseigner sur la direction des méridiens principaux et de déterminer celui qui possède le maximum de courbure. On peut encore préciser davantage et se renseigner jusqu'à un certain point au moyen du miroir sur le degré de l'anomalie.

Supposons qu'au-devant d'un œil emmétrope soit placé un verre cylindrique convexe à axe vertical, par exemple ; cet œil est rendu artificiellement astigmate, puisque, sans changer la réfraction du méridien vertical (les rayons lumineux traversant le cylindre parallèlement à l'axe ne subissent aucun changement), on augmente ainsi la réfraction dans le sens horizontal. Mais il est évident que si l'on surajoute au-devant de cet œil un autre verre cylindrique concave à axe vertical, de même force que le premier, ces deux verres se neutralisant mutuellement formeront un

(1) Voyez aussi la figure 64 et les considérations qui s'y rapportent.

verre plan à faces parallèles qui n'altérera en rien la réfraction de l'œil examiné. Conformément à ces données, on cherchera dans l'examen ophthalmoscopique le verre cylindrique qui fera disparaître la déformation de la papille et qui donnera à l'image son maximum de netteté et l'on aura ainsi le degré de l'astigmatisme.

OPTOMÈTRES.

De Græfe, Burow, Javal, etc., ont imaginé des instruments destinés à trouver la position du punctum remotum et par conséquent à apprécier l'état de la réfraction. Fondés sur le même principe, ces instruments se composent d'une lentille biconvexe, qui reste fixe et sert d'oculaire, et d'un objet éclairé mobile ; le jeu de l'appareil consiste à placer successivement l'objet au-delà, au niveau et en-deçà du foyer de la lentille, de façon à faire arriver sur l'œil qui regarde, des faisceaux lumineux d'abord convergents, puis parallèles, et enfin divergents. Quand l'objet est situé au-delà du foyer de la lentille, les rayons qui l'ont traversée sont convergents, et pénètrent dans l'œil placé derrière elle avec un certain degré de convergence d'abord très-considérable, mais qui va en s'atténuant progressivement à mesure que l'objet se rapproche du foyer principal. Si l'œil est hypermétrope il arrivera donc un moment où, avant d'atteindre le foyer de la lentille, l'objet sera vu nettement; c'est le moment où la convergence des rayons proportionnelle au degré de l'hypermétropie sera telle, qu'ils iront se réunir sur la rétine.

L'objet une fois arrivé au foyer principal, les rayons qui en émanent deviennent parallèles à leur sortie de la lentille ; si donc l'œil est en état de les réunir sur sa rétine, c'est qu'il est emmétrope. Enfin, l'objet est-il placé entre la lentille et le foyer principal, les rayons pénètrent dans l'œil en divergeant, et cela d'autant plus que l'objet est plus près de la lentille ; dès lors il faut que l'œil soit myope pour arriver à les réunir sur sa rétine. Plus l'objet devra être rapproché de la lentille pour être vu nettement, plus la myopie sera considérable.

Dans la pratique, l'application d'un optomètre ainsi construit est défectueuse : d'abord, l'image de l'objet, au lieu de rester petite et toujours la même, comme il convient pour des recherches de ce genre, subit pendant ces déplacements d'importantes variations de grandeur. En second lieu, avec l'oculaire biconvexe simple, l'optomètre manque de précision pour les hauts degrés d'amétropie, parce

que ses divisions sont trop rapprochées les unes des autres. C'est
pour échapper à ce double écueil que Perrin et Mascart ont imaginé
un nouvel optomètre d'un usage plus pratique.

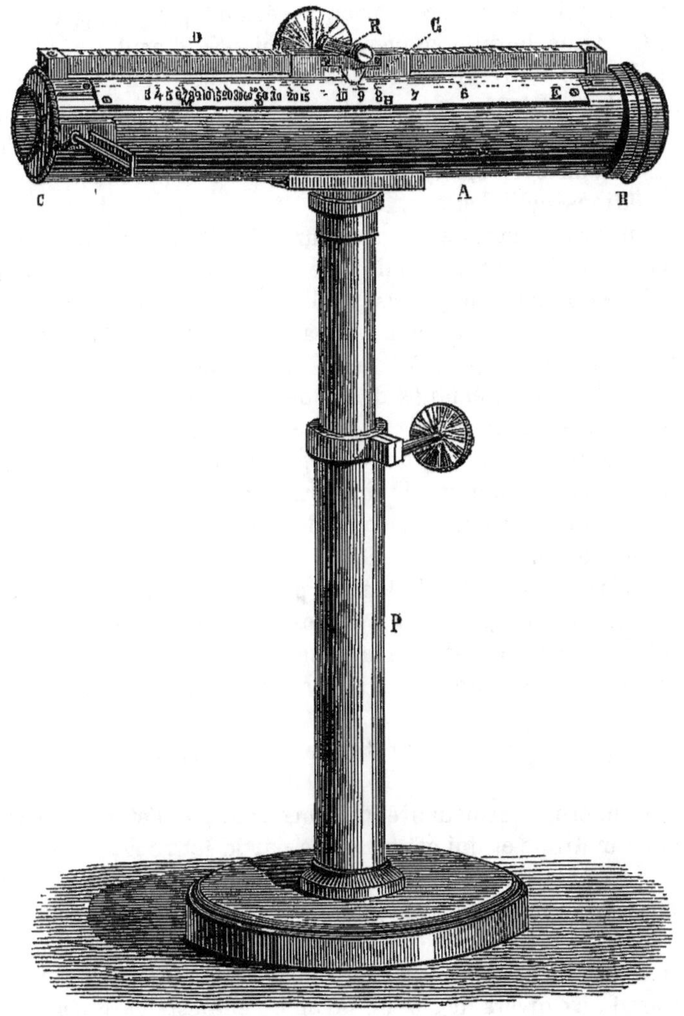

Fig. 70.

Voici la description de cet instrument et des applications qu'on
peut en faire, telle qu'elle a été donnée par l'un des auteurs (1).

(1) Extrait du *Traité pratique d'optométrie et d'ophthalmoscopie*, par Perrin,
professeur au Val-de-Grâce.

Il se compose (fig. 70) d'un tube cylindrique en cuivre A, monté sur un pied P, composé de deux tubes engaînants, qui permettent d'élever ou d'abaisser l'instrument à volonté. Les deux extrémités du cylindre sont pourvues, l'une, B, d'un porte-objet et d'un objet dessiné sur verre noirci, et éclairé par transparence ; l'autre, C, d'une lentille convergente qui sert d'oculaire. L'objet dessiné, destiné à être visé par l'observateur, se compose pour les déterminations sphériques de fins caractères d'imprimerie ou de petits groupes de cercles O (fig. 71), disposés les uns à côté des autres, et d'un système de lignes parallèles O' (fig 71) pour les déterminations cylindriques.

Dans l'intérieur du tube se trouve une lentille mobile concave L (fig. 71), d'un foyer plus court que la précédente, et qui peut être déplacée depuis l'objet jusqu'à l'oculaire, à l'aide d'une glissière R, d'un pignon G et d'une crémaillère D. Selon la position qu'elle occupe par rapport à l'objet, la lentille concave imprime aux rayons lumineux émanés de ce dernier des directions telles qu'en sortant de l'oculaire, ils présentent successivement tous les degrés de convergence ou de divergence qui conviennent aux différentes formes d'amétropie (hypermétropie et myopie) et aux divers états anormaux de l'accommodation (spasmes, presbytie, insuffisance, etc.).

La glissière qui entraîne la lentille porte un index qui affleure une règle E (fig. 70) graduée en pouces et destinée à donner directement l'évaluation de l'état de la réfraction.

Cette graduation a été faite expérimentalement avec le plus grand soin.

Le champ de course de l'instrument est partagé en trois parties :

Une première, intermédiaire, qui correspond à l'état réfringent de l'œil emmétrope et qui est marquée par la lettre E ;

Une deuxième, qui s'étend de la première à l'objet, correspond aux divers degrés de l'hypermétropie : elle est marquée par la lettre H ;

Enfin une troisième, qui s'étend de la première à l'oculaire, correspond aux divers degrés de myopie : elle est marquée par la lettre M.

Ce nouvel optomètre sert à déterminer et à mesurer les vices de réfraction sphérique et cylindrique.

1° *Détermination sphérique* (hypermétropie, myopie). — Pour y procéder on place d'abord le pignon dans le champ de la vision distincte de l'emmétrope, puis on fait regarder dans l'appareil et mouvoir le verre concave vers l'objet ou vers l'oculaire, selon que le sujet est hypermétrope ou myope, ou successivement dans les deux directions si la forme de l'amétropie n'est pas connue. L'observateur ne tarde pas à voir distinctement l'image de l'objet. Il faut alors, dans tous les cas, qu'il s'agisse d'un myope ou d'un hypermétrope, tourner lentement le pignon du côté opposé à l'oculaire, jusqu'à ce que la vision commence à être moins distincte ; ce que l'on reconnaît à ce que les caractères d'imprimerie s'élargissent et perdent leur netteté et à ce que les groupes de petits cercles se déboublent et perdent la régularité de leurs contours. Si à ce moment on attend un instant, on constate le plus souvent que l'image d'abord confuse, devient brusquement très-nette par la détente de l'accommodation. Au point où la diffusion commence à devenir permanente on s'arrête : là est le punctum remotum. En lisant la division qui correspond à l'index, on connaît la forme et le degré du vice de réfraction sphérique, et par conséquent le numéro du verre propre à le corriger. La détermination se fait assez promptement pour qu'elle puisse être répétée à titre de contrôle plusieurs fois en quelques minutes.

Pour reconnaître et mesurer le défaut de l'accommodation dans les cas de presbytie, d'insuffisance hypermétropique, de paralysie, etc., il suffit de disposer l'instrument de façon que l'objet soit vu très-distinctement, puis de rapprocher progressivement la lentille concave de l'oculaire jusqu'à ce que la vision devienne moins nette : à ce niveau se trouve le punctum proximum. L'index correspondra nécessairement à l'une des divisions de la vue myope. Supposons, pour fixer les idées, que l'index marque seize pouces ; on en conclura que le punctum proximum du sujet observé est à la même distance que le punctum remotum d'un œil atteint de myopie $\frac{1}{16}$. Pour évaluer le déficit, il suffit de trouver la différence qui existe entre $\frac{1}{16}$ et $\frac{1}{8}$, valeur moyenne de l'accommodation normale :

$$\frac{1}{8} - \frac{1}{16} = \frac{1}{16}.$$

2° *Déterminations cylindriques* (astigmatisme). — Dans ces cas l'objet est représenté par un système de lignes parallèles claires sur fond noir ou noires sur fond clair, assez étroites, séparées par des interlignes égaux à l'épaisseur des lignes et susceptibles d'être

placés dans les azimuths à l'aide d'un tambour mobile gradué que
porte l'objet éclairé (fig. **71**).

Pour faire la détermination, les deux yeux sont d'abord maintenus dans le même plan horizontal, et les lignes de vision placées en état de parallélisme à l'aide d'un petit écran pourvu
d'une fente, et destiné à être placé devant l'œil qui n'observe
pas pendant que l'autre vise à travers l'oculaire. Pour éviter les

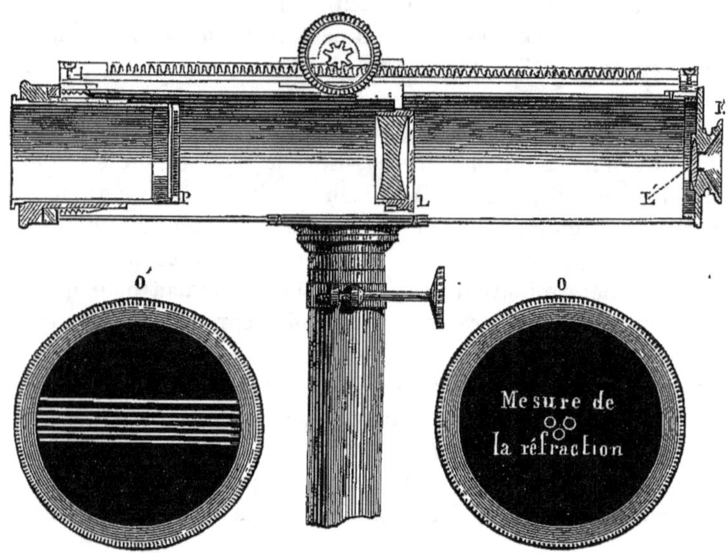

Fig. 71.

mouvements de convergence et d'accommodation, il importe que
l'instrument soit braqué vers un espace vide d'objets assez rapprochés pour solliciter le regard. Le pignon est mis en mouvement
dans le sens indiqué par l'état supposé de la vision, vers l'oculaire
si l'on a affaire à un myope, vers l'objet s'il s'agit d'un hypermétrope,
ou successivement dans les deux sens si l'on ignore l'état de la
réfraction ; on cesse de tourner au moment où les lignes sont vues
le plus distinctement. C'est alors que, par des mouvements de rotation du tambour, on détermine exactement le méridien sous
lequel l'image est la meilleure. Le tambour portant une graduation
en degrés, l'orientation est ainsi déterminée, et par cela même la
direction de l'astigmatisme.

On complète la détermination en recherchant le punctum remotum pour les deux méridiens les plus dissemblables par l'état de

leur réfraction. La différence entre les deux résultats représente la forme et le degré de l'astigmatisme.

Ce mode de détermination par différence n'est exact qu'autant que l'accommodation reste au repos.

L'expérience nous a appris que dans les cas d'astigmatisme qui compliquent les hauts degrés d'hypermétropie, l'accommodation entre en jeu pendant la mensuration du méridien pour lequel le malade neutralise habituellement. Il y avait là une cause d'erreurs qui a dû nous préoccuper. Mais nous reviendrons sur ce point particulier de pratique à propos de la mesure de l'astigmatisme. Nous croyons devoir nous borner en ce moment à la mention générale des principales applications de notre appareil.

Une table calculée d'après les bases admises encore dans les boîtes de verres d'essais donne en pouces de Paris le résultat des additions et des soustractions que comporte une détermination optométrique quelconque.

Nous résumons dans les propositions suivantes les avantages spéciaux que nous paraît offrir ce nouvel optomètre :

1° Le déplacement d'une lentille intermédiaire permet de conserver l'objet et l'oculaire dans une situation fixe.

2° Dans cet appareil l'objet ne change réellement pas de place, ce qui offre l'avantage d'avoir un éclairage toujours égal ; mais les faisceaux qui en émanent affectent successivement les diverses directions que donneraient les rayons lumineux émanés d'un objet porté à l'infini, puis rapproché aussi près que possible de l'œil. Grâce au jeu de la crémaillère, ce résultat est obtenu par transitions à peine sensibles, de façon à assurer le fonctionnement régulier et complet de l'accommodation.

Chacun peut constater sur soi-même, soit le relâchement progressif, soit la tension extrême de l'accommodation, en procédant de la façon suivante : on éloigne la lentille mobile jusqu'à la limite de la vision distincte et l'on constate le plus souvent, après un instant de repos, que les caractères, tout d'abord couverts de diffusion, deviennent brusquement nets comme si un voile se déchirait soudainement. En éloignant de nouveau la lentille jusqu'à ce que la diffusion reparaisse, on peut encore obtenir une ou plusieurs fois la reproduction du même changement.

Si on ramène la lentille mobile dans la direction du punctum proximum, au point où la diffusion commence, on constate de même que ce qui paraît confus tout d'abord devient subitement net, et ce changement se reproduit tant qu'on n'a pas atteint le punctum proximum réel.

Pour constater plus facilement les transformations dont il s'agit, il est préférable de choisir pour point de mire les petits cercles disposés entre les caractères typographiques.

Avec un pareil objet, la diffusion la plus légère est nettement accusée.

3° La combinaison des deux lentilles permet de n'avoir que de faibles variations dans les dimensions de l'image. Le calcul démontre qu'elles sont nulles au maximum de convergence et de divergence formé par l'appareil $\left(\text{hypermétropie } \dfrac{1}{6}, \text{ myopie } \dfrac{1}{13}\right)$, et égales à la moitié pour les directions parallèles.

4° Les différents degrés des états amétropiques sont accusés par des déplacements d'autant plus étendus que le degré de l'amétropie est plus élevé, quelle qu'en soit la forme. Il en résulte, contrairement à ce qui arrive avec les optomètres connus, que la gradation est d'autant plus sensible que l'on a besoin de plus de précision dans la correction.

5° L'adaptation d'un tambour à rotation, gradué en degrés, permet de déterminer avec la plus grande précision et la plus grande simplicité la direction de l'astigmatisme.

6° Pour toutes les déterminations que comporte l'examen de la réfraction de l'œil, cet instrument donne et inscrit lui-même des résultats complets et suffisamment exacts.

7° En prenant pour objet des groupes de lignes de plus en plus petites, il est possible de mesurer l'acuïté de la vision, d'étudier les modifications qu'elle peut éprouver sous l'influence des divers états de la réfraction oculaire, de l'intensité, de la couleur de la lumière, etc.; et de même, par l'interposition d'écrans de formes variables devant la pupille de l'observateur, il est possible de rechercher et de calculer la valeur réfringente des différentes zones du cristallin.

INTRODUCTION DU SYSTÈME MÉTRIQUE

EN OPHTHALMOLOGIE [1]

UNITÉ DIOPTRIQUE. — DÉTERMINATION DE LA DISTANCE FOCALE DANS CE NOUVEAU SYSTÈME. — PASSAGE DE L'ANCIEN SYSTÈME AU NOUVEAU. — OPHTHALMOSCOPE A RÉFRACTION DE LANDOLT. — PHAKOMÈTRE DE SNELLEN.

CHOIX D'UNE UNITÉ DIOPTRIQUE.

Les numéros que portent les verres de lunettes de l'ancien système indiquent en *pouces* le *rayon de courbure* de la lentille. Or, pour l'indice de réfraction que l'on reconnaît à ces verres, leur centre de courbure coïncide avec leur foyer. Le numéro indique donc en même temps la *distance focale* de la lentille.

Pour s'en assurer, on n'a qu'à prendre un verre convexe et à reproduire l'image d'une fenêtre sur la paroi opposée de la chambre ; on trouve que la distance qu'il y a entre l'image et la lentille, exprimée en pouces, correspond au numéro de celle-ci.

La force réfringente d'une lentille étant *l'inverse de la distance focale*, est représentée par une fraction dont le numérateur est $= 1$, et le dénominateur la distance focale. Ainsi le numéro 5 a une distance focale de 5″ (5 pouces) et une force réfringente de $\frac{1}{5}$, le numéro 10 de $\frac{1}{10}$, le numéro 12 de $\frac{1}{12}$. Un cinquième, un dixième, un douzième de quoi ? d'une lentille $\left(\frac{1}{1}\right)$ qui aurait 1 pouce de distance focale.

L'unité de l'ancien système est donc représentée par une lentille ayant 1 pouce de distance focale. Cette lentille ne se trouve pas dans nos boîtes d'essai ; nous ne nous en servons jamais en pra-

(1) Le docteur Landolt a publié dans les *Annales d'oculistique*, mai-juin 1876, un long article où se trouve exposée la question de l'introduction du système métrique en ophthalmologie. Comme il nous a paru impossible de traiter le sujet avec plus de simplicité et de clarté saisissante, nous nous sommes décidé à reproduire ici une partie de cet intéressant travail.

tique, parce qu'elle est trop forte. Nous n'avons besoin que de lentilles plus faibles que l'unité, et c'est pourquoi les puissances dioptriques de nos lentilles sont toutes représentées par des *fractions* de l'unité (1).

C'est un inconvénient, parce que de cette façon les combinaisons de lentilles nécessitent des additions et des soustractions de fractions et deviennent par cela même compliquées.

Mais l'ancien système de numérotage des verres a encore d'autres inconvénients :

Le pouce n'est point une mesure uniforme correspondant à une grandeur universellement adoptée ; c'est une mesure arbitrairement choisie, différente pour chaque pays : il y a le pouce de Paris, le pouce anglais, le pouce autrichien, le pouce prussien, qui tous diffèrent entre eux.

Ainsi :

$$1'' \text{ de Paris} = 27,07 \text{ mm.}$$
$$1'' \text{ anglais} = 25,40 \text{ —}$$
$$1'' \text{ autrichien} = 16,34 \text{ —}$$
$$1'' \text{ prussien} = 26,15 \text{ —}$$

On a fabriqué des verres de lunettes d'après chacune de ces différentes mesures. Une lentille n° 5, fabriquée en France, ne correspond donc pas à celle du numéro 5 anglais, ou autrichien, ou prussien, etc.

D'autre part encore, les *intervalles* qui existent entre les différents numéros de l'ancienne série des verres de lunettes sont très-inégaux, et l'on ne se rend que difficilement compte de leur valeur, parce que, pour la trouver, il faut faire la soustraction de deux fractions.

Voici cette série avec les intervalles (tableau de la page 387).

Pour remédier à ces inconvénients, une commission, composée de O. Becker, Donders, Giraud-Teulon, Javal, Leber, Nagel, Quaglino, Soelberg-Wells, avait été nommée, lors du Congrès ophthalmologique de Paris, en 1867 ; et au dernier congrès des ophthalmologistes de Heidelberg, ainsi qu'au Congrès médical international de Bruxelles, en 1875, on a adopté à l'unanimité le nouveau système de numérotage des verres de lunettes, dont voici les principes :

(1) Si nous avions besoin de lentilles d'un demi-pouce ou d'un quart de pouce de distance focale, ces lentilles seraient représentées par $\frac{1}{1/2}$, $\frac{1}{1/4}$, c'est-à-dire par 2, 4, etc., en nombres entiers.

NUMÉROS.	INTERVALLES DE RÉFRACTION.	NUMÉROS.	INTERVALLES DE RÉFRACTION.
72		10	
	$\frac{1}{360}$		$\frac{1}{90}$
60		9	
	$\frac{1}{240}$		$\frac{1}{72}$
48		8	
	$\frac{1}{366}$		$\frac{1}{56}$
42		7	
	$\frac{1}{252}$		$\frac{1}{91}$
36		$6\frac{1}{2}$	
	$\frac{1}{180}$		$\frac{1}{78}$
30		6	
	$\frac{1}{120}$		$\frac{1}{66}$
24		$5\frac{1}{2}$	
	$\frac{1}{120}$		$\frac{1}{55}$
20		5	
	$\frac{1}{180}$		$\frac{1}{45}$
18		$4\frac{1}{2}$	
	$\frac{1}{144}$		$\frac{1}{36}$
16		4	
	$\frac{1}{240}$		$\frac{1}{28}$
15		$3\frac{1}{2}$	
	$\frac{1}{210}$		$\frac{1}{45}$
14		$3\frac{1}{4}$	
	$\frac{1}{182}$		$\frac{1}{39}$
13		3	
	$\frac{1}{156}$		$\frac{1}{33}$
12		$2\frac{3}{4}$	
	$\frac{1}{132}$		$\frac{1}{27}$
11		$2\frac{1}{2}$	
	$\frac{1}{110}$		$\frac{1}{22}$
10		$2\frac{1}{4}$	
			$\frac{1}{18}$
		2	

a. Substitution du mètre au pied ; *b*, numérotage des verres de lunettes selon leur *force réfringente*, et non selon leur distance focale ; *c*, choix d'une unité assez faible pour que les numéros des lunettes, généralement en usage, soient des *nombres entiers* et non des fractions ; *d*, *intervalles* équidistants, autant que possible, entre les différents numéros.

L'unité adoptée pour le nouveau système, le numéro 1 de la nouvelle série des verres de lunettes, est une *lentille de 1 mètre de distance focale* (1). On l'appelle Dioptrie (D) (2). Sa force réfringente est donc représentée par la fraction $\dfrac{1}{1^{\mathrm{m}}}$.

On désigne par le numéro 2 la lentille qui a deux unités de force réfringente (dioptries), 2 D; par le numéro 3, celle qui en a trois, 3 D; par le numéro 4, celle qui en a quatre, et qui par conséquent est quatre fois plus forte que le numéro 1.

En suivant ainsi simplement les nombres cardinaux, on obtient une série de lentilles ayant entre elles le même intervalle, une dioptrie.

On a cependant trouvé que, dans la pratique, on avait besoin de lentilles plus faibles que celle de 1 mètre de distance focale. Pour cette raison, on a admis des fractions de dioptries, savoir : des lentilles de trois quarts de dioptrie (0,75), d'une demi-dioptrie (0,5), d'un quart de dioptrie (0,25).

On a également intercalé des quarts de dioptrie entre les numéros faibles de la série jusqu'au numéro 2,5 et des demi-dioptries du numéro 2,5 jusqu'au numéro 6.

Dans les numéros élevés de la série, par contre, l'intervalle d'une dioptrie a paru trop petit, une légère variation de la distance entre les lentilles et l'œil produisant déjà un effet plus fort qu'une dioptrie. Aussi a-t-on supprimé le numéro 19. De cette façon, l'on a arrêté la série représentée par la colonne 2 du tableau (voir p. 390).

L'intervalle qui sépare les numéros de la série, comme on le voit, est une dioptrie, ou la moitié ou le quart de l'unité, c'est-à-dire d'une dioptrie ; dans tous les cas, on peut apprécier l'intervalle directement par une simple soustraction de deux nombres. De cette façon, on sait immédiatement de combien un verre est plus fort ou plus faible qu'un autre, de combien une amétropie ou une presbyopie a augmenté ou diminué.

_____

(1) Proposition de Nagel et Monoyer.
(2) Monoyer.

DÉTERMINATION DE LA DISTANCE FOCALE
DANS LE NOUVEAU SYSTÈME.

Le numéro de la lentille, il est vrai, ne donne plus maintenant directement la distance focale, mais celle-ci est très-facile à trouver, quand on se rappelle que *la distance focale est l'inverse de la force réfringente*. Nous avons, par exemple, une lentille d'une force de 4 D ou $\frac{4}{1^{m}}$; sa distance focale est $= \frac{1^{m}}{4}$ ou $\frac{100^{cm}}{4} = 25$ centimètres ; 6 D correspondent à $\frac{1^{m}}{6} = 16$ centimètres de distance focale, etc.

On arrive avec la même facilité à déterminer le *numéro de la lentille*, c'est-à-dire le nombre de dioptries correspondant à une distance focale donnée. Puisque ce nombre est l'inverse de la longueur focale, on le trouve également à l'aide d'une fraction dont le numérateur est 1 mètre ou 100 centimètres, et le dénominateur la distance focale.

On nous demande, par exemple, le nombre de dioptries (d) correspondant à une longueur focale de 40 centimètres, nous mettons : $d = \frac{1}{0,4}$ ou $\frac{100}{40} = 2,5$ D.

Pour exprimer en formules générales ce que nous venons de dire, nous appellerons d le nombre de dioptries, F la longueur focale.

$$d = \frac{1}{F} \qquad (1)$$

$$F = \frac{1}{d} \qquad (2)$$

$$d . F = 1$$

PASSAGE DE L'ANCIEN SYSTÈME AU NOUVEAU.

Pour passer de l'ancien système au nouveau, on n'a qu'à se rappeler que $1m = 37''$; la dioptrie D correspond donc à une lentille de $37''$ de distance focale.

Une dioptrie, 1 D $\left(\text{ou } \frac{1}{1m} \right)$ du nouveau système est donc $= \frac{1}{37} = $ n° 37 de l'ancien système.

$$2\,D = \frac{2}{37} = \text{n}^{\circ}\ 18,5 \text{ de l'ancien système.}$$

$$3\,D = \frac{3}{37} = \text{n}^{\circ}\ 12 \qquad \text{Id.}$$

$$4\,D = \frac{4}{37} = \text{n}^{\circ}\ 9 \qquad \text{Id.}$$

et ainsi de suite.

Nous procédons d'une façon inverse pour trouver le nombre de dioptries correspondant à un numéro donné de l'ancien système; c'est-à-dire qu'il faut diviser 37 par le numéro du verre.

Exemple : nous avons le numéro 17 de l'ancien système. Nous disons : Autant 17 contiendra de $\frac{1}{37}$, autant l'ancien numéro 17 représentera de dioptries.

Or, diviser 17 par $\frac{1}{37}$ revient à diviser 37 par 17, ce qui donne $\left(\frac{37}{17}\right) = 2,25$.

Pour exprimer, d'une manière générale, ce que nous venons de dire, nous appellerons a le numéro de l'ancien système (nombre de pouces), et d celui du nouveau (nombre de dioptries); nous obtiendrons ainsi les équations suivantes :

$$\frac{d}{37} = \frac{1}{a} \qquad\qquad (3)$$

$$d = \frac{37}{a} \qquad\qquad (4)$$

$$a = \frac{37}{d} \qquad\qquad (5)$$

$$a.\,d = 37$$

Nous donnons, dans le tableau ci-dessous, la comparaison des numéros nouveaux par dioptries aux anciens en pouces :

Distance focale en centimètres.	Verres nouveaux en dioptries métriques.	Verres anciens correspondant en pouces.
4 mètres..........	0,25	
2 mètres.........	0,50	72
1,33..............	0,75	48
1 mètre..........	1,00	36
0,80..............	1,25	30
0,66,6............	1,50	24
0,75..............	1,75	20

Distance focale en centimètres.	Verres nouveaux en dioptries métriques.	Verres anciens correspondant en pouces.
0,50...............	2,00	18
0,44...............	2,25	16
0,40...............	2,50	15
0,36,4.............	2,75	14
0,33,3.............	3,00	12
0,20,6.............	3,50	10
0,25...............	4,00	9
0,22,2.............	4,50	8
0,20...............	5,00	7
0,18,2.............	5,50	6 1/2
0,16,6.............	6,00	6
0,14,3.............	7,00	5 1/2
0,12,5.............	8,00	5
0,11...............	9,00	4 1/2
0,10...............	10,00	4
0,09...............	11,00	3 1/2
0,08,3.............	12,00	3
0,07,7.............	13,00 ⎱	2 3/4
0,07...............	14,00 ⎰	
0,06,7.............	15,00	2 1/2
0,06,2.............	16,00	2 1/4
0,05,5.............	18,00	2 faible.
0,05...............	20,00	2 fort.

OPHTHALMOSCOPE A RÉFRACTION DE LANDOLT (1).

La facilité que présente le nouveau système pour la combinaison des lentilles a déjà porté des fruits. Nous citerons en premier lieu l'optomètre de Giraud-Teulon (2) et l'ophthalmoscope de de Wecker (3).

Profitant des mêmes avantages du nouveau système, Landolt s'est attaché, de son côté, à construire un ophthalmoscope réunissant une grande simplicité de forme et une grande variation dans ses applications.

Cet ophthalmoscope contient deux disques de la grandeur indiquée par les figures 3, A et B. Ils sont superposés dans l'instrument et tournent autour du même centre.

Le disque A contient six lentilles métriques convexes (les numéros +0,5 ; 1 ; 1,5 ; 2 ; 2,5 ; 3) et une ouverture vide.

(1) Présenté à la Société de chirurgie dans la séance du 3 mai 1876.
(2) Compte rendu de l'Académie des sciences de Paris, 9 juin 1874.
(3) *Ann. d'ocul.*, mars-avril 1876.

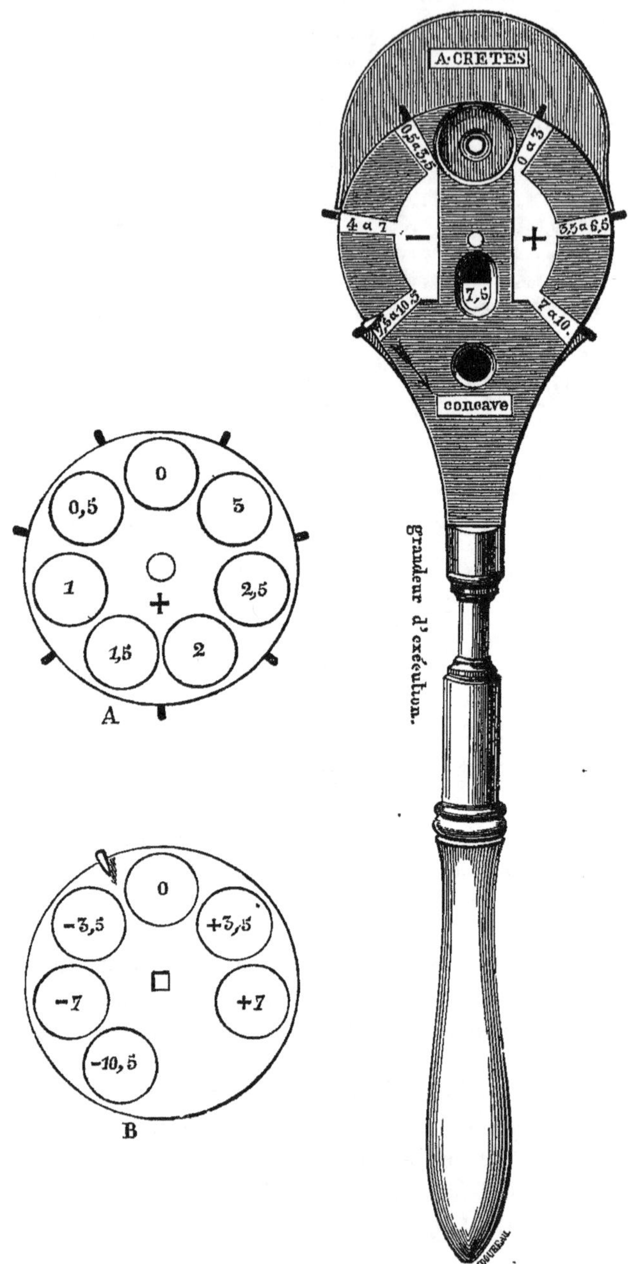

Fig. 72. Ophthalmoscope à réfraction de Landolt.

Le disque B contient deux lentilles convexes (+ 3,5 et + 7), trois lentilles concaves (— 3,5 ; — 7 ; — 10,5) et une ouverture vide.

En faisant tourner les deux disques autour de leur centre, on peut amener toutes les lentilles indiquées, suivant toutes les combinaisons possibles, derrière l'ouverture du miroir ophthalmoscopique.

En plaçant derrière le centre du miroir l'ouverture vide du disque B, et en faisant tourner A à l'aide des pointes noires (fig. 3, A), on voit passer devant l'ouverture les numéros convexes :

$$
\begin{array}{l}
0 \\
+ 0,5 \\
+ 1 \\
+ 1,5 \\
+ 2 \\
+ 2,5 \\
+ 3
\end{array}
$$

A ce moment, nous plaçons le numéro + 3,5 du disque B dans le centre de l'instrument, et en faisant faire à A un second tour, nous obtenons les combinaisons suivantes :

$$
\begin{array}{l}
0 \ \ + 3,5 = 3,5 \\
0,5 + 2,5 = 4 \\
1 \ \ + 3,5 = 4,5 \\
1,5 + 3,5 = 5 \\
2 \ \ + 3,5 = 5,5 \\
2,5 + 3,5 = 6 \\
3 \ \ + 3,5 = 6,5
\end{array}
$$

En plaçant le numéro + 7 de B au centre et en continuant de faire tourner A, nous produisons :

$$
\begin{array}{l}
0 \ \ + 7 = 7 \\
0,5 + 7 = 7,5 \\
1 \ \ + 7 = 8 \\
1,5 + 7 = 8,5 \\
2 \ \ + 7 = 9 \\
2,5 + 7 = 9,5 \\
2 \ \ + 7 = 10
\end{array}
$$

Nous avons donc obtenu, outre zéro, une série de vingt numéros convexes (de 0,5 à 10 D, ce qui correspond aux numéros 74 à 3 $\frac{3}{4}$ de l'ancien système), tous séparés par un même intervalle d'une demi-dioptrie.

Pour obtenir des verres concaves, nous plaçons la lentille — 3,5 du disque B au centre, et, en faisant tourner devant elle le disque A, nous obtenons :

$$3 \quad -3,5 = -0,5$$
$$2,5 - 3,5 = -1$$
$$2 \quad -3,5 = -1,5$$
$$1,5 - 3,5 = -2$$
$$1 \quad -3,5 = -2,5$$
$$0,5 - 3,5 = -3$$
$$0 \quad -3,5 = -3,5$$

La combinaison de A avec le numéro — 7 de B, donne :

$$3 \quad -7 = -4$$
$$2,5 - 7 = -4,5$$
$$2 \quad -7 = -5$$
$$1,5 - 7 = -5,5$$
$$1 \quad -7 = -6$$
$$0,5 - 7 = -6,5$$
$$0 \quad -7 = -7$$

Enfin, le numéro — 10,5 de B donne, avec les lentilles de A, les numéros suivants :

$$3 \quad -10,5 = -7,5$$
$$2,5 - 10,5 = -8$$
$$2 \quad -10,5 = -8,5$$
$$1,5 - 10,5 = -9$$
$$1 \quad -10,5 = -9,5$$
$$0,5 - 10,5 = -10$$
$$0 \quad -10,5 = -10,5$$

En somme, vingt et un numéros concaves, de 0,5 à 10,5 (74 à $3\frac{1}{2}$ de l'ancien système), séparés également par un intervalle régulier de 0,5 D.

Cet ophthalmoscope fournit donc quarante-deux différents numéros de dioptries, sans que nous ayons besoin de remplacer les disques, comme dans l'ophthalmoscope Loring, et tout en ayant des verres plus grands et un disque plus petit que dans tout autre ophthalmoscope à réfraction.

Ainsi, Landolt a choisi des lentilles dont le diamètre est de 1 centimètre. Cela permet d'abord de les nettoyer plus facilement, mais surtout de se servir de l'instrument pour la détermination subjective de la réfraction. On enlève simplement le miroir, et l'instrument devient, dans la main du malade, une lentille avec laquelle il détermine le numéro des verres de lunettes qu'il lui faut, tout aussi bien qu'à l'aide des verres de nos boîtes d'essai.

Un mécanisme approprié fait apparaître toujours, au-dessous des lentilles, le numéro résultant de leur combinaison.

Les lentilles de l'ophthalmoscope sont plan-sphériques et se regardent par leurs surfaces planes. Le miroir est percé d'un trou central.

Les numéros de 0 à 10 convexes et de 0 à 10,5 concaves suffisent pleinement pour la détermination de la réfraction à l'aide de l'ophthalmoscope. On pourrait quelquefois avoir besoin de verres plus forts pour la détermination subjective. C'est pour cela que nous avons ajouté à notre instrument un verre concave 10 de la grandeur du miroir. Cette lentille peut être introduite à la place de celui-ci pour la détermination de l'acuïté visuelle.

En faisant tourner les disques, nous pouvons augmenter à volonté la force de cette lentille, et le résultat est toujours facile à calculer, parce qu'on n'a qu'à ajouter le nombre 10 au numéro indiqué sur le disque. De cette façon, nous pouvons continuer la série des verres concaves jusqu'au numéro 20,5 (ancien $1\frac{4}{5}$).

De même pour les verres convexes : les lentilles fortes dont nous avons besoin pour la production de l'image renversée peuvent également servir à la détermination subjective de la réfraction. Pour cela, les numéros $+10$ et $+20$ ont été choisis.

On peut les introduire séparément dans le cadre du miroir, et obtenir par leur moyen les numéros convexes jusqu'à 20 (ancien $1\frac{4}{5}$).

De cette façon, nous doublons donc le nombre de nos lentilles.

L'instrument peut en outre servir à la détermination de l'astigmatisme par le moyen d'une plaque dans laquelle est percée une fente sténopéique. Cette plaque, de même dimension que le miroir, peut être introduite à la place de celui-ci. On peut donner à la fente toutes les inclinaisons possibles, et l'angle qu'elle forme avec la verticale est indiqué directement sur la plaque (1).

PHAKOMÈTRE DE SNELLEN.

En comparant la colonne des distances focales des lentilles métriques avec celle des lentilles de l'ancien système, on voit immédiatement qu'un très-petit nombre seulement de ces distances dans l'ancien système coïncide avec celles du système métrique. Il en

(1) L'instrument se trouve chez M. Crétès, opticien, à Paris.

résulte que les fabriques de verres de lunettes doivent changer presque complétement les moules qui leur servent pour la fabrication des lentilles. Ce changement en voie d'exécution.

Toutefois, il est important de pouvoir contrôler soi-même les lentilles fournies dans ce temps de transition. C'est à cela qu'est destiné un instrument très-ingénieux dû au génie inventif de Snellen, d'Utrecht.

L'instrument, que son inventeur a appelé *phakomètre*, repose sur ce fait que, *lorsqu'un objet donné et l'image qu'en fournit une lentille convexe ont la même grandeur, l'objet et l'image se trouvent à égale distance de cette lentille, et que, de plus, cette distance est le double de la distance focale de celle-ci* (voir fig. 48).

L'objet (points éclairés) et le verre dépoli sur lequel se forme l'image, se meuvent d'une façon égale en sens contraire, à l'aide de deux ressorts au bout desquels ils sont fixés.

Le verre dépoli se meut le long d'une échelle sur laquelle sont marqués les nombres de dioptries correspondant à chaque distance.

L'instrument permet la détermination avec une exactitude de $\frac{1}{20}$ de dioptrie.

L'image, ayant toujours la même grandeur que l'objet, est dessinée, une fois pour toutes, sur le verre dépoli. Quand l'image fournie par la lentille coïncide exactement avec l'image dessinée, l'indication de l'échelle nous donne le double de sa distance focale.

Pour la détermination des lentilles concaves, on se sert de lentilles convexes déterminées préalablement, et à l'aide desquelles on neutralise les premières ; celles-ci ont alors la même force (en sens contraire) que les lentilles convexes neutralisantes (1).

---

(1) L'instrument se trouve à Utrecht, chez M. Kajenaar.

MALADIES DES MUSCLES DE L'ŒIL

ANATOMIE ET PHYSIOLOGIE DES MUSCLES DE L'ŒIL. — ÉTIOLOGIE ET PATHOGÉNIE DES PARALYSIES DES MUSCLES DE L'ŒIL.— SYMPTÔMES ET DIAGNOSTIC.— TRAITEMENT. — PARALYSIE DU MOTEUR OCULAIRE EXTERNE. — PARALYSIE DU GRAND OBLIQUE. — PARALYSIE DU MOTEUR OCULAIRE COMMUN. — PARALYSIE DE L'ACCOMMODATION (MYDRIASE). — SPASME DE L'ACCOMMODATION (MYOSIS). — CONTRACTURE DES MUSCLES DE L'ŒIL. — NYSTAGMUS.

MUSCLES DE L'ŒIL. ANATOMIE ET PHYSIOLOGIE.

Le globe oculaire est mis en mouvement dans la cavité orbitaire au moyen de six muscles, quatre muscles droits et deux obliques. Quelle que soit la contraction de ces muscles, l'œil ne se déplace pas dans l'espace, il subit uniquement un mouvement de rotation autour d'un point fixe, désigné sous le nom de *centre de rotation*. D'après les recherches de Donders et de Doijer, ce centre de rotation ne coïncide pas exactement avec le *centre de figure* du globe oculaire. Dans l'œil emmétrope, il est situé à 13,557 derrière le sommet de la cornée ; sa position varie avec les changements de courbure du *segment postérieur* de l'œil, plus celui-ci est aplati dans le sens antéro-postérieur, et plus le centre de rotation se trouve transporté en avant, aussi chez les hypermétropes il est plus près de la cornée que chez l'emmétrope, tandis que le contraire a lieu chez le myope.

Les quatre muscles droits et le grand oblique ont leur insertion fixe en arrière sur le pourtour du trou optique ; ils se dirigent en avant en s'élargissant légèrement et vont s'insérer sur le seg- ment antérieur de l'œil suivant une ligne *circulaire* placée à égale distance à peu près du bord de la cornée et de l'équateur de l'œil.

Avant de s'insérer sur la sclérotique ces muscles traversent la capsule de Ténon ou aponévrose orbito-oculaire qui sépare le globe de l'œil du tissu cellulo-graisseux de l'orbite. Les ouvertures à travers lesquelles ils passent jouent le rôle de poulies de renvoi ; grâce à elles les mouvements de déplacement en arrière qui seraient imprimés au globe oculaire sont transformés en mou- vements de rotation ; quant à la capsule elle-même, elle se moule sur la surface du globe oculaire et forme une cavité sphérique dans laquelle s'exécutent les mouvements. Le jeu de cet appareil est donc comparable à celui du genou à coquille de certains instruments de physique, il rappelle aussi jusqu'à un certain point la rotation de la tête du fémur dans la cavité cotyloïde.

Le *droit interne*, après un trajet à peu près parallèle à la paroi interne de l'orbite, s'insère sur la sclérotique par un tendon de 7 à 8 millimètres environ de largeur. Cette insertion affecte la forme d'une ligne courbe dont les deux extrémités sont à égale distance du bord de la cornée et dont le sommet se trouve sur le même plan horizontal que le centre de cette membrane, à une distance de 4 ou 5 millimètres de son pourtour.

Le *droit externe* est plus long que le droit interne, son trajet est oblique de dedans en dehors et d'arrière en avant. Son insertion, distante de 7 à 9 millimètres environ du centre de la cornée, est donc sensiblement plus en arrière que celle du précédent. Elle se fait également par un tendon de 6 à 7 millimètres de large suivant une ligne courbe dont le sommet est dans le même plan horizontal que le centre de la cornée et dont les extrémités sont également distantes du bord de cette membrane.

Ces deux muscles exercent donc leurs tractions dans un plan horizontal passant par le centre de la cornée, c'est-à-dire suivant un grand cercle méridien horizontal ; l'axe d'évolution perpendiculaire à ce plan est l'axe vertical de l'œil. En se contractant, ils déplacent ainsi le centre de la cornée en dehors ou en dedans, sans produire de déviation en hauteur et sans incliner le méridien vertical.

Le *droit inférieur* s'insère sur la sclérotique par un tendon de 7 millimètres de largeur environ. Cette insertion affecte aussi la forme d'une petite ligne courbe ; seulement, son sommet ne se trouve pas exactement sur le plan vertical passant par le centre de la cornée, mais à 1 millimètre *en dedans ;* de plus, l'extrémité interne du tendon n'est qu'à 5 millimètres du bord cornéen, alors que l'extrémité externe en est éloignée de 7 millimètres.

Le *droit supérieur* s'insère à la sclérotique par un tendon d'environ 7 millimètres, suivant une ligne courbe dont le sommet se trouve sur le méridien vertical de l'œil, à 6 millimètres du bord de la cornée ; mais l'extrémité interne du tendon est à 5 millimètres de ce bord, tandis que l'extrémité externe s'en écarte de 7 millimètres.

Comme il est facile de le pressentir d'après ces données, les lignes suivant lesquelles s'accomplissent les tractions des muscles droit supérieur et droit inférieur, ne se trouvent pas, comme on le croyait autrefois, dans le plan vertical de l'œil ou méridien vertical. Le plan de traction passant par les sommets des courbes d'insertion de ces muscles, en haut et en bas, forme avec l'axe antéro-postérieur de l'œil un angle de 20 degrés, et comme il s'écarte en dedans du centre de l'œil, il coupe la surface sphérique de l'œil, suivant un arc de petit cercle, et non plus suivant un méridien. L'axe d'évolution, perpendiculaire à ce plan, forme, avec le diamètre horizontal, un angle de 20 degrés, et avec l'axe antéro-postérieur un angle de 70 degrés.

Le plan musculaire des droits supérieur et inférieur ne coïncidant pas avec un méridien de l'œil, il semble, au premier abord, que la contraction de ces muscles devrait imprimer au globe oculaire des mouvements de déplacement dans l'espace ; pourtant il n'en est rien, et l'expérience démontre qu'elle ne détermine que des mouvements de rotation.

Mais lorsque le droit supérieur se contracte, non-seulement il élève le centre de la cornée en haut, mais il l'attire encore en dedans ; de plus, il agit sur l'extrémité supérieure du méridien vertical et par conséquent *incline ce méridien en dedans*.

Le droit inférieur abaisse le centre de la cornée et l'attire en dedans, mais il dévie l'extrémité inférieure du méridien vertical en dedans, et par conséquent *incline ce méridien en dehors*. Quand ces deux muscles se contractent ensemble, leurs tractions en haut et en bas se neutralisant, le centre de la cornée ne change pas de situation en hauteur, mais se déplace légèrement en dedans.

Les contractions des droits supérieur et inférieur produisent des effets différents, suivant la position occupée par le méridien vertical au moment où ces muscles entrent en jeu. Si, par exemple, l'œil est dirigé un peu en dehors, de telle sorte que leur plan de traction coïncide presque avec le méridien vertical, leur action se réduira à déplacer le centre de la cornée en haut ou en bas, et aura peu d'influence sur l'inclinaison du méridien vertical.

Si, au contraire, l'œil est déplacé en dedans, leurs insertions se trouvant alors très-obliques par rapport au méridien vertical, ils auront surtout pour effet d'incliner ce méridien, et n'auront au contraire que peu d'action sur le déplacement de la cornée en haut ou en bas.

Le muscle *grand oblique* a son insertion fixe, de même que les quatre droits, sur le pourtour du trou optique ; de là, il se dirige vers l'angle supéro-interne de l'œil, où il se réfléchit sur une petite poulie fibreuse, pour se diriger ensuite en arrière, en dehors et en bas, et aller s'implanter sur le quart supéro-externe du globe oculaire.

Au niveau de son insertion, son tendon a environ 6 millimètres de largeur; son extrémité interne est à 7 ou 8 millimètres du nerf optique, tandis que son extrémité externe en est à 13 ou 14 millimètres.

L'insertion fixe du *petit oblique* a lieu sur le bord orbitaire du maxillaire supérieur, un peu en dehors du sac lacrymal. Etalé d'abord sur le plancher de l'orbite, ce muscle passe entre le droit inférieur et le globe oculaire, puis se recourbant en haut et en arrière il va s'insérer par un tendon de 9 à 10 millimètres de largeur sur le quart supéro-externe de l'œil, l'extrémité postérieure de ce tendon est de 4 à 5 millimètres du nerf optique, tandis que l'extrémité antérieure eh est éloignée de 14 millimètres.

Le plan de traction des muscles obliques ne coïncide pas, comme on l'a cru longtemps, avec le plan équatorial de l'œil; laissant le centre de l'œil en dedans, il forme avec le plan équatorial un angle plus ouvert en avant et en dedans qu'en arrière et en dehors. L'axe de rotation perpendiculaire à ce plan ne se confond donc pas non plus avec l'axe optique, mais forme avec celui-ci un angle de 35 à 40 degrés ouvert en dehors.

La situation particulière du plan des obliques fait que ces muscles ont des actions multiples. Le grand oblique abaisse le centre de la cornée, et le déplace légèrement en dehors; il est donc à la fois abaisseur et abducteur; de plus, il incline le méridien vertical en dedans. Le muscle petit oblique élève le centre de la cornée et le déplace en dehors; il est donc élévateur et abducteur; de plus, il agit aussi sur le méridien vertical, dont il dévie l'extrémite inférieure en dedans et qu'il incline par conséquent en dehors. Quand ces deux muscles se contractent simultanément, leurs actions antagonistes sur le déplacement en hauteur de la cornée et sur l'inclinaison du méridien vertical s'annihilent et ils entraînent simplement le centre de la cornée en dehors, en portant l'œil dans l'abduction.

Les effets de la contraction des muscles obliques diffèrent suivant la position du globe oculaire au moment où elle se produit. Si l'œil est dirigé en dedans, le plan musculaire des obliques se rapproche du méridien vertical; le grand oblique n'a alors que peu d'influence sur l'inclinaison de ce méridien, il a, au contraire, son maximum d'action sur les mouvements du centre de la cornée. Pour des raisons analogues, dans la même position du regard, l'action du petit oblique se concentre surtout sur le déplacement du centre de la cornée en haut.

Si, au contraire, l'œil est dirigé en dehors, l'insertion des obli-

ques tendant à devenir perpendiculaire au méridien vertical, le
maximum d'action de ces muscles se fait sentir sur l'inclinaison de
ce méridien et le déplacement du centre de la cornée est moins
prononcé.

ACTION COMBINÉE DES MUSCLES DANS LES DIVERSES POSITIONS DU REGARD.

Quand l'œil regarde *droit en avant*, dans un plan horizontal passant par son centre de rotation, les muscles droits et obliques se
font équilibre. Si le regard se dirige *en dedans*, le muscle droit interne est le seul qui provoque le déplacement, et le méridien vertical, sur lequel il n'a aucune action, conserve sa position normale.
Si l'œil regarde *en dehors*, en restant toujours dans le plan horizontal, le droit externe se contracte également seul et le méridien
vertical ne subit encore aucune inclinaison. Dans les mouvements
de latéralité qui s'accomplissent dans le plan horizontal il n'y a
donc que deux muscles qui se contractent, le droit externe et le
droit interne.

Que se passe-t-il quand l'œil regarde *directement en haut* ? Si ce
mouvement était uniquement produit par le droit supérieur, le méridien vertical devrait s'incliner en dedans pendant que la cornée
se déplace en haut ; or les expériences de Donders démontrent
qu'en réalité ce méridien reste vertical ; il est donc nécessaire qu'un
autre muscle contre-balance la déviation qui lui est imprimée
par le droit supérieur ; ce muscle, c'est le petit oblique, qui élève
la cornée en haut, mais qui, en outre, a de la tendance à incliner le méridien vertical en dehors, action qui neutralise l'effet
inverse du droit supérieur. Donc, quand le regard se dirige directement en haut, deux muscles entrent en jeu, le droit supérieur et
le petit oblique.

De même, quand l'œil regarde *directement en bas*, ce sont les
muscles droit supérieur et grand oblique qui se contractent ; leur
action commune s'ajoute pour abaisser le centre de la cornée, et
leurs actions inverses sur l'inclinaison du méridien vertical s'annihilent de telle sorte, que celui-ci reste immobile.

L'œil regarde *en haut et en dehors*. Les recherches de Donders
ont démontré que dans cette position le méridien vertical est incliné en dehors. Trois muscles entrent ici en jeu : d'abord le droit
supérieur et le droit externe, qui déplacent le centre de la cornée,
en haut et dehors ; mais, si ces muscles agissaient seuls, le méridien
vertical, subissant l'action du droit supérieur, serait incliné en de-

dans. S'il est incliné en dehors, c'est que le petit oblique se contracte en même temps, et que, dans cette position de l'œil, ce muscle a précisément son maximum d'action sur le méridien vertical, tandis que le droit supérieur. agit, au contraire, sur lui aussi peu que possible.

L'œil est dirigé *en bas et en dehors*. Dans cette position, le méridien vertical est incliné *en dedans*, le droit interne et le droit inférieur se contractent ; de plus, le grand oblique, qui se trouve placé dans des conditions favorables pour agir sur le méridien vertical, se contracte aussi, et son action contre-balance et au delà celle du droit inférieur sur ce méridien et l'incline en dedans.

L'œil est dirigé *en haut et en dedans*. Dans cette position le méridien vertical est incliné en dedans. Le droit externe et le droit supérieur produisent le déplacement du centre de la cornée ; mais, comme dans cette situation du globe oculaire le droit supérieur agirait très-énergiquement sur le méridien vertical et l'inclinerait trop en dedans, le muscle petit oblique se contracte, et modère, sans toutefois la contre-balancer complétement, l'inclinaison du méridien vertical, qui reste légèrement incliné en dedans.

L'œil est dirigé *en bas et en dedans*. Ici le méridien vertical se trouve incliné en dehors. Trois muscles encore entrent en action : le droit externe, le droit inférieur et le grand oblique ; ce dernier modère l'inclinaison du méridien produite par le droit inférieur, qui, dans cette position de l'œil, serait portée à son maximum.

Rappelons, en terminant, que les positions du méridien vertical restent constamment parallèles dans les deux yeux ; par conséquent, quand le méridien vertical d'un côté est incliné en bas et en dedans, il est incliné sur l'autre œil en bas et en dehors. A part les mouvements qui s'accomplissent dans le plan horizontal et dans le plan vertical passant par le centre de l'œil, tous les déplacements intermédiaires des deux yeux exigent, pour se produire, le concours de six muscles.

ÉTIOLOGIE ET PATHOGÉNIE DES PARALYSIES MUSCULAIRES.

Les paralysies des muscles de l'œil peuvent être classées, au point de vue de leur origine, en plusieurs catégories. Les unes dépendent de modifications survenues dans la substance cérébrale au niveau des noyaux d'origine des nerfs moteurs de l'œil ou bien dans les centres psycho-moteurs de l'écorce, elles sont dites alors de cause *centrale ;* d'autres, appelées *périphériques*, sont pro-

voquées par des lésions intéressant les troncs nerveux, soit à leur
émergence de l'encéphale, soit dans leur trajet intra-crânien, soit
enfin dans leurs ramifications terminales intra-musculaires.

Enfin il en est un certain nombre qui dépendent des altérations
pathologiques dont *la moelle* est souvent le siége.

PARALYSIES D'ORIGINE CÉRÉBRALE.

Les paralysies d'origine cérébrale peuvent être occasionnées par
des processus morbides de nature diverse intéressant les régions
de l'écorce cérébrale où se trouvent les centres psycho-moteurs des
nerfs moteurs de l'œil. Réciproquement, la paralysie reconnue
d'origine centrale de tel ou tel nerf moteur de l'œil peut, en nous
éclairant sur le siége de la lésion principale, avoir une valeur
séméiologique très-importante au point de vue du diagnostic de
la localisation des affections cérébrales. Bien que cette étude
n'ait pas été encore faite avec tout le soin désirable, il y a lieu
d'espérer qu'ici aussi la recherche exacte et précise du trouble
fonctionnel survenu pendant la vie, rapprochée des altérations
trouvées à l'autopsie, ajoutera de nouveaux faits à ceux qui ont été
déjà si bien étudiés et interprétés par Charcot, et qui ont permis
de mettre hors de doute le rôle physiologique de certaines parties
du cerveau.

Nous trouvons déjà dans la remarquable thèse de Landouzy (1)
quelques observations de méningo-encéphalite, qui ont fourni
l'occasion de noter des troubles *convulsifs* ou *paralytiques* ressor-
tissant à la troisième paire, troubles isolés ou associés soit à
l'hémiplégie faciale (inférieure), soit aux troubles moteurs des
membres.

Ces troubles convulsifs ou paralytiques de la troisième paire
marchent parallèlement aux troubles des membres et ont, comme
ces derniers, une origine *croisée*, c'est-à-dire que les lésions qui les
déterminent existent sur l'écorce cérébrale du côté opposé à l'œil
atteint.

Ils ne sont pas *totaux*, c'est-à-dire qu'ils ne portent pas sur le
domaine entier de distribution du nerf; c'est ainsi que dans plusieurs observations rapportées par Landouzy on voit du strabisme
interne se produire avec une *convulsion brachiale droite,* puis être

____

(1) *Contribution à l'étude des convulsions et paralysies liées aux méningo-
encéphalites fronto-pariétales.* Landouzy, thèse de Paris, 1876.

remplacé par du strabisme *externe* droit *avec une paralysie brachiale droite* (sans mydriase et sans chute de la paupière inférieure droite).

Chez un malade atteint de fracture (avec enfoncement) du crâne, à gauche, entre l'occipital et le pariétal, on a trouvé noté (1) : pupille droite dilatée, *chute de la paupière droite, parésie du bras droit.*

Un des grands caractères *cliniques* de la paralysie de la troisième paire dans les méningo-encéphalites est de se montrer exceptionnellement *totale.* Ce fait a une importance capitale, car cette *dissociation symptomatique* correspond à une dissociation anatomique; or, celle-ci ne se trouvant pas dans le trajet du nerf, on est forcé d'admettre l'existence de plusieurs points d'origine, de plusieurs centres moteurs distincts.

L'association de troubles moteurs de l'œil aux troubles moteurs des membres permet à la clinique d'appeler l'attention sur une nouvelle série de localisations que la physiologie expérimentale a fait déjà pressentir, mais qu'il reste entièrement à déterminer.

Nous rapportons ci-dessous une observation extrêmement intéressante de Grasset, dans laquelle la lésion cérébrale trouvée à l'autopsie confirme en tous points les considérations précédentes :

Le 5 mars au soir on dépose, dans le service de la clinique médicale, à l'hôpital Saint-Eloi, un jeune homme (vingt-six ans?) plongé dans un état de coma à peu près complet, et l'on ne donne aucune espèce de renseignement sur son compte. Quand on l'excite un peu vivement, il regarde en marmottant des mots le plus souvent inintelligibles.

Il finit par dire son nom, sa profession (boulanger); il prétend annoncer son adresse, mais l'indication se trouve absolument fausse.

On ne peut en rien se fier aux renseignements qu'il donne.

Hyperesthésie de toute la surface cutanée. Toutes les fois qu'on le touche, il y a un réflexe intense et en même temps une vive expression de douleur qui se manifeste par un grognement, par la contraction des traits du visage, et aussi par un mouvement bien adapté de la main pour écarter l'épingle de la figure.

Aucune paralysie nulle part. Sur une indication un peu réitérée, pressante, il obéit et porte son verre à la bouche ; il avale sans difficulté. L'interne du service fait appliquer des sangsues et prescrit deux pilules de Bontius.

Le lendemain 6, même état; hyperesthésie, absence de paralysie, même état intellectuel.

Lavement purgatif, bouillon, vin. Température toujours normale, oscille entre 37 degrés et 38°,5. Pouls très-fréquent, à cent vingt pulsations. Le

____

(1) Observation 12 de la thèse de Landouzy.

soir, *commencement de paralysie de la paupière supérieure gauche.* Quand le malade veut ouvrir les yeux spontanément ou sur notre ordre, il ouvre largement l'œil droit; mais il ne fait qu'entrouvrir à moitié l'œil gauche. La pupille gauche paraît plus grande que la droite.

Le 7, les divers symptômes de la veille persistent. Il y a de plus une respiration intermittente très-manifeste. De temps en temps la respiration se suspend entièrement; la pause dure de dix à vingt secondes; puis les respirations reprennent et augmentent graduellement, deviennent bruyantes, pour diminuer de nouveau ensuite. C'est le phénomène, de Cheynes Stokes, mais sans régularité dans le retour ni la longueur des périodes. La paralysie de la paupière supérieure gauche persiste; elle est même plus accentuée qu'hier, mais l'inégalité des pupilles semble être renversée. Toujours hyperesthésie partout; absence de paralysie des membres. Calomel à dose fractionnée. Le malade succombe la nuit suivante, sans que les voisins ni les veilleurs aient constaté de phénomène nouveau.

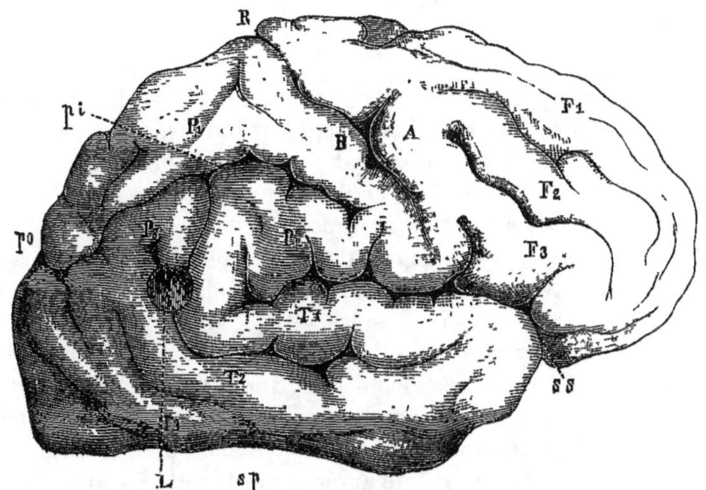

Fig. 73.

Scissures : R, sillon de Rolando ; SS, scissure de Sylvius ; *sp*, scissure parallèle ; *op.* scissure pariéto-occipitale; *ip*, interpariétale.

Circonvolutions et lobules : A, marginale antérieure; F₁, première frontale; F₂, deuxième frontale ; F₃, troisième frontale (ou de Broca) ; B, marginale postérieure ; P₁, lobule du pli pariétal; P₂, lobule du pli courbe; P₃, pli courbe; T₁, T₂, T₃, première, deuxième et troisième temporales.

L, siége de la lésion trouvée à l'autopsie du malade dont nous rapportons l'observation.

Autopsie le 8 mars à quatre heures du soir. A l'ouverture du crâne, injection très-vive de la dure-mère, qui est résistante; au-dessus, hypérémie généralisée et aspect dépoli : signes évidents de méningite diffuse à la convexité des deux hémisphères.

On aperçoit tout de suite, du côté droit, une *large tache rouge sale,* au niveau de laquelle la congestion est plus forte et surtout l'exsudat plus abondant. Cette plaque siége à l'extrémité de la scissure parallèle, sans atteindre le fond même de cette scissure, sans toucher le pli courbe; elle est à cheval sur la scissure parallèle, intéressant les deux circonvolutions qui la bordent sur 1 centimètre et demi carré. C'est la position du centre VI de la figure annexée au mémoire de Carville et de Duret (*Arch. de phys.*, 1875), sauf que la lésion ne touche pas au fond même de la scissure parallèle. Quand on enlève les méninges, on trouve, au niveau de cette plaque, une accumulation particulière d'exsudat blanchâtre au milieu d'un lacis vasculaire très-hypérémié.

La partie du cerveau immédiatement sous-jacente est beaucoup plus ortement congestionnée que tout le reste de l'encéphale.

Rien à noter de spécial dans le reste de l'encéphale. L'examen attentif de la base, notamment, ne révèle rien de spécial autour des origines des nerfs crâniens, et particulièrement *autour des origines de la troisième paire.*

Rien autre d'intéressant (au point de vue qui nous occupe) dans le reste du corps.

Après avoir rapporté cette observation, Grasset y ajoute les réflexions suivantes, qui nous paraissent fort judicieuses :

Le point capital de cette observation est le rapport qui me paraît évident entre la paralysie limitée de la paupière gauche et la lésion constatée *au-devant du pli courbe.*

Pendant la vie on avait diagnostiqué la méningite, mais on avait attribué la paralysie de la paupière à des exsudats de la base, comprenant en partie la troisième paire. Mais l'autopsie a démontré clairement qu'il n'y avait rien de spécial à la base, autour de ces nerfs, et que la lésion corticale était seule responsable, ce qui montre (soit dit en passant) l'immense portée clinique des grandes questions qui s'agitent actuellement. Il y a deux ans, il aurait été impossible de rattacher, même après la mort, cette paralysie à sa cause.

Les cas de méningite pouvant servir aux localisations cérébrales sont rares, et à ce point de vue notre observation doit être rapprochée de celle de Duret, rapportée par Lépine dans sa thèse d'agrégation (p. 116); ces deux faits montrent toute l'importance de ces localisations pour l'histoire clinique et le diagnostic en quelque sorte régional de la méningite.

Il est important maintenant de rapprocher ce résultat, donné par la clinique, des conclusions que la physiologie expérimentale a déjà formulées pour cette même région.

Dans les travaux de Hitzig et dans les premiers travaux de Ferrier, il n'est fait mention d'aucun centre spécial dans le voisinage du pli courbe. Il y a seulement dans la deuxième circonvolution frontale, à son union avec la circonvolution frontale ascendante, un centre pour les muscles de la face et des paupières. Dans son dernier mémoire, Ferrier, après des recherches sur le cerveau du singe, indique au sommet de la scissure parallèle, à peu près au point occupé par notre lésion, un centre pour certains mouvements des yeux.

Carville et Duret, dans leurs expériences de contrôle, sont arrivés à peu près aux mêmes conclusions et les formulent ainsi (p. 487, *loc. cit.*) :

Les muscles de la face et des paupières ont probablement leur centre moteur sur le deuxième pli frontal ascendant, à son union avec le deuxième pli frontal.

C'est sur le pli courbe qu'il faut rechercher certains centres décrits par Ferrier, pour le mouvement des yeux.

Notre observation oblige à apporter quelques modifications à ces deux propositions : tous les mouvements des paupières ne dépendent pas du centre frontal, et le centre du pli courbe commande aussi à certains mouvements des paupières. Pour faire disparaître cette apparente contradiction de la clinique et de la physiologie, il suffit de préciser un peu plus.

Quand on électrise le centre du deuxième pli frontal, les yeux se ferment exclusivement (Carville et Duret, exp. 5, p. 431); cela prouve seulement que là est le centre de l'orbiculaire des paupières.

Notre observation établit maintenant qu'une lésion en avant du pli courbe produit une paralysie de l'élévateur de la paupière supérieure. Rien de contradictoire ni d'étonnant.

L'orbiculaire des paupières aurait son centre sur le deuxième pli frontal, au centre du facial, et l'élévateur de la paupière supérieure, qui a une innervation différente, aurait son centre au sommet de la scissure parallèle, avec tous les muscles innervés par la troisième paire. De telle sorte qu'ici la clinique, comme elle l'a fait déjà dans bien d'autres cas, viendrait préciser l'analyse physiologique en distinguant pour les mouvements des paupières deux centres différents comme il y a deux sources d'innervation motrice différentes.

S'il en était ainsi, les propositions de Carville et Duret devraient être modifiées de la manière suivante :

Les muscles de la face et l'orbiculaire des paupières ont probablement leur centre moteur sur le deuxième pli frontal ascendant à son union avec le deuxième pli frontal.

C'est sur ce pli courbe et en avant de ce pli, au sommet de la scissure parallèle, qu'il faut chercher certains centres décrits pour les mouvements des yeux et l'élévation de la paupière supérieure. Seulement nos considérations ne doivent être acceptées que sous toute espèce de réserve, n'étant basées que sur un seul fait (1). L'avenir montrera si, dans ce fait, nous avons eu affaire à une coïncidence fortuite ou à une relation réelle, comme nous l'avons indiqué.

L'hypérémie de certains départements vasculaires de l'encéphale peut occasionner des paralysies passagères des muscles de l'œil. C'est à cette cause qu'il faut attribuer les paralysies survenant à la suite de la compression de l'aorte par des tumeurs abdominales, celles qui suivent la dilatation des capillaires dans l'alcoolisme et dans des troubles de l'innervation vaso-motrice. Les foyers d'hémorrhagies ou de ramollissement ou les tumeurs cérébrales, bien que siégeant loin de l'origine des nerfs moteurs de l'œil, peuvent déterminer dans ces points des phénomènes de congestion et de fluxion qui amènent également la paralysie de ces rameaux nerveux.

Les hémorrhagies et les ramollissements intéressant le corps strié ou la substance blanche centrale des hémisphères cérébraux, donnent naissance à des paralysies qui se manifestent en général du côté *opposé* à la lésion, tandis que les mêmes lésions encéphaliques, beaucoup plus rares, il est vrai, dans le voisinage du pont de Varole ou des tubercules quadrijumeaux, provoquent habituellement des paralysies bilatérales.

Dans la paralysie labio-glosso-laryngée, décrite pour la première fois par Duchenne (de Boulogne), et causée, on le sait, par des altérations intéressant les noyaux d'origine du nerf glosso-pharyngien du facial inférieur et du spinal, on observe quelquefois des paralysies des nerfs moteurs de l'œil, et en particulier de la sixième paire, dus probablement à une altération analogue des noyaux d'origine de ces nerfs.

PARALYSIES PÉRIPHÉRIQUES.

Les paralysies *périphériques* sont de deux sortes : les unes résultent des modifications survenues dans le *trajet* même du nerf; les autres sont limitées à l'extrême périphérie, dans les points où la fibre nerveuse terminale devient intra-musculaire.

(1) Depuis, une autre observation analogue a été rapportée dans la thèse de Landouzy.

Tous les processus morbides qui évoluent à la base du crâne sont susceptibles de provoquer la compression des troncs nerveux qui occupent cette région. La méningite tuberculeuse, la pachyméningite, les tumeurs, les exsudats de nature syphilitique, les hémorrhagies méningées, les anévrysmes des artères basilaires, de la carotide interne à son passage dans le sinus caverneux, déterminent fréquemment des paralysies *multiples*, car le moteur oculaire commun, le pathétique et le moteur oculaire externe se trouvent là très-rapprochés les uns des autres. Il existe aussi alors le plus souvent des signes de compression cérébrale.

Dans d'autres cas, les nerfs ne sont plus lésés dans l'intérieur du crâne, mais dans la cavité orbitaire, par suite du gonflement du périoste au niveau du trou orbitaire, de tumeurs, d'abcès de l'orbite, etc.; les paralysies sont encore multiples, mais il s'y ajoute des troubles vasculaires, résultant de la compression des vaisseaux et de la gêne au retour du sang; il y a de l'infiltration des paupières, de la dilatation variqueuse des veines, de l'exorbitisme, etc.; de plus, la lésion siégeant hors du crâne, les troubles cérébraux font défaut.

Les paralysies périphériques localisées sur la terminaison intramusculaire des filets nerveux se rencontrent fréquemment chez les rhumatisants. A ce sujet, il y a lieu de distinguer deux catégories de malades : les uns, atteints de rhumatisme chronique, présentent déjà d'autres troubles nerveux, névralgies diverses plus ou moins invétérées ; chez ceux-là les paralysies oculaires présentent ce caractère particulier de ténacité propre aux manifestations de la diathèse rhumatismale. D'autres, au contraire, n'ont que des paralysies passagères consécutives à l'impression du froid ; elles débutent subitement, mais quelques jours suffisent pour les voir disparaître.

Il n'est pas toujours facile de distinguer une paralysie de cause centrale d'une paralysie périphérique. Pourtant, dans certaines circonstances, quelques signes peuvent nous aider à établir cet important diagnostic différentiel. Ainsi, lorsque la paralysie d'un tronc nerveux composé de plusieurs branches, tel que celui de la troisième paire, est absolument complète, quand elle est en outre accompagnée de paralysie *d'autres muscles* de l'œil, grand oblique ou droit externe, ou bien encore lorsqu'elle existe à la fois des deux côtés, il y a tout lieu de supposer qu'il s'agit d'une paralysie *basilaire*. A la base du crâne, en effet, les nerfs moteurs de l'œil sont tellement rapprochés, qu'une lésion même peu étendue peut en intéresser plusieurs à la fois, tandis qu'au contraire, dans l'encéphale leurs noyaux d'origine étant éloignés les uns des autres, il est difficilement admissible que la même lésion puisse les intéresser tous simultanément, à moins de provoquer des désordres cérébraux assez considérables pour rendre le diagnostic évident.

Inversement, un nerf tel que le moteur oculaire présente-t-il des paralysies partielles limitées à quelques-unes de ses branches (releveur de la paupière, muscle de l'accommodation, droit interne, etc.), il est peu probable que le tronc nerveux, dans lequel toutes les fibres se trouvent condensées en un faisceau de petit volume, soit lui-même intéressé. On aura raison de supposer qu'il s'agit, en pareil cas (à la condition, bien entendu, que l'ensemble des symptômes concomitants autorise cette hypothèse), de lésions cérébrales intéressant les points isolés de la substance corticale qui ont pour fonction de relever la paupière, de mettre en jeu l'accommodation ou de faire converger les axes optiques.

Dans une intéressante communication à la Société de biologie, le docteur Onimus (1) a fait connaître que l'état de la *contractilité musculaire* permet de différencier les paralysies d'origine centrale des paralysies périphériques. La façon dont elle se comporte dans les deux cas sous l'influence des courants *induits* et des courants *continus* est en effet très-différente.

Les paralysies périphériques sont caractérisées non-seulement par la perte de la contractilité *farado-musculaire*, mais surtout par l'augmentation de l'excitabilité par les *courants continus*.

A l'état normal les courants continus déterminent difficilement la contraction directe du muscle, et celle-ci s'obtient plus aisément en agissant sur le trajet du tronc nerveux ; dans le cas de paralysie périphérique, c'est l'inverse qui a lieu, et pour provoquer la contraction des muscles parétiques, il faut un courant moins fort que pour faire contracter les muscles homologues sains.

Onimus explique cette différence d'action entre les courants induits et les courants continus par ce fait que, pour obtenir l'abolition de la contractilité farado-musculaire et l'augmentation de la contractilité galvano-musculaire, il faut qu'il y ait altération des filets nerveux *intra-musculaires ;* c'est ce qui a probablement lieu dans les paralysies *à frigore*, où le froid agit sur les filets périphériques intra-musculaires, qui sont pris dès le début.

Quand il s'agit d'un nerf tel que le facial, il est aisé d'apprécier la contractilité des muscles innervés par ses ramifications termi-

(1) Novembre 1874.

nales, sous l'influence des deux espèces de courants électriques. Mais la même recherche n'est plus aussi facile avec les muscles de l'œil, profondément cachés dans l'orbite, et dont le point d'insertion fixe échappe complétement à nos moyens d'action. Comment se rendre compte de l'action des courants sur ces muscles? Quand on soumet le muscle paralysé à l'excitation au moyen des courants continus, selon les règles qui seront indiquées plus loin à propos du traitement, la contraction du muscle excité nous est révélée par le changement de position des images doubles. Si elles se rapprochent, c'est une preuve que le muscle parétique se contracte. Conformément à l'assertion d'Onimus, j'ai fait cette remarque que, lorsque la paralysie musculaire est périphérique et en général bénigne, pendant l'électrisation avec les courants continus, les deux images se rapprochent et la diplopie diminue.

Les paralysies des muscles de l'œil sont quelquefois *congénitales;* parmi les plus fréquentes existant déjà au moment de la naissance, nous devons signaler le ptosis de la paupière supérieure, soit isolé, soit associé à des paralysies d'autres muscles (droit interne) innervés par le moteur oculaire commun.

En présence d'un ptosis on d'une déviation congénitale du globe oculaire, nous ne sommes pas toujours en état de décider s'il s'agit réellement d'un trouble de l'innervation ou d'une lésion musculaire. On a observé en effet des cas où l'autopsie a révélé l'absence congénitale de certains muscles. Baumgarten (1) a rapporté l'observation d'un nouveau-né chez lequel les deux obliques manquaient sur l'œil gauche, et le droit supérieur sur l'œil droit.

PARALYSIES D'ORIGINE MÉDULLAIRE.

Les paralysies des muscles de l'œil s'observent fréquemment dans les maladies de la moelle, et particulièrement dans le *tabes dorsalis.* Dans cette dernière affection, les caractères spéciaux qu'elles présentent parfois peuvent avoir la plus haute importance pour le diagnostic de la région médullaire intéressée. Envisagée à ce point de vue, cette étude clinique des paralysies des muscles de l'œil a été l'objet d'un travail important du docteur Pierret (1), dont voici les points principaux.

Personne n'ignore aujourd'hui que les manifestations symptomatiques du tabes dorsalis varient selon le *siége* des lésions mé-

(1) *Essai sur les symptômes céphaliques du tabes dorsalis.* Pierret, Thèse de Paris, 1876.

dullaires. Or, quand les lésions occupent la partie supérieure de l'axe spinal, et s'étendent jusqu'au'bulbe et aux corps restiformes, les symptômes *céphaliques* deviennent·prédominants.

Ceux-ci consistent principalement dans des troubles moteurs de l'œil, qui portent habituellement sur les muscles innervés par la troisième paire. Ces troubles paralytiques, quelquefois passagers au début de la maladie, reviennent souvent plus tard, pour rester définitifs.

A ces paralysies viennent s'ajouter des douleurs très-vives qui se font sentir sur le territoire du trijumeau et dans les globes oculaires.

Ces douleurs sont tout à fait comparables aux douleurs *fulgurantes* ressenties dans les membres ; elles apparaissent subitement avec une intensité extrême, pour disparaître spontanément quelques instants après. Ce qui rend les recherches de Pierret encore plus intéressantes, c'est qu'il a trouvé sur le prolongement des *zones radiculaires postérieures* de la moelle, dans les points où naissent les nerfs trijumeaux, des plaques de sclérose et des altérations analogues à celles de l'ataxie.

Il existerait donc une forme *céphalique* d'ataxie qui serait caractérisée par des troubles moteurs oculaires, par des douleurs caractéristiques ressenties le long des branches du trijumeau, et souvent aussi par l'atrophie des nerfs optiques.

Pierret, comparant ce qui se passe du côté des membres dans l'ataxie vulgaire aux troubles oculaires de l'ataxie céphalique, explique ainsi l'incoordination des mouvements , phénomène considéré si longtemps comme le signe classique du tabes dorsalis.

Lorsque les troubles moteurs surviennent du côté des yeux, il n'est pas question d'incoordination de leurs mouvements, mais simplement de paralysie de tel ou tel de leurs muscles. Pourquoi? Parce que le jeu des muscles de l'œil est si précis, si délicat, le trouble fonctionnel correspondant à la moindre perturbation est tellement net, qu'on peut porter aussitôt le diagnostic de parésie de tel ou tel muscle.

Mais quand dans les masses musculaires du membre inférieur ou supérieur quelques muscles seulement sont atteints, leur paralysie, difficile à mettre en évidence, passe inaperçue. Elle n'en existe pas moins, et, l'action opposée des muscles antagonistes n'étant plus contre-balancée, le jeu du système tout entier n'a plus lieu que d'une façon irrégulière, et de là résulte précisément l'incoordination des mouvements.

SYMPTOMES ET DIAGNOSTIC DES PARALYSIES DES MUSCLES DE L'ŒIL.

Dans ce chapitre, nous ne nous occuperons que des symptômes communs aux paralysies des muscles de l'œil en général. Plus tard, en étudiant la paralysie de chacun d'eux en particulier, nous signalerons les caractères spéciaux qui nous permettent de reconnaître celui d'entre eux qui est atteint.

Les principaux symptômes communs aux paralysies des muscles de l'œil en général sont les suivants : diminution de la mobilité du globe oculaire ; déviation primitive de l'œil malade, et déviation secondaire de l'œil sain ; difficulté de l'orientation et phénomène de la fausse projection ; diplopie ; rotation et inclinaison de la tête.

DIMINUTION DE LA MOBILITÉ DU GLOBE OCULAIRE.

La *diminution de la mobilité* du globe oculaire, dans le sens du muscle paralysé, est un symptôme également propre à toutes les paralysies musculaires.

Pour apprécier ce défaut de mobilité, pendant qu'un œil est fermé avec la main, on engage le malade à fixer avec l'autre un doigt que l'on promène dans les diverses parties du champ visuel.

Sur un œil normal, dans l'extrême abduction, le bord externe de la cornée doit au moins atteindre la commissure externe des paupières et, dans l'adduction forcée, son bord interne doit être recouvert par la caroncule lacrymale. Enfin, dans les mouvements en haut et en bas, la moitié de la cornée environ doit être cachée par la paupière supérieure ou inférieure.

Quand la paralysie sera assez accusée, l'affaiblissement du muscle pourra être ainsi directement apprécié par la comparaison de l'amplitude des mouvements des deux yeux. Mais, s'il n'y a qu'une légère parésie, elle peut échapper à l'observation la plus minutieuse, et il est alors indispensable de recourir à la recherche des images doubles.

Il est encore un autre moyen de mettre en évidence une paralysie commençante, qui semble, au premier abord, ne se manifester par aucun symptôme appréciable. On cache avec la main, ou mieux sous un verre dépoli, l'œil supposé malade et on fait fixer l'extrémité du doigt avec l'œil sain. On supprime ainsi la vision binoculaire, dont l'influence dissimulait l'insuffisance du muscle parétique. En effet, avant l'expérience, pour arriver à voir nettement avec les deux yeux, le sujet envoyait au muscle affaibli une dose d'influx nerveux plus considérable, le muscle se contractait plus énergiquement et l'harmonie des lignes visuelles se maintenait; mais, dès que, par le fait de l'interposition de la main ou du verre dépoli, la vision ne se fait plus qu'avec l'œil sain, l'œil malade abandonné à lui-même est entraîné par l'antagoniste du muscle paralysé et présente une déviation plus ou moins prononcée. On désigne cette déviation sous le nom de *strabisme paralytique*, pour la distinguer du strabisme vulgaire dû à une rétraction musculaire.

DÉVIATION PRIMITIVE ET SECONDAIRE.

Dans la paralysie des muscles de l'œil, la *déviation primitive*, c'est-à-dire l'écart de la ligne visuelle de sa position normale par suite du défaut de contractilité d'un des muscles, est toujours moins grande que la *déviation secondaire* correspondante de l'œil sain.

Pour mieux nous faire comprendre, prenons un exemple. Supposons le muscle droit externe de l'œil gauche parétique, le mouvement d'abduction de cet œil se trouve amoindri, et s'il vient à fixer un objet situé vers la gauche, il ne pourra le faire que péniblement, au prix des plus grands efforts, malgré lesquels la ligne visuelle, au lieu d'être dirigée exactement sur l'objet, en reste écartée d'une certaine distance angulaire (déviation primitive). Or si, pendant cette expérience, l'œil droit, caché sous un verre dépoli, est exclu de la vision, on constate que cet œil, au lieu d'être dirigé vers l'objet, est dévié fortement vers la gauche, et l'angle qui mesure l'écart de sa ligne visuelle (déviation secondaire) est plus grand que le précédent. Voici la raison de cette différence. Quand le sujet veut regarder à gauche, avec le droit externe de l'œil gauche paralysé, il est obligé d'envoyer une quantité d'innervation considérable à ce muscle, qui ne répond plus ou ne répond que très-faiblement à l'excitation qu'il reçoit; mais, par le fait même de l'association des mouvements des yeux, l'innervation envoyée au droit externe d'un côté est proportionnelle à celle qui est envoyée au droit interne de l'autre ; le muscle droit interne de l'œil droit reçoit donc une dose considérable d'influx nerveux, et comme il est en état de se contracter énergiquement et de produire un effet en rapport avec sa contraction, il entraîne l'œil en dedans et produit une déviation plus grande que celle de son congénère.

La différence sensible qui existe entre la déviation primitive et la déviation secondaire a une haute importance. Elle permet de distinguer la déviation due au strabisme *paralytique* de celle qu'on observe dans le strabisme *vulgaire*, occasionné non plus par la parésie, mais bien par la rétraction d'un des muscles de l'œil.

Dans le strabisme vrai, en effet, quoique l'un des muscles soit rétracté, tous sont en état de se contracter avec la même énergie, et de produire, par conséquent, les mêmes déplacements des globes oculaires; dès lors, que ce soit l'œil strabique ou l'œil sain qui entre en fixation, la déviation angulaire des lignes visuelles est la même d'un côté ou de l'autre.

DIFFICULTÉ DE L'ORIENTATION, PHÉNOMÈNES DE LA FAUSSE PROJECTION.

La paralysie d'un des muscles de l'œil entraîne toujours une certaine difficulté dans la démarche, qui s'accompagne de vertige *oculaire*. Dans les conditions normales nous arrivons à nous orienter, à nous rendre compte de la position respective des obstacles qui nous entourent, par le déplacement du globe oculaire, nécessaire pour les apercevoir; un objet est-il situé à une certaine distance sur notre droite, nous jugeons de sa position exacte par l'étendue de l'arc que doit parcourir notre ligne visuelle pour se transporter sur ce point. La conscience que nous avons du déplacement de notre œil pour atteindre l'objet nous rend compte de sa situation.

Or, supposons que, le muscle droit externe de l'œil droit étant paralysé, nous voulions fixer un objet situé à notre droite; pour amener la ligne visuelle de l'œil droit sur cet objet, nous serons obligés de faire un effort musculaire beaucoup plus considérable que si ce muscle avait sa puissance normale. Il nous semblera, par conséquent, que le globe oculaire s'est porté fort loin vers la droite, et nous croirons l'objet très-éloigné de ce côté. Si nous voulons le saisir brusquement, sans nous donner le temps d'analyser la valeur de cette fausse sensation, nous porterons instinctivement la main au-delà de l'objet vers la droite. C'est ce phénomène qui est connu sous le nom de *fausse projection*. Il nous fait comprendre comment la paralysie d'un muscle de l'œil nous empêche de reconnaître la véritable position du sol et des obstacles qui nous entourent; de là l'incertitude de la démarche et l'apparition du vertige, surtout quand les mouvements exigent une certaine précision, comme pour descendre un escalier. Ainsi qu'il était facile de le prévoir, cette sensation disparaît dès que l'œil malade est fermé, tandis qu'elle persiste, au contraire, si c'est l'œil sain qui est exclu de la vision.

Nous ferons remarquer que la disparition du vertige, dès que l'œil malade est fermé, sera un signe précieux pour différencier ce vertige d'origine purement oculaire, du vertige qui pourrait être occasionné par une lésion cérébrale. Ce dernier persistera quand même, quel que soit l'œil qui cesse de fonctionner.

DIPLOPIE.

Presque tous les malades atteints de paralysie d'un des muscles de l'œil accusent très-nettement de la *diplopie binoculaire;* quand leurs deux yeux sont ouverts, ils voient les objets doubles. Nous allons examiner en détail ce symptôme fondamental des perturbations fonctionnelles des muscles extrinsèques des yeux.

Tout d'abord il est facile de comprendre pourquoi et comment la paralysie d'un muscle de l'œil provoque nécessairement de la *diplopie binoculaire.* Quand le système musculaire des deux côtés est intact, les lignes visuelles sont constamment dirigées de telle sorte qu'elles s'entre-croisent sur l'objet fixé; par conséquent, sur chacun des deux yeux l'image de cet objet vient se peindre sur la *macula;* c'est là la condition essentielle pour que la vision soit simple. Tant qu'elle est remplie, la vision binoculaire nous procure l'avantage d'une sensation plus nette du relief des objets à trois dimensions, en même temps qu'elle nous donne une notion plus exacte de leurs positions respectives dans l'espace.

Mais que, par une cause ou une autre, l'image d'un objet se forme d'un côté sur la macula et de l'autre sur une région différente de la rétine, aussitôt l'objet sera vu *double.*

Or, quand un muscle de l'œil se trouve paralysé et que le sujet essaye en vain de le contracter pour amener la ligne visuelle dans une direction déterminée, qu'arrive-t-il? L'œil sain exécute le mouvement voulu, il entre en fixation et l'image de l'objet fixé se peint sur la macula. Mais, l'autre œil restant immobile, ou ne se déplaçant que d'une façon incomplète, sa ligne visuelle n'est plus dirigée vers l'objet; l'image ne se fait donc plus sur la macula, mais sur un point plus ou moins voisin de la rétine, et il survient aussitôt de la diplopie. Si la ligne visuelle est très-peu déviée de la position normale qu'elle devrait occuper, la fausse image rétinienne sera très-près de la macula et les deux images de l'objet, la fausse et la vraie, paraîtront très-peu écartées l'une de l'autre ; si, au contraire, la fausse image rétinienne est très-éloignée de la macula, la fausse image de l'objet sera de plus en plus écartée de la vraie. Quand l'objet se déplace du côté où le muscle paralysé est sollicité à agir, la fausse image rétinienne. vient se peindre sur une région de plus en plus excentrique de la rétine ; et, par suite, la fausse image de l'objet semble s'écarter de plus en plus de la vraie. Réciproquement, quand il y a diplopie, la fausse image, c'est-à-dire celle qui semble s'écarter quand on déplace l'objet appartient à l'œil dont un des muscles est paralysé ; de plus, cette image, se faisant sur une région de la rétine moins sensible que la macula, est toujours moins nette que l'image donnée par l'œil sain.

Pour reconnaître plus facilement la *position* des images doubles et la fausse de la vraie, ce qui est très-important pour diagnostiquer quel est celui des six muscles de l'œil qui est paralysé, on place le malade dans une chambre obscure, en lui mettant devant un œil un verre coloré en rouge et en l'invitant à regarder avec les deux yeux un objet lumineux, la flamme d'une bougie, par exemple. Si la diplopie existe, deux flammes apparaissent aussitôt, l'une avec son apparence naturelle, l'autre colorée en rouge, la première appartient évidemment à l'œil laissé libre, la seconde à l'œil muni du verre coloré ; le verre coloré diminuant toujours un peu l'acuïté visuelle, on aura soin, quand on procédera à cet examen, de le placer devant l'œil le meilleur, de façon à ce que les deux flammes soient vues bien nettement et avec le même éclat.

Quand la paralysie est très-légère (*parésie*), les deux images de l'objet sont tellement rapprochées l'une de l'autre, qu'elles se touchent presque, la diplopie cesse d'être aussi nette. Les malades accusent alors simplement un trouble de la vision, dont ils se rendent difficilement compte, et qui leur paraît avoir un caractère bizarre.

Tantôt, en effet, si c'est un des muscles abducteurs qui est devenu parétique, ils se plaignent que la vision est confuse au loin, dans les mouvements associés des yeux, tandis que de près, pendant les mouvements accommodatifs où les adducteurs seuls fonctionnent, elle redevient nette. Quelquefois la gêne disparaît complétement quand ils donnent à la tête une certaine inclinaison, ou qu'ils placent l'objet fixé dans une position latérale de façon à éviter la contraction du muscle affaibli.

Dans ces divers cas la diplopie est pour ainsi dire latente, mais il suffit pour la mettre en évidence de l'artifice que nous avons indiqué plus haut : si l'on place le malade dans une chambre obscure, la tête maintenue *immobile* et un verre coloré devant un œil, en promenant une bougie dans toute l'étendue du champ visuel il arrive un moment où les deux images apparaissent.

En terminant, nous ferons cette remarque importante, que tous ces troubles de la vision, sans exception, cèssent complétement dès que l'œil dont le jeu musculaire est défectueux se trouve caché et cesse de prendre part à l'acte de la vision binoculaire. Si c'est l'œil sain qui est exclu, la vision reprend sa netteté, et la diplopie disparaît également. Mais les vertiges, l'incertitude de la démarche, dus, comme nous l'avons vu, à la difficulté de l'orientation, persistent.

ROTATION ET INCLINAISON DE LA TÊTE.

La diplopie occasionne une gêne et une fatigue très-pénibles, aussi les malades font-ils tous leurs efforts pour s'en débarrasser. Quand elle est très-accusée, ils ne peuvent y réussir qu'en contractant énergiquement le muscle orbiculaire, et en fermant ainsi l'œil malade.

D'autres fois, quand les deux images ne sont pas très-écartées l'une de l'autre, la rotation de la tête faite de façon à éviter la contraction du muscle parétique suffit pour ramener la vision simple. Dans une paralysie du droit externe de l'œil gauche, par exemple, le malade, au lieu de chercher à diriger les yeux vers la gauche, mouvement qui provoquerait de la diplopie, tourne la tête de ce côté, et peut alors fixer sans voir double.

En général le malade tournera la tête, du côté du muscle paralysé, afin de suppléer au défaut de déplacement de l'œil dans ce sens. Ainsi il tiendra la tête haute ou abaissée, suivant que les muscles élévateurs ou abaisseurs seront pris.

Ces positions vicieuses de la tête, lorsqu'elles durent un certain temps, peuvent déterminer une contracture permanente des muscles du cou ; elles sont alors assez caractéristiques pour qu'à première vue on puisse reconnaître l'affection dont le malade est atteint.

TRAITEMENT DES PARALYSIES DES MUSCLES DE L'ŒIL
EN GÉNÉRAL.

TRAITEMENT MÉDICAL.

La paralysie d'un ou plusieurs muscles de l'œil pouvant être l'expression symptomatique de maladies de nature fort diverses, ainsi que nous l'avons établi à propos de la pathogénie, il est évident qu'avant d'en entreprendre le traitement il faudra s'enquérir de sa cause.

Dans les paralysies qui relèvent d'une affection cérébrale ou médullaire, le traitement sera entièrement subordonné à celui de l'affection principale. Quand la lésion des centres nerveux sera de nature syphilitique, auquel cas le pronostic deviendra plus favorable, on insistera sur l'iodure de potassium à haute dose, pris en lavements, s'il est mal toléré par l'estomac, et sur les frictions mercurielles, pratiquées aussi largement.

La paralysie semble-t-elle liée à une diathèse telle que le rhumatisme, on emploiera les transpirations abondantes, les bains de vapeur, la teinture de colchique à l'intérieur, etc., et aussi les révulsifs locaux dont nous parlerons tout à l'heure. La diphthérie est-elle en cause, on insistera sur les reconstituants, le fer, le quinquina, etc. Le malade est-il diabétique, on prescrira le régime et la médication appropriés.

Dans les paralysies d'origine diathésique, le traitement général est beaucoup plus important que le traitement local; néanmoins, celui-ci n'est pas à dédaigner. Il doit être employé simultanément avec les moyens qu'on vient d'indiquer, car il en favorise les bons effets.

Mais c'est surtout dans les paralysies périphériques que les remèdes locaux sont réellement efficaces, et amènent souvent la guérison en quelques jours.

Parmi les plus employés, nous citerons l'application de vésicatoires volants autour de l'orbite, les frictions avec des liniments stimulants, les pommades ammoniacales ou contenant de la strychnine, les applications de sangsues quand on soupçonne de la congestion. Tous ces moyens étaient jadis bien en vogue, et comptaient chacun de chauds partisans, mais il est reconnu aujourd'hui qu'ils sont moins efficaces que l'électricité.

Cet agent peut être employé sous deux formes différentes, les courants *induits ou faradiques* et les courants *continus*. Quand on emploie les courants induits, l'excitation doit porter sur le muscle lui-même; mais les muscles de l'œil, cachés dans l'orbite, sont difficilement accessibles; de plus, pour que la stimulation soit efficace, il faut faire pénétrer dans leur épaisseur des rhéophores en forme d'aiguilles, manœuvre qui n'est pas sans danger. Duchenne (de Boulogne), grand partisan pourtant de l'électrisation faradique, avoue avoir eu des complications fâcheuses qui lui ont fait rejeter complétement l'usage des courants induits.

Bénédict, de Vienne, a eu l'heureuse idée d'agir indirectement sur les muscles de l'œil paralysé, et de provoquer leurs contractions réflexes en excitant les branches nerveuses correspondantes du trijumeau. Voici sa manière de procéder. Le pôle *positif* de l'appareil, composé d'un ensemble de piles, est appliqué sur le front ou derrière l'apophyse mastoïde, et le pôle *négatif* est maintenu sur la partie du globe oculaire où se trouve le muscle paralysé. S'agit-il du droit externe, le pôle négatif est appliqué sur la région temporale; du droit interne, on le place au niveau du grand angle de l'œil. On peut faire avec l'électrode des frictions peu étendues sur la région. Le droit supérieur ou le releveur sont-ils paralysés, le pôle négatif est promené sur la partie supérieure du globe oculaire; si c'est le droit inférieur, le pôle négatif est porté au-dessous de l'œil. La durée des séances ne doit pas dépasser cinq minutes; elles seront renouvelées tous les jours ou tous les deux jours, l'intensité des courants restant toujours supportable et ne provoquant qu'une légère sensation de brûlure. Il est important d'observer ces règles; car si l'irritation électrique dépasse une certaine limite, à une excitation trop vive succède une période d'épuisement défavorable.

Pendant que le malade est soumis au traitement médical, et tant que la guérison est possible, on peut faire usage de quelques moyens palliatifs, qui rendent de véritables services, en faisant cesser la diplopie souvent si gênante.

Le plus simple et le meilleur consiste à cacher l'œil *malade* sous un verre dépoli. Si, au lieu de cacher l'œil malade, on cachait l'œil sain, la diplopie disparaîtrait il est vrai; mais, chaque fois que le malade voudrait regarder dans la direction du muscle paralysé, le phénomène de la fausse projection se produirait, et la sensation de vertige, la difficulté d'orientation qui en sont la conséquence, persisteraient comme par le passé.

Quand la diplopie n'est pas très-accusée, quand les images sont assez rapprochées l'une de l'autre, on peut essayer de les fusionner au moyen de prismes convenablement disposés. Si la fausse image est projetée en dehors, on pourra la ramener en dedans, et la faire tomber sur la macula au moyen d'un prisme à base externe; si elle est projetée en dedans, la base du prisme sera interne. S'il y a diplopie en hauteur, la base du prisme sera placée en haut ou en bas, suivant qu'il faudra abaisser ou élever la fausse image, pour la faire coïncider avec l'autre.

Quand l'écartement des deux images est assez considérable pour exiger l'emploi d'un prisme d'un fort degré placé devant un seul œil, il est préférable d'employer deux prismes de force moyenne, placés l'un devant l'œil paralytique, l'autre devant l'œil sain, et disposés de telle sorte que les deux images marchent à la rencontre l'une de l'autre.

Malheureusement ce procédé est en réalité plus théorique que pratique; pour peu que les images soient notablement écartées, les prismes deviennent tellement volumineux, et d'un poids si considérable, qu'ils sont fort incommodes; de plus, l'irisation des images ne tarde pas à apparaître, et elle est aussi gênante que la diplopie. Enfin, des prismes à base interne ou externe combattent bien la diplopie tant que l'œil se meut dans un plan horizontal; mais dès que le regard s'élève et s'abaisse, les conditions changent et la diplopie reparaît.

Les prismes sont réellement utiles contre la diplopie et servent en outre comme moyen curatif propre à faire exécuter des mouvements orthopédiques au muscle paralysé, lorsque, la maladie étant sur le point de toucher à la guérison, la motilité revient en partie dans le muscle affaibli. Les deux images étant alors assez près l'une de l'autre, l'on donne un verre prismatique qui rapproche la fausse image très-près de la vraie, et le muscle parétique fait instinctivement un effort pour rapprocher encore davantage les deux images l'une de l'autre et les fusionner. Dans la pratique, si la correction complète exige un prisme de 4 degrés, on en donnera un de 3 seulement. Le muscle reprenant peu à peu sa force se contractera tous les jours davantage; plus la paralysie s'améliorera, plus on diminuera la force du prisme, jusqu'à ce que la vision binoculaire spontanée se rétablisse. Ces exercices répétés sont, on le comprend, un stimulant favorable pour le réveil de la contractilité musculaire.

Les prismes sont encore fort utiles dans les paralysies des muscles abaisseurs, grand oblique, droit inférieur; en pareil cas, nous savons que le phénomène de la fausse projection est extrêmement pénible, parce qu'il se produit pendant l'abaissement du regard, et que dans la marche, quand on fixe le sol, le regard est presque toujours dirigé en bas. En outre, dans ces cas, la paralysie étant rarement complète, la diplopie en hauteur est généralement peu marquée, et de faibles prismes suffisent pour la faire disparaître.

TRAITEMENT CHIRURGICAL.

Le traitement chirurgical de la paralysie d'un muscle de l'œil n'est justifié que lorsqu'il s'est développé un véritable strabisme à la suite d'une rétraction du muscle antagoniste. Dans ce cas même il est indispensable que le muscle paralysé ait récupéré au moins en partie sa motilité, car la correction de la position vicieuse est uniquement due à la *rétraction de l'antagoniste* du muscle détaché, de sorte que, quand cet antagoniste n'a plus aucune force, l'opération est tout à fait inutile. Enfin il est clair qu'on ne doit aborder le traitement chirurgical qu'après avoir vainement essayé pendant longtemps les divers moyens énumérés dans le chapitre précédent.

Il sera même prudent d'attendre encore plusieurs mois après que la déviation semblera définitivement établie, avant de se décider à opérer. A ce sujet, je citerai deux exemples bien instructifs que j'ai eu récemment l'occasion d'observer à ma clinique. Dans les deux cas il s'agissait de malades atteints de paralysies musculaires d'origine syphylitique (chez l'un, double paralysie des deux droits externes; chez l'autre, paralysie du droit externe de l'œil gauche). Chez tous deux le traitement spécifique et les applications de courants continus amenèrent tout d'abord une amélioration notable, mais celle-ci s'arrêta bientôt, et malgré l'usage très-longtemps continué des mercuriaux, de l'iodure de potassium et de l'électricité, la maladie sembla rester dans le *statu quo* le plus complet.

La diplopie était toujours très-pénible, très-fatigante, et l'écartement des images restait le même; chez l'un, huit mois apres que tout traitement eût été suspendu, je songeais à pratiquer une ténotomie, lorsque subitement, sans cause appréciable, la motilité revint peu à peu, et le malade guérit complétement sans qu'aucune modification eût été apportée aux moyens employés.

Chez l'autre, ce fut au bout d'une période d'arrêt de six mois de durée, que la motilité commença à se rétablir; la guérison fut également complète.

Le traitement chirurgical consiste à pratiquer la section de l'antagoniste du muscle paralysé, de façon à l'affaiblir, et à réta blir ainsi au moins en partie l'équilibre. La ténotomie sera faite d'après les règles techniques qui seront indiquées à l'article *Strabisme ;* seulement, des précautions minutieuses seront nécessaires, car, la vision des deux yeux étant intacte, il s'agit ici non-seulement de corriger la déviation, mais encore de rétablir la vision binoculaire et de faire disparaître une diplopie fort gênante.

Supposons qu'il s'agisse d'une paralysie d'un des muscles droits externes, celui de l'œil gauche, par exemple. Si la déviation du globe oculaire en dedans ne dépasse pas 3 millimètres, et si la motilité du droit externe est en partie revenue, on se contentera de faire une simple ténotomie du droit interne dans les conditions habituelles ; aussitôt après la section, on examinera avec soin la position des images pour se renseigner sur l'effet obtenu. Si les images sont encore *homonymes* et assez écartées l'une de l'autre, c'est que l'effet de la ténotomie n'aura pas été suffisant, et on l'augmentera suivant les règles ordinaires.

On élargira la plaie conjonctivale et on dénudera la sclérotique dans le voisinage de l'insertion du muscle, avec la pointe des ciseaux mousses et le crochet à strabisme, de façon à favoriser le reculement du muscle détaché.

Si, au contraire, après la ténotomie, les images sont devenues *croisées*, on sait que le but est dépassé ; la correction est trop forte, le muscle droit externe entraîne l'œil en dehors, dès lors, il faut réduire l'effet de l'opération. Pour cela, on suture les lèvres de la plaie conjonctivale, en comprenant dans l'anse du fil une étendue d'autant plus grande de la muqueuse, et en donnant à la suture une direction d'autant plus horizontale que l'effet de la section musculaire devra être plus réduit. La suture une fois placée, on contrôle de nouveau le résultat obtenu, pour voir si la fusion des images a lieu.

Cette nécessité de vérifier la position des images, immédiatement après l'opération, fait qu'il est plus avantageux de ne pas donner de chloroforme, sinon l'on est obligé de réveiller les malades pour s'assurer de l'effet produit.

Quelquefois, du reste, il est impossible d'obtenir séance tenante une superposition exacte des images, mais il suffit le plus souvent qu'elles soient très-rapprochées l'une de l'autre. Instinctivement le malade cherche à profiter de l'avantage qui résulte du fusionnement, et fait des efforts qui achèvent de rétablir l'équilibre. La correction se termine généralement ainsi d'elle-même, ou bien elle peut alors être favorisée et complétée au moyen des prismes et des exercices orthopédiques.

Si la déviation dépasse 3 millimètres, et que le muscle parétique possède encore peu de force, il est indiqué de faire séance
tenante, non-seulement le reculement du droit interne rétracté,
mais en même temps l'*avancement* du droit externe affaibli, de
façon à donner plus de puissance à ce dernier, et à favoriser ainsi
le mouvement d'abduction. Cet avancement musculaire sera fait
comme il sera dit à propos du strabisme. Grâce à cette double opération, reculement et avancement combinés, on parviendra toujours à placer le centre de la cornée au milieu de la fente palpébrale; mais il peut arriver que les mouvements du globe oculaire en
dedans et en dehors restent par la suite extrêmement limités, et
ne soient plus en harmonie avec ceux de l'œil opposé. Dans ce cas,
dès que le malade ne regarde plus devant lui, mais dirige ses yeux
à droite ou à gauche, l'œil normal se déplaçant plus facilement et
plus rapidement que l'autre, les axes optiques ne sont plus parallèles, et la diplopie reparaît.

Pour obvier à cet inconvénient, il faudrait réduire aussi les
mouvements de l'œil sain dans les deux sens, et pour cela faire une
double ténotomie du droit interne et du droit externe. On voit
donc qu'en somme une paralysie très-prononcée avec rétraction
considérable du muscle antagoniste exigerait l'avancement du
muscle paralysé et le reculement des trois autres. Mais, une fois
toutes ces opérations terminées, les globes oculaires ne se meuvent plus que difficilement, et le malade est obligé de suppléer
par des déplacements continuels de la tête à l'insuffisance des
muscles de ses yeux, aussi est-il préférable de ne toucher qu'à
l'œil malade et de laisser la diplopie persister dans les positions
extrêmes du regard.

Les règles à suivre sont un peu différentes quand il s'agit de la
paralysie d'un des muscles élévateurs ou abaisseurs de l'œil; au
lieu de pratiquer la section de l'antagoniste du muscle parétique,
il est préférable d'affaiblir sur l'œil sain le muscle dont l'action
est similaire à celle du muscle parétique.

Ainsi, supposons que par suite d'une paralysie du droit inférieur
de l'œil droit cet œil reste plus élevé que l'œil gauche, ce qui
entraîne la diplopie en hauteur, au lieu de sectionner le tendon
de l'antagoniste, c'est-à-dire du droit supérieur, il est préférable
de pratiquer la ténotomie du droit inférieur du côté gauche; de
cette façon, le droit supérieur de l'œil gauche relève cet œil au
même niveau que l'autre, l'arc excursif des deux yeux est, il est
vrai, un peu diminué en bas, mais la diplopie verticale disparaît.

Pourquoi, dans le cas qui nous occupe, ménage-t-on ainsi le

muscle droit supérieur de l'œil malade? Parce que l'expérience a démontré que la ténotomie d'un des muscles élévateurs ou abaisseurs est toujours suivie d'une insuffisance supérieure au degré de correction qu'il faut obtenir; après la section du droit supérieur du côté droit, la déviation de cet œil eût été corrigée, mais chaque fois que le malade aurait regardé en haut, la diplopie verticale se serait manifestée, le droit supérieur sectionné étant désormais plus faible que le droit supérieur du côté sain.

PARALYSIE DE LA SIXIÈME PAIRE (MOTEUR OCULAIRE EXTERNE).

La paralysie du muscle droit externe a pour premier effet de réduire les mouvements d'abduction du globe oculaire. Si la paralysie est complète, le centre de la cornée peut à peine, quel que soit l'effort musculaire, dépasser le milieu de la fente palpébrale. Quelquefois ces mouvements d'abduction ne se font plus que par une série de saccades qui témoignent de l'effort considérable déployé pour l'obtenir. D'autres fois, au contraire, la motilité est encore tellement bien conservée, que le globe oculaire semble atteindre la limite extrême du déplacement en dehors. En procédant à ces recherches, il ne faut pas perdre de vue qu'il existe à cet égard de grandes variétés physiologiques. Tel individu sera en état de cacher sous la commissure externe une partie de la cornée, tel autre, au contraire, malgré tous ses efforts, ne parviendra à amener le bord externe de la cornée qu'à un millimètre environ de ce point. Aussi dans cet examen on ne négligera jamais de comparer le mouvement d'abduction de l'œil sain avec celui de l'œil supposé malade.

L'oblique supérieur portant l'œil en bas et en dehors, et l'oblique inférieur en haut et en dehors, l'action simultanée de ces deux muscles a pour effet de produire le mouvement qui leur est commun, c'est-à-dire l'abduction. Ce mouvement d'abduction supplémentaire des obliques se produit dans quelques cas pour venir en aide à l'insuffisance du droit externe, mais il est facile à reconnaître, car il s'accompagne d'oscillations provoquées par l'action différente des obliques sur le méridien vertical de l'œil, l'un l'attirant en dehors et l'autre en dedans.

L'œil sain étant placé sous un verre dépoli, si le malade vient à fixer un objet placé en dehors du côté du muscle atteint, on verra un strabisme interne plus ou moins prononcé se produire du côté sain. C'est la *déviation secondaire* dont nous avons déjà parlé à propos des généralités.

Le phénomène de la *fausse projection* dû à l'effort exagéré nécessaire pour contracter le muscle paralysé et au sentiment qui en résulte d'un mouvement beaucoup plus étendu qu'il ne l'est en réalité, se manifeste dès que le malade ayant l'œil sain fermé, cherche à prendre avec la main un objet placé vers la tempe. Dans ces conditions, il tend à saisir l'objet beaucoup plus en dehors qu'il n'est réellement.

Si la paralysie n'a pas été suivie d'une rétraction du muscle antagoniste, la *diplopie* fait défaut quand l'œil atteint regarde en dedans. Dans cette position, en effet, c'est le muscle sain qui entre seul en jeu, et dès lors il y a concordance dans la position des lignes visuelles. Si le droit externe de l'œil gauche par exemple est paralysé, le malade a tout avantage à regarder vers la droite, puisque dans cette région du champ visuel la vision reste simple ; c'est ce qui explique pourquoi il *tourne instinctivement la tête vers la gauche*, c'est-à-dire du côté du muscle paralysé, de façon à avoir devant lui la portion du champ visuel où la vision binoculaire s'accomplit normalement.

Mais dès que l'objet atteint la ligne médiane, la diplopie commence à se produire, puis au fur et à mesure qu'il se déplace vers la gauche, les images s'écartent l'une de l'autre, et la diplopie augmente. L'écart des images dépend aussi du degré de rapprochement ou d'éloignement de l'objet fixé ; quand il est près, la diplopie est moins prononcée que quand il est loin.

La contraction du muscle droit externe ne produisant aucune déviation du globe oculaire en hauteur, l'image fausse restera dans le plan horizontal, au même niveau que l'autre. Mais elle se déplacera *latéralement*. Pendant le mouvement d'abduction l'œil malade restant dévié en dedans, la ligne qui part de l'objet et passe par le centre optique de l'œil et qui représente le trajet suivi par les rayons lumineux, vient rencontrer la rétine non plus sur la macula, mais en dedans de cette région ; dès lors la position du point lumineux est reportée en dehors. L'objet fixé par le malade apparaîtra *double* et la *diplopie* sera *homonyme*, c'est-à-dire que l'image de l'œil *gauche* sera déviée vers la *gauche du sujet*, tandis que celle de l'œil droit, occupant sa position normale, se maintiendra à sa droite. En outre, à mesure que l'objet fixé sera transporté vers la gauche, les rayons qui en émanent iront intéresser des parties de plus en plus excentriques de la rétine et la fausse image sera extériorée de plus en plus en dehors, et la diplopie augmentera.

Le même raisonnement s'appliquerait évidemment à la paralysie du droit externe de l'œil droit. Comme nous le verrons plus loin, la paralysie des droits internes, au lieu de donner naissance à une diplopie *homonyme*, provoque une diplopie *croisée*, la paralysie des droits supérieurs et inférieurs, et celle des obliques une diplopie en *hauteur*.

Par conséquent, dès qu'en faisant la recherche des images doubles, au moyen d'un verre coloré placé devant un œil, on constate l'existence d'une diplopie *homonyme*, on pourra affirmer qu'un des muscles droits externes est paralysé ; de plus, l'image fausse, se déplaçant et s'écartant de l'autre pendant les mouvements de l'objet, nous indiquera quel est l'œil atteint, et le diagnostic sera complet.

La ligne de démarcation qui sépare le champ visuel en deux parties, l'une dans laquelle la vision reste simple, l'autre où se manifeste la diplopie, s'écarte plus ou moins du plan médian vertical, selon le degré de paralysie et selon que le muscle antagoniste est plus ou moins rétracté. De plus, cette ligne de démarcation n'est pas exactement verticale, mais oblique de haut en bas et de dehors en dedans. De telle sorte que le champ de la diplopie en bas est plus grand qu'en haut.

Cette obliquité de la ligne de démarcation s'explique par ce fait que, lorsque les deux yeux fixent un objet situé dans la moitié inférieure du champ visuel, leurs axes optiques ont plus de tendance à *converger* que quand ils sont dirigés dans la moitié supérieure.

La rétraction secondaire du droit interne peut provoquer à la longue une déviation permanente de l'œil en dedans ; si la motilité du droit externe se rétablit alors en partie, mais que la rétraction de l'antagoniste persiste, il s'établit un strabisme vrai qui, au premier abord, pourrait être confondu avec une déviation d'origine paralytique. Le diagnostic différentiel sera aisé à établir au moyen du contrôle des images doubles. S'agit-il d'un strabisme paralytique, l'écartement des images augmentera quand on obligera le muscle parétique à se contracter, et, par conséquent, quand l'œil sera porté dans l'abduction, tandis que dans le strabisme vulgaire, s'il existe de la diplopie, ce qui est infiniment rare, l'écart des images sera le même dans toute l'étendue du champ visuel.

La comparaison de la déviation secondaire de l'œil sain et de la déviation primitive de l'œil malade pourra aussi nous aider à trancher la question. Nous avons déjà dit dans les généralités comment on peut utiliser cet élément de diagnostic.

PARALYSIE DE LA QUATRIÈME PAIRE (NERF PATHÉTIQUE).

Le muscle grand oblique, innervé par la quatrième paire, a pour fonction de déplacer le centre de la cornée en bas et en dehors; de plus, il incline en dedans le méridien vertical. Dans les divers mouvements qu'exécute le globe oculaire, son action n'est jamais isolée, elle est toujours associée à celle d'autres muscles. Ainsi, pour que le regard se dirige directement en bas, le concours du droit inférieur et du grand oblique est nécessaire ; tous deux abaissent la cornée, mais leurs actions inverses sur le méridien vertical s'annulent et celui-ci conserve sa position normale.

Le grand oblique est-il paralysé, le droit inférieur agit seul désormais dans l'abaissement du regard. Or, ce dernier muscle n'est pas seulement abaisseur, il est en même temps adducteur et il dévie le méridien vertical en dehors; de plus, son action comme abaisseur est d'autant plus efficace que l'œil est porté plus en dehors ; par suite, quand le grand oblique fait défaut l'absence de motilité de l'œil en bas est beaucoup plus accusée quand le regard est porté en bas et en dedans que quand il est dirigé en bas et en dehors.

Le grand oblique étant paralysé, l'équilibre qui existe à l'état normal entre la force élastique de ce muscle et celle du petit oblique est rompue; et les effets qui resultent de cette rupture d'équilibre diffèrent suivant les diverses positions du regard. Ainsi quand l'œil est dirigé en dehors, l'action du petit oblique sur le méridien vertical est portée à son maximum, et comme elle n'est plus contre-balancée par l'action antagoniste du grand oblique le méridien vertical se trouve incliné en dehors. Nous avons vu quelques lignes plus haut que quand l'œil est dévié en dedans, cette inclinaison du méridien vertical est produite par le droit inférieur; donc dans toutes les positions, au-dessous du plan horizontal, le globe oculaire subit une rotation autour de son axe antéro-postérieur et le méridien vertical n'est plus parallèle à celui de l'autre œil : il est incliné en dehors.

Pour constater *objectivement* le défaut de motilité résultant de la paralysie du grand oblique, on invite le malade à diriger le regard en bas et en dedans. Comme c'est dans cette position que le grand oblique a le maximum d'action sur l'abaissement de la cornée, celle de l'œil malade reste élevée relativement à celle de l'œil sain. Pourtant, si la paralysie est légère, cette différence de hauteur est parfois difficile à constater. Mais si l'on place un verre dépoli sur l'œil sain pendant qu'on fait fixer à l'œil malade seul un objet tenu dans la direction indiquée, la déviation secondaire de l'œil sain en bas et en dehors, toujours plus considérable que la déviation primitive de l'autre, devient dès lors plus facile à apprécier.

La recherche de la *diplopie* a ici une grande importance, en raison du peu de déviation apparente des lignes visuelles. Ce symptôme fait défaut dans toute la moitié supérieure du champ visuel, ce qui est naturel, puisque le grand oblique n'a aucune action sur le déplacement de la cornée en haut. Mais, dès que le regard se porte en bas les images doubles apparaissent, elles sont *homonymes* et celle de l'œil malade est *au-dessous* de celle de l'œil sain. Elles sont homonymes, parce que le grand oblique étant légèrement abducteur, le centre de la cornée n'est pas porté en dehors comme il devrait l'être; l'œil se trouve donc placé dans les mêmes conditions que dans la paralysie du droit externe et les mêmes phénomènes doivent aussi se produire. Quant au déplacement en bas de l'image de l'œil malade, il s'explique aisément puisque de ce côté la ligne visuelle restant plus élevée qu'elle ne devrait l'être, l'image de l'objet se peindra, non plus sur la macula, mais au-dessus et sera par suite extériorée sur le prolongement d'un axe secondaire passant au-dessous de la ligne visuelle. La différence de hauteur des deux images augmentera quand l'œil malade regardera en bas et en dedans, car c'est dans cette position que l'action du grand oblique, comme abaisseur, est le plus accusée.

Nous avons vu que l'action du droit inférieur et du petit oblique sur l'inclinaison du méridien vertical, n'étant plus contre-balancée, ce méridien s'incline en dehors et cesse d'être parallèle à celui du côté opposé. De ce défaut de parallélisme des méridiens résulte une *inclinaison de la fausse image* dont l'extrémité supérieure tend à se rapprocher de l'extrémité correspondante de celle du côté sain, tandis que l'extrémité inférieure s'en écarte. Pour nous rendre compte de ce phénomène, imaginons que l'œil dont le méridien vertical occupe une position défectueuse reprenne sa situation normale. Pour se redresser, il sera obligé d'exécuter un mouvement de rotation en dedans; la moitié supérieure de la rétine se déplacera en dedans et la moitié inférieure en dehors; donc, la moitié supérieure de l'image peinte sur la rétine se déplacera aussi en dedans et sa moitié inférieure en dehors. Or le malade n'a pas conscience du défaut de parallélisme des deux axes verticaux, il voit l'image dans la position où elle se trouverait si l'œil était redressé; elle lui paraît par conséquent inclinée en haut et en dedans et, comme cette fausse image est homonyme par rapport à la vraie, son extrémité supérieure paraîtra s'en rapprocher, tandis que son extrémité inférieure semblera s'en écarter.

La diplopie et le sentiment de vertige qui résultent de la paralysie du grand oblique sont très-pénibles pour le malade, ce qui se comprend aisément, puisqu'ils se produisent quand le regard est dirigé en bas, position qu'il occupe presque constamment pendant la marche ; la sensation de vertige est particulièrement accentuée quand le malade veut descendre un escalier, il ne peut plus poser son pied avec sécurité et sa démarche devient tout à fait incertaine.

L'image appartenant à l'œil dont le grand oblique est paralysé paraît plus *rapprochée* que celle de l'œil sain. La meilleure explication de ce phénomène a été donnée par Fœrster. Quand l'œil fixe différents objets situés sur un plan horizontal, ceux qui sont les plus raprochés sont ceux qui se peignent le plus haut au-dessus de la macula. Or l'image du côté malade se peignant plus haut que dans les conditions normales nous paraît, par suite de notre façon habituelle de juger des distances, plus rapprochée que celle de l'œil sain.

Souvent l'attitude du malade permet de prévoir dès le premier abord l'existence de l'affection. En effet, pour éviter la diplopie, celui-ci incline instinctivement la tête en bas et latéralement vers l'épaule du côté du muscle paralysé, de façon à combattre le défaut de la rotation de l'œil dans ce sens.

La paralysie du grand oblique ne pourrait être confondue qu'avec celle du droit inférieur. Dans les deux cas, la mobilité du globe oculaire en bas est restreinte et la diplopie en hauteur apparaît quand le regard est dirigé en bas. Mais le droit inférieur, étant adducteur, tandis que le grand oblique est abducteur, quand le premier de ces deux muscles sera paralysé, les images seront *croisées* au lieu d'être *homonymes*. En outre, le maximum d'écartement en hauteur a lieu quand l'œil malade est porté en dehors, parce que c'est dans cette position que le droit inférieur a son maximum d'action comme abaisseur de la cornée, tandis que dans la paralysie du grand oblique, la différence de niveau est d'autant plus grande que l'œil est plus fortement porté en dedans. Enfin, quand le droit inférieur est paralysé, le méridien vertical se trouve incliné en dedans et la fausse image paraît inclinée en haut et en dehors.

PARALYSIE DE LA TROISIÈME PAIRE (NERF MOTEUR OCULAIRE COMMUN).

Le moteur oculaire commun envoie des rameaux à plusieurs muscles de l'œil : au releveur de la paupière, aux droits, interne, supérieur, inférieur et au petit oblique ; en plus, il innerve le muscle ciliaire et le sphincter de l'iris.

La paralysie peut être complète et s'étendre à toutes ses branches ; dès lors la symptomatologie est tout à fait caractéristique, la paupière supérieure est tombante et recouvre la cornée ; en la soulevant, on constate que l'œil est entraîné vers la commissure externe, et paraît immobilisé dans cette direction. Veut-on faire porter le regard en haut, l'œil s'y refuse et reste immobile, car les deux muscles élévateurs, droit supérieur et petit oblique, sont paralysés. Le déplacement de la cornée en bas peut encore s'effectuer, bien que très-faiblement, grâce au grand oblique, dont la contractilité est conservée. Quant aux mouvements en dedans, ils sont abolis, puisque le droit interne seul adducteur est paralysé. La pupille est plus large que du côté sain, par suite de la paralysie de son sphincter, et la fonction de l'accommodation n'existe plus.

La paralysie peut être incomplète, et dans ce cas elle affecte des formes multiples, selon qu'un seul muscle est atteint ou que plusieurs sont pris simultanément.

Nous ne nous occuperons pas de la paralysie isolée du releveur de la paupière, dont les symptômes ont été déjà passés en revue dans le premier volume à l'article *Ptosis.*

De même la paralysie du sphincter de l'iris et celle du muscle ciliaire ont été traitées *in extenso* à l'article *Mydrasie, paralysie de l'accommodation.*

Nous ne traiterons dans ce chapitre que des paralysies isolées des droits interne, supérieur et inférieur et du petit oblique, si plusieurs de ces muscles sont atteints simultanément on trouvera réunis et combinés les symptômes propres à la paralysie de chacun d'eux.

PARALYSIE DU MUSCLE DROIT INTERNE.

Parmi les paralysies isolées, celle qui s'observe le plus fréquemment est celle du droit interne. Si la paralysie est complète, le déplacement de l'œil en dedans est devenu complétement impossible ; sous l'influence des droits supérieur et inférieur, il peut bien se produire un léger mouvement d'adduction, mais il est presque insignifiant. De plus, le droit externe étant presque toujours congénitalement un peu plus fort que le droit interne, il y a rupture d'équilibre, et le globe oculaire se trouve entraîné en dehors.

Le phénomène de la *fausse projection* est identique à celui qu'on observe dans la paralysie du droit externe, mais se produit en sens inverse : lorsque, l'œil sain étant fermé, le malade cherche à saisir rapidement un objet placé vers la ligne médiane du côté du muscle paralysé, il porte la main en dedans de l'objet. En effet il en juge mal la situation, parce que l'effort considérable effectué pour amener la ligne visuelle vers le point fixé eût déterminé dans les conditions normales un déplacement beaucoup plus considérable du globe oculaire en dedans.

En cachant l'œil sain sous un verre dépoli, et en faisant fixer avec l'œil malade un objet qu'on dirige du côté du muscle paralysé, on constate que le mouvement associé du droit externe du premier détermine une *déviation secondaire* plus considérable que la déviation primitive du second.

Quand la paralysie n'a pas encore été suivie de déviation en dehors produite par la rétraction du muscle antagoniste, la *diplopie* ne commence à se montrer qu'à partir de la ligne médiane.

Tant que l'objet est maintenu dans le plan horizontal, qui passe par les centres optiques, les images restent au même niveau ; elles sont *croisées*, c'est-à-dire que celle de l'œil droit est à la gauche du sujet et réciproquement. Il est facile de se rendre compte du croisement des images. Supposons une paralysie du muscle droit interne de l'œil droit, sans rétraction de l'antagoniste. L'objet fixé étant situé très-loin du sujet, et sur la ligne médiane, les axes optiques sont parallèles, et la vision binoculaire s'effectue normalement. Mais déplaçons l'objet vers la gauche, la ligne visuelle de l'œil gauche sain se déplace vers la gauche, et reste toujours dirigée vers l'objet fixé, mais l'œil droit ne peut plus se mouvoir que d'une façon incomplète dans cette direction ; sa ligne visuelle reste trop à droite, dès lors l'image de l'objet, au lieu d'aller se peindre sur la macula, se peint sur l'hémisphère externe de la rétine, et la projection de cette image se fait sur le prolongement d'un axe secondaire qui passe en dedans de la ligne visuelle, c'est-à-dire vers la gauche.

Plus l'objet sera déplacé vers la gauche, plus l'image rétinienne se fera en dehors de la macula, et plus aussi sa projection sera reportée vers la gauche. L'écartement des images augmentera donc à mesure que l'objet examiné se déplacera vers le côté sain.

Comme dans toutes les autres paralysies des muscles de l'œil il existe de la diplopie homonyme ou en hauteur, quand on se trouvera en présence d'une simple diplopie croisée, on pourra affirmer qu'il s'agit d'une paralysie d'un des muscles droits internes.

Pour reconnaître l'œil atteint, on déplacera l'objet, alternativement à droite et à gauche, jusqu'à ce que la diplopie augmente ; la fausse image s'écartant manifestement de l'autre, nous saurons ainsi immédiatement lequel des deux yeux est lésé.

Lorsque la paralysie est complète et a été suivie d'une rétraction du droit externe, le globe oculaire se trouve dévié en dehors et la diplopie, au lieu de ne commencer qu'à partir de la ligne médiane, se montre également dans une certaine étendue de la moitié externe du champ visuel.

Quand l'objet fixé est dirigé en haut et en dedans, ou en bas et en dedans, les images restent toujours croisées, mais elles ne sont plus au même niveau, on observe une légère différence de hauteur et une faible inclinaison, modifications qui sont dues à l'action des droits supérieurs et inférieurs.

Dans le but d'éviter la sensation de vertige résultant de la fausse projection d'une image, le malade place instinctivement sa tête de façon à n'avoir pas besoin de contracter le muscle paralysé. Si c'est le droit interne de l'œil droit qui est pris, il tourne la tête vers la gauche. Si c'est au contraire celui de l'œil gauche, il la tourne à droite.

PARALYSIE DU DROIT SUPÉRIEUR.

On sait que le muscle droit supérieur n'est pas seul à agir pendant le mouvement d'élévation de la cornée ; son action est combinée avec celle du petit oblique.

S'il est paralysé, la cornée du côté malade reste un peu au-dessous de celle du côté sain quand le regard est dirigé en haut, et il en résulte une inégalité de niveau entre les deux pupilles. Cette différence de hauteur atteint son maximum quand l'œil est porté en haut et en dehors, parce que c'est surtout dans cette position que le droit supérieur agit comme élévateur.

En haut et en dedans, au contraire, c'est le petit oblique qui joue le principal rôle dans les mouvements d'élévation, aussi la différence de niveau est-elle toujours moins sensible.

En recherchant la *déviation secondaire* au moyen d'un verre dépoli placé devant l'œil sain, pendant qu'on fait regarder l'œil malade en haut et en dehors, on constate qu'elle est plus considérable que la déviation primitive de ce dernier.

Le phénomène de la *fausse projection* a lieu en haut : si le malade cherche à saisir un objet placé dans cette direction, il porte la main beaucoup plus haut qu'il ne faudrait, car les efforts qu'il est obligé de faire pour regarder dans cette direction lui donnent la sensation d'un déplacement beaucoup plus considérable que le déplacement réel.

La gêne occasionnée par le vertige est minime dans la paralysie du droit supérieur, ce phénomène ne se produisant que d'une façon exceptionnelle et intermittente, quand le regard est dirigé en haut.

Tant qu'il n'existe pas encore de rétraction du muscle antagoniste, la diplopie ne commence que lorsque l'objet fixé est situé au-dessus du plan horizontal. A ce moment la ligne visuelle de l'œil malade ne s'élevant pas pour suivre le mouvement de l'objet, l'image de celui-ci se peint au-dessous de la macula, et est projetée sur le prolongement d'un axe secondaire passant au-dessus de la ligne visuelle, par conséquent en haut ; il s'ensuit que l'image de l'œil malade est vue au-dessus de celle de l'œil sain. Plus l'objet s'élève, plus leur écart augmente, *la fausse image* étant projetée de plus en plus en haut.

Mais le droit supérieur, tout en étant élévateur, est légèrement adducteur ; sa paralysie entraîne donc une légère déviation du globe oculaire en dehors et les images sont *croisées*.

En outre, le droit supérieur, pendant les mouvements d'élévation, agit sur l'extrémité supérieure du méridien vertical, et tend à l'incliner en dedans. Dans les conditions normales, cette action est contre-balancée par celle du petit oblique, qui tend à incliner le méridien en dehors. Mais quand l'équilibre est rompu, ce dernier muscle l'emporte ; le méridien vertical du côté malade cesse d'être parallèle à celui de l'autre œil, et s'incline en dehors. Dès lors l'image de cet œil étant vue dans la position où elle serait si le méridien *était redressé et parallèle à celui de l'autre œil*, paraîtra incliné de bas en haut et de dehors en dedans. Comme la diplopie est croisée, l'extrémité supérieure de la fausse image s'écartera de la vraie, tandis que l'extrémité inférieure s'en éloignera.

Ce que nous avons dit à propos de l'action du droit supérieur sur le déplacement de la cornée fait comprendre que la diplopie en hauteur augmente quand l'œil est dirigé en haut et en dehors, et diminue quand il regarde en haut et en dedans. Par contre, l'inclinaison de la fausse image augmente dans le premier cas, et diminue dans le second.

Lorsque, la paralysie ayant duré un certain temps, il est survenu une rétraction secondaire du droit inférieur, le centre de la cornée se trouve déplacé en bas, et la diplopie s'étend à la partie inférieure du champ visuel, dans une zone d'autant plus étendue que la rétraction est plus considérable.

La paralysie du droit supérieur pourrait être confondue avec celle du petit oblique ; le diagnostic différentiel sera indiqué à propos de cette dernière affection.

PARALYSIE DU DROIT INFÉRIEUR.

La paralysie isolée du muscle droit inférieur s'observe très-rarement ; ce muscle est le principal agent de l'abaissement de la cornée, mais il n'est pas seul à produire ce mouvement ; le grand oblique y prend aussi sa part ; de là certains caractères communs entre les paralysies de ces deux muscles.

Quand le droit inférieur est atteint, le mouvement d'abaissement de la cornée du côté malade ne s'effectue qu'avec difficulté, et la pupille reste au-dessus de celle de l'œil sain. Par suite, quand l'objet fixé se déplace en bas, la fausse image rétinienne vient se peindre au-dessus de la macula, elle est alors projetée suivant un axe secondaire qui passe au-dessus de la ligne visuelle. Il en résulte de la diplopie en *hauteur*. Plus l'objet fixé sera abaissé, plus la fausse image sera projetée en bas et plus elle s'écartera de l'autre. Le maximum d'écartement en hauteur sera atteint quand le globe oculaire occupera la position où le droit inférieur a son maximun d'effet sur le déplacement de la cornée, c'est-à-dire quand le regard sera dirigé *en bas et en dehors*. En bas et en dedans, au contraire, grâce à l'action du grand oblique, la différence de hauteur des deux images diminuera.

Les images ne sont pas seulement déviées en *hauteur*, elles sont aussi *croisées*. Le muscle droit inférieur, en effet, est abaisseur et légèrement adducteur ; à ce titre, il est en opposition avec le grand oblique, qui est abducteur ; le globe oculaire abandonné à l'action de ce dernier muscle sera un peu dévié en dehors, d'où diplopie *croisée* comme dans la paralysie du droit interne.

Nous savons en outre qu'à l'état normal le droit inférieur agit sur le méridien vertical, qu'il incline en dehors, action contre-balancée par le grand oblique, qui l'incline en dedans. Aussitôt que cet équilibre est rompu, le méridien vertical est entraîné en dedans, et n'est plus parallèle à celui de l'œil sain. Dès lors, l'image fausse paraît inclinée de bas en haut et de dedans en dehors, position qu'elle occuperait sur la rétine si le méridien redressé était parallèle à celui du côté opposé.

Comme ici les images sont croisées, l'image fausse paraît se rapprocher de la vraie par son extrémité supérieure et s'en écarter par son extrémité inférieure.

· La paralysie du droit inférieur pourrait être confondue avec celle du grand oblique, car ces deux muscles sont abaisseurs, et l'abolition de leur fonction détermine de la *diplopie en hauteur* quand les lignes visuelles se déplacent en bas. Mais ce symptôme est le seul qui soit commun aux paralysies de ces deux muscles; et en dehors de leur écartement en hauteur, la position même des deux images nous permettra d'apprécier avec exactitude quel est le muscle atteint. En effet le grand oblique est abducteur, tandis que le droit inférieur est adducteur; aussi les deux images, tout en étant au-dessus l'une de l'autre dans les deux cas, seront *homonymes* quand le premier de ces muscles cessera d'agir, elles seront au contraire *croisées* quand c'est le second qui sera paralysé. En outre, en raison de l'action différente de ces deux muscles sur le méridien vertical, la fausse image se trouve inclinée de bas en haut et de *dehors en dedans* dans la paralysie du grand oblique, tandis que dans la paralysie du droit inférieur elle est inclinée de bas en haut et de *dedans en dehors*. Enfin dans le premier cas le maximum d'écartement des images en hauteur a lieu quand l'œil est dirigé en bas et en dedans, parce que c'est dans cette direction que le muscle paralysé a son maximum d'action comme abaisseur, tandis que dans le second cas ce même maximum d'éloignement des images est atteint quand l'œil est porté en bas et en dehors, le droit inférieur agissant surtout comme abaisseur dans cette position du regard.

PARALYSIE DU PETIT OBLIQUE.

Le muscle petit oblique est à la fois élévateur et abducteur de la cornée; de plus, agissant sur l'extrémité inférieure du méridien vertical, il a de la tendance au moment de sa contraction à incliner ce méridien en dehors.

Dans sa paralysie, la différence de hauteur des deux cornées apparaît quand le regard sera dirigé en haut et surtout en dedans, car c'est dans cette position que le petit oblique a le plus d'action comme élévateur. De plus, l'œil sera porté un peu dans l'adduction ; enfin le méridien vertical entraîné par le droit supérieur dont l'action ne sera plus contre-balancée par le petit oblique, sera incliné en dedans.

De cette position défectueuse du globe oculaire résulte l'apparition de la diplopie ; la fausse image est projetée *plus haut* que celle de l'œil sain, le maximum d'écart se produit quand l'œil est porté en dedans ; de plus l'œil malade étant un peu dans l'adduction, la diplopie est *homonyme ;* enfin, en raison de l'inclinaison défectueuse du méridien vertical en dedans, la fausse image paraît inclinée de bas en haut et de dedans en dehors, elle s'écarte donc de la vraie par son extrémité supérieure et s'en rapproche par son extrémité inférieure.

Lorsque cette paralysie est accompagnée de rétraction du grand oblique, muscle antagoniste, les mêmes phénomènes ont lieu, mais ils sont plus accentués, le méridien vertical se trouvant encore plus incliné en dedans ; par suite de la prépondérance fonctionnelle du grand oblique, la fausse image sera donc bien plus inclinée de bas en haut et de dedans en dehors, et, de plus, la diplopie apparaît même dans la partie inférieure du champ visuel.

Le petit oblique et le droit supérieur étant tous les deux élévateurs de la cornée, leur paralysie détermine de la diplopie en hauteur quand le regard se dirige au-dessous du plan horizontal passant par le centre des deux yeux. La *diplopie en hauteur* est donc un caractère commun à la suspension de fonction de ces deux muscles, mais c'est le seul.

Le petit oblique, en effet, est abducteur et sa paralysie détermine de la diplopie *homonyme.*

Le droit supérieur au contraire est adducteur, et dès qu'il cesse de se contracter, l'œil est légèrement dévié en dehors et la diplopie est *croisée.*

En outre, le premier de ces deux muscles étant paralysé, le méridien vertical s'incline en dedans, et dès lors la fausse image sera oblique de bas en haut et de *dedans en dehors.* Si c'est le second qui est paralysé, le méridien vertical s'incline en dehors, et la fausse image sera oblique de bas en haut et de *dehors en dedans.*

Enfin, le petit oblique étant surtout élévateur quand l'œil regarde en haut et en dedans, c'est dans cette position de la ligne visuelle que la diplopie en hauteur atteindra son maximum, tandis que, le droit supérieur déplaçant le centre de la cornée en haut avec d'autant plus d'énergie que l'œil est dirigé en haut et en dehors, c'est dans cette position, différente de la première, que l'écartement en hauteur des deux images sera le plus prononcé.

PARALYSIE COMPLÈTE DE TOUS LES MUSCLES DE L'ŒIL.

Cette variété de paralysie est très-rare. De Græfe, en a rapporté un exemple (1). Depuis, plusieurs autres cas ont été signalés. J'ai eu moi-même l'occasion de voir dans le service de Charcot, à la Salpêtrière, une femme dont les deux globes oculaires étaient complétement immobiles ; l'accommodation était également paralysée, mais la pupille se contractait encore un peu sous l'influence de la lumière, et se laissait dilater par l'atropine. Cette malade présentait des lésions multiples de l'ataxie, arthropathies, fractures spontanées des os des membres, etc.

Panas a communiqué récemment à la Société de chirurgie (2) deux observations de perte plus ou moins complète de la coordination des mouvements des yeux, chez des individus présentant des troubles cérébraux graves. Chez un de ces deux malades, il y avait abolition des mouvements d'horizontalité des deux yeux, avec conservation des mouvements d'élévation et d'abaissement des paupières. Chez l'autre, l'immobilité des deux globes oculaires était *absolue*.

A l'autopsie de ce dernier, il fut impossible de découvrir aucune lésion des lobes cérébraux ni du mésocéphale ; mais il existait une altération du *cervelet, particulièrement du vermis inférieur*. Il y avait eu méningo-encéphalite, suivie de ramollissement et d'adhérences des méninges à la substance cérébelleuse.

PARALYSIE DE L'ACCOMMODATION (MYDRIASE).

La paralysie de l'accommodation peut être seule ou associée à la paralysie d'autres branches du moteur oculaire commun ; dans les deux cas elle présente à peu près les mêmes caractères cliniques. Nous ne nous occuperons dans ce chapitre que de la première forme.

Symptômes. — La paralysie du muscle ciliaire s'accompagne presque toujours d'une *dilatation exagérée de la pupille (mydriase)*,

(1) *Berliner klin. Wochenschrift.* N° 11, 16 mars 1866.
(2) Séance du 12 mai 1875.

le sphincter de l'iris se trouvant paralysé simultanément. Pourtant on a signalé, à la suite de la diphthérie par exemple, des cas où le muscle accommodateur ayant seul perdu sa motilité, la pupille conservait encore ses dimensions habituelles. Inversement on connaît quelques cas de paralysie du sphincter pupillaire sans troubles de l'accommodation.

La chambre antérieure paraît *plus profonde*, en raison de l'aplatissement du cristallin, mais il existe de si grandes variétés physiologiques relativement à la distance de l'iris à la cornée, que ce signe n'a pas grande valeur. Normalement les dimensions de la pupille se modifient pendant le jeu de l'accommodation : dans la vision éloignée, quand le muscle ciliaire est en repos, elle se dilate ; dans la vision de près, au contraire elle se contracte. Ces mouvements de l'iris, faciles à apprécier dans les conditions ordinaires, font complétement défaut dans l'affection qui nous occupe, et c'est là un signe précieux de diagnostic.

Les *troubles fonctionnels* sont les mêmes que dans la presbytie, le *punctum proximum* s'éloigne de l'œil, et le pouvoir accommodateur disparaît. La perturbation de la vision est par conséquent très-différente suivant l'état de la réfraction de l'œil atteint. S'il est emmétrope, la vision éloignée conserve sa netteté, mais la vision de près devient confuse, et d'autant plus que l'objet fixé est plus rapproché. Si l'œil est hypermétrope, la vision est affaiblie et de loin et de près. Par contre avec un œil myope, surtout si le degré de myopie est assez élevé, les inconvénients de la paralysie de l'accommodation sont beaucoup moindres, et ils deviennent même à peu près nuls si la myopie atteint $\frac{1}{8}$; aussi dans ce dernier cas, l'affection peut-elle passer inaperçue, et le diagnostic en est-il toujours assez difficile.

Quelques malades se plaignent de *micropsie*, ils voient les objets plus petits avec l'œil atteint. Donders a donné de ce singulier phénomène l'explication suivante :

La notion de la grandeur des objets dépend de deux éléments ; d'une part, de la grandeur de leur image rétinienne, d'autre part, de l'idée que nous nous faisons de la distance à laquelle ils se trouvent de nous. Or cette idée de distance nous est précisément fournie par le sentiment de l'effort d'accommodation nécessaire pour les voir nettement. Supposons un objet d'une grandeur déterminée, placé à 10 pouces de l'œil ; pour le voir distinctement, le muscle ciliaire étant paralysé, le malade cherchera à faire un effort considérable, le même effort, par exemple, qui serait nécessaire pour

voir ce même objet s'il était à la distance de 6 pouces. Dès lors
son jugement s'égarera, il croira l'objet plus près qu'il ne l'est
en réalité, et comme la grandeur de l'image rétinienne ne change
pas, il le croira plus petit.

Diagnostic. — La paralysie de l'accommodation pourrait être
confondue avec la presbytie ou avec l'hypermétropie. Mais il existe
quelques différences essentielles entre ces divers états morbides.
Règle générale, dans la paralysie de l'accommodation, la pupille
est dilatée et immobile ; dans la presbytie et l'hypermétropie, au
contraire, elle est plutôt rétrécie. En outre elle possède sa contractilité, et se rétrécit dans la vision de près pendant l'effort
d'accommodation. Enfin dans l'immense majorité des cas, la paralysie de l'accommodation est localisée sur un seul œil, tandis que
la presbytie et l'hypermétropie intéressent à la fois les deux
yeux.

Etiologie. — L'atropine, l'hyosciamine et quelques autres alcaloïdes extraits de certaines solanées vireuses, appliqués localement, ou absorbés à l'intérieur, jouissent de la propriété de paralyser le sphincter de l'iris et le muscle ciliaire, et par conséquent,
de dilater la pupille et d'abolir l'accommodation.

Parmi toutes ces substances, l'atropine est celle qui possède les
propriétés mydriatiques les plus énergiques. L'instillation de quelques gouttes d'une solution au $\dfrac{1}{120}$ produit la dilatation de la pupille au bout de quinze minutes environ ; cette dilatation atteint
son maximum dans l'espace de vingt à vingt-cinq minutes. La paralysie de l'accommodation survient quelques minutes après l'élargissement pupillaire, elle est rapidement complète et persiste pendant quarante-huit heures environ.

Au bout de ce laps de temps, le rétrécissement de la pupille s'o-
père de nouveau et sa motilité reparaît, l'accommodation recom-
mence également à fonctionner, mais ce n'est qu'après huit ou dix
jours et quelquefois beaucoup plus longtemps, qu'elle reprend
toute son amplitude. Chez quelques sujets où l'usage de l'atropine
a été prolongé pendant très-longtemps, il faut attendre des mois
entiers avant que l'accommodation fonctionne d'une façon régulière. Il peut même arriver que son amplitude se trouve définitivement réduite, résultat qui doit être attribué, non pas à un affaiblissement du muscle ciliaire, mais à ce que le cristallin, étant resté
longtemps aplati et comprimé, a perdu un certain degré de souplesse et d'élasticité.

L'atropine agit plus puissamment sur le sphincter de l'iris que sur le muscle accommodateur. Ainsi d'après les recherches de Donders, une solution très-faible au $\frac{1}{2\,400}$ dilate la pupille après quarante-cinq à cinquante minutes, et réduit le pouvoir accommodateur de l'œil, sans l'anéantir. Ce fait est important à connaître, il nous fournit le moyen de dilater la pupille pour explorer le fond de l'œil sans être obligé de soumettre le malade à tous les ennuis d'une paralysie de l'accommodation persistant pendant plusieurs jours.

Il nous paraît également bon de noter que l'atropine semble agir non-seulement sur les fibres circulaires de l'iris, mais aussi sur les fibres radiées, qui seraient excitées et contracturées ; il en résulte que l'élargissement si considérable de la pupille dépasse toujours celui qu'on observe dans la paralysie pathologique du sphincter de l'iris. Nous avons vu à propos de l'amaurose simulée que cette différence fournit un signe souvent utilisé pour reconnaître la dilatation provoquée artificiellement, de celle qui est réellement spontanée.

La paralysie de l'accommodation s'observe fréquemment à la suite de la diphthérie, elle apparaît habituellement pendant la convalescence, tantôt seule, tantôt accompagnée d'autres paralysies et en particulier de la paralysie du voile du palais.

Dans ce cas elle est habituellement bilatérale, ce qu'on observe rarement quand elle est due à une autre cause. En outre Jacobson qui a eu l'occasion d'observer de nombreux exemples de paralysie diphthérique du muscle ciliaire, a signalé quelques particularités qui lui sont propres : ainsi l'état de la réfraction de l'œil se trouve modifiée ; tant que la paralysie persiste, on trouve un certain degré d'hypermétropie qu'il n'est plus possible de retrouver plus tard une fois la guérison obtenue, même en paralysant complétement l'accommodation au moyen de l'atropine. Ce changement dans l'état de la réfraction n'a pas encore reçu d'explication bien satisfaisante. Il semble rationnel d'admettre qu'en pareil cas, le relâchement du muscle, est plus complet encore que dans la paralysie provoquée par les mydriatiques, et que par suite, l'aplatissement du cristallin est plus prononcé, d'où l'apparition de l'hypermétropie.

On a signalé des cas de paralysie de l'accommodation, à la suite d'une *angine simple*, et j'en ai observé moi-même quelques-uns. Ces faits tendraient à prouver que dans la paralysie diphthéritique le siége de la lésion a peut-être autant d'importance que sa nature.

La paralysie isolée de l'accommodation s'observe assez souvent chez les individus ayant eu la syphilis. Bien qu'elle apparaisse presque toujours sans autres accidents spécifiques concomittants, on la considère généralement comme une manifestation de cette diathèse. Pourtant l'expérience clinique a démontré que, dans ces cas, l'affection résiste aux traitements antisyphilitiques les mieux dirigés et les plus scrupuleusement suivis. Du reste, l'anatomie pathologique de cette affection est encore tout à fait inconnue.

J'ai observé plusieurs fois, et particulièrement chez les femmes, des paralysies de l'accommodation qui, survenant brusquement le matin, au réveil, s'accompagnaient d'un certain malaise, d'un léger mal de tête, d'une injection péri-kératique assez vive. Le trouble de l'accommodation survenu ainsi subitement sans cause appréciable sur les deux yeux est ordinairement passager. Quelques pédiluves, quelques légers dérivatifs sur le tube intestinal, 50 centigrammes de sulfate de quinine administrés pendant quelques jours, quelques séances d'électricité, suffisent généralement pour le faire disparaître.

La paralysie de l'accommodation peut être incomplète, il y a alors simplement *parésie*. Le muscle ciliaire est encore en état de faire quelques efforts, et l'accommodation est encore possible dans certaines limites, mais son amplitude est réduite, et la vision de près s'accompagne de troubles et de phénomènes douloureux tout à fait comparables à ceux de l'asthénopie accommodative. Nous renvoyons à ce qui a été déjà dit sur ce sujet.

La parésie de l'accommodation est généralement bilatérale, car elle reconnaît presque toujours pour cause un état de faiblesse de l'économie ; on l'observe dans l'anémie, la chlorose, et la convalescence des maladies graves.

Traitement. — En raison des causes nombreuses qui peuvent anéantir la contractilité du muscle ciliaire, le traitement de cette affection devra nécessairement varier selon les cas.

La paralysie provoquée par des instillations d'atropine, ou par la belladone donnée à l'intérieur, ou administrée sous forme de pommade, disparaîtra en général dès que le malade cessera de faire usage de ces diverses substances.

Contre la paralysie isolée de l'accommodation qu'on rencontre chez les syphilitiques, on prescrira les frictions mercurielles et l'iodure de potassium, mais ce traitement est généralement impuissant pour amener la guérison.

La cause déterminante est-elle la diphthérie, ou la faiblesse consécutive à une maladie grave, ou bien une anémie essentielle,

le pronostic devient plus favorable. Sous l'influence des toniques,
fer, quinquina, etc., et d'un bon régime bientôt le muscle ciliaire
recouvrera sa puissance.

Le traitement dirigé contre l'état général ne doit pas faire négliger l'emploi de moyens locaux dont l'efficacité est souvent très-
réelle. Jadis on accordait un grand crédit aux frictions stimulantes
ou irritantes péri-orbitaires, faites soit avec des pommades ammoniacales, soit avec des liniments à base de strychnine. Aujourd'hui
on leur préfère à juste titre l'électricité. Le pôle positif d'un appareil à courants continus sera appliqué sur le front ou à l'apophyse
mastoïde, le pôle négatif sur le globe oculaire, les paupières étant
fermées. Les séances faites journellement dureront cinq minutes,
l'intensité du courant étant toujours supportable.

L'ésérine possédant la propriété de faire contracter le muscle
accommodateur et le sphincter de la pupille, son emploi était naturellement indiqué dans la paralysie de ce muscle. On instillera
trois fois par jour quelques gouttes de la solution suivante :

Sulfate d'ésérine........ $0^g,10$
Eau distillée............ $20^g,00$

Sous l'influence de ce médicament, la pupille se contracte, devient extrêmement petite, et les malades sont très-satisfaits de
voir leur vision de près redevenir nette, cette amélioration tient
surtout à la diminution de grandeur des cercles de diffusion,
conséquence du rétrécissement de la pupille. Malheureusement
déjà au bout de quelques heures l'action de ce myotique s'épuise,
et il faut de nouveau en instiller quelques gouttes. L'excitation
du muscle ciliaire déterminée par l'ésérine, ne suffit pas pour
amener la guérison, mais elle est toujours favorable.

Quand la maladie aura résisté à tous les moyens qui viennent
d'être énumérés, ce qui n'est pas rare, on cherchera à atténuer ses
fâcheux effets en donnant des verres convexes qui seront déterminés par le tâtonnement, et qui rendront la vision distincte à la
distance habituelle. Si un seul œil est atteint, on ne donnera, bien
entendu, qu'un de ces verres, et du côté opposé on placera un
verre plan.

Les verres convexes peuvent encore être utilisés pour faire faire
de la gymnastique à l'œil malade. Dans ce cas, le verre prescrit
doit être un peu plus faible que celui qui compenserait complétement l'aplatissement du cristallin, afin que quand le sujet veut
fixer, il soit obligé de faire encore un certain effort pour voir
nettement.

SPASME DE L'ACCOMMODATION (MYOSIS).

SPASME DE L'ACCOMMODATION.

Comme il est facile de le prévoir, la contracture du muscle ciliaire a pour résultat d'augmenter la courbure du cristallin et par suite la puissance réfringente de l'œil.

Ce spasme se rencontre fréquemment avec les anomalies de la réfraction, hypermétropie et myopie. Chez les hypermétropes, il survient à la suite des efforts incessants et prolongés auxquels est soumise l'accommodation ; il compense une partie de l'hypermétropie et la rend latente, ce qui est un avantage. Mais, par contre, il a l'inconvénient de jeter la perturbation dans la vision de près : dès que le malade veut lire ou travailler, il éprouve des symptômes qui rappellent ceux de l'asthénopie accommodative, mais qui en diffèrent par ce caractère essentiel, qu'ils ne sont pas modifiés d'une façon favorable par les verres convexes.

En effet, dans ces cas, le jeu du muscle ciliaire est tellement irrégulier, que la correction au moyen des verres donne les résultats les plus disparates et les plus inattendus. Tantôt les verres convexes améliorent la vision à une certaine distance ; puis, l'objet fixé venant à changer de place, ce sont les verres concaves qui sont préférés ; en un mot, il y a une irrégularité des plus singulières. De Græfe a rapporté l'observation d'un malade chez lequel ces symptômes bizarres existaient à un tel degré que leur interprétation lui parut impossible ; il s'agissait probablement d'un spasme de l'accommodation.

L'explication de ces faits devient pourtant fort simple si l'on songe que l'état de la réfraction de l'œil varie selon que le muscle ciliaire vient à se relâcher ou à se contracter davantage et que, par suite, l'effet des verres correcteurs doit varier aussi dans les mêmes proportions.

Aussi, en pareil cas, le meilleur moyen d'arriver à un diagnostic précis et de ne laisser subsister aucun doute, consiste à instiller pendant quelques jours une solution d'atropine à dose assez forte, de façon à paralyser complétement le muscle ciliaire. On fait disparaître ainsi tous les symptômes d'asthénopie, et grâce à des verres convexes appropriés, suppléant à l'accommodation paralysée, le travail de près peut s'effectuer sans fatigue.

Le spasme de l'accommodation est également une complication fréquente dans la myopie ; ce sujet a déjà été traité longuement, nous n'y reviendrons pas ici.

La contraction spasmodique du muscle ciliaire existe presque constamment à la suite des *traumatismes ;* mais elle est habituellement passagère et passe souvent inaperçue. Dans les contusions du globe oculaire, les lésions superficielles de la cornée, piqûres, déchirures, implantations de corps étrangers, nous l'avons presque toujours rencontrée ; elle contribue souvent plus que la lésion cornéenne, parfois insignifiante en pareil cas, à augmenter le trouble visuel. Dans la plupart des traumatismes, en effet, on pourra constater, pendant les trois ou quatre premiers jours qui suivent l'accident, une amélioration sensible de la vision par les verres concaves, tandis que sur l'œil sain les mêmes verres font diminuer l'acuité visuelle.

La *calabarine* ou *ésérine,* extrait de la fève de Calabar, jouit de la propriété remarquable de provoquer la contraction du muscle ciliaire. Quelques gouttes d'une solution au $\dfrac{1}{1\,000}$ produisent au bout d'une demi-heure environ un rétrécissement considérable de la pupille ; en même temps la réfraction et l'amplitude d'accommodation se modifiant, le punctum remotum et le punctum proximum se rapprochent de l'œil. En outre, il survient une douleur péricornéenne assez vive, indice de la contraction exagérée du muscle ciliaire. Le champ visuel se rétrécit et paraît moins éclairé, phénomène dû à l'étroitesse de la pupille, qui s'oppose à l'arrivée d'une grande quantité de lumière dans l'œil.

Les symptômes *objectifs* dus au spasme de l'accommodation sont toujours peu marqués ; ils seraient rarement suffisants pour établir le diagnostic, s'ils n'étaient associés aux troubles fonctionnels. Nous devons pourtant signaler le *rétrécissement* de l'ouverture pupillaire, connu sous le nom de *myosis,* qui se produit fréquemment ; mais il ne faut pas oublier, comme nous le verrons tout à l'heure, que ce dernier symptôme peut exister à un haut degré bien que le muscle ciliaire soit à l'état normal.

En raison de la courbure exagérée du cristallin, la chambre antérieure paraît moins *profonde ;* mais il existe, à cet égard, de si nombreuses variétés physiologiques, que ce signe n'a qu'une valeur médiocre.

Les *troubles fonctionnels,* bien que variant encore suivant l'état de la réfraction, sont plus caractéristiques. Chez l'emmétrope, la vision à distance, nette auparavant, devient confuse, et s'améliore avec les verres concaves. Par contre, de près, la lecture est possible à une distance très-rapprochée, mais elle est généralement pénible, accompagnée de souffrances, la moindre contraction du muscle ciliaire déjà tétanisé devenant douloureuse. Les malades accusent quelquefois de la *macropsie*, les objets vus avec l'œil lésé leur paraissent plus grands que s'ils les regardent avec l'œil sain. La cause de ce phénomène a été donnée par Donders. Elle est analogue à celle que nous avons invoquée pour expliquer la micropsie dans la paralysie de l'accommodation, mais ici c'est le phénomène inverse qui a lieu. Quand le malade vient à fixer un objet rapproché avec l'œil dont le muscle est contracturé, il fait nécessairement un effort d'accommodation moindre que si son muscle ciliaire était relâché. Or, comme la notion de la distance dépend de l'effort d'accommodation nécessaire pour voir nettement, il juge l'objet plus *éloigné* qu'il ne l'est en réalité, et comme les dimensions de l'image rétinienne ne changent pas il le croit plus grand.

MYOSIS.

Le rétrécissement de l'ouverture pupillaire a reçu le nom de *myosis*. Ce phénomène se présente tantôt *isolément*, tantôt simultanément avec la contracture du muscle ciliaire. Il peut être dû à deux causes différentes; ou bien à une paralysie des fibres rádiées de l'iris, qui ne font plus équilibre à l'action de son sphincter; ou bien à la contraction des fibres circulaires de la pupille. Enfin, la paralysie des fibres radiées et la contracture des fibres circulaires peuvent exister en même temps et le rétrécissement de la pupille se trouve alors porté à son maximum.

Le myosis symptomatique de la paralysie des fibres radiées s'observe quand le grand sympathique est comprimé dans la région cervicale par des tumeurs ganglionnaires ou par des productions d'autre nature.

Le rétrécissement de la pupille déterminé par la contracture du sphincter de l'iris accompagne d'ordinaire le spasme de l'accommodation.

Enfin, le myosis existe fréquemment dans les maladies de la moelle et de l'encéphale; il se présente alors avec des caractères spéciaux qui lui assignent une haute valeur clinique pour le diagnostic de ces diverses affections. Envisagé à ce point de vue, ce symptôme vient d'être l'objet d'une étude importante de la part d'un de nos élèves, le docteur Vincent (1). Nous allons résumer ici en quelques mots les points principaux de cet intéressant travail.

Duchenne de Boulogne (2) indique qu'on observe souvent un resserrement des *deux* pupilles dans l'ataxie ; le même fait a été signalé par Romberg, Trousseau et Radcliffe.

Stellwag-von-Carion, dans son Traité des maladies des yeux, signale le *tabes dorsalis* et la paralysie spinale comme cause du myosis paralytique.

Dans le cas de lésion traumatique de la partie inférieure de la moelle cervicale, les pupilles sont généralement contractées, rarement on a observé de la dilatation (B. Brodie, Budd, Brown-Séquard, Rendu).

En 1869, Argyll Robertson, d'Edimbourg (3), remarqua que dans les cas de myosis d'origine spinale les pupilles ne *subissent plus l'influence de la lumière*, tandis que leur diamètre se modifie encore pendant les efforts d'accommodation. Il observa ce fait chez cinq malades, dont il a publié les observations dans les *Annales d'oculistique*. Pour lui le myosis serait dû dans ces cas à une dégénérescence des éléments nerveux du centre cilio-spinal de la moelle et à la paralysie consécutive des filets du grand sympathique, qui produisent la dilatation de la pupille.

Les faits cités par Robertson attirèrent l'attention du professeur Lebert de Gœttingue ; celui-ci trouva également que dans tous les cas de *tabes dorsalis* avec myosis, les pupilles contractées restaient insensibles à la lumière, tandis que dans l'accommodation pour la vision de près ou de loin, il y avait une modification très-appréciable dans leur diamètre. Le docteur Wernicke observa le même fait chez trois malades atteints de paralysie générale.

En 1876, le docteur Hempel réunit les faits observés par Lebert et Wernicke (4), et y ajouta l'observation de quatorze malades atteints soit de tabes dorsalis, soit de paralysie générale, chez lesquels les pupilles présentaient le même phénomène. Il attribue l'insensibilité de l'iris à la lumière à la destruction des fibres nerveuses intermédiaires entre le nerf optique et le moteur oculaire commun.

A son tour le docteur Vincent entreprit d'étudier les phénomènes

(1) Des accidents pupillaires dans l'ataxie locomotrice et la paralysie générale. Thèse de Paris, 1877.

(2) Duchenne de Boulogne, *De l'Ataxie locomotrice progressive*, in *Archives générales de médecine*, décembre 1858 et suivants.

(3) *Hempel* in *Gœttingen-spinal myosis*; in *Archiv für Ophthalm*. Berlin, 1876.

(4) *Annales d'oculistique*, t. LXVI, p. 26.

oculo-pupillaires dans l'ataxie locomotrice et la paralysie générale des aliénés. L'examen de *cinquante-deux* malades atteints d'ataxie locomotrice chez lesquels il rechercha l'état des pupilles dans des circonstances variées d'éclairage et d'accommodation, lui ont permis d'arriver aux conclusions suivantes :

Dans l'ataxie locomotrice, tout à fait au début, les pupilles sont le plus souvent dilatées ; leur diamètre varie peu sous l'influence de la lumière, il se modifie au contraire d'une façon normale pendant l'accommodation.

Dans une seconde période, les pupilles sont plus ou moins contractées. La lumière n'a sur elles aucune action ; elles se modifient au contraire pendant l'accommodation.

Enfin, tout à fait à la dernière période de l'ataxie, la vue est à peu près complétement éteinte par suite de l'atrophie des nerfs optiques ; les pupilles sont le plus souvent de grandeur moyenne ou dilatées, moins souvent aussi resserrées.

Dans la grande majorité des cas, 46 sur 50, lorsque les iris sont encore mobiles, les pupilles ne varient point, ou ne varient que très-peu, que le malade soit placé dans l'obscurité ou exposé à une vive lumière, tandis qu'elles se modifient d'une façon très-appréciable pendant l'accommodation. Dans toutes les *variétés de myélite chronique*, autres que l'ataxie locomotrice, on rencontre quelquefois de l'inégalité des pupilles du myosis ou de la mydriase; mais toujours *les pupilles réagissent sous l'influence de la lumière.*

Chez les paralytiques généraux, au début, les pupilles sont le plus souvent normalement dilatées ; moins souvent on rencontre le myosis, plus rarement encore la mydriase. L'inégalité des pupilles est très-fréquente. Dans la presque totalité des cas (19 sur 21), les pupilles ne se contractent point, ou bien ne se contractent que très-peu sous l'influence de la lumière, tandis qu'elles se contractent normalement pendant l'accommodation. Cette immobilité de l'iris sous l'influence de la lumière est indépendante du myosis, et peut se rencontrer en dehors de lui.

Ces faits, rapprochés des résultats fournis par les expériences de physiologie, nous obligent à admettre que l'iris est susceptible de deux sortes de mouvements. Les uns, associés à l'accommodation, se produisent sous la même influence que cet acte, et sont par conséquent d'ordre volontaire ; les autres, succédant soit à une impression lumineuse sur la rétine, soit à une impression sensitive sur un point quelconque du corps, sont d'ordre réflexe.

La troisième paire crânienne envoie, par l'intermédiaire de la racine courte et des nerfs ciliaires, des filets moteurs au muscle ciliaire et au sphincter de l'iris. Cette disposition anatomique explique pourquoi, sous l'influence de l'accommodation, le muscle ciliaire et le sphincter de l'iris se contractent à la fois et pourquoi dès que l'impulsion accommodative cesse, ces deux muscles se relâchent simultanément.

Quant à la contraction réflexe des pupilles, les impressions lumineuses sensitives qui les provoquent sont rapportées à l'iris: 1° par la troisième paire agissant sur son sphincter (Herbert-Mayo, Nühn, Longet, Béclard, Cl. Bernard, etc.); 2° par les nerfs vaso-moteurs qui produisent la dilatation des vaisseaux iriens, et par suite le resserrement de la pupille (Cl. Bernard, Brown-Séquard).

Les éléments nerveux excito-moteurs, capables d'agir et sur la troisième paire et sur les vaso-moteurs de l'iris pour déterminer la contraction réflexe des pupilles, sont situés vers la *partie postérieure de l'extrémité supérieure de la moelle.* Les lésions propres à l'ataxie locomotrice et à la paralysie générale peuvent donc altérer soit ces éléments excito-moteurs eux-mêmes, soit les fibres qui les relient aux centres de perception des impressions lumineuses. Dans un cas comme dans l'autre, il en résultera l'abolition plus ou moins complète *des contractions réflexes* de la pupille.

NYSTAGMUS.

On désigne sous le nom de nystagmus (νευστάζω, je m'incline) une affection caractérisée par des oscillations rhythmiques des globes oculaires se produisant sous l'influence de contractions involontaires et saccadées de quelques-uns de leurs muscles.

On distingue aujourd'hui trois variétés de nystagmus :

1° Le nystagmus vulgaire, d'*origine oculaire*, le seul qui fût connu il y a quelques années à peine. Il apparaît soit immédiatement après la naissance, soit dans les premières années de l'enfance, et presque toujours chez des sujets dont l'acuïté visuelle est notablement affaiblie :

2° Le nystagmus d'*origine cérébrale ou médullaire*, symptomatique de lésions plus ou moins graves des centres nerveux, et constamment associé à d'autres troubles de la motilité et de la sensibilité ;

3° Enfin la troisième variété, sur laquelle l'attention n'a été éveillée que récemment : le *nystagmus des mineurs*, atteint exclusivement les ouvriers qui travaillent dans les mines de charbon.

Les mouvements oscillatoires des yeux dans le nystagmus peuvent avoir lieu dans plusieurs directions différentes. Le plus habituellement ils se font dans le sens horizontal, les deux globes oculaires étant alternativement portés dans l'adduction et l'abduction ; plus rarement les yeux oscillent directement de haut en bas, ou dans des directions diagonales. Quelquefois enfin ils semblent tourner dans l'orbite autour de l'axe antéro-postérieur : c'est le nystagmus rotatoire, variété bien rarement isolée, et le plus souvent associée aux mouvements latéraux.

Le nystagmus existe presque toujours simultanément sur les deux yeux, et il suit la loi des mouvements associés, c'est-à-dire que dans les déplacements horizontaux, par exemple, la contraction du droit interne d'un côté accompagne la contraction du droit externe du côté opposé, et réciproquement. De même, dans le nystagmus rotatoire, les méridiens des deux yeux s'inclinent l'un en dedans, l'autre en dehors, en restant parallèles, comme dans les mouvements associés physiologiques.

Ce caractère de régularité rhythmique des secousses dans le nystagmus empêchera toujours de les confondre avec ces mouvements désordonnés et incohérents dont sont animés les globes oculaires, quand la vision a été complétement ou presque complétement perdue. Dans ce dernier cas le système musculaire n'agit plus que de la façon la plus irrégulière, en dehors de toute règle fixe ; il n'y a plus ni mouvements de convergence, ni mouvements associés. A certains moments les yeux peuvent être animés de mouvements spasmodiques qui rappellent ceux du nystagmus, mais peu d'instants après les deux globes se déplacent isolément dans les orbites, l'un se déviant quelquefois à droite, pendant que l'autre se dirige vers la gauche.

On a signalé quelques cas exceptionnels de nystagmus limité à un seul œil.

Il n'est pas très-rare d'observer chez les individus atteints de nystagmus un *balancement* latéral involontaire de la tête. Quelques auteurs ont voulu voir dans cette inclinaison alternative de la tête un mouvement instinctif destiné à compenser ou à contrebalancer, pour ainsi dire, le déplacement des globes oculaires ; l'oscillation de la tête se ferait en sens inverse de celle des yeux, de façon à maintenir constamment ceux-ci en face de l'objet fixé. Mais

l'observation exacte des faits doit faire repousser cette hypothèse :
il est facile de remarquer que, quand ils existent, les mouvements
de la tête sont généralement beaucoup plus lents que ceux des
yeux, et nullement synchrones avec eux.

La rapidité et l'amplitude des oscillations des globes oculaires
sont variables chez le même malade suivant les instants. Sous l'influence d'une vive émotion morale, les mouvements s'exagèrent,
tandis qu'ils deviennent plus lents quand le malade est calme, en
repos, ou que son attention n'est pas fortement attirée. Enfin, pendant le sommeil naturel ou provoqué par le chloroforme, il y a arrêt
complet des mouvements des yeux. La position des lignes visuelles
a également une grande influence sur le nystagmus ; sous ce rapport, il y a pour chaque individu deux *positions d'élection*, l'une
dans laquelle les oscillations atteignent leur maximum d'intensité,
et l'autre dans laquelle elles se réduisent au minimum. Cette remarque s'applique surtout au nystagmus qui est lié à une anomalie de la réfraction. Nous verrons plus loin qu'elle a la plus grande
importance pour le traitement.

On pourrait croire au premier abord que ces mouvements saccadés des globes oculaires doivent nuire à la vision, et que pour
les sujets atteints de cette affection les objets extérieurs doivent
paraître continuellement en mouvement. Il n'en est rien, ces malades ont parfaitement conscience que ce sont leurs yeux qui se
déplacent, et les objets fixés leur paraissent immobiles.

Bien des théories ont été mises en avant pour expliquer l'apparition du nystagmus. Avant d'exposer tout ce qui a été dit sur ce
sujet, examinons d'abord quelles sont les conditions habituelles
dans lesquelles se produit le trouble fonctionnel. La cause qui paraît avoir l'influence la plus marquée sur son apparition est un affaiblissement de la vision frappant les *deux yeux* à peu près au
même degré. Peu importe la lésion qui entraîne cette diminution de
l'acuïté visuelle : qu'elle soit le résultat de la perte de transparence
de la cornée, comme on l'observe après la conjonctivite purulente
des nouveau-nés, qu'elle dépende d'une cataracte centrale, ou
d'une malformation congénitale, albinisme, amblyopie sans lésion,
astigmatisme irrégulier, etc., le nystagmus se présente toujours
avec les mêmes caractères.

Le seul point important est que le trouble visuel existe dès la
première enfance, à une époque de la vie où la rétine se développe,
et où se règlent pour ainsi dire les mouvements associés des deux
yeux. Il est aujourd'hui généralement admis, en effet, que le jeu
régulier des muscles de l'œil n'est pas inné, mais qu'il est au

contraire le résultat des efforts instinctifs que nous faisons pour jouir des avantages de la vision binoculaire.

Bœhm, qui le premier s'est beaucoup occupé de tout ce qui a rapport au nystagmus, l'a attribué au fonctionnement irrégulier d'un des muscles de l'œil. Il compare ce trouble fonctionnel au strabisme. Dans cette affection, c'est un des muscles droits de l'œil *le plus mauvais*, qui est rétracté et qui maintient celui-ci immobile dans une position défectueuse. Dans le nystagmus, au contraire, le muscle rétracté, habituellement le droit interne, se trouve être du côté de l'œil *le meilleur*, de telle sorte que, pour amener cet œil en fixation, le muscle antagoniste, obligé de lutter énergiquement, se contracte par saccades, d'où les mouvements d'oscillation du globe oculaire. Quant à l'œil opposé, en raison de l'association des mouvements des deux yeux, il subit à son tour l'influence des contractions désordonnées de son congénère, et se déplace aussi par saccades. Si cette théorie peut à la rigueur s'appliquer à quelques cas dans lesquels la vision est relativement bonne, et où, comme Bœhm a eu soin de le faire remarquer, les oscillations du nystagmus cessent presque complétement quand l'œil occupe une certaine position, et en particulier quand il se trouve en convergence, il n'en est pas moins vrai qu'elle ne saurait comprendre tous les faits. Elle ne rend par exemple aucun compte des cas de nystagmus développé à la suite de leucomes doubles, après une ophthalmie purulente.

Aussi préférons-nous de beaucoup l'explication suivante qui a été proposée par Arlt. Quand nous sommes placés dans des conditions telles que par une raison quelconque l'image d'un objet stimule faiblement la rétine, et que nous éprouvons par suite une certaine peine à la distinguer, nous avons un avantage notable à déplacer cet objet devant nos yeux : car ces mouvements nous permettent de le voir plus nettement. Or, évidemment le même résultat est atteint si, au lieu de déplacer l'objet, nous déplaçons nos yeux ; c'est là ce qui arrive quand la vision est mauvaise, et d'après Arlt ce serait uniquement dans l'intérêt de la vision que les oscillations du nystagmus se produiraient. Cette explication est ingénieuse et séduisante ; il est probable qu'elle est exacte pour un grand nombre de cas, mais elle ne peut cependant pas encore s'appliquer à cette variété de nystagmus, bien rare à la vérité, qu'on observe chez des individus dont l'acuïté visuelle est presque normale.

Nous croyons en somme qu'il ne faut pas chercher à expliquer par une *cause unique* le développement du nystagmus ; il est probable que, pour que cette bizarre affection se produise, plusieurs conditions sont nécessaires ; parmi celles-ci une prédisposition musculaire spéciale paraît indispensable. Nous voyons fréquemment en effet des enfants, ayant une vision défectueuse, et qui semblent placés dans les conditions voulues pour que le nystagmus se développe, et chez lesquels pourtant le jeu des muscles de l'œil se maintient parfaitement régulier. On a signalé plusieurs observations de nystagmus héréditaire.

NYSTAGMUS D'ORIGINE CÉRÉBRALE ET MÉDULLAIRE.

Le nystagmus peut se montrer comme symptôme isolé ou associé à d'autres phénomènes oculaires, dans le cours des maladies de l'encéphale et des parties supérieures de la moelle. Ainsi envisagé, il a été l'objet d'une excellente étude de la part du docteur Gadaud (1). Nous aurons de nombreux emprunts à faire à cet intéressant travail.

Le nystagmus survenant à la suite d'une lésion cérébrale fut signalé pour la première fois chez l'adulte par Bright et Mackensie. Chez le malade cité par Mackensie, il y avait une compression du cerveau par un épanchement sanguin, à la suite d'une fracture du crâne ; les deux médecins anglais signalent l'apparition du nystagmus sans y attacher grande importance. En 1867, Lépine publia deux observations d'hémorrhagies sous-méningées accompagnées de nystagmus.

Peu de temps après, Prévost, de Genève, dans son important mémoire sur la déviation conjuguée des yeux et la rotation de la tête dans les cas d'hémiplégie, note chez quelques-uns des malades dont il rapporte l'histoire le symptôme nystagmus.

Enfin, nous trouvons dans la thèse inaugurale de Gadaud, à côté d'un nombre imposant d'observations, dont quelques-unes avec autopsies, la relation d'expériences physiologiques entreprises dans le but de corroborer les données de la clinique. Cet ensemble de faits nous fournit des données intéressantes sur la *valeur séméiologique* du nystagmus dans les affections cérébrales et médullaires. Voici du reste les conclusions principales auxquelles est arrivé Gadaud.

De même que la déviation conjuguée des yeux et de la tête, le nystagmus existe principalement dans les cas d'hémorrhagie céré-

(1) Gadaud, *Etude sur le nystagmus.* Thèse de Paris, 1869.

brale et de ramollissement. La lésion donnant naissance au nystagmus ne semble pas avoir de territoire spécial ; pourtant, dans
aucun cas, les parties antérieures du cerveau n'ont été lésées ; plusieurs fois la substance grise des circonvolutions a été atteinte
dans le lobe occipital.

D'autres fois c'était le corps strié, la couche optique, enfin le
cervelet et la protubérance.

Dans presque tous les cas où le nystagmus s'est montré, il y a
eu ictus apoplectique avec hémiplégie du côté opposé à la lésion.
Dans un seul cas le malade conserva sa connaissance, tout en
perdant la parole.

Un point important à noter, c'est que chaque fois que le nystagmus est survenu dans le cours d'une affection cérébrale, il y a eu en
même temps déviation conjuguée des yeux et rotation de la tête
du côté de la lésion ; mais le phénomène réciproque n'a pas toujours lieu, et la déviation conjuguée peut très-bien exister sans
oscillation des yeux. Le nystagmus survenu dans ces conditions
est passager, il persiste un jour ou deux au plus, tandis que la
déviation conjuguée des yeux se maintient beaucoup plus longtemps. Dans aucun cas le nystagmus ne subsiste après la disparition de la déviation conjuguée ; le premier de ces deux symptômes semble donc subordonné à l'autre. En même temps, il y a
toujours inflexion très-marquée de la tête dans le même sens que
la déviation des yeux.

En somme, rotation de la tête, déviation conjuguée des yeux, et
nystagmus sont trois phénomènes co-existant qui semblent réunis
par un lien commun.

En terminant l'étude du nystagmus symptomatique des lésions
de l'encéphale, nous ne pouvons nous défendre d'une réflexion.
Quand on lit les observations contenues dans la thèse de Gadaud,
on est frappé de voir combien elles sont peu précises en ce qui
concerne la localisation topographique de la lésion trouvée à
l'autopsie. Quelle différence entre ces indications vagues et la
précision des observations récentes ! Aujourd'hui, on commence à
se reconnaître dans le dédale des circonvolutions cérébrales ; et
grâce à cette méthode sévère de recherches, due surtout à Charcot
et à l'Ecole de la Salpêtrière, d'importantes découvertes pour la
physiologie et pour la clinique, ont été réalisées ; pour ne parler
que des plus récentes, l'anatomie pathologique n'a-t-elle pas démontré amplement ce que les expériences physiologiques avaient
fait entrevoir, c'est-à-dire que le centre des mouvements moteurs
des membres supérieurs et inférieurs se trouve dans les circonvo-

lutions pariétales ascendantes qui bordent le sillon de Rolando et dans le lobule paracentral.

On peut espérer qu'en étudiant d'une façon plus précise au point de vue topographique les lésions cérébrales qui produisent le nystagmus, on arrivera à trouver dans l'écorce cérébrale les centres moteurs des yeux. Cette espérance est même déjà justifiée, jusqu'à un certain point, par le rapprochement suivant. Dans la thèse de Gadaud, sans préciser davantage, il est dit que plusieurs fois les lésions siégeaient dans le lobe occipital. Or, dans l'intéressante thèse de Landouzy, où sont étudiés avec tant de soin tous les faits qui peuvent jeter quelque jour sur la localisation des lésions cérébrales corticales, nous trouvons précisément que dans certaines affections des méninges ou de l'écorce, accompagnées de troubles de la motilité des muscles de l'œil, la lésion siégeait plusieurs fois au niveau du *pli courbe*, circonvolution située, comme on sait, à la limite de séparation du lobe pariétal et du lobe occipital.

Le nystagmus existe quelquefois dans les affections qui intéressent la partie supérieure de l'axe spinal, et plus spécialement le point de jonction du bulbe rachidien et de la protubérance annulaire.

C'est surtout dans la sclérose en plaques, avec lésions occupant ce siége particulier, qu'on a observé le tremblement involontaire des yeux, concurremment avec celui des membres. Ce nystagmus peut être reproduit expérimentalement quand on vient à léser, comme l'ont fait Gadaud et Vulpian, le plancher du quatrième ventricule, et même les corps restiformes.

L'apparition de ce trouble fonctionnel à la suite des désordres de cette région n'a rien qui doive étonner, si l'on songe que c'est là précisément que se trouvent les noyaux d'origine du moteur oculaire commun et du moteur oculaire externe, qui, soit directement, soit par voisinage, peuvent être intéressés.

Dans le nystagmus d'origine cérébrale, c'est probablement le centre excito-moteur de l'écorce d'où part la volition qui est atteint; dans le nystagmus médullaire, c'est le noyau où se rend l'excitation venue de la périphérie et d'où part l'excitation nerveuse destinée au muscle. Nous comparerions volontiers ce qui se passe ici, à ce qu'on observe dans l'aphasie et la paralysie labio-glosso-laryngée; dans l'aphasie, c'est le centre d'où part l'excitation volontaire qui doit produire le jeu des muscles de la langue, des lèvres, etc., qui est détruit. Dans la paralysie labio-glosso-laryngée, ce sont les noyaux d'origine des nerfs qui se rendent à ces muscles, qui sont pris. Dans les deux cas le resultat final est le même : abolition de la parole.

NYSTAGMUS DES MINEURS.

Le nystagmus des mineurs ne survient le plus souvent qu'à un âge déjà avancé, il diffère notablement sous plusieurs rapports du nystagmus vulgaire, développé aussitôt après la naissance, ou des les premières années de l'enfance. D'abord les déplacements involontaires du globe oculaire ont une tendance manifeste à s'accentuer dès que le malade est placé dans un endroit sombre, et la position des lignes visuelles a une influence marquée sur les oscillations des globes oculaires. De plus, et c'est là surtout qu'est le caractère différentiel le plus important, alors que dans le nystagmus congénital le sujet, ayant la conscience du déplacement de ses yeux, voit les objets à leur place réelle et immobiles, dans le nystagmus acquis les objets semblent osciller. Si le malade placé dans l'obscurité fixe un point lumineux, ce point lumineux paraît se mouvoir, et comme cette forme de nystagmus est rota-toire, il semble décrire un cercle.

Bien des hypothèses ont été mises en avant, pour expliquer l'apparition du nystagmus chez les mineurs. Les uns l'ont attri-buée aux mauvaises conditions hygiéniques dans lesquelles se trou-vent placés ces ouvriers pendant leur travail : impureté de l'air, surchargé d'acide carbonique, et vicié à chaque instant par le dé-gagement de gaz méphitiques ; séjour dans un lieu humide, où se produisent fréquemment de brusques changements de tempéra-ture. Cependant ces causes ne sont pas suffisantes, car, lorsque ces malades viennent à cesser leur travail, et sont soumis à un régime tonique et réparateur, ils n'éprouvent le plus souvent aucune amé-lioration.

D'autres ont voulu considérer le nystagmus comme le résultat de la torpeur rétinienne, de l'héméralopie à laquelle les mineurs seraient plus particulièrement exposés; mais il y a dans cette opi-nion deux inexactitudes. D'abord l'héméralopie proprement dite est rare chez les mineurs ; en outre, le nystagmus ne s'observe pres-que jamais chez les véritables héméralopes.

La véritable cause du nystagmus des mineurs doit être recher-chée dans les conditions spéciales où ces ouvriers se trouvent pla-cés. Il faut surtout tenir compte de ce fait qu'ils sont obligés de travailler dans un lieu mal éclairé, et dans des positions souvent fort pénibles, à genoux, ou à moitié couchés sur le dos, et le regard

presque toujours dirigé en haut, vers la voûte de la galerie qu'ils
attaquent. Pour frapper sûrement le roc, ils sont obligés de fixer
le regard attentivement, ce qui, avec l'éclairage insuffisant et la
position défavorable des globes oculaires, les oblige à faire des
efforts d'accommodation considérables. Ce sont probablement ces
deux causes réunies qui troublent profondément à la longue le
jeu régulier des muscles de l'œil.

TRAITEMENT.

Comme nous l'avons déjà dit plus haut, de toutes les théories
mises en avant pour expliquer le nystagmus, la plus rationnelle,
la plus conforme aux données de la clinique est celle de Arlt, suivant laquelle les oscillations des yeux se produiraient dans l'intérêt de la vision. En conséquence, on devra, avant tout autre
traitement, chercher autant que possible à améliorer l'acuïté
visuelle. S'il existe une anomalie de la réfraction, hypermétropie
ou astigmatisme, elle devra être corrigée par des verres appropriés. A-t-on affaire à des leucomes, à des cataractes incomplètes,
la création d'une pupille artificielle, ou l'extraction du cristallin
pourra donner de bons résultats. J'ai eu récemment l'occasion
de pratiquer chez une petite fille de huit ans, atteinte de cataractes
zonulaires et de nystagmus, une double pupille artificielle ; aussitôt que la vision a été sensiblement améliorée, le nystagmus a notablement diminué.

En dehors de ce moyen, qui ne peut s'appliquer qu'à des cas
spéciaux, le seul traitement qui donne quelques résultats dans le
nystagmus, est celui qui a été préconisé par Bœhm, nous voulons
parler de la section des muscles de l'œil. Cette opération ne donne
même d'amélioration réelle que lorsqu'elle répond à certaines
indications particulières. Elle convient d'abord pour le nystagmus
accompagné de strabisme ; dans un nystagmus avec strabisme
convergent, par exemple, il est indiqué de rétablir le parallélisme
des axes optiques.

La ténotomie doit encore être faite dans les cas où il existe une
position d'élection parfaitement déterminée, dans laquelle les oscillations des globes oculaires présentent un maximum d'amplitude.
La section sera alors pratiquée de façon à favoriser le déplacement
des globes oculaires dans le sens où le nystagmus est le plus
marqué.

Supposons, par exemple, que les oscillations s'arrêtent dès que
les yeux sont maintenus en convergence, et se reproduisent au

contraire dès que, l'objet étant éloigné, les muscles droits externes
entrent en fonction ; dans ce cas il est évidemment indiqué de favoriser les mouvements d'abduction qui s'accomplissent irrégulièrement par suite de l'insuffisance des droits externes. Dans ce but,
on fera la ténotomie des muscles droits internes, en ayant soin toutefois de ne pas dépasser la mesure, et de mettre simplement les
mouvements d'adduction en harmonie avec ceux d'abduction.

Dans le cas où le nystagmus se produirait quand le regard se dirige à droite ou à gauche, il faudrait sectionner les tendons des
muscles qui s'opposent au libre jeu du globe oculaire dans la
direction où se font les saccades. Ainsi, si le nystagmus disparaît
quand le malade regarde vers la gauche et apparaît quand il regarde à droite. Il faut sectionner le muscle *droit interne* de l'œil
gauche et le *droit externe* de l'œil droit.

SPASMES DES MUSCLES DE L'ŒIL.

Les spasmes *essentiels* des muscles de l'œil, si l'on en excepte le
spasme du releveur de la paupière supérieure signalé par de
Græfe dans la maladie de Basedow, sont extrêmement rares ; c'est
à peine si dans la littérature ophthalmologique contemporaine on
en trouve quelques exemples rapportés par Alfred Græfe et Stil-
ling. Aussi les symptômes qui ont été assignés au spasme d'un des
muscles de l'œil sont-ils peut-être plus théoriques que réellement cliniques.

Quoi qu'il en soit, la plupart des auteurs classiques établissent
de la façon suivante le diagnostic différentiel entre le spasme d'un
muscle de l'œil et la rétraction secondaire de l'antagoniste du
muscle paralysé. Dans les spasmes musculaires, la déviation de
l'œil et l'écartement des images, apprécié comme il a été indiqué
précédemment, augmentent quand l'œil se dirige du côté où le
muscle contracturé a le plus d'action. Dans la simple rétraction
musculaire, au contraire, où le raccourcissement du muscle affecté
est permanent, la déviation et l'écartement des images restent les
mêmes dans toutes les directions du regard. De plus, les spasmes
des muscles de l'œil s'accompagnent habituellement de douleurs
névralgiques péri-orbitaires et de contracture de l'orbiculaire.

Les spasmes *passagers* des muscles de l'œil ne sont pas très-rares
dans l'enfance, où ils apparaissent pendant les convulsions au
même titre et dans les mêmes conditions que les contractures des
autres muscles de l'économie.

Nous avons longuement insisté sur la valeur séméiologique que peuvent avoir ces contractures des muscles des yeux associées à celles des membres, pour la localisation du processus dans les méningo-encéphalites.

Prévost (1) a appelé l'attention sur un symptôme important qui survient fréquemment en même temps que l'hémiplégie occasionée par des hémorrhagies ou des ramollissements du cerveau. Nous voulons parler de la déviation conjuguée et de la rotation de la tête, qui se font du côté opposé à l'hémiplégie, et par conséquent du côté de la lésion cérébrale. La déviation des yeux se produit sous l'influence d'une contracture de deux muscles associés ; ainsi, si les deux yeux sont déviés vers la gauche, la lésion cérébrale siégeant à gauche, le muscle droit externe de l'œil gauche et droit interne de l'œil droit sont contracturés. Le malade ne peut ramener les lignes visuelles devant lui, en même temps il existe quelquefois de véritables contractions cloniques saccadées, du nystagmus, ainsi que nous l'avons déjà indiqué à propos de cette dernière affection.

(1) *De la déviation conjuguée des yeux et de la rotation de la tête*, etc., Prévost, Thèse de Paris, 1868.

STRABISME

ÉTIOLOGIE ET PATHOGÉNIE ; — VARIÉTÉS : STRABISME MONOLATÉRAL, ALTERNANT, PÉRIODIQUE OU INTERMITTENT. — STRABISME FAUX. — VISION DES STRABIQUES. — TRAITEMENT DU STRABISME. — VERRES CORRECTEURS. — EXERCICES STÉRÉO-SCOPIQUES. — TÉNOTOMIE. — AVANCEMENT MUSCULAIRE.

ÉTIOLOGIE ET PATHOGÉNIE DU STRABISME.

Le strabisme est une difformité caractérisée par une position vicieuse d'une des deux lignes visuelles entraînant la suppression de la vision binoculaire.

Dans le strabisme vrai, celui dont il va être question dans ce chapitre (bien différent en cela du strabisme paralytique, voir p. 414), la déviation est produite par la rétraction d'un des muscles de l'œil, tous les autres ayant conservé intacte leur puissance contractile.

Les causes les plus diverses ont été assignées au strabisme, et il y a peu d'affection dont l'étiologie soit encore l'objet de tant de préjugés. C'est ainsi que, pour expliquer l'apparition de cette affection chez les enfants, on a invoqué les attitudes vicieuses des yeux. On suppose que les nouveau-nés encore au berceau dirigent involontairement le regard du côté de la lumière, et que cette déviation latérale, longtemps répétée, entraîne à la longue un strabisme permanent dans le même sens. Pour réfuter cette théorie, il suffit de faire remarquer que, dans l'immense majorité des cas, le strabisme n'apparaît que vers l'âge de trois à quatre ans, au moment où les enfants commencent à fixer avec plus d'attention les objets rapprochés.

On a attribué aussi une grande influence aux *convulsions*, si fréquentes dans la première enfance, il serait peut-être plus exact de dire que certaines déviations de l'œil ont pour origine des paralysies elles-mêmes consécutives à des processus cérébraux, se traduisant par des convulsions, du délire, etc.

Buffon chercha à prouver que le strabisme se développe chez les individus ayant un œil moins bon que l'autre, d'après lui cette difformité serait due à la gêne apportée à la vision binoculaire par la présence de deux images n'ayant pas le même éclat. Une pareille théorie n'est pas soutenable ; ne voyons-nous pas chaque jour des sujets chez lesquels la vision des deux yeux est très-inégale et qui pourtant ne louchent pas ?

Jules Guérin, remarquant la coïncidence fréquente du strabisme avec les taies de la cornée, prétendit qu'il était causé par une déviation intentionnelle du malade ; celui-ci dirigerait instinctivement vers l'objet l'axe secondaire passant par la partie de sa cornée restée transparente pour placer son œil dans une position asymétrique, mais plus favorable à la vision. Cette théorie, séduisante au premier abord, a trouvé tout de suite un grand nombre d'adhérents ; cependant elle ne peut pas résister à un examen sérieux. Que se passe-t-il, en effet, quand un œil est à moitié perdu ? la fixation ne s'accomplit plus qu'avec l'œil sain et c'est celui-ci qui règle les mouvements toujours associés des deux yeux. Nous verrons du reste tout à l'heure que l'apparition du strabisme en pareil cas s'explique tout naturellement par la perturbation survenue dans la vision binoculaire.

On a admis encore un strabisme produit par une inflammation du tissu cellulaire sous-conjonctival. Le processus se propagerait au muscle et en déterminerait ultérieurement la rétraction.

A toutes ces théories, on peut opposer une objection capitale. Si le strabisme dépend de causes aussi variables, pourquoi se produit-il toujours dans les mêmes conditions, exclusivement en dehors ou en dedans ? Pourquoi, si la théorie de Jules Guérin est vraie, n'y a-t-il jamais déviation de l'œil en haut ou en bas, bien que souvent la partie inférieure ou supérieure de la cornée soit recouverte par une taie ?

C'est à Donders que revient le mérite d'avoir élucidé la question jusque-là si obscure de la pathogénie du strabisme. C'est lui qui a mis en évidence d'une façon saisissante les liens qui unissent le strabisme aux anomalies de la réfraction.

Recherchant l'état de la réfraction chez les strabiques, Donders trouva dans la généralité des cas le strabisme convergent associé à l'hypermétropie et le strabisme divergent à la myopie. Ainsi sur un relevé de 172 cas de strabisme convergent, examinés par lui, il existait 133 fois de l'hypermétropie. Une proportion aussi considérable indiquait évidemment un rapport de cause à effet. Ce rapport existe en réalité, nous l'avons suffisamment démontré p. 314, pour nous dispenser de revenir ici sur ce sujet.

On pourrait objecter à la théorie de Donders qu'on rencontre fréquemment des hypermétropes qui ne louchent pas. Le fait est vrai, mais l'explication n'en est nullement embarrassante. Il est en effet des hypermétropes qui n'ont jamais recours à la vision binoculaire et qui, par conséquent, ne louchent pas : ce sont ceux dont l'anomalie est tellement forte, que, même avec le maximum d'accommodation, ils ne peuvent ramener sur la rétine les rayons émanés de l'objet. Dès lors, au lieu de forcer leur accommodation, ils se contentent de faire converger leurs lignes visuelles sur l'objet sans accommoder exactement pour cette distance, deux images imparfaites se peignent sur les deux macula, et leur vision est confuse, mais ils voient simple.

D'autre part, quand l'hypermétropie est peu accusée, les rayons émanés de l'objet fixé vont se réunir très-peu en arrière de la rétine, les cercles de diffusion sont très-petits et l'image est encore relativement nette. Dès lors le sujet a plus d'avantage encore à se contenter de la vision effectuée dans ces conditions qu'à faire des efforts qui le feraient loucher et entraîneraient l'apparition d'une diplopie d'autant plus gênante que les images seraient plus rapprochées. La théorie explique donc parfaitement tous les résultats fournis par la clinique. C'est, en effet, d'une façon générale dans les hypermétropies comprises entre $\frac{1}{15}$ et $\frac{1}{30}$ qu'on rencontre presque exclusivement le strabisme. Les hypermétropes de ce degré peuvent avec un effort modéré d'accommodation obtenir sur une de leurs rétines une image très-nette et ils aiment mieux dévier un œil et distinguer nettement avec l'autre, que de voir d'une façon très-confuse avec les deux.

Le strabisme divergent est associé le plus souvent à la myopie; la raison en est facile à comprendre. Dans les forts degrés de myopie, le sujet, pour bien distinguer, est obligé de rapprocher les objets; il est donc forcé de faire des efforts de convergence considérables, ces efforts sont d'autant plus pénibles que le déplacement du globe oculaire est rendu plus difficile par sa forme allongée dans le sens antéro-postérieur. Dans ces conditions, la vision devient extrêmement fatigante et le myope a tout avantage à ne fixer qu'avec un œil et à dévier l'autre en dehors, ce qu'il fait instinctivement. A la longue, cette déviation devient permanente et le strabisme divergent s'établit définitivement.

Dans l'immense majorité des cas, le strabisme dépend donc d'une anomalie de réfraction et des conséquences fâcheuses qui en résultent pour la vision binoculaire. Il est pourtant juste de dire que d'autres facteurs contribuent encore à la production de cette difformité, et parmi ceux-ci on doit citer en première ligne la

prépondérance *congénitale* de tel ou tel muscle. Cette prépondérance, qui se trouve annihilée tant que la vision binoculaire s'accomplit normalement, devient manifeste dès que cet acte physiologique cesse d'avoir lieu.

Que voyons-nous en effet à chaque instant dans la pratique
lorsqu'un malade perd un œil à la suite d'une affection quelconque, leucome de la cornée, traumatisme, etc.? Tantôt l'œil
perdu reste dans sa position normale, tantôt il finit par se dévier
et presque toujours en dehors. Que s'est-il donc passé? Avant
l'accident la vision binoculaire réglait le jeu musculaire, et s'il y
avait une prépondérance congénitale de l'un des deux muscles,
elle était compensée par un excès d'innervation envoyé au muscle
antagoniste, mais la vision binoculaire venant à disparaître, il n'y
a plus de correction instinctive, et l'œil se trouvant livré pour
ainsi dire à l'action naturelle de ses muscles, se dévie du côté du
plus fort. Or, comme le droit externe, en raison de sa longueur
plus grande, possède une puissance musculaire plus considérable
que le droit interne, le strabisme en pareil cas est presque toujours
divergent.

VARIÉTÉS DE STRABISME.

STRABISME MONOLATÉRAL, PERMANENT.

La variété la plus fréquente de strabisme est le strabisme monolatéral, permanent et concomitant ; les deux premières désigna-
tions se comprennent d'elles-mêmes, quant à l'épithète de *concomitant*, elle a été donnée au strabisme vrai par opposition au strabisme
paralytique.

Dans le strabisme vrai la cause de la déviation du globe oculaire est la rétraction, l'excès de puissance d'un des muscles de
l'œil, tous les autres étant normaux ; de telle sorte qu'en somme,
sauf la déviation du centre de la cornée, les mouvements des globes
oculaires s'exécutent comme à l'ordinaire. Aussi, si le sujet vient
à fixer avec l'œil strabique, l'œil sain se trouvant sous un verre
dépoli, se dévie de la même distance angulaire que le premier ;
en un mot, la déviation *secondaire* est égale à la déviation *primitive.* Au contraire, nous l'avons établi p. 414, dans le strabisme
paralytique la déviation secondaire est plus *considérable* que la
déviation primitive.

Pour apprécier le degré du strabisme, on tient compte de la
déviation du centre de la cornée par rapport à la verticale passant

par le milieu de la fente palpébrale. On dit que le strabisme est de 4 à 5 millimètres, selon que le centre de la cornée est écarté de cette ligne de 4 à 5 millimètres ; avec un peu d'habitude cette estimation se fait d'un simple coup d'œil. Pourtant quelques ophthalmologistes, voulant donner plus de précision à ces recherches, ont imaginé des instruments désignés sous le nom de *strabomètres* et destinés à donner la mesure plus exacte de la déviation. La figure 74 représente le strabomètre de Laurence. Le bord concave de l'instrument divisé en millimètres est appliqué exactement sur la paupière inférieure de l'œil dévié, la distance qui sépare le centre de la pupille du zéro de l'instrument donne par une lecture directe le degré du strabisme.

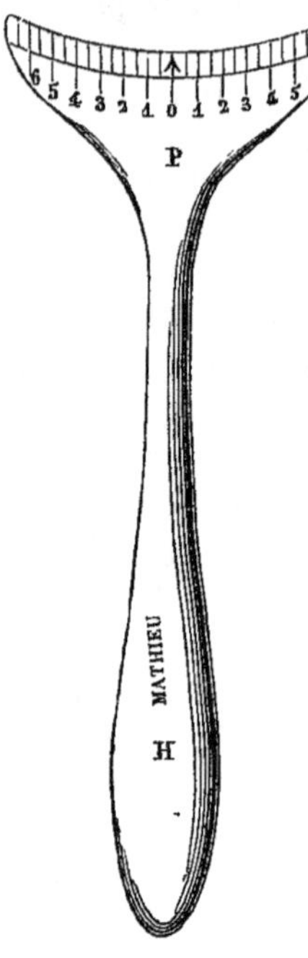

Fig. 74.

STRABISME ALTERNANT.

Nous avons déjà expliqué le mécanisme par lequel le strabisme convergent se produit chez l'hypermétrope, nous avons vu que chez lui la vision binoculaire était impossible dans certaines conditions et que pour arriver à voir nettement il était obligé de dévier l'un des deux yeux. En général, c'est l'œil dont l'acuïté visuelle est la plus mauvaise ou dont l'anomalie de réfraction est la plus forte qui est dévié en dedans, mais quand les deux yeux possèdent la même réfraction, et ont la même acuïté, il n'y a évidemment aucune raison pour que le sujet fixe plutôt avec un œil qu'avec l'autre, et le strabisme devient alternant.

STRABISME PÉRIODIQUE INTERMITTENT.

Quelquefois le strabisme mérite réellement la qualification de *périodique* ou *intermittent*, car la déviation ne se produit qu'à certains moments donnés. Tantôt, c'est quand le malade, fixant un objet rapproché, fait des efforts de convergence, que la difformité se manifeste, tandis que dans le regard au loin les axes visuels redeviennent parallèles. Tantôt, au contraire, la déviation se produit dans les conditions inverses, elle apparaît quand le malade regarde au loin pour disparaître pendant la vision de près.

La raison d'être de cette variété de strabisme est des plus simples; chez l'hypermétrope, par exemple, toute déviation commence par être périodique et intermittente avant de devenir permanente. Elle ne se produit d'abord que dans la vision de près, car c'est alors seulement qu'il existe un trouble correspondant dans la convergence, et que, pour éviter la diplopie, le malade dévie instinctivement un de ses yeux; mais, dès que les efforts d'accommodation cessent, dès que la vue se porte au loin, l'équilibre musculaire se rétablit et le strabisme disparaît. D'habitude, quand l'œil se dévie ainsi constamment à certains moments, le muscle droit interne finit par se rétracter à la longue, et entraîne ainsi une déviation définitive; d'intermittent, le strabisme devient monolatéral et permanent; mais, dans quelques cas, le sujet possède un muscle droit externe puissant qui s'oppose constamment à la rétraction de son antagoniste, de sorte que le strabisme se maintient indéfiniment périodique et ne se produit jamais que dans la vision de près.

Nous avons vu de même que dans la myopie il existe souvent un strabisme divergent *latent*, dû à l'insuffisance des muscles droits internes, strabisme qui ne devient manifeste que pendant la fixation des objets rapprochés.

Le phénomène inverse s'observe quelquefois, c'est-à-dire qu'un strabisme qui existe habituellement peut disparaître momentanément sous l'influence de la volonté. Ainsi, quand un des muscles de l'œil a pour une raison quelconque une puissance fonctionnelle prépondérante, il entraîne l'œil de son côté, tant que le regard est vague et que l'attention est détournée, mais il peut se faire qu'ayant intérêt à voir binoculairement, le strabique envoie une innervation considérable au muscle affaibli, et rétablisse ainsi l'équilibre. La fixation attentive d'un objet suffit alors pour faire disparaître le strabisme.

STRABISME, FAUX APPARENT.

Nous avons vu p. 271 (fig. 40) que, chez l'emmétrope, la ligne visuelle forme avec l'axe passant par le centre de la cornée et le centre de l'œil un certain angle ouvert en dedans et désigné sous le nom d'*angle α*. Chez l'hypermétrope, cet angle acquiert quelquefois des dimensions considérables et s'élève jusqu'à 8 ou 9 degrés.

Dès lors, quand le sujet fixe un objet situé devant lui, les deux lignes visuelles étant parallèles et exactement dirigées en avant, les centres des cornées, et par suite les cornées elles-mêmes, sont portés en dehors, et les deux yeux semblent diverger. C'est là ce qu'on nomme le *strabisme faux* ou *apparent*. Il se distingue du strabisme vrai en ce que, malgré la difformité apparente, la vision binoculaire s'accomplit toujours régulièrement, tandis qu'elle est constamment abolie dans les déviations véritables.

Pour reconnaître le strabisme apparent, qu'il faut respecter, sous peine de jeter la perturbation dans la vision binoculaire, du strabisme vrai, il suffira donc de s'assurer que le sujet jouit de la vision binoculaire. Pour cela, on lui fera fixer un objet placé à quelques pouces de distance, et en cachant successivement chacun des yeux avec la main ou avec un verre dépoli aucun mouvement ne devra se produire. De plus, pendant la lecture un crayon interposé entre les yeux et le livre ne devra cacher aucune partie du texte. Chez le myope, l'angle α est quelquefois ouvert en dehors (négatif), et il peut en résulter un strabisme convergent apparent, qu'on distingue du strabisme vrai par les mêmes procédés; c'est ce strabisme apparent qui donne au regard du myope et de l'hypermétrope quelque chose de singulier.

VISION DES STRABIQUES.

D'après ce que nous savons des conditions nécessaires à l'accomplissement de la vision binoculaire, la diplopie, sensation bien plus pénible, bien plus fatigante encore que celle de la vision confuse, devrait toujours se produire dans le strabisme. Le dédoublement des objets existe, en effet, au début chez un certain nombre de strabiques; mais, en général, il disparaît promptement.

Bien des hypothèses ont été mises en avant pour expliquer l'absence de ce phénomène. Nous indiquerons seulement la plus accréditée; nous voulons parler de la *neutralisation* de l'image rétinienne de l'œil strabique.

Lorsque notre attention est absorbée, quand nous avons ce qu'on appelle *le regard vague*, c'est-à-dire que l'accommodation se trouve relâchée et que nous ne fixons aucun point d'une façon précise, les objets extérieurs se peignent sur notre rétine sans éveiller de sensation bien nette, nous ne les distinguons pas; mais au moindre effort de la volonté la perception visuelle se fait. Eh bien, il se passe quelque chose d'analogue quand deux images d'un éclat inégal se peignent sur nos rétines ; nous pouvons éliminer la plus faible par un acte psychique, cérébral. Nous ne saurions mieux comparer, dit Javal, la manière dont les strabiques négligent l'image d'un de leurs yeux qu'à ce que nous faisons lorsque nous écoutons à volonté l'une ou l'autre de deux conversations qui sont tenues à notre portée. Pendant que nous écoutons l'une, l'autre ne nous échappe pas absolument. Tantôt volontairement. tantôt à notre insu, notre attention alterne, mais jamais nous ne percevons un tout composé de l'ensemble des mots que nous entendons. Si la conversation qui nous intéresse le plus est la plus bruyante des deux, il se peut même que l'autre passe inaperçue.

La neutralisation d'une des deux images rétiniennes peut seule nous expliquer l'absence de diplopie dans le strabisme périodique et alternant. Dans ce cas, l'acuïté visuelle est à peu près égale de chaque côté, mais le sujet concentre son attention sur l'image la plus nette qui se forme sur la tache jaune de l'œil qui occupe sa position normale, et il néglige celle qui, sur l'œil dévié, se peint en dehors de la macula.

L'abstraction est encore bien plus facile quand l'une des deux images est beaucoup plus confuse que l'autre, comme dans le strabisme monolatéral, où l'acuïté de l'œil dévié est mauvaise.

Nous ferons remarquer toutefois que, pour que cette neutralisation puisse s'effectuer et arrive à être complète, il faut que le strabisme se développe de bonne heure et que l'éducation de la rétine se fasse pour ainsi dire dès l'enfance. Il y a là une condition dont la raison intime nous échappe, mais qui paraît être essentielle ; la preuve en est que si le strabisme vient à se produire chez un adulte, soit à la suite d'une paralysie musculaire, soit à la suite d'un traumatisme (déchirure ou arrachement de l'un des muscles), il survient aussitôt une diplopie des plus gênantes, qui persiste indéfiniment.

TRAITEMENT ORTHOPÉDIQUE DU STRABISME.

Le traitement orthopédique du strabisme comprend deux indications :

1° Correction de l'anomalie de la réfraction au moyen de verres appropriés ;

2° Redressement des lignes visuelles par l'exercice des muscles de l'œil au moyen des prismes et du stéréoscope.

Lorsque le strabisme, lié à une anomalie de la réfraction, hypermétropie ou myopie, est récent et qu'il est encore périodique, on peut essayer de l'empêcher de devenir permanent et définitif en neutralisant ces vices de la réfraction par des verres convexes ou concaves convenablement choisis. Mais quand on a affaire à un strabisme devenu franchement permanent, l'on peut bien encore fonder quelque espérance sur les exercices orthopédiques que nous allons énumérer (emploi des prismes et du stéréoscope); mais il ne faut pas se dissimuler que ce sont là des moyens bien infidèles, qui donnent rarement des succès, et le plus souvent il faudra avoir recours à une opération.

On a proposé l'emploi des *verres prismatiques* pour combattre le strabisme. Cette méthode n'est applicable qu'aux cas où il existe de la diplopie, c'est-à-dire dans les déviations d'origine *paralytique*, puisque dans le strabisme vulgaire l'une des deux images se trouve presque toujours neutralisée. Nous avons déjà suffisamment expliqué le mode d'emploi des prismes en pareil cas pour nous dispenser d'y revenir longuement ici. Contentons-nous de rappeler qu'on devra les choisir de telle sorte que l'image de l'œil dévié se trouve ramenée très-près de celle de l'œil sain, afin que le muscle le plus faible soit instinctivement sollicité à agir pour faire disparaître ce qui reste d'écartement. On diminuera graduellement la force des prismes à mesure que le fusionnement des images sera plus facile.

Javal a imaginé de traiter le strabisme en faisant exécuter des mouvements répétés au muscle le plus faible et en stimulant la tendance à la vision binoculaire au moyen du *stéréoscope*.

Mais ici encore il faut faire des restrictions. Pour que cette méthode soit applicable avec quelque chance de succès, il est indispensable que l'œil dévié possède encore une acuïté suffisante pour que la vision avec les deux yeux provoque de la diplopie. Le sujet doit donc, par des exercices préalables, s'habituer à ne plus faire abstraction de l'image fournie par l'œil amblyope. C'est seulement, en effet, quand il percevra deux impressions isolées en regardant dans le stéréoscope qu'il pourra arriver à les fusionner, si les objets sont convenablement disposés.

Voici la façon dont on procède à ces exercices :

On place dans un stéréoscope un carton séparé en deux parties correspondant aux deux compartiments du stéréoscope. Sur l'une se trouve une série de pains à cacheter noirs, juxtaposés les uns aux autres et numérotés. Sur l'autre, il n'y a qu'un seul pain à cacheter de même grandeur que les précédents et un autre plus petit au-dessous. On fait alors regarder le malade dans l'appareil et l'on constate que le pain à cacheter isolé est fusionné avec un de ceux qui sont numérotés ; on connaît dès lors la distance à laquelle s'effectue le fusionnement des deux images.

Supposons maintenant qu'il s'agisse d'un strabisme convergent de l'œil droit. On remplacera le carton précédent par un autre dans lequel les deux pains à cacheter seront disposés de la façon suivante : celui de gauche restera à la même place, mais celui de droite en sera un peu plus éloigné vers la droite que celui avec lequel se faisait spontanément la fusion. Dès lors, le malade ne superposera plus immédiatement les deux images, qui seront un peu trop écartées l'une de l'autre, mais il y parviendra au bout de quelques instants en les fixant attentivement. En effet, le droit externe de l'œil droit se contractera énergiquement, afin d'amener la macula de cet œil un peu en dehors et de recevoir l'image du pain à cacheter qui, dès lors, se confondra avec celle de l'autre œil. Quand le fusionnement de ces deux images sera obtenu, on remplacera ce carton par un autre dans lequel l'écartement des deux pains à cacheter sera un peu plus considérable, et ainsi de suite.

On voit que ce procédé permet de faire contracter isolément l'un des muscles de l'œil, le droit externe de l'œil droit dans notre exemple. Il est donc possible, au moyen d'exercices répétés, d'augmenter sa puissance contractile et de le mettre en état de lutter avec son antagoniste. Nous devons dire, toutefois, que ces exercices exigent beaucoup de patience ; leurs effets ne se font sentir qu'à la longue, et ils ne donnent réellement quelques résultats qu'au début, dans le strabisme périodique. Nous les croyons tout à fait impuissants contre le strabisme paralytique et dans le strabisme permanent, définitif ; c'est tout au plus s'ils peuvent permettre de compléter et de régulariser la correction obtenue par la ténotomie.

TRAITEMENT CHIRURGICAL DU STRABISME

Dieffenbach, le premier, en 1838, essaya de combattre le strabisme en faisant la *section du muscle contracturé*. Bientôt cette opération se vulgarisa, et à un moment donné provoqua même un véritable engouement. Roux, Velpeau, Baudens en France, opérèrent une grande quantité de strabiques, mais les résultats *définitifs* obtenus par la myotomie furent presque tous mauvais ; quelques-uns furent même si déplorables, que cette opération finit par tomber dans le discrédit le plus complet. Aussi, bien qu'aujourd'hui la ténotomie, modifiée comme nous l'expliquerons tout à l'heure, donne des résultats pour ainsi dire parfaits, on ne parvient quelquefois à la faire accepter que difficilement.

Jadis on croyait que les deux bouts du muscle sectionné se réunissaient par un tissu musculaire de nouvelle formation, les expériences et les autopsies ont démontré qu'il n'en est rien ; le bout du muscle encore adhérent à la sclérotique s'atrophie, se transforme en tissu fibreux, et le muscle ainsi coupe a désormais perdu toute fonction. Aujourd'hui, au lieu de pratiquer la myotomie, on pratique simplement la *ténotomie*; le muscle, conservé en entier, se rétracte simplement dans sa gaîne et son tendon va de nouveau, se greffer sur un point un peu plus reculé de la sclérotique.

C'est Bonnet (de Lyon) qui, frappé des résultats déplorables donnés par la myotomie, étudia les muscles de l'œil et particulièrement leurs rapports avec la capsule de Ténon ; il proposa de sectionner seulement le tendon au ras de la sclérotique, au lieu de couper le corps charnu dans sa continuité, de façon à conserver entier le jeu du muscle et à reculer simplement son insertion.

Les instruments nécessaires pour cette opération sont : 1° un écarteur des paupières à ressort ou mieux deux élévateurs ; 2° deux pinces à griffes ; 3° une paire de ciseaux courbes ; 4° deux crochets à strabisme, un grand et un plus petit ; 5° une aiguille munie d'un fil de soie pour suturer la conjonctive si cela est nécessaire.

L'opération peut être divisée en trois temps principaux :

1er *temps*.—Le malade étant couché et chloroformé, s'il est pusillanime ou indocile, le chirurgien saisit avec la main gauche, armée de la pince à griffes, un pli de la conjonctive bulbaire sur le bord interne de la cornée ; il soulève la muqueuse, l'incise avec la pointe des ciseaux mousses dans une petite étendue, puis, pénétrant plus profondément, il dissèque d'abord le tissu cellulaire sous-conjonctival ; à mesure qu'il s'enfonce sous la conjonctive, il se rapproche de la sclérotique et détache peu à peu les adhérences fibreuses qui unissent le globe oculaire à la capsule de Ténon ; enfin il dégage à petits coups de ciseaux, aussi bien en coupant qu'en refoulant ces brides fibreuses, le bord supérieur du muscle sous lequel il devra bientôt glisser le crochet.

2e *temps*. — Les adhérences cellulaires qui entourent le muscle étant ainsi détachées, le chirurgien dépose les ciseaux pour prendre le grand crochet mousse ; il l'introduit à plat a travers l'ouverture conjonctivale, en se tenant autant que possible contre la sclérotique, et arrive sur le bord supérieur du muscle en arrière de son insertion tendineuse; puis, par un mouvement énergique d'évolution, il fait passer la pointe de l'instrument sous ce bord et pousse la partie recourbée du crochet tout entière sous le muscle en la tenant parallèlement à la sclérotique et fortement appliquée contre cette membrane.

3° temps. — Une fois le crochet glissé sous le muscle et attiré en avant jusqu'à son insertion tendineuse, on le passe dans la main gauche et on tient son manche presque perpendiculaire au globe oculaire, en exerçant une légère traction afin de soulever légè-rement toute la largeur du tendon à son insertion. Puis on reprend les ciseaux mousses de la main droite et l'on détache à petits coups le tendon au ras de la sclérotique. On a soin de commencer la section par la portion la plus rapprochée de l'extrémité libre du crochet, afin qu'aucune des fibres tendineuses ne puisse échapper à la section. Si on commençait du côté du manche, quelques fibres pourraient se dégager de l'extrémité du crochet et échapper ainsi à l'instrument tranchant.

La section du tendon une fois terminée, l'opération est achevée. Il faut toutefois s'assurer que toutes les fibres tendineuses ont été exactement détachées au ras de la sclérotique; pour cela, on remplace le grand crochet par le petit et on le promène à la sur-face de la sclérotique dénudée au niveau de l'ancienne insertion tendineuse, sur laquelle il doit glisser librement sans rencontrer de résistance. S'il était retenu dans ce mouvement de glissement par quelques fibres tendineuses respectées par la première section, il faudrait les détacher par quelques petits coups de ciseaux. Il en serait de même si on rencontrait quelque bride fibreuse trop résistante.

Complications et accidents. — Dans le premier temps, au moment où l'on s'apprête à saisir le pli conjonctival au bord de la cornée, il peut se faire que l'œil soit tellement dévié que cette partie du globe reste inaccessible ; si le malade est endormi ou incapable de diriger l'œil du côté opposé, on prend alors une pince à griffes et, saisissant la conjonctive sur le bord opposé de la cornée, on attire l'œil de ce côté de façon à avoir devant soi la région sur laquelle on doit opérer. Pendant ces manœuvres, on doit veiller avec soin à ce que le globe oculaire n'exécute pas de rotation autour de son axe antéro-postérieur, car lorsque ce genre de mouvement se produit, les insertions tendineuses se trouvent déplacées, et non-seulement on ne trouve pas le muscle cherché à sa place habituelle; mais on est exposé à commettre une méprise et à sectionner le tendon du droit supérieur ou du droit inférieur à la place de celui du droit externe ou du droit interne.

En général, le dégagement du bord supérieur du muscle et le détachement des adhérences qui unissent la capsule de Ténon à la sclérotique ne donnent lieu qu'à une hémorrhagie insignifiante et l'opération s'effectue pour ainsi dire à blanc. Dans certains cas pourtant, et en particulier quand le malade, au lieu de respirer largement la bouche ouverte, retient sa respiration et fait de violents efforts, l'extravasation sanguine peut être assez abondante pour soulever la conjonctive, occasionner une espèce de thrombus et gêner les manœuvres. Mais il suffit de comprimer pendant quelques instants la surface de la plaie avec une petite éponge trempée dans l'eau froide pour voir l'écoulement sanguin s'arrêter.

MOYENS D'ATTÉNUER OU D'AUGMENTER LES EFFETS DE LA TÉNOTOMIE.

Il est indispensable de pouvoir augmenter ou amoindrir à volonté les effets de la ténotomie, car on est souvent obligé de corriger des déviations, par une seule opération, qui varient entre 3 et 5 millimètres d'étendue.

Pour augmenter l'effet de la ténotomie, il faut pratiquer une large ouverture conjonctivale et, avant de saisir le muscle avec le crochet, débrider largement de chaque côté les expansions aponévrotiques qui unissent la capsule de Ténon à la sclérotique ; de plus, une fois la section terminée, on dénudera largement, avec le petit crochet et les ciseaux mousses si cela est nécessaire, la surface scléroticale de façon à favoriser encore le reculement du muscle sectionné. Enfin, si ces moyens restent insuffisants, on augmentera la correction en fixant l'œil au moyen d'un fil dans la direction du muscle non sectionné. Dans ce but, on passera une anse de fil sous la partie de la conjonctive diamétralement opposée à celle où aura été pratiquée l'opération ; puis les deux brins de fil seront attirés au dehors et fixés sur la peau au moyen de petites bandelettes de diachylon maintenues avec du collodion.

Inversement, si l'on veut atténuer les effets de la ténotomie et obtenir un reculement très-faible du muscle rétracté, on aura la précaution de ménager autant que possible les filaments celluleux qui unissent la capsule de Ténon et la sclérotique, et de ne dégager le bord supérieur du muscle que juste assez pour pouvoir passer le crochet au-dessous. De plus, une fois la section du tendon terminée, on suturera la conjonctive.

Généralement on met deux points de suture, l'un ayant une direction oblique en bas et en dedans ; et l'autre en haut et en dedans, de sorte que la résultante de traction se trouve exactement horizontale. Pour passer les fils, on soulève avec la pince à griffes le lambeau conjonctival adjacent à la cornée et on le traverse avec l'aiguille de dehors en dedans, puis, saisissant le lambeau conjonctival attenant au muscle, on le traverse de dedans en dehors. Cela fait, on enlève l'aiguille, on saisit les brins du fil et on fait un premier nœud ; puis, pendant que l'aide appuie sur ce nœud avec la pointe du crochet mousse afin de l'empêcher de se défaire, on en fait un second qu'on serre énergiquement et qui maintient rapprochées les lèvres de la plaie conjonctivale. Le second point est fait de la même façon. Ces sutures agiront d'autant plus que : 1° l'anse du fil comprendra de chaque côté de la plaie une plus grande étendue de conjonctive ; 2° qu'elles auront une direction plus horizontale ; 3° qu'elles seront plus énergiquement serrées.

Pour comprendre l'action de la suture conjonctivale sur le déplacement du muscle, il suffit de se rappeler qu'au niveau des culs-de-sac des paupières la conjonctive adhère à la capsule de Ténon et que celle-ci à son tour est en rapport intime avec les muscles de l'œil, puisqu'elle est traversée par eux et qu'elle leur fournit une mince expansion aponévrotique qui s'étale à leur surface. Donc, quand nous avançons la conjonctive qui recouvre le muscle, nous avançons en même temps la capsule de Ténon, et par suite le muscle lui-même, qui lui adhère toujours plus ou moins.

RÉPARTITION DE LA CORRECTION SUR LES DEUX YEUX.

La ténotomie d'un des muscles de l'œil, du droit interne par exemple, faite dans les conditions ordinaires, c'est-à-dire avec une incision conjonctivale peu étendue et en ménageant le tissu conjonctif qui relie la capsule de Ténon à la sclérotique, corrige une déviation de 3 à 4 millimètres environ. Du reste, la correction varie dans une certaine mesure, selon le degré de puissance rétractile du *muscle antagoniste ;* il ne faut pas perdre de vue, en effet, que ce dernier a l'action prépondérante dans la correction, puisque c'est lui qui, en revenant sur lui-même, ramène le centre de la cornée dans sa position normale.

Quand la déviation de l'œil strabique sera comprise entre 2 et 4 millimètres, une seule ténotomie suffira donc pour faire disparaître la difformité. Pour 2 millimètres, on fera deux sutures conjonctivales énergiquement serrées ; pour 4 millimètres, on débridera assez largement la capsule de Ténon, mais jamais outre mesure, si l'on ne veut pas s'exposer à produire de l'exophthalmie.

Lorsque la déviation atteint 6 ou 8 millimètres et même plus, une seule ténotomie est insuffisante ; il faut nécessairement pratiquer une seconde opération sur l'œil sain, ou bien, si l'on veut concentrer toute l'action sur l'œil strabique, il faut faire l'avancement de l'antagoniste du muscle rétracté.

Il est facile de comprendre comment, en modifiant le jeu musculaire de l'œil sain au moyen d'une opération, nous parvenons à corriger la difformité de l'œil dévié. Supposons un strabisme convergent de l'œil gauche de 6 millimètres environ. Nous faisons une première ténotomie du muscle droit interne de cet œil, qui nous donne déjà une correction de 3 millimètres, mais ce résultat est insuffisant et il reste encore une déviation de 3 millimètres. Pour y remédier, il suffit de faire la ténotomie du droit interne de l'œil droit, de façon à produire de ce côté une déviation en dehors de 3 millimètres environ. En effet, à la suite de cette opération, la ligne visuelle de l'œil sain va se trouver déplacée de 3 millimètres en dehors, par conséquent *parallèle* à celle de l'œil strabique et dirigée comme elle vers la droite. Dans ces conditions, quand le sujet voudra fixer un objet placé en face de lui, il pourra encore y arriver à la condition de faire un effort considérable avec le muscle droit interne de l'œil droit qui a été affaibli par la ténotomie. Mais, comme les mouvements des deux yeux dans la vision éloignée sont toujours *associés*, et que les muscles droit interne d'un côté et droit externe de l'autre reçoivent la même innervation, le droit externe de l'œil gauche strabique recevra une quantité d'influx nerveux aussi considérable que le muscle droit interne de l'œil droit ; il se contractera donc aussi énergiquement et ramènera la ligne visuelle de cet œil à être parallèle à celle de l'autre dans la fixation directe en avant, et le strabisme disparaîtra.

AVANCEMENT MUSCULAIRE.

L'avancement de l'antagoniste du muscle contracturé s'impose dans certains cas ; quand on a affaire, par exemple, à un malade qui, n'ayant plus qu'un œil bon, se refuse absolument à une double opération sur les deux yeux. Il est indiqué aussi dans le cas où ce muscle, n'ayant pas fonctionné depuis longtemps, est trop affaibli pour qu'il soit possible de le stimuler indirectement en affaiblissant son congénère du côté sain. C'est ce qui arrive aussi dans le strabisme d'origine paralytique. Il sera du reste facile de se rendre compte à l'avance de la nécessité de cette opération. Ainsi, s'agit-il d'un œil strabique extrêmement dévié, dont les mouvements, dans le sens opposé à celui de la déviation, ne s'accomplissent qu'avec une grande difficulté, il sera indiqué de *combiner* au reculement du tendon du muscle rétracté l'avancement de l'antagoniste.

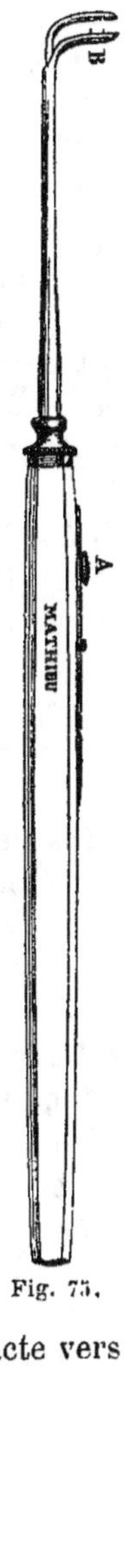

Remarquons du reste que dans un strabisme purement monolatéral il est évidemment préférable, toutes choses égales d'ailleurs, de n'agir que sur l'œil dévié, et de ne pas toucher à l'œil dont le jeu musculaire est normal.

Avant de procéder à l'avancement du muscle le plus faible, on commencera par pratiquer, d'après les règles données précédemment, la ténotomie du muscle contracturé ; on aura ainsi beaucoup plus de facilité pour déplacer le globe oculaire du côté où le muscle doit être avancé. Il est pourtant des cas exceptionnels où l'avancement d'un des muscles doit être pratiqué sans qu'il soit nécessaire de reculer l'autre.

Imaginé d'abord par Jules Guérin, l'avancement musculaire était une opération exceptionnelle, d'une exécution difficile, quelquefois dangereuse et toujours incertaine dans ses résultats. La méthode de Jules Guérin consistait, en effet, à détacher le tendon du muscle et à le fixer dans la nouvelle position qu'il devait occuper au moyen d'un fil passé à travers son tendon et *dans l'épaisseur* de la sclérotique. Critchett et de Græfe perfectionnèrent beaucoup ce procédé ; ils imaginèrent de maintenir le muscle en place en le suturant aux lambeaux de la conjonctive. Néanmoins l'opération présentait encore de grandes difficultés ; en effet, aussitôt que son tendon est détaché de la sclérotique, le muscle se rétracte vers

Fig. 75.

le fond de la plaie, où il est difficile d'aller le saisir pour l'amener en avant.

Pour obvier à cet inconvénient, Agnew, de New-York, imagina de glisser préalablement au-dessous du tendon une anse de fil et de le saisir ainsi par une ligature tout près de son insertion scléroticale ; une fois le muscle détaché, ce fil permettait de le maintenir facilement. Enfin de Wecker a inventé un petit instrument fort ingénieux, qui facilite singulièrement l'opération. C'est un crochet tout à fait comparable aux crochets à strabisme ordinaires, mais composé de deux branches engaînées l'une dans l'autre, dont l'une est mobile et glisse sur l'autre à la façon des deux cuillers d'un brise-pierre.

La branche mobile ayant été écartée de la branche fixe, on introduit celle-ci sous le tendon, puis on abaisse la branche mobile qui vient s'appliquer fortement contre la première ; la courbure de la branche mobile est même munie de deux petites saillies qui s'engagent dans deux petites ouvertures correspondantes de la branche fixe, et contribuent à maintenir solidement le tendon. Dès lors on peut détacher le muscle de son insertion, et l'attirer avec une grande facilité ; enfin on peut passer les aiguilles plus ou moins loin de son extrémité, selon le degré d'avancement qui est nécessaire.

Grâce à ces perfectionnements successifs, l'avancement du tendon est devenu une opération facile, régulière, dont on peut graduer les effets. Voici comment on l'exécutera ;

Au lieu de faire l'incision conjonctivale sur le bord même de la cornée, il sera préférable de la pratiquer environ à 1 millimètre et demi ou 2 millimètres de cette membrane, afin d'avoir un petit lambeau de conjonctive assez résistant, qu'on utilisera pour placer les fils destinés à maintenir le muscle. L'incision sera verticale et aura environ 6 à 7 millimètres d'étendue ; en outre, on disséquera avec la pointe des ciseaux mousses le tissu cellulaire sous-conjonctival du côté de la cornée, en haut et en bas, de façon à faciliter le passage des fils. Cela fait, on introduira le crochet fixateur, dont on abaissera la branche mobile, et on fera la ténotomie comme à l'ordinaire.

Une fois le tendon détaché au ras de la sclérotique, on confiera le crochet maintenant le muscle à un aide ; puis, avec une aiguille armée d'un fil, on traversera successivement le lambeau conjonctival adjacent à la cornée en haut à 2 millimètres de la lèvre de la plaie de dehors en dedans, puis le muscle au milieu de son épaisseur et de dedans en dehors. On comprendra dans la ligature

une plus ou moins longue partie de celui-ci, suivant que l'on voudra
obtenir un avancement plus ou moins considérable, mais on restera
toujours au moins à 1 millimètre de son extrémité. Si l'on s'en
rapprochait trop, le fil risquerait de sectionner les fibres et l'anse
lâcherait prise. Une fois le muscle traversé, il faut encore passer
l'aiguille de dedans en dehors, dans la portion de conjonctive qui
recouvre le muscle, de façon à prendre là un point d'appui solide
et d'avoir un soutenement qui empêche le fil de couper le muscle.
Ce temps terminé, on noue fortement le fil en tirant dessus jusqu'à ce que le muscle soit avancé sur la sclérotique dénudée de
la quantité voulue. Une autre anse de fil est passée de la même
façon obliquement à travers les deux lambeaux de conjonctive et
le muscle, de telle sorte que la résultante de ces deux tractions
obliques soit horizontale.

Le pansement à faire une fois l'opération terminée est très-
simple : après plusieurs essais, je me suis arrêté au bandage légèrement compressif. Quand on a maintenu pendant quelque temps
sur l'œil opéré une éponge imbibée d'eau fraîche, on applique
une rondelle de linge fin recouverte d'un tampon d'ouate et le tout
est maintenu par une bande de flanelle. Au bout de vingt-quatre
heures, ce pansement est enlevé, on lave l'œil et on examine avec
soin l'état de la plaie.

En général, sauf un peu de muco-pus produit par l'irritation
due à la présence des fils, il n'y a aucun phénomène inflamm-
matoire ; quelquefois pourtant il se produit un léger chémosis,
au milieu duquel les fils disparaissent, mais il n'y a pas à s'en in-
quiéter ; on réapplique le bandeau compressif, qu'on enlève de
nouveau comme précédemment au bout du deuxième jour. Le
plus souvent, les fils ne doivent être coupés que le troisième jour ;
à ce moment l'adhérence du tendon à la sclérotique est complète.

L'ablation des fils exige une certaine attention, car souvent le
nœud est comme englobé dans l'épaisseur de la conjonctive, où il
faut aller le saisir avec une pince à griffes ; puis avec la pointe de
petits ciseaux bien coupants on sectionne l'anse de façon à l'enlever entière tout en évitant de causer des délabrements trop considérables. Il serait facile, en effet, de faire céder les adhérences
encore peu résistantes, et d'autre part, si on laissait une partie du
nœud dans la plaie, sa présence serait une cause d'irritation.

ACCIDENTS CONSÉCUTIFS A L'OPÉRATION DU STRABISME.

La plaie résultant de l'opération du strabisme guérit d'habitude
en quelques jours, sans suppuration ; quelquefois pourtant on
voit la surface dénudée de la sclérotique prendre une teinte gris-
jaunâtre, et à ce niveau la membrane fibreuse se recouvre pendant
quelque temps d'une matière pultacée, mais peu à peu la cicatri-
sation s'effectue et devient rapidement complète.

Dans certains cas il se développe à la surface de la plaie un petit
bourgeon charnu, qui forme une espèce de polype pouvant atteindre
jusqu'à la grosseur d'un pois. Avant de l'exciser, il faut attendre
qu'il soit bien pédiculisé ; un seul coup de ciseau à sa base suffira
alors pour l'enlever, tandis qu'une excision trop hâtive serait suivie d'une reproduction.

Quand, en pratiquant la ténotomie d'un des muscles de l'œil,
la capsule de Ténon a été dénudée sur une trop grande étendue, le
reculement du muscle devient trop considérable et, le globe oculaire
n'étant plus retenu de ce côté, il en résulte de l'exophthalmie. Le
même accident peut arriver si, au lieu de répartir la correction sur
les deux yeux ou de combiner l'avancement de l'un des muscles
au reculement de l'autre, on pratique plusieurs reculements successifs, toujours du même côté et sur le même muscle.

Pour combattre la difformité résultant de cette saillie de l'œil
en avant, de Græfe avait conseillé de diminuer la fente palpébrale
par la *tarsorraphie*, c'est-à-dire d'aviver les bords des paupières
dans une certaine étendue et de les suturer. Ce procédé atténue
bien la difformité, mais en lui en substituant une autre, le rétrécissement de l'ouverture palpébrale ; aussi est-il plus rationnel en
pareil cas d'avancer le muscle qui était trop en arrière, de le remettre en place, et si une fois dans cette position l'œil se trouve
de nouveau dévié, on sectionnera son antagoniste.

FIN

TABLE DES MATIÈRES

CONTENUES DANS LE DEUXIÈME VOLUME.

OPHTHALMOSCOPIE.

	Pages.
De la lueur oculaire	1
Découverte de l'ophthalmoscope	3
Des différents procédés d'examen du fond de l'œil	6
Des différents ophthalmoscopes	7
Règles à suivre pour l'examen ophthalmoscopique	14

EXAMEN FONCTIONNEL DE L'ŒIL.

De l'acuïté visuelle et des moyens de la mesurer	19
Détermination du champ visuel	23

MALADIES DU NERF OPTIQUE.

Origines encéphaliques des nerfs optiques	28
Système vasculaire du nerf optique	34
Aspect du nerf optique normal à l'ophthalmoscope	38
Valeur séméiologique de l'aspect du fond de l'œil dans les affections cérébrales et les maladies générales	41
Hyperémie du nerf optique	47
Névrite optique	49
Névrite simple, idiopathique	50
Névrite optique symptomatique des tumeurs cérébrales	51
Névrite descendante	58
Névrite rétro-bulbaire	60
Névrite syphilitique	64
Des atrophies du nerf optique en général	67
Atrophie simple, essentielle des nerfs optiques	72
Atrophie tabétique	74
Atrophie syphilitique	79
Atrophies consécutives aux névrites	80
Atrophies d'origine spinale	81

Pages.

Atrophies d'origine intra-oculaire.. 83
Atrophies d'origine congénitale et héréditaire.................... 85
Hémorrhagies du nerf optique... 88
Hémorrhagies interstitielles... 92
Tumeurs du nerf optique.. 96
Anomalies congénitales du nerf optique............................ 98
Fibres opaques... 98
Fibres rougeâtres... 99
Décoloration congénitale de la papille............................. 100
Pigmentation anormale de la papille................................ 100

MALADIES DE LA RÉTINE.

Anatomie et physiologie de la rétine................................ 101
Anatomie.. 101
Physiologie... 107
Aspect de la rétine vue à l'ophthalmoscope...................... 110
Troubles circulatoires de la rétine.................................... 112
Pouls veineux... 112
Pouls artériel.. 113
Hypertrophie des parois des vaisseaux............................ 115
Périartérite... 115
Ischémie de la rétine... 117
Embolie de l'artère centrale de la rétine........................... 119
Rétinite idiopathique... 124
Rétinite albuminurique.. 126
Rétinite diabétique.. 131
Rétinite leucocythémique.. 134
Rétinite syphilitique.. 135
Hémorrhagies de la rétine.. 138
Rétinite pigmentaire.. 141
Rétinites pigmentaires anormales..................................... 148
Décollement de la rétine.. 149
Gliome de la rétine.. 157
Dégénérescence cystoïde de la rétine............................... 161

MALADIES DE LA CHOROIDE.

La choroïde normale vue à l'ophthalmoscope.................... 162
Choroïdite disséminée... 165
Choroïdite aréolaire.. 175
Chorio-rétinite circonscrite à la macula............................ 176
Chorio-rétinite syphilitique.. 178

	Pages.
Staphylome postérieur	181
Scléro-choroïdite postérieure	183
Productions verruqueuses de la choroïde	187
Tubercules de la choroïde	187
Hémorrhagies de la choroïde	190
Décollement de la choroïde	191
Ruptures de la choroïde	192
Coloboma de la choroïde	193

MALADIES DU CORPS VITRÉ.

Inflammation du corps vitré. Hyalitis	195
Opacités du corps vitré, mouches volantes. Myodésopsie	197
Mouches volantes subjectives	198
Mouches volantes objectives, opacités du corps vitré	198
Ramollissement du corps vitré	201
Décollement du corps vitré	203
Synchisis étincelant	207
Corps étrangers dans le corps vitré	208
Cysticerque du corps vitré	209

AMBLYOPIES ET AMAUROSES.

Des amauroses	212
Hémiopie	213
Amblyopie croisée dans l'hémianesthésie hystérique	221
Amblyopie croisée dans l'hémianesthésie d'origine cérébrale	224
Amaurose partielle temporaire. Scotome scintillant	228
Héméralopie	234
Anesthésie de la rétine	238
Amaurose chez les saturnins, les alcooliques, les fumeurs, les diabétiques	240
Amblyopies dans les intoxications provoquées par l'atropine, la morphine, etc.	243
Amauroses consécutives aux hémorrhagies abondantes	244
Amauroses d'origine inconnue	246
Amblyopie congénitale	248
Dyschromatopsie	251
Amaurose simulée	255

ANOMALIES DE LA RÉFRACTION.

L'œil considéré comme instrument d'optique	259
Accommodation	261

482   TABLE DES MATIÈRES.

Pages.

Œil schématique, œil réduit................................... 267
Anomalies de la réfraction. Définitions......................... 271
Théorie élémentaire des lentilles.............................. 272
Lentilles convergentes...................................... 273
Lentilles divergentes.. 277
Des lunettes.. 279
Amplitude d'accommodation................................. 285
Amplitude absolue de l'accommodation......................... 285
Amplitude binoculaire de l'accommodation...................... 288
Amplitude relative de l'accommodation......................... 288
Détermination du punctum remotum et du punctum proximum...... 290

HYPERMÉTROPIE.

De l'œil hypermétrope.. 294
Des différents degrés d'hypermétropie........................... 295
Des différentes formes d'hypermétropie.......................... 298
Vision des hypermétropes..................................... 299
Origines et causes de l'hypermétropie........................... 302
Asthénopie accommodative................................... 304
Troubles visuels nerveux simulant l'asthénopie accommodative...... 307
Choix des verres correcteurs dans l'hypermétropie................ 310
Rapport entre le strabisme convergent et l'hypermétropie........... 313
Aphakie.. 315
Choix des verres correcteurs dans l'aphakie...................... 315
Diminution de l'acuïté visuelle dans l'aphakie.................... 318
L'accommodation existe-t-elle encore dans l'aphakie 319

MYOPIE.

De l'œil myope... 323
Causes d'erreurs dans la détermination de la myopie.............. 325
Vision des myopes.. 326
Etiologie de la myopie....................................... 329
Causes de la progression de la myopie.......................... 332
Prophylaxie... 335
Choix des verres correcteurs.................................. 339
Spasme de l'accommodation chez les myopes..................... 343
De l'asthénopie musculaire chez les myopes...................... 343
Du strabisme latent 345
Des indications de la ténotomie dans le strabisme latent........... 346

PRESBYTIE.

Pages.

Causes de la presbytie.. 349
Presbytie dans les anomalies de la réfraction..................... 350
Choix des verres correcteurs dans la presbytie.................... 351
Différence de réfraction dans les deux yeux....................... 354
Anisométropie... 354

ASTIGMATISME.

Image d'un point lumineux dans l'œil astigmate................. 356
Symptômes et diagnostic de l'astigmatisme....................... 359
Choix des verres correcteurs dans l'astigmatisme 363
Appareil de Javal........................ 365
Lentilles de Stokes.. 368
Procédé pratique pour la détermination de l'astigmatisme.......... 369
Astigmatisme irrégulier... 370

DIAGNOSTIC DES ANOMALIES DE LA RÉFRACTION.
OPTOMÉTRIE.

Diagnostic de l'hypermétropie au moyen de l'ophthalmoscope... 371
Diagnostic de la myopie au moyen de l'ophthalmoscope........... 374
Diagnostic de l'astigmatisme au moyen de l'ophthalmoscope......... 376
Optomètres... 378

INTRODUCTION DU SYSTÈME MÉTRIQUE EN OPHTHALMOLOGIE.

Choix d'une unité dioptrique.. 385
Détermination de la distance focale dans le nouveau système........ 389
Passage de l'ancien système au nouveau............................ 389
Ophthalmoscope à réfraction de Landolt........................... 391
Phakomètre de Snellen... 395

MALADIES DES MUSCLES DE L'ŒIL.

Muscles de l'œil. Anatomie et physiologie......................... 397
Action combinée des muscles dans les diverses positions du regard... 401
Etiologie et pathogénie des paralysies musculaires............ 402
Paralysies d'origine cérébrale.. 403
Paralysies périphériques... 408
Paralysies d'origine médullaire...... 411
Symptômes et diagnostic des paralysies des muscles de l'œil......... 413

Pages

Diminution de la mobilité du globe oculaire.... 413
Déviation primitive et secondaire.... 414
Diplopie.... 416
Rotation et inclinaison de la tête.... 418
Traitement des paralysies des muscles de l'œil en général.... 419
Traitement médical.... 419
Traitement chirurgical.... 422
Paralysie de la sixième paire (moteur oculaire externe).... 425
Paralysie de la quatrième paire (nerf pathétique).... 428
Paralysie de la troisième paire (nerf moteur oculaire commun).... 431
Paralysie du muscle droit interne.... 431
Paralysie du droit supérieur.... 433
Paralysie du droit inférieur.... 435
Paralysie du petit oblique.... 436
Paralysie complète de tous les muscles de l'œil.... 438
Paralysie de l'accommodation (mydriase).... 438
Spasme de l'accommodation (myosis).... 444
Spasme de l'accommodation.... 444
Myosis.... 446
Nystagmus.... 449
Nystagmus d'origine oculaire.... 450
Nystagmus d'origine cérébrale et médullaire.... 453
Nystagmus des mineurs.... 456
Traitement.... 447
Spasme des muscles de l'œil.... 458

STRABISME.

Etiologie et pathogénie du strabisme.... 460
Variétés de strabisme.... 463
Strabisme monolatéral permanent.... 463
Strabisme alternant.... 464
Strabisme périodique intermittent.... 464
Strabisme faux apparent.... 465
Vision des strabiques.... 466
Traitement orthopédique du strabisme.... 467
Traitement chirurgical du strabisme.... 469
Moyens d'atténuer ou d'augmenter les effets de la ténotomie.... 472
Avancement musculaire.... 474

TABLE ALPHABÉTIQUE DES DEUX VOLUMES

Abcès de la cornée, I, 210.
Absence de l'iris (iridérémie), I, 348.
Accommodation, II, 261.
Action combinée des muscles dans les diverses positions du regard, II, 401.
Action de l'iridectomie dans le glaucôme, I, 490.
Acuïté (De l') visuelle et des moyens de la mesurer, II, 19.
Amauroses (Des), II, 212.
Amaurose chez les saturnins, les alcooliques, les fumeurs, les diabétiques, II, 240.
Amauroses consécutives aux hémorrhagies abondantes, II, 244.
Amauroses d'origine inconnue, II, 246.
Amaurose partielle temporaire, scotome, scintillant, II, 228.
Amaurose simulée, II, 255.
Amblyopie congénitale, II, 248.
Amblyopie croisée dans l'hémianesthésie hystérique, II, 221.
Amblyopie croisée dans l'hémianesthésie d'origine cérébrale, II, 224.
Amblyopies dans les intoxications par l'atropine, la morphine, etc., II, 243.
Amblyopie sympathique, I, 321.
Amplitude absolue de l'accommodation, II, 285.
Amplitude binoculaire de l'accommodation, II, 288.
Amplitude relative de l'accommodation, II, 288.
Anatomie de la choroïde, I, 280.
Anatomie et physiologie de la rétine, II, 101.
Anesthésie de la rétine, II, 238.
Anisométropie, II, 354.
Ankyloblépharon, I, 99.
Anomalies congénitales de la choroïde, I, 348.
Anomalies congénitales du nerf optique, II, 98.

Anomalies de la réfraction. Définitions, II, 271.
Aphakie, II, 315.
Appareil lacrymal. Anatomie et physiologie, I, 30.
Appareil de Javal pour l'astigmatisme, II, 365.
Aspect du nerf optique normal à l'ophthalmoscope, II, 38.
Aspect de la rétine vue à l'ophthalmoscope, II, 110.
Asthénopie (De l') musculaire chez les myopes, II, 343.
Asthénopie, accommodative, II, 304.
Astigmatisme, II, 356.
Atrophies (Des) du nerf optique, II, 67.
Avancement musculaire, II, 474.

Blépharite ciliaire, I, 55.
Blépharite simple, I, 57.
Blépharite ulcéreuse, I, 58.
Blépharophimosis, I, 99.
Blépharoplastie, I, 103.
Blépharospasme, I, 77.
Blessures de la sclérotique, I, 275.
Brûlures de la cornée, I, 241.

Carcinome de la conjonctive, I, 167.
Carcinomes de l'orbite, I, 20.
Carie de l'orbite, I, 5.
Cataracte (Etiologie de la), I, 377.
Cataracte (Symptômes et diagnostic de la), I, 387.
Cataracte (Variétés de la), I, 389.
Cataracte (Opération de la), I, 419.
Cataractes traumatiques, I, 406.
Chalazion, I, 60.
Choix des verres correcteurs dans l'aphakie, II, 315.
Choix des verres correcteurs dans la presbytie, II, 351.
Choix des verres correcteurs dans l'hypermétropie, II, 310.

Choix des verres correcteurs dans la myopie, II, 339.

Choix des verres correcteurs dans l'astigmatisme, II, 363.

Choix d'une unité dioptrique, II, 385.

Chorio-rétinite circonscrite à la macula, II, 176.

Chorio-rétinite sympathique, I, 318.

Chorio-rétinite syphilitique, II, 178.

Choroïde (La) normale vue à l'ophthalmoscope, II, 162.

Choroïdite alvéolaire, II, 175.

Choroïdite disséminée, II, 165.

Choroïdite plastique exsudative, I, 332.

Choroïdite purulente, I, 334.

Choroïdite séreuse, I, 329.

Chromhydrose, I, 73.

Circulation de l'iris et de la choroïde, I, 280.

Classification des conjonctivites, I, 112.

Coloboma de l'iris, I, 348.

Coloboma des paupières, I, 110

Coloboma de la choroïde, II, 193.

Conjonctive purulente, I, 119.

Conjonctivite blennorrhagique, I, 129.

Conjonctivite catarrhale, I, 114.

Conjonctivite diphthérique, I, 148.

Conjonctivite folliculaire, I, 144.

Conjonctivite granuleuse, I, 131.

Conjonctivite phlycténulaire, I, 113.

Conjonctivite purulente des nouveaunés, I, 129.

Contusions de la sclérotique, I, 272.

Corectopie, I, 348.

Corélysis, I, 363.

Cornée (Histologie normale et pathologique de la), I, 171.

Corps étrangers de la conjonctive, I, 169.

Corps étrangers de la cornée, I, 240.

Corps étrangers dans le corps vitré, II, 208.

Cristallin (Anatomie normale et pathologie du), I, 374.

Cyclite, I, 328.

Cysticerque de la conjonctive, I, 166.

Cysticerque du corps vitré, II, 209.

Dacryops, I, 37.

Décollement du corps vitré, II, 203.

Décollement de la choroïde, II, 191.

Décollement de la rétine, II, 149.

Décoloration congénitale de la papille, II, 100.

Découverte de l'ophthalmoscope, II, 3.

Dégénérescence cystoïde de la rétine, II, 161.

Dégénérescence amyloïde de la conjonctive, I, 156.

Des différents procédés d'examen du fond de l'œil, II, 6.

Détermination du punctum remotum et du punctum proximum, II, 290.

Détermination de la distance focale dans le système métrique, II, 389.

Détermination du champ visuel, II, 23.

Diagnostic de l'hypermétropie au moyen de l'ophthalmoscope, II, 371.

Diagnostic de l'astigmatisme au moyen de l'ophthalmoscope, II, 376.

Diagnostic de la myopie au moyen de l'ophthalmoscope, II, 374.

Districhiasis, I, 86.

Dyschromatopsie, II, 251.

Ectropion, I, 92.

Embolie de l'artère centrale de la rétine, II, 119.

Emphysème de l'orbite, I, 10.

Encanthis, I, 168.

Entropion, I, 89.

Epicanthus, I, 110.

Episcléritis, I, 258.

Epithélioma de la conjonctive, I, 167.

Erysipèle des paupières, I, 62.

Examen de la cornée à l'éclairage oblique, I, 180.

Exostoses de l'orbite, I, 18.

Extraction du cristallin, I, 427.

Fibromes de l'orbite, I, 16.

Fistules lacrymales, I, 38.

Glaucome, I, 463.

Glaucome aigu, I, 469.

Glaucome chronique, I, 472.

Glaucome hémorrhagique, I, 483.

Glaucomes secondaires, I, 484.

Gliome de la rétine, II, 157.

Héméralopie, II, 234.

Hémiopie, II, 213.

Hémorrhagies de la rétine, II, 138.

Hémorrhagies de la choroïde, II, 190.

Hémorrhagies vaginales du nerf optique, II, 88.

Hémorrhagies du nerf optique, II, 88.

Hyalitis, II, 195.

Hydrophthalmie, I, 264.

Hyperémie du nerf optique, II, 47.
Hypermétropie, II, 294.
Hypertrophie de la glande lacrymale, I, 35.
Hypertrophie des parois des vaisseaux de la rétine, II, 115.

Infiltration purulente, diffuse de la cornée, I, 213.
Inflammation du corps vitré. Hyalitis, II, 195.
Inflammation de la glande lacrymale (dacryadénite), I, 33.
Iridectomie (De l'), I, 351.
Iridectomie antiphlogistique, I, 354.
Iridectomie dans le glaucome, I, 355.
Iridectomie optique, I, 351.
Irido-choroïdite, I, 302.
Irido-choroïdite consécutive au décollement rétinien, I, 309.
Irido-choroïdite d'origine diathésique, I, 311.
Irido-choroïdite traumatique, I, 316.
Irido-cyclite, I, 302.
Irido-cyclite sympathique, I, 317.
Iridodésis, I, 363.
Iridodonésis (Iris tremulans), I, 350.
Iridorrhexis, I, 362.
Iridotomie, I, 364.
Iritis, I, 293.
Iritis chronique à rechutes provoquées par des synéchies, I, 303.
Iritis plastique, parenchymateuse, I, 299.
Iritis séreuse, I, 298.
Iritis simple, idiopathique, I, 294.
Iritis syphilitique, I, 300.
Iritis chronique, I, 302.
Ischémie de la rétine, II, 117.

Kératite bulleuse, I, 187.
Kératites (Des) en général, I, 181.
Kératite à hypopyon, I, 205.
Kératite interstitielle, I, 188.
Kératite interstitielle, circonscrite, I, 183.
Kératite interstitielle, superficielle, I, 188.
Kératite neuro-paralytique, I, 214.
Kératite parenchymateuse, I, 189.
Kératite parenchymateuse, diffuse, I, 189.
Kératite parenchymateuse, profonde, I, 189.

Kératite phlycténulaire, I, 184.
Kératite suppurative, I, 210.
Kératite ulcéreuse, I, 196.
Kératite vasculaire (Pannus), I, 193.
Kératite vésiculaire, I, 187.
Kyste de la glande lacrymale, I, 37.
Kystes de l'orbite, I, 18.
Kystes de la conjonctive, I, 164.

Lentilles convergentes, II, 273.
Lentilles de Stokes, II, 368.
Lentilles divergentes, II, 277.
Lésions syphilitiques, II, 169.
Lésions syphilitiques, I, 74.
Lésions traumatiques du globe oculaire, I, 272.
Lésions traumatiques des paupières, I, 75.
Lésions traumatiques de l'orbite, I, 1.
Lésions traumatiques de la conjonctive, I, 169.
Lésions traumatiques de la cornée, I, 239.
Lésions traumatiques de l'iris, I, 336.
Leucomes, 218.
Lipômes, I, 16.
Lipômes, I, 163.
Lueur (De la) oculaire, II, 1.
Lunettes (des), II, 279.
Luxations du cristallin, I, 454.

Mélano-sarcomes de l'orbite, I, 20.
Mouches volantes subjectives, II, 198.
Mouches volantes objectives, opacités du corps vitré, II, 198.
Muscles de l'œil. Anatomie et physiologie, II, 397.
Myopie, II, 323.
Myosis, II, 446.

Nécrose de l'orbite, I, 5.
Névrite descendante, II, 58.
Névrite simple, idiopathique, II, 50.
Névrite optique, II, 49.
Névrite optique symptomatique des tumeurs cérébrales, II, 51.
Névrite rétro-bulbaire, II.
Névrite sympathique, I, 318.
Névrite syphilitique, II, 64.
Nystagmus, II, 449.
Nystagmus d'origine oculaire, II, 450.
Nystagmus d'origine cérébrale et médullaire, II, 453.
Nystagmus des mineurs, II, 456.

OEdème de l'orbite avec exophthalmie, I, 7.
OEil (L') considéré comme instrument d'optique, II, 259.
OEil hypermétrope (De l'), II, 294.
OEil myope (De l'), II, 323.
OEil schématique, œil réduit, II, 267.
Opacités de la cornée, I, 218.
Opacités du corps vitré. Mouches volantes. Myodésopsie, II, 197.
Ophthalmie purulente, I, 119.
Ophthalmie militaire, contagieuse, d'Egypte, I, 142.
Ophthalmie sympathique, I, 317.
Ophthalmomalacie, I, 491.
Ophthalmoscopes (Des différents), II, 7.
Ophthalmoscope à réfraction de Landolt, II, 391.
Optomètres, II, 378.
Orgelet, I, 60.
Origines encéphaliques des nerfs optiques, II, 28.
Origines et causes de l'hypermétropie, II, 302.

Panophthalmitis, I, 334.
Paracentèse de la chambre antérieure, I, 243.
Paralysie complète de tous les muscles de l'œil, II, 438.
Paralysies des muscles de l'œil d'origine cérébrale, II, 403.
Paralysies d'origine médullaire, II, 411.
Paralysie de l'accommodation (Mydriase), II, 438.
Paralysie de la troisième paire (nerf moteur oculaire commun), II, 431.
Paralysie de la quatrième paire (nerf pathétique), II, 428.
Paralysie de la sixième paire (moteur oculaire externe), II, 425.
Paralysie du droit inférieur, II, 435.
Paralysie du droit supérieur, II, 433.
Paralysie du muscle droit interne, II, 431.
Paralysie du petit oblique, II, 436.
Passage de l'ancien système de lentilles au nouveau, II, 389.
Périostite de l'orbite, I, 5.
Persistance de la membrane pupillaire, I, 350.
Phakomètre de Snellen, II, 395.
Phlegmon des paupières, I, 62.
Phlegmon de l'orbite, I, 3.

Pigmentation anormale de la papille, II, 101.
Pinguécula, I, 163.
Polycorie, I, 348.
Polypes, I, 164.
Pouls artériel, II, 113.
Pouls veineux, II, 112.
Presbytie dans les anomalies de la réfraction, II, 350.
Productions calcaires de la choroïde, I, 347.
Productions osseuses de la choroïde, I, 347.
Productions verruqueuses de la choroïde, I, 347 ; II, 187.
Prophylaxie, choix des verres correcteurs dans la myopie, II, 335.
Ptérygion, I, 160.
Ptosis, I, 82.

Ramollissement du corps vitré, II, 201.
Rétinite albuminurique, II, 126.
Rétinite diabétique, II, 131.
Rétinite idiopathique, II, 124.
Rétinite leucocythémique, II, 134.
Rétinite pigmentaire, II, 141.
Rétinite syphilitique, II, 135.
Rétinites pigmentaires anormales, II, 148.
Rétrécissement du canal nasal, I, 38.
Ruptures de la choroïde, II, 192.

Sarcomes de la choroïde, I, 339.
Scléritis, I, 258.
Scléro-choroïdite antérieure, I, 260.
Scléro-choroïdite postérieure, II, 183.
Sclérotomie, I, 278.
Sécrétion et écoulement de l'humeur aqueuse, I, 290.
Spasme de l'accommodation chez les myopes, II, 343.
Spasme de l'accommodation (myosis), II, 444.
Spasme des muscles de l'œil, II, 458.
Spasme de l'accommodation, II, 444.
Staphylomes, I, 228.
Staphylome postérieur, II, 181.
Staphylome opaque, I, 228.
Staphylome pellucide, I, 232.
Staphylome de la sclérotique, I, 263.
Staphylome postérieur ; scléro-choroïdite postérieure, II, 181.
Strabisme alternant, II, 464.
Strabisme faux apparent, II, 465.

Strabisme latent, II, 345.
Strabisme monolatéral permanent, II, 463.
Strabisme périodique intermittent, II, 464.
Symblépharon, I, 99.
Synchisis étincelant, II, 207.
Synéchies antérieures, I, 225. ·
Système vasculaire du nerf optique, II, 30.

Tarsorraphie, I, 98.
Ténotomie des muscles de l'œil, II, 469.
Tension (De la) intra-oculaire, I, 463.
Théorie élémentaire des lentilles, II, 272.
Traitement chirurgical du strabisme, II, 469.
Traitement du glaucome, I, 487.
Traitement orthopédique du strabisme, II, 467.
Traitement des paralysies des muscles de l'œil en général, II, 419.
Traitement des tumeurs vasculaires de l'orbite I, 28.
Trépanation de la cornée, I, 251.
Trichiasis, I, 86.
Troubles circulatoires de la rétine, II, 112.

Troubles visuels nerveux simulant l'asthénopie accommodative, II, 307.
Tubercules de la choroïde, II, 187.
Tumeurs de l'orbite, I, 11.
Tumeurs des paupières, I, 70.
Tumeurs de la choroïde, I, 243.
Tumeurs et fistules lacrymales, I, 44.
Tumeurs du nerf optique, II, 96.
Tumeurs de la sclérotique, I, 271.
Tumeurs de l'iris, I, 338.
Tumeurs de la conjonctive, I, 163.
Tumeurs érectiles, I, 28.

Ulcères serpigineux, I, 205.
Ulcères transparents profonds, I, 197.
Ulcères transparents, superficiels, I, 96.

Valeur séméiologique de l'aspect du fond de l'œil dans les affections cérébrales et les maladies générales, II, 41.
Vision des hypermétropes, II, 299.
Vision des myopes, II, 326.
Vision des strabiques, II, 466.

Xérosis, I, 158.

Zona ophthalmique, I, 64.
Zonule, I, 370.

PARIS. — TYPOGRAPHIE A. HENNUYER, RUE D'ARCET, 7.

MÉCANISME

DE L'ACCOUCHEMENT

NORMAL ET PATHOLOGIQUE

ET

RECHERCHES SUR L'INSERTION VICIEUSE DU PLACENTA
LES DÉCHIRURES DU PÉRINÉE, ETC.

PAR

J. MATTHEWS DUNCAN

Président de la Société obstétricale d'Edimbourg

OUVRAGE TRADUIT PAR LE DOCTEUR **P. BUDIN**

Ancien interne des hôpitaux de Paris

Avec préface de M. S. TARNIER

Chirurgien en chef de la Maternité.

TRADUCTION REVUE PAR L'AUTEUR

Un beau volume in-8° de 520 pages avec figures intercalées
dans le texte. 1876

Prix de l'ouvrage broché : 12 francs; cartonné à l'anglaise, 13 francs.

Tous ceux qui s'occupent d'obstétrique connaissent le nom de
M. J. Matthews Duncan. Le professeur d'Edimbourg est justement
célèbre, non-seulement en Angleterre, mais dans le monde entier.
Son dernier ouvrage, dont nous donnons la traduction, comprend
un grand nombre de travaux, tous originaux, non-seulement sur
le mécanisme de l'accouchement, mais encore sur les accidents les
plus graves que l'accoucheur est exposé à rencontrer : l'inversion
utérine, l'insertion vicieuse du placenta, les ruptures de la vulve
et du périnée, etc. Ce livre est appelé à rendre à la science et à la
pratique plus de services que bien des manuels étrangers, inférieurs à ceux qui sont publiés chez nous.

DE
LA TÊTE DU FŒTUS

AU POINT DE VUE

DE L'OBSTÉTRIQUE

RECHERCHES CLINIQUES ET EXPÉRIMENTALES

PAR

le docteur P. BUDIN

Ancien interne des hôpitaux et de la Maternité de Paris
Membre de la Société anatomique.

Un volume grand in-8° avec figures intercalées dans le texte
et 37 planches hors texte. 1876.

PRIX : 10 FRANCS

« Ce travail, nous nous hâtons de le dire, un des plus importants, concernant l'obstétrique, qui aient paru dans ces dernières années, comprend deux parties bien distinctes, ou plutôt deux monographies extrêmement intéressantes toutes deux. » La première, à laquelle sont annexés 37 planches ou tracés et un certain nombre de figures, démontre quelle est la loi qui préside aux déformations du crâne pendant l'accouchement. — La seconde est relative à la conduite à tenir dans les rétrécissements du bassin : faut-il préférer le forceps ou la version ? « Eh bien, cette question si controversée, si diversement interprétée, si peu ou si mal étudiée, quoi qu'on en ait dit, dont l'intérêt, au point de vue pratique, a une portée immense, vient de faire un grand pas. »

(*Annales de gynécologie*, juin 1876.)